全国中医药行业高等教育"十四五"规划教材
全国高等中医药院校规划教材（第十一版）

医 古 文

（新世纪第五版）

（供中医学、针灸推拿学、中西医临床医学等专业用）

主　编　王育林　李亚军

中国中医药出版社
·北 京·

图书在版编目（CIP）数据

医古文 / 王育林，李亚军主编 . —5 版 . —北京：
中国中医药出版社，2021.6（2023.11 重印）
全国中医药行业高等教育"十四五"规划教材
ISBN 978-7-5132-6805-9

Ⅰ . ①医… Ⅱ . ①王… ②李… Ⅲ . ①医古文—中医
学院—教材 Ⅳ . ① R2

中国版本图书馆 CIP 数据核字（2021）第 052110 号

融合出版数字化资源服务说明

全国中医药行业高等教育"十四五"规划教材为融合教材，各教材相关数字化资源（电子教材、PPT 课件、视频、复习思考题等）在全国中医药行业教育云平台"医开讲"发布。

资源访问说明

扫描右方二维码下载"医开讲 APP"或到"医开讲网站"（网址：www.e-lesson.cn）注册登录，输入封底"序列号"进行账号绑定后即可访问相关数字化资源（注意：序列号只可绑定一个账号，为避免不必要的损失，请您刮开序列号立即进行账号绑定激活）。

资源下载说明

本书有配套 PPT 课件，供教师下载使用，请到"医开讲网站"（网址：www.e-lesson.cn）认证教师身份后，搜索书名进入具体图书页面实现下载。

中国中医药出版社出版

北京经济技术开发区科创十三街 31 号院二区 8 号楼
邮政编码　100176
传真　010-64405721
三河市同力彩印有限公司印刷
各地新华书店经销

开本 889×1194　1/16　印张 22.5　字数 605 千字
2021 年 6 月第 5 版　2023 年 11 月第 4 次印刷
书号　ISBN 978-7-5132-6805-9

定价　85.00 元
网址　www.cptcm.com

服 务 热 线　010-64405510　　微信服务号　zgzyycbs
购 书 热 线　010-89535836　　微商城网址　https://kdt.im/LIdUGr
维 权 打 假　010-64405753　　天猫旗舰店网址　https://zgzyycbs.tmall.com

如有印装质量问题请与本社出版部联系（010-64405510）

全国中医药行业高等教育"十四五"规划教材
全国高等中医药院校规划教材（第十一版）

《医古文》
编 委 会

主　编

王育林（北京中医药大学）　　　　　　李亚军（陕西中医药大学）

副主编（以姓氏笔画为序）

王明强（南京中医药大学）　　　　　　李永宸（广州中医药大学）

李具双（河南中医药大学）　　　　　　赵鸿君（辽宁中医药大学）

侯洪澜（甘肃中医药大学）　　　　　　徐光星（浙江中医药大学）

崔　为（长春中医药大学）

编　委（以姓氏笔画为序）

王　静（暨南大学）　　　　　　　　　王家茜（山西中医药大学）

申红玲（天津中医药大学）　　　　　　付新军（陕西中医药大学）

包红梅（内蒙古医科大学）　　　　　　冯　春（湖北中医药大学）

刘　娟（山东中医药大学）　　　　　　刘庆宇（上海中医药大学）

孙孝忠（厦门大学）　　　　　　　　　李荷莲（贵州中医药大学）

杨东方（北京中医药大学）　　　　　　杨旭杰（河北中医学院）

张慧宇（山西大同大学）　　　　　　　陈　婷（首都医科大学）

罗宝珍（福建中医药大学）　　　　　　周祖亮（广西中医药大学）

单　博（黑龙江中医药大学）　　　　　赵协慧（青海大学）

郜晓芹（安徽中医药大学）　　　　　　段鸣鸣（江西中医药大学）

贺松其（南方医科大学）　　　　　　　徐　梅（云南中医药大学）

高　静（新疆医科大学）　　　　　　　章红梅（成都中医药大学）

葛晓舒（湖南中医药大学）　　　　　　董秀娟（海南医学院）

惠　宏（宁夏医科大学）

学术秘书（以姓氏笔画为序）

宁　静（北京中医药大学）　　　　　　周艳红（陕西中医药大学）

全国中医药行业高等教育"十四五"规划教材
全国高等中医药院校规划教材（第十一版）

编审专家组

组　长

余艳红（国家卫生健康委员会党组成员，国家中医药管理局党组书记、局长）

副组长

张伯礼（天津中医药大学教授、中国工程院院士、国医大师）

秦怀金（国家中医药管理局党组成员、副局长）

组　员

陆建伟（国家中医药管理局人事教育司司长）

严世芸（上海中医药大学教授、国医大师）

吴勉华（南京中医药大学教授）

匡海学（黑龙江中医药大学教授）

刘红宁（江西中医药大学教授）

翟双庆（北京中医药大学教授）

胡鸿毅（上海中医药大学教授）

余曙光（成都中医药大学教授）

周桂桐（天津中医药大学教授）

石　岩（辽宁中医药大学教授）

黄必胜（湖北中医药大学教授）

前 言

为全面贯彻《中共中央 国务院关于促进中医药传承创新发展的意见》和全国中医药大会精神，落实《国务院办公厅关于加快医学教育创新发展的指导意见》《教育部 国家卫生健康委 国家中医药管理局关于深化医教协同进一步推动中医药教育改革与高质量发展的实施意见》，紧密对接新医科建设对中医药教育改革的新要求和中医药传承创新发展对人才培养的新需求，国家中医药管理局教材办公室（以下简称"教材办"）、中国中医药出版社在国家中医药管理局领导下，在教育部高等学校中医学类、中药学类、中西医结合类专业教学指导委员会及全国中医药行业高等教育规划教材专家指导委员会指导下，对全国中医药行业高等教育"十三五"规划教材进行综合评价，研究制定《全国中医药行业高等教育"十四五"规划教材建设方案》，并全面组织实施。鉴于全国中医药行业主管部门主持编写的全国高等中医药院校规划教材目前已出版十版，为体现其系统性和传承性，本套教材称为第十一版。

本套教材建设，坚持问题导向、目标导向、需求导向，结合"十三五"规划教材综合评价中发现的问题和收集的意见建议，对教材建设知识体系、结构安排等进行系统整体优化，进一步加强顶层设计和组织管理，坚持立德树人根本任务，力求构建适应中医药教育教学改革需求的教材体系，更好地服务院校人才培养和学科专业建设，促进中医药教育创新发展。

本套教材建设过程中，教材办聘请中医学、中药学、针灸推拿学三个专业的权威专家组成编审专家组，参与主编确定，提出指导意见，审查编写质量。特别是对核心示范教材建设加强了组织管理，成立了专门评价专家组，全程指导教材建设，确保教材质量。

本套教材具有以下特点：

1.坚持立德树人，融入课程思政内容

将党的二十大精神进教材，把立德树人贯穿教材建设全过程、各方面，体现课程思政建设新要求，发挥中医药文化育人优势，促进中医药人文教育与专业教育有机融合，指导学生树立正确世界观、人生观、价值观，帮助学生立大志、明大德、成大才、担大任，坚定信念信心，努力成为堪当民族复兴重任的时代新人。

2.优化知识结构，强化中医思维培养

在"十三五"规划教材知识架构基础上，进一步整合优化学科知识结构体系，减少不同学科教材间相同知识内容交叉重复，增强教材知识结构的系统性、完整性。强化中医思维培养，突出中医思维在教材编写中的主导作用，注重中医经典内容编写，在《内经》《伤寒论》等经典课程中更加突出重点，同时更加强化经典与临床的融合，增强中医经典的临床运用，帮助学生筑牢中医经典基础，逐步形成中医思维。

3.突出"三基五性",注重内容严谨准确

坚持"以本为本",更加突出教材的"三基五性",即基本知识、基本理论、基本技能,思想性、科学性、先进性、启发性、适用性。注重名词术语统一,概念准确,表述科学严谨,知识点结合完备,内容精炼完整。教材编写综合考虑学科的分化、交叉,既充分体现不同学科自身特点,又注意各学科之间的有机衔接;注重理论与临床实践结合,与医师规范化培训、医师资格考试接轨。

4.强化精品意识,建设行业示范教材

遴选行业权威专家,吸纳一线优秀教师,组建经验丰富、专业精湛、治学严谨、作风扎实的高水平编写团队,将精品意识和质量意识贯穿教材建设始终,严格编审把关,确保教材编写质量。特别是对32门核心示范教材建设,更加强调知识体系架构建设,紧密结合国家精品课程、一流学科、一流专业建设,提高编写标准和要求,着力推出一批高质量的核心示范教材。

5.加强数字化建设,丰富拓展教材内容

为适应新型出版业态,充分借助现代信息技术,在纸质教材基础上,强化数字化教材开发建设,对全国中医药行业教育云平台"医开讲"进行了升级改造,融入了更多更实用的数字化教学素材,如精品视频、复习思考题、AR/VR等,对纸质教材内容进行拓展和延伸,更好地服务教师线上教学和学生线下自主学习,满足中医药教育教学需要。

本套教材的建设,凝聚了全国中医药行业高等教育工作者的集体智慧,体现了中医药行业齐心协力、求真务实、精益求精的工作作风,谨此向有关单位和个人致以衷心的感谢!

尽管所有组织者与编写者竭尽心智,精益求精,本套教材仍有进一步提升空间,敬请广大师生提出宝贵意见和建议,以便不断修订完善。

国家中医药管理局教材办公室

中国中医药出版社有限公司

2023 年 6 月

编写说明

医古文是研究古医籍语言文字现象的语言学与中医药学交叉的一门学科，是高等中医药院校中医药类专业的一门具有重要工具性的专业基础课，也是对中医药从业人员进行中医经典训练和中医药专业语言规范的终身教育课程。它通过讲授古汉语知识和古代医学文章以及指导课下阅读训练，培养学生研习中医经典、运用专业术语和查阅中医古籍文献的语言能力，为后续专业课程学习和终身教育打下基础。

本教材为全国高等中医药院校规划教材第十一版。根据教材丛书编写的总体要求，本教材旨在基于第十版教材加以修订，精心打磨，力求完善。本书着力继承和强化了第十版教材的特色。

1. 立德树人　医古文课在中医药专业本科教学计划中排在前面。本教材旨在发挥开学第一课的引导作用，融入课程思政内容。从启示"大医精诚"的专业精神到夯实学习中医经典的功底，以及训练古医籍阅读的过硬能力，一切都立足于培养中医药人才的根本目标。教材针对学生现有的知识水平，针对中医药人才的素质要求，针对本学科的知识体系来设计，将知识的系统性与教学的实用性相统一。在板块安排上，考虑到学生在本科前已具有一定的古文阅读能力，教材先总结后提高，"基础知识"在前，"古文选读"在后，这种承前启后的安排有利于将终身学习之路的不同阶段一体贯通。

2. 突出经典　本教材以中医药经典著作为中心多方安排内容，一是精选《黄帝内经素问》（简称《素问》）《灵枢经》原文，二是精选经典的古代注文和校记，三是精选《素问》《伤寒论》等书的书目提要和序文。遵循"由文入医"学习传统，在下编以"国学经典"为首单元，作为学习中医药经典的桥梁。

3. 注重实用　本教材在基础知识部分既保留基本框架以奠定学习基础，又详略有度以兼顾实际需求。文字、音韵、训诂是传统语言文字学的三个紧密联系的部分，这三章连续在一起呈现了传统学术的面貌。语法和修辞是学生比较容易理解的内容，就合为一章简略介绍。古文选读部分选入与中医临床切近的医案、医话、方论、药论等文章，可学以致用。丰富的教材内容为在教学中根据实际需要选用提供了便利的条件。为训练学生的古籍阅读能力，教材对古籍原文中的异体字未作划一。

4. 同步融合出版数字化资源　本教材有与纸质版配套使用的数字化内容，既适应了时代进步，又便于读者学习。

本书是编委会全体成员精诚合作，努力奋战的成果。修订工作的第一步是由编委分头核校教材选文并提供古籍影印件，或者修订基础知识论述。分工如下：上编第一章由周祖亮编写，第二章由付新军编写，第三章由宁静编写，第四章由葛晓舒编写，第五章由高静编写，

第六章由赵鸿君、章红梅编写，第七章由杨东方编写。下编单元一导语由李亚军编写，第一篇由李亚军编写，第二篇由刘娟编写，第三篇由徐光星编写，第四篇由侯洪澜编写，第五篇由申红玲编写，第六篇由单博编写，第七篇由王静编写；单元二导语由徐光星编写，第一篇由王明强编写，第二篇由孙孝忠编写，第三、四篇由李具双编写，第五、六篇由段鸣鸣编写；单元三导语由崔为编写，第一篇由陈婷编写，第二、三篇由董秀娟编写，第四篇由章红梅编写，第五篇由惠宏编写，第六篇由包红梅编写，第七篇由贺松其编写；单元四导语由侯洪澜编写，第一篇由侯洪澜编写，第二篇由贺松其编写，第三篇由郜晓芹编写，第四篇由王明强编写，第五篇由陈婷编写，第六篇由冯春编写；单元五导语由李永宸编写，第一篇由李荷莲编写，第二、三篇由李永宸编写，第四篇由周艳红、杨旭杰编写，第五篇由张慧宇编写，第六篇由刘庆宇编写；单元六导语由赵鸿君编写，第一篇由刘庆宇编写，第二篇由罗宝珍编写，第三篇由王家茜编写，第四篇由包红梅编写，第五篇由赵协慧编写，第六篇由申红玲编写，第七篇由徐梅编写，第八篇由罗宝珍编写。附录由董秀娟编写。第二步，在前期工作的基础上进行集中复校和复修。分工如下：文选和句读训练选文复校由崔为负责，参加者有申红玲、葛晓舒、章红梅、段鸣鸣；文选注释复修由宁静、周艳红负责；基础知识复修由付新军、王育林负责。第三步，主编定稿。教材融合出版数字化资源由崔为组织编创，全体编委参与。在本教材修订过程中，宁静协助主编做了大量组织工作和统稿工作。

在本教材修订过程中，南京中医药大学沈澍农教授和海南医学院高溪教授提出了建设性建议。我们始终对奠定医古文教材建设基础的前辈学者任应秋先生、刘振民先生、钱超尘先生、段逸山先生、许敬生先生等深怀感恩之心。

《医古文》编委会
2021 年 6 月

目　録

上編
基礎知識

第一章

漢 字

　　文字是記録語言的符號體系。漢字是漢民族創造、用以記録漢語言的符號系統。

　　漢字是世界上最古老的文字之一，也是唯一未曾中斷傳承且不斷豐富和發展的文字。現在可以見到的最早且已經較爲成熟、具有完整體系的漢字，是殷商時期的甲骨文，距今已有3000多年的歷史。甲骨文又稱"龜甲文""甲文""殷墟卜辭""殷墟書契"等，契刻在龜甲或獸骨之上。由於甲骨文是早期文字，又是用刀刻寫的，所以其主要特點爲圖畫性强，筆法瘦硬而隨意。其後爲始於殷商、盛行於西周至春秋時期的金文。因其鑄於鐘鼎者居多，又稱"鐘鼎文""銘文""吉金文字"。也由於是早期文字，又是澆鑄在青銅器上的，所以其主要特點爲結構繁複，書法肥圓而古雅。再後就是始於西周、通行於春秋戰國時期的篆書。篆書在秦國始終得以完整的保留和傳承，在其他諸侯國則逐漸演變爲六國文字。篆書的特點爲結構仍然繁複，而書法蒼勁齊整。六國文字的特點則是結構趨簡，書法混亂不一。秦始皇統一全國後不久，實行"書同文"政策。爲統一文字，也爲了書寫的便捷，丞相李斯等奉命對篆書進行"省改"并規範書法，從而創造了以結構簡約、書法勻圓爲特點的小篆，又稱"秦篆"，此前的篆書被稱爲大篆。此後不久，程邈又創造了以平直方正、書寫更加便捷爲特點的秦隸，也稱古隸，開始作爲非正式用字流行於朝野。

　　從甲骨文到小篆的文字統稱爲"古文字"，其性質爲象形文字。秦隸雖然始終未曾成爲官方正式用字，但它對漢字結構和書法的改造，却是漢字發展演變史上最重要的一次質的變革，是重要的轉折點。這一變革稱爲"隸變"，也使秦隸成爲特殊的過渡文字和古今漢字的分水嶺。其後起源於秦隸、成熟并盛行於漢代的官方正式用字隸書，又稱"漢隸""今隸"，便進入了"今文字"時期。今文字時期的官方正式用字除隸書外，還有源於東漢、成熟并通行於西晉以後的楷書。非官方正式用字，則有草書、行書等。其性質爲我們今天習稱的表意文字。

　　就漢字發展的歷史來看，漢字形體的演變大致經歷了五個階段：甲骨文（殷商）→金文（西周、春秋）→篆書（戰國、秦）→隸書（西漢、東漢）→草書、行書、楷書（魏晉）。

　　考察漢字的演變發展史可知，其性質爲從象形到表意，結構爲從繁複到簡約。特點爲從形義緊密結合到形義多有分離。書法爲從散亂到規整，從單一到豐富。所以，了解漢字的發生發展規律，掌握一定的漢字知識，對正確辨識漢字，理解并掌握字義，從而具備閱讀古醫籍的基本能力是非常必要的。爲了能較好地閱讀古醫籍，我們需要了解漢字的結構及其與字義的關係，并由此掌握通假字、古今字、異體字和繁簡字的識别方法，了解漢字部首的意義。

第一節　漢字的結構

漢字結構是指漢字的造字結構。漢字是表意體系的文字，字形與字義密切相關。分析漢字結構可以幫助我們了解造字意圖，進而理解與特定字形相關聯的特定詞義。《左傳》中就已經有了"止戈爲武""皿蟲爲蠱"等説法，這是我國早期漢字結構分析的零散記載。最早對漢字的結構方式進行系統研究、全面闡述漢字結構理論的是東漢許慎。他在所著《説文解字》中首次全面闡述了關於漢字結構的理論——六書，并利用六書理論對 9000 多個漢字進行結構分析。後世對古文字的研究都以六書理論爲基礎。

早在戰國末年，已經基本形成文字學的六書理論。"六書"之名，最早見於《周禮·地官·保氏》，其文如下。

保氏掌諫王惡而養國子以道，乃教之六藝。一曰五禮，二曰六樂，三曰五射，四曰五馭，五曰六書，六曰九數。

對於"六書"具體含義的解釋，主要有以下三家。

西漢劉歆《七略》：象形、象事、象意、象聲、轉注、假借。由於《七略》已亡佚，這一記述後來保存於東漢班固《漢書·藝文志》。

東漢鄭衆《周禮·保氏》注：象形、會意、轉注、處事、假借、諧聲。

東漢許慎《説文解字叙》：指事、象形、形聲、會意、轉注、假借。

關於"六書"的名稱和次序，後世多取許慎的定名和解説，而依劉歆的排列次序，即象形、指事、會意、形聲、轉注、假借。

一、象形字

《説文解字叙》："象形者，畫成其物，隨體詰詘，日、月是也。"象形是描摹事物外部形狀的造字方法。象形字的特點是盡可能用簡單的綫條勾勒事物的輪廓，表現事物最突出的形狀特徵。此類字的對象通常是客觀實在的，少數是存在於人們想象中的事物。象形字多爲描繪對象的全體，個別爲描繪對象的局部特徵。這類字用作構件，構成絕大部分漢字的基礎，因此也有人稱之爲原生字。象形字主要分爲兩類：一是純體象形，二是複體象形。

1.純體象形　原生字中多數是以文字全體描摹對象的本體，稱爲純體象形。

日　甲文作 ⊖，篆文作 ⊖，象太陽之形。其中短劃是填充符號，表示太陽是個實體。

月　甲文作 ☽，篆文作 ☽，象月亮常缺之形。

人　甲文作㇏，篆文作ㄗ，象側立人形。

女　甲文作ㄓ，篆文作ㄖ，象兩手交叉胸前而跪坐的女人形。

心　金文作ㄓ，篆文作ㄓ，象人心臟形。

手　金文作ㄓ，篆文作ㄓ，象人手形。

止　甲文作ㄓ，篆文作ㄨ，象人足趾形。

山　甲文作ㄨ，篆文作山，象起伏的山峰之形。

水　甲文作㣣，篆文作ㄕ，象水流之形。

木　甲文作ㄓ，篆文作ㄓ，象樹木形，有根、幹、樹梢。

鳥　甲文作ㄓ，篆文作ㄓ，象鳥形，有頭、身、翅、足距。

魚　甲文作ㄓ，篆文作ㄓ，象魚形，有頭、身、尾，有的寫法還有鰭。

羊　甲文作ㄓ，篆文作羊，象羊頭形。

牛　甲文作ㄓ，篆文作ㄓ，象牛頭形。按：羊角下彎，牛角上翹，二字以此爲別。

2. 複體象形　有些物體單獨畫出很難看出其真實意義，或者容易與其他事物相混，就附加相關物體的形象作爲襯托，這就是複體象形。

果　金文作ㄓ，篆文省作ㄓ，上象果實形，下以“木”作襯托。

瓜　金文作ㄓ，篆文作ㄓ，內象瓜形，外以藤蔓作襯托。

州　甲文作ㄓ，篆文作ㄓ，內象水中陸地（島嶼）形，外以“川”作襯托。

石　甲文作ㄓ，篆文作ㄓ，下象石形，上以“厂”（山崖）作襯托。

雨　甲文作ㄓ，篆文作雨，下象雨滴形，上以“天”作襯托。

象形字是最基本、最原始的造字方法。《説文解字》注明象形字時一般用“象形”或“象……之形”。

二、指事字

《説文解字叙》：“指事者，視而可識，察而見意，上、下是也。”指事是用象徵性符號或在象形的基礎上加提示符號來表示字義的造字方法。所加的符號稱爲指事符號。這類字一看就能辨識其整體意義，但還要仔細考察指事符號所在位置，才能了解它的具體意義。指事字分爲兩種：一是在象形字的基礎上添加指示性符號；二是純粹的象徵性符號。

1. 在象形字的基礎上添加指示性符號的指事字

本　篆文作ㄓ，以短綫指示木下，表示樹根。

末　篆文作ㄓ，以長綫指示木上，表示樹梢。

朱　篆文作ㄓ，以長綫指示木中，表示樹幹。

刃　篆文作ㄓ，以短綫指示刀口部，表示刀刃。

叉　篆文作ㄓ，以短綫指示手指間，表示指間有物。

寸　篆文作ㄓ，以短綫指示手一寸處，表示寸口部位。

亦　篆文作 ，以兩點指示兩腋部，表示腋下。爲 "腋" 的古字。

母　篆文作 ，以兩短綫指示女性乳部，表示哺乳者。

身　篆文作 ，以短綫指示人突出的腹部，表示懷孕。"身" 爲 "娠" 的古字。"身" 的另一種寫法没有作指事符號的短綫，則可歸於上一類複體象形。

2.純粹象徵性符號的指事字　這類字用抽象符號造成，數量相對較少。

上　甲文作 二，篆文作 ，長劃爲基準綫，短綫表示方位在其上方。

下　甲文作 二，篆文作 ，長劃爲基準綫，短綫表示方位在其下方。

中　甲文作 ，篆文作 ，在一條竪綫中間用一個框指明中央部位。

小　甲文作 ，篆文作 川，用三四個小點表示微小。

一、二、三、亖（《説文解字》："亖，籀文四。"）等積劃而成的數目字也是純粹符號字。

《説文解字》注明指事字時一般用 "指事" 或 "從……象……之形"。

三、會意字

《説文解字叙》："會意者，比類合誼，以見指撝，武、信是也。" 會意是會合兩個以上的意義符號來表示一個意義的造字方法。對於比較抽象的概念，就將兩個以上的字組合在一起，利用它們的形體（有時是意義）會合時産生的新義來表達。組合成會意字的各字用以表意，稱爲形符或意符。

北　甲文作 ，篆文作 ，象兩人相背，爲 "背" 的古字。後主要借用來表示方位。

步　甲文作 ，篆文作 ，象兩足一前一後，表示行走。

涉　甲文作 或 ，象兩足行於水中或跨於水兩側，表示涉水。

陟　甲文作 ，篆文作 ，象二足登山，表示上升。

降　甲文作 ，篆文作 ，象二足下山（二足的方向與 "陟" 字相反），表示下降。

即　甲文作 ，象人面對食器，表示就食。

既　甲文作 或 ，象人背對食器，表示已經食過。

得　甲文作 ，篆文作 ，手在路邊拾到貝，表示獲得。篆文右上的 "貝" 訛作 "見"，右下的 "又" 訛作 "寸"。

秉　甲文作 ，篆文作 ，手持一束禾，表示秉持。

兼　篆文作 ，手持二禾，表示同時有兩件東西或做兩件事。

采　甲文作 ，篆文作 ，象手在木上取果之形，表示采摘。篆文省果形而從木。

益　甲文作 ，篆文作 ，象器皿中水漫出之形，表示溢出。爲 "溢" 的古字。

也有一些會意字用意符的抽象意義組合成義。這類字多數是秦漢以後出現的新會意字。例如：雀、劣、歪、災、甦、尘。

《説文解字》注明會意字時一般用 "從某某" 或 "從……從……"，有時也用 "象某某"。

以上象形、指事、會意三種造字法，都主要基於一個字所表示的事物的意象，將此意象簡要地勾勒下來作爲它的書寫形式。因此，現代學者多主張將它們統歸爲"表意字"。這樣的分類有助於了解三者的共同點。

　　表意字直觀、易懂。直觀性較強的客觀對象物或可以用物與物的相關意會來表達的概念，大多可以用表意造字法造出。但是語言中存在大量抽象的概念，如思維、感覺、顏色以及過於具體的概念，如人稱及大類屬下的細別概念等，是很難造出表意字的。描述這些概念的文字就得用新的辦法來表示。

四、形聲字

　　《說文解字叙》："形聲者，以事爲名，取譬相成，江、河是也。"形聲字由表意和表音兩部分組合而成，表意的部分叫形符（以事爲名），表音的部分叫聲符（取譬相成）。形符通常由表意字充當，尤以象形字爲主；聲符則由一個可用以表音的字充當。江、河本義爲長江、黃河，皆爲水名，故以"水"爲形符，以"工""可"爲聲符。分析術語爲"從水，工聲""從水，可聲"。

（一）形符

1. 形符表示字的意義　形聲字中表意的部分叫形符，形符表示形聲字的意義。例如：

　　從 "車" 的字，軸、轉、軻、軌。
　　從 "艸" 的字，菜、茱、薺、芒。
　　從 "金" 的字，鐵、銅、釣、釘。
　　從 "木" 的字，柚、杜、村、楓。

　　形聲字的形符能夠幫助確定字義，弄清字義發展變化的過程。如"理"字從"玉"，本義應該是指玉的紋理；按照玉的紋理來剖析它、整治它，也稱爲"理"，所以《說文·玉部》："理，治玉也。""理"由它的本義引申出了一般的紋理以及條理、道理等意義，由它的後一個意義引申出了治理、整理的意義。

　　2. 形符與字義的聯繫　形聲字的形符一般表示字義的類屬，而不表示具體意義。因此，形聲字的本義與形符的意義有關。如"疒"部的字一般和疾病有關，具體來說，疾、病、疴、疫都是疾病的泛稱；癰、癤、疽、瘡都是外科病證或局部的病竈；瘧、疸、瘻、痹都是病證名稱；瘥、瘳、瘉、痊都表示疾病治愈的效果；療，表示治療疾病的動作。瘦、疲之類不一定是病，只是通常爲疾病的表現，也用了"疒"作爲形符。

　　有些形符使用的範圍比形符字本身的意義寬泛，因而所屬的形聲字有些與形符字表示的事物只是狀貌相似、品物相類，而實際上卻不屬於該形符所表示的類屬。如"馬"部有驢、駱駝等，"犬"部有狐、猿等，"艸"部有菌、蕈等。

　　3. 形符的省用　少數形聲字形符寫法是簡省的，需要補全才能起表意作用。簡省一般是因爲結構不方便或筆劃重複。例如：釜，本應是"金"部"父"聲，篆文作🔣，形符尚不省寫，但因隸書書寫兩部分結合處的筆劃相似，於是"金"上方的筆劃就省去了。這種形符省寫的現象叫"省形"。以"釜"爲例，相應的分析術語爲"從金省，父聲"。又如：

寐，篆文作寐，《説文解字》："臥也。從瘳省，未聲。"

星，篆文作曐，《説文解字》："曐，萬物之精，上爲列星。從晶，生聲……星，曐或省。"

屈，篆文作屈，《説文解字》："連也。從尾，出聲。"篆文不省，隸書從尾省。

亭，篆文作亭，《説文解字》："民所安定也。亭有樓，從高省，丁聲。"

（二）聲符

1. 聲符表示字的讀音　形聲字中表音的部分叫聲符，聲符表示形聲字的讀音。例如：

從 "胡" 聲的字，葫、瑚、糊、湖。

從 "柔" 聲的字，揉、糅、蹂、鞣。

從 "羊" 聲的字，洋、烊、恙、庠。

從 "付" 聲的字，附、符、拊、府。

由於造字時可能有取音近字作爲聲符的情況，更由於古今語音的變化，很多形聲字的聲符已經不能準確表示字的讀音了。如上舉四組字中，後兩組的聲調就不盡相同。再如從"畐"聲的字，有讀"bi"聲的逼、愊、煏、湢、榀和讀"fu"聲的福、幅、輻、副兩組；從"台"聲的字，如抬、苔、怠、答、始、治、貽、冶、枱、菭等，讀音各不相同。因此，不認識的形聲字不可信口"讀半邊"。

2. 聲符與字義的聯繫　形聲字的聲符除了具有表音功能外，不少聲符也具有意義。有些形聲字很容易看出其聲符兼有表義功能，如"懈"的聲符"解"，"娶"的聲符"取"，"返"的聲符"反"，"褊"的聲符"扁"等。還有一些形聲字聲符的表義不像這樣明顯，但略加分析後也不難理解。例如，"丁"是象形字，是"釘"的古字，而釘子具有深入和固定不移的特點，由此重複而希望使聽者加深印象的説話叫"叮"，固定不移地看叫"盯"，深入而固定的毒瘡叫"疔"；"青"是美好的顏色，由此水之美者曰"清"，日之美者曰"晴"，米之美者曰"精"，目之美處曰"睛"；"偶"爲木偶，是根據真人形象仿製的，它與真人就有了成雙成對的意思（仍用"偶"字），再引申出相交相合之義，如兩人同耕曰"耦"，山水之角或兩牆相交之内角曰"隅"，二人相逢或相知曰"遇"，位於人肩頭兩骨之間的穴位名曰"肩髃"；古代婦女的一種頸飾名"賏"，垂於頸側而回繞，後將回繞義寫作"嬰"，中醫則謂人頸兩側的筋爲"嬰筋"，頸部腫大之病爲"瘿"；水的支流曰"辰"（"派"的古字），人的血脉是人血液分流之道，故名曰"脈"；"癬"因似蘚而得名，"瘙"因抓搔而改易，"癃"因壅塞不通而取義，"瘤"因留滯不去而派生。

3. 聲符的省用　如同少數形聲字的形符簡省一樣，一些形聲字的聲符形體也有簡省的，需要補全才能起表音作用。如果不知這些形聲字省聲的情況，也就很難正確理解這些字的構成。例如：

《説文解字》："珊，珊瑚，色赤，生於海，或生於山。從玉，删省聲。"

《説文解字》："産，生也。從生，彦省聲。"

《説文解字》："疫，民皆疾也。從广，役省聲。"

《説文解字》："茸，草茸茸貌。從艸，聰省聲。"

再如，豪、毫都是"高"省聲；累、雷都是"畾"省聲。

此外，有的形聲字簡省了形符與聲符完全相同的部分，所以既是省形，也是省聲。如"齋"，從示，齊聲，中間的符號"二"合用；"耆"，從老，旨聲，中間的符號"匕"合用。

最後再説明的一點是，形符可以表義，聲符也可以表義，但二者有一定差別。形符所表的義往往是事物類屬的總名，聲符所表的義則往往是一組同源詞的核心義，形符和聲符可以結合起來從不同層面規定一個概念，即所謂詞義。而這種結合規定詞義的方式與會意字的會合表義功能也有明顯的差別。

（三）形符聲符的組合

形符與聲符的組合通常有 8 種方式。

1. 左形右聲 如祥、脾、滑、妨。

2. 右形左聲 如刺、雌、頓、瓶。

3. 上形下聲 如簡、芹、宇、空。

4. 下形上聲 如斧、盂、常、肓。

5. 外形內聲 如衷、固、術、匪。

6. 內形外聲 如問、辯、風、哀。

7. 聲居一角 如痘、屢、颶、旗。

8. 形居一角 如修、疆、哉、穎。

这 8 種類型中，最常見的是左形右聲型。

由於漢字形體的歷史演變和檢字法的改變等因素，有些形聲字的形符與聲符不容易被直接看出，需要多加分析。例如：

彀、縠、穀——分別從弓、糸、禾，㱿聲；不是"殳"部。

栽、載、截——分別從木、車、酉，𢦒聲；不是"戈"部。

從、徒、徙——都從辵，分別是从、土、止聲；不是"彳"部（今字典歸於"彳"部）。

旗、施、旌——都從㫃，分別是其、也、生聲；不是"方"部（今字典并於"方"部）。

再如，部分形聲字形符與聲符或錯綜，或交合，或部分形體訛變、混同，因而很難辨別。例如：

隨——篆文作 𨔻 ，從辵，隋聲。

截——篆文作 𢧜 ，從戈，雀聲。

賊——篆文作，從戈，則聲。

年——篆文作，從禾，千聲。

五、轉注字

《説文解字叙》："轉注者，建類一首，同意相受，考、老是也。"由於許慎爲"轉注"所下的定義較爲簡單，而且除了"考、老"兩個例字外，《説文解字》全書的文字説解中并没有指出還有哪些字屬於轉注字，導致後人對"轉注"的理解分歧很大。從古到今，人們根據"轉注"這一名稱和許慎八個字的定義以及兩個字例，提出過許多不同的解釋，但是都很難取得共識。

六、假借字

《説文解字叙》："假借者，本無其字，依聲托事，令、長是也。"在人們使用文字的早期，由於語言中的概念大大多於已經造出的文字，很多詞是没有專用字的。爲了能記寫這些詞，古人想到了利用現成的文字符號的語音直接記録詞語的語音。具體説，雖然一個詞没有專用字，但却已經有了與之同音的某個字，古人就利用這個同音字來記寫那個意義上與之無關的詞。例如，畚箕的"箕"，甲骨文寫作""（其），這是一個象形字。同時口語還有一個同樣讀音的代詞没有造出專用字來，古人就基於同音的關係，將這個代詞也寫作"其"。假借之法只用所借字的音而不用其義，因此假借的實質就是將本來表意的漢字作爲表音符號來使用。早期的假借字多是借表意字中的象形字，後世的假借字也有來自其他類型的。

來　甲文作。《説文解字》："來，周所受瑞麥來麰。"本爲麥名，假借爲到來之"來"。

午　金文作。本爲搗臼的棒槌形，假借爲十二地支的第七位。

易　《説文解字》："易，蜥易、蝘蜓、守宫也。"本爲蜥易（後寫作"蜴"），假借爲難易之"易"。

叔　《説文解字》："叔，拾也。"本指拾取，假借爲叔伯之"叔"。

難　從"隹"，本爲鳥名，假借爲困難之"難"。

我　甲文作，字從"戈"。本爲兵器名，假借爲人稱代詞。

胡　從"月（肉）"。《説文解字》："胡，牛顄垂也。"本指牛脖子下面垂著的肉，假借爲疑問代詞。

然　《説文解字》："然，燒也。"本指然燒（後寫作"燃"），假借爲虚詞。

而　金文作。《説文解字》："而，頰毛也。象毛之形。"本指鬍鬚，假借爲連詞。

如果一個假借字原先的意義和假借後的意義都使用得較多，有時也可能爲本字另造一個新字加以區别。如爲畚箕義另造了"箕"，爲棒槌義另造了"杵"。

從文字記寫詞的機制來看，表意字以形記詞，假借字以音記詞，形聲字則兼以形、音記詞。表意借助於形象，意義明白易曉，但造字多受限制。假借以語音記錄語言，克服了表意依賴於形體的局限性。但由於漢語音節有限，較多使用假借字必然不能滿足從文字形體上區別同音詞的要求。因此，假借最終沒有被廣泛使用。而形聲既有表義部分，又有表音功能，能夠同時滿足以形別義和記錄語音兩方面的要求，而且産字能力極强，因此成了漢字發展的主流。在現代漢字中，形聲字占 90% 以上。

第二節　通假字 古今字 異體字 繁簡字

本節要介紹文字使用與發展中出現的主要變異現象。這些變異現象在中醫藥古籍中也較爲常見，如果對其變化機理和一般情況不了解，閱讀中很容易發生差錯。

一、通假字

在古籍中，本有其字未使用，却借寫了當時讀音相同或相近的其他字，而這兩個字在意義上并不相同，古人的這種用字方式稱爲通假，也稱通借。“假”即是“借”。借用的字稱爲借字，與其相對的、本來應該使用的字則稱爲本字。通假字產生的原因大體爲不明本字、以誤爲正、棄繁從簡、仿古求雅等。不過根本原因還是受到假借造字的影響，使人們有時將漢字只視爲表音符號，而忽略其形體的區別意義。通假字在開始使用時類似今之音近的別字，但由於人有仿用的習慣，通假字有了社會流行的傾向，這就與別字不盡相同。通假字是在本有其字基礎上的借用，假借字是在本無其字基礎上的借用，二者從機理上看是不同的；但對於具體的字來説，古人記寫時是否已有其字，有的很難認定，因此有時也較難區分是通假字還是假借字。不過通假和假借在借用他字這一點上是相同的。因此也有學者認爲不必區分通假和假借。事實上，前代學者在使用假借這一術語時，常指通假。

識別通假字主要依據古音的相同或相近。如果古音沒有聯繫，就不可能通假。通假字主要在先秦古文時代産生，後世以仿用爲主，所以此處所説古音通常是指上古音的韻部和聲母。根據借字與本字之間的聲韻關係，可以將通假分爲三類：一是同音通假，即聲母和韻部完全相同；二是雙聲通假，即聲母相同，韻部相近；三是疊韻通假，即韻部相同，聲母相近。如果是中古時期新出現的通假用法，就應從中古音體系考察，但是其基本原理都是相通的。

（一）同音通假

伎 – 技

《史記·扁鵲倉公列傳》：“秦太醫令李醯自知伎不如扁鵲也，使人刺殺之。”伎，本指同伴，常用義爲歌舞伎；此通“技”，指技藝。《素問·靈蘭秘典論》：“腎者，作强之官，伎巧出焉。”“伎”與“技”古音都是群母支部。

厲－癘－癩

劉禹錫《鑒藥》："厲者造焉而美肥。"厲，本義爲粗磨刀石；本句通"癘"。《説文·疒部》："癘，惡疾也。"《素問·風論》："癘者，有榮氣熱，其氣不清，故使其鼻柱壞而色敗，皮膚瘍潰。"這是典型的麻風病症狀。此義又作"癩"。《集韻·祭韻》："癘……或從賴。"即"厲"通"癩"。"厲""癘""癩"三字古音都是來母月部。

舉－弆

《千金要方》卷二十三第四："右七味細研……用瓷器貯之，密舉勿令洩氣。"舉，本義托舉；本句通"弆"。唐玄應《一切經音義》："弆，藏也。"《通俗文》："密藏曰弆。""舉"與"弆"都是見母魚部。

（二）雙聲通假

宛－菀－鬱

《醫案六則》："夫悍藥入中，則邪氣辟矣，而宛氣愈深。"宛，屈草自覆；本句通"鬱"，鬱結。又《素問·生氣通天論》："陽氣者，大怒則形氣絕，而血菀於上，使人薄厥。"菀，本爲中藥紫菀名；本句亦通"鬱"，鬱結。"宛""菀"，古音影母元部；"鬱"，古音影母物部："宛""菀"與"鬱"雙聲且韻部相近。

時－是

《新修本草序》："自時厥後，以迄於今，雖方技分鑣，名醫繼軌，更相祖述，罕能釐正。"時，本義爲季節；本句通"是"，代詞，此。"時"通"是"相襲已久。如《尚書·湯誓》："時日曷喪，予及汝皆亡。"傳："曰是日何時喪，我與汝俱亡。"正以"是"釋"時"。"時"，古音禪母之部；"是"，古音禪母支部：二字雙聲且韻部相近。

約－要

《素問·脉要精微論》："倉廩不藏者，是門戶不要也。"《説文·臼部》："要，身中也。"本義爲腰部，引申爲約束、要領等義。本句"要"字通"約"，指約束。又《靈樞·刺節真邪》："此刺之大約，針之極也。"本句的"大約"謂大要。"約"，古音影母藥部；"要"，古音影母宵部：二字雙聲且韻部相近。

麋－糜－縻

《靈樞·百病始生》："多寒則腸鳴飧泄，食不化；多熱則溏出麋。"《素問·氣厥論》："膀胱移熱於小腸，鬲腸不便，上爲口麋。"麋，鹿屬，動物名；本句通"糜"。糜，稠米粥。如《傷寒論·辨太陽病脉證并治下》："得快下利，糜粥自養。"前條"出麋"謂排出稠粥樣大便，《太素·邪傳》正作"出糜"；後條"口麋"中的"麋"爲糜爛。"麋"，古音明母脂部；"糜"，古音明母歌部：二字雙聲且韻部相近。又"麋"通"縻"。《靈樞·禁服》："盛則脹滿，寒中，食不化；虛則熱中，出麋，少氣，溺色變。"《説文·糸部》："縻，牛轡也。"即牛韁繩。《靈樞》文中亦通"糜"，指糜粥樣的溏便。《太素·人迎脉口診》正作"糜"。

"縻"，古音明母歌部，故與"麋"同音通假。

（三）疊韻通假

信 – 伸

馬王堆《陰陽十一脉灸經（乙本）》："是動則病。洒洒病寒，喜信。"信，本義爲誠實；本句中通"伸"。"信"，古音心母真部；"伸"，古音書母真部：二字疊韻且聲母相近。

爲 – 僞

《素問·寶命全形論》："三曰知毒藥爲真。"爲，本義指作，於本條不相合；本句中通"僞"，與"真"相反。"爲"，古音匣母歌部；"僞"，古音疑母歌部：二字疊韻且聲母相近。

除此三類外，還有聲和韻都不相同但都相近的，此處就不作例析。

通假字在古籍中并不少見。一般來説，在閱讀古籍時，如果按字的本義或引申義都無法得出與文義吻合的解釋，就可考慮是否爲借字（當然，還要排除訛誤字等其他變化因素）。對於通假字，只有依據聲音綫索，求出隱藏在借字之後的本字，才能得出正確的解釋。

查檢漢字古音的常用工具書有《漢語大字典》、郭錫良的《漢字古音手册》、唐作藩的《上古音手册》、丁聲樹的《古今字音對照手册》、李珍華的《漢字古今音表》等。由於聲符相同的形聲字互借的情況較爲常見，因此，可以先在同聲符的形聲字中尋求意義吻合的字推定其爲本字，這樣的推想正確率往往比較高。尋求同聲符字可以利用清代朱駿聲的《説文通訓定聲》和現代沈兼士的《廣韻聲系》、李卓敏的《李氏中文字典》；另外還可以利用高亨的《古字通假會典》。

二、古今字

古人談古今字僅就其字産生時間而言，所指較寬泛。現代一般所説的古今字，是专指在一個原有字的基礎上，通過增加或改換形符另造新字，以分擔原有字某一或某些義項的文字現象。原有的字稱爲"古字"，改造成的新字稱爲"今字"。古字又稱"初文"，今字又稱"後起形聲字""後起區别字"或"分化字"。古今字的"古"與"今"是一個相對概念。一個字在其初製時，一般只表示一個較爲具體的概念。爲了用有限的文字記寫更多的概念，一個字就會由於假借或引申的原因具有較多的義項。但這樣一來，有些字在使用中就可能初義不明確。例如，"莫"（𦱤）字的字形爲日落草中，初義是傍晚，但後來它又被借用來記寫否定副詞，這一後起義反而成了"莫"字的常用義，傍晚的初義就不明顯了。《武威漢代醫簡》中有一丸藥方的服法云："丸大如吾（梧）實，旦吞七丸，餔吞九丸，莫吞十一丸，服藥十日知，小便數多，廿日愈（愈）。"本條"莫"與"旦""餔（通'晡'，指午後時分）"相對，當然取其傍晚的本義，但後人常誤解爲其常用義"不要"。再如《大醫精誠》："偶然治差一病，則昂頭戴面，而有自許之貌。"若不知此中"差"用其後起的"病癒"義，取其常義"誤""壞"，則意思正好相反。爲了避免這類誤解，就必須新造專用字來分擔古字的一部分字義。從古字與今字的形體變化上看，絕大部分今字是形聲字，是把古字全體或古字的聲符用爲聲符，再增加或改換形符而成。如上舉二例中的"莫"和"差"，後世分別寫作"暮"和"瘥"。這樣的文字分化可使字義專職化、精細化、明晰化。後來漸漸就成了一種趨勢，即使不太會發生字義混淆的字，也往往按字的義類增加或改換形符，使漢字的形體更加系統化。由古字向今字分化是形聲字產生的一個重要途徑。

（一）增加形符的分化字

要－腰

"要"，本義爲腰部。《史記·扁鵲倉公列傳》："暮，要脊痛。"後引申爲重要、要求等義，故爲原義加肉旁另造"腰"字。

然－燃

"然"，本義爲燃燒。《素問·大奇論》："脉至如火薪然，是心精之予奪也，草乾而死。"後借用爲代詞、連詞等義，故加火旁另造"燃"字。

爪－抓

"爪"，原義爲覆手之形，用作動詞則爲抓持義。《史記·扁鵲倉公列傳》："撟荒爪幕。"後專用爲名詞的爪甲義，動詞義加手旁另造"抓"字。

支－肢

"支"，本義爲竹木枝，引申指人的四肢。《靈樞·邪氣藏府病形》："肺脉……微澀爲鼠瘻，在頸、支腋之間。"後加木旁另造"枝"字，加肉旁另造"肢"字。

匡－眶

"匡"，本義爲方形盛飯器具，此義後作"筐"。"匡"字後用作匡正義的借字。又借作眼眶義的字，《素問·刺禁論》："刺匡上陷骨中脉，爲漏爲盲。"此義後加目旁另造"眶"字。

齊－劑－臍

"齊"，本義爲整齊。後引申作調配藥物和調配而成的藥劑義。《漢書·藝文志》："調百藥齊和之所宜。"《史記·扁鵲倉公列傳》："以八減之齊和煑之。"後加刀旁另造"劑"字。"齊"又用於人肚臍義。《素問·腹中論》："居齊上爲逆，居齊下爲從。"此義後加肉旁另造"臍"字。

增加偏旁的分化字例較多。

（二）改換形符的分化字

被－披

"被"，本義指被子，引申爲覆蓋、散覆。《素問·四氣調神大論》："春三月，此謂發陳。

天地俱生，萬物以榮。夜臥早起，廣步於庭。被髮緩形，以使志生。”“被髮”即披散頭髮，此義古以“被”記之，後改手旁作“披”。

淡－痰

“淡”，本義薄味。古無“痰”字時，即借“淡”記之。《脉經》卷八第十五：“問曰：‘夫飲有四，何謂也？’師曰：‘有淡飲，有懸飲，有溢飲，有支飲。’”此義後改广旁作“痰”。按，《脉經》之文本於《金匱要略》，今傳世趙開美本《金匱要略·痰飲欬嗽病脉證并治》已改爲“痰飲”。

陳－陣

“陳”，本義指陳列，後引申出“軍隊行列、陣法”義。《醫方集解序》：“或曰：善師者不陳，得魚者忘筌。”此義後寫作“陣”。

不少物名原先没有專用字，采用這樣的改造方法就有了專用字。例如，藥名“伏苓”成了“茯苓”，“勺藥”成了“芍藥”，“革解”成了“萆薢”，“鞠華（花）”成了“蘜（今省作‘菊’）花”，“茵陳蒿”成了“茵蔯（今復作‘陳’）蒿”，“吳公”成了“蜈蚣”，“丹沙”成了“丹砂”，“流黄”成了“硫黄”，“消石”成了“硝石”。

古今字關係與通假字關係有時不容易分清楚，但二者的著眼點不同。古今字立足於時代的先後和用法的分工，通假字則立足於文字在文獻中的用義與其本身固有的意義是否相關。如果古籍中出現的是“伏苓”“消石”一類，應當理解這是用古字，而不應釋爲“伏”通“茯”、“消”通“硝”。

産生於民間的分化字，初製時往往被文人視爲“俗字”。但由於這種分化符合漢字以形體別義的基本特徵，因此多數分化字後來都被社會認可而成爲通行字。也有一些曾經在一定時期、一定範圍使用過的分化字，没有被社會認可。這些分化字可稱爲“俗體分化字”。例如：

僻－噼

《靈樞·經筋》：“足之陽明，手之太陽，筋急則口目爲噼，眥急不能卒視。”“噼”，《針灸甲乙經》卷二第六作“僻”。“僻”有歪斜之義，正合例文。推想《靈樞》作“噼”的原因，是由於《靈樞》古代的傳抄者因其字多用於口歪，故改其字從口旁作“噼”，但是這一根據字義改造的分化字没有得到社會認同，口眼歪斜義一般仍慣用“僻”，因此只在《靈樞》等少數幾種書中保留了“噼”字（日本漢方類書《醫心方》卷二第一亦用此字）。歷代字書未收“噼”字，《漢語大字典》始收其字，但只是作爲現代的象聲詞用字收入。

俗體分化字未被社會認同的常見原因，是新造的俗體分化字與既有字同形，因而會在分化古字的同時與其他既有字混淆。例如：

踠－腕

《諸病源候論》卷三十六證候名：“腕折破骨傷筋候。”《千金要方》卷二十五第三：“當歸散，治落馬墮車諸傷腕折，臂脚痛不止。”《千金翼方》卷十六第一：“杜仲酒，主腕傷腰痛。”諸“腕”字同“踠（wò）”，又作“蹉”。《集韻·戈韻》：“蹉，《説文》：‘足跌也。’一曰折也。或作踠。"狹義指足部筋骨折傷，廣義則通指各部折傷。可能傳抄者認爲他部受傷不應用"足"旁字，故改從"肉"旁，而與手腕之"腕"同形，讀者不可將各例之"腕"看作手腕部。

　　古醫籍中類似的情況還有不少。如杯盞之"杯"寫作"坏"（古爲"坏"異體），經絡之"絡"寫作"胳"，索餅（湯面）之"索"寫爲"餗"（字典無此字）等。與既有字同形的俗體分化字和通假字不同之處在於此類俗體分化字明顯地表現出人爲地選擇意義相關的偏旁來改造原字的意識。俗體分化字由於使用的時空範圍較小，歷來工具書都不大收錄，因而理解難度更大，閱讀中醫藥古籍時應加以注意。

三、異體字

　　讀音和意義相同而形體不同的字稱爲異體字。

　　漢字不是一時一地一人造出的，因此就可能由不同的人爲同一個詞創造出不同的字形，這樣就産生了異體字。異體字在甲骨文中就很常見，在金文中，特別是在小篆中，多數異體字被歸并，但在隸變之後，異體字又有增多的傾向。1955年12月，中華人民共和國文化部、中國文字改革委員會曾頒佈《第一批異體字整理表》（以下簡稱《整理表》）。該表規定停止使用的異體字計有1053個（後來調整爲1027個）。一字多形互爲異體字，其中較爲慣用、被古字書認可的寫法，古人稱爲正字，其他字形則以"俗"或"通"相稱。在《整理表》頒佈後，異體字就專指被停止使用的那部分字，而被該表所選定使用的字相應地稱爲正字。

　　異體字給印刷、寫作、閱讀帶來了不少麻煩，但由於中醫藥古籍中還存在著大量的異體字，因此中醫藥學習者應該了解、掌握異體字知識。

　　異體字有以下幾種類型。

（一）造字方法不同

瓜——苽　　嵩——崧　　婦——媍　　災——烖

渺——淼　　野——埜　　淚——泪　　粗——麤

第一行連綫前的寫法爲表意字，連綫後的寫法爲形聲字；第二行連綫前的寫法爲形聲字，連綫後的寫法爲表意字。

（二）表意字成分的變化

明——朙　　牀——床　　比——夶　　夶——竝

燕——鷰　　須——鬚　　艸——草　　躬——躳

第一行是表意字改換構成部件或形體變異，第二行是爲表意字增加形符或聲符（其中"躬"變爲"躳"是將會意字的右側部件換成聲符）。

（三）形聲字部件與相對位置的差異

1. 聲符相同而形符不同

喧——諠　　妙——玅　　鞭——硬　　秕——粃

誤——悮　　脣——唇　　撰——譔　　險——嶮

2. 形符相同而聲符不同

痹——痺　　痱——疿　　泛——汎　　麵——麪

喫——吃　　笋——筍　　線——綫　　菇——菰

3. 形符聲符都不同

視——眡　　村——邨　　剩——賸　　腿——骽

迹——跡——蹟　　褲——袴——綺

4. 形符和聲符的位置不同

鄰——隣　　罎——甔　　秋——秌　　翅——翄

皆——眥　　胸——䯝　　峰——峯　　群——羣

蟹——蠏　　裏——裡　　鑒——鑑　　脅——脇

第一行爲左右換位移動，第二行、第三行爲左右結構、上下結構的換位移動。

5. 形符或聲符及其位置不同

谿——溪　　杯——盃　　雜——襍　　糍——餈

6. 形符或聲符形體不同

煑——煮　　臋——臀　　笑——咲　　舉——擧

怪——恠　　蒼——苍　　恒——恆　　驗——驗

第一行爲形符采用變體，第二行爲聲符采用變體。變體的産生或源於不同的隸變，或源於俗寫的變化。

（四）字形省寫與不省寫的差異

瞅——瞅　　蚊——蟁　　島——嶌　　累——纍

（五）寫法略有出入或因訛變造成的差異

侯——矦　　吊——弔　　並——竝　　虛——虗

（六）其他特殊變化

"脈"從"辰"聲，因"辰"與"永"的字形關係（反永爲辰），"脈"就變化爲"脉"。

中醫古籍裏還有許多俗體字。俗體字是異於常規寫法的俗寫字形，它們也屬於異體字。例如，《外臺秘要》有"産娩"，武威漢代醫簡有"治㜼人膏藥方"，其中"娩""㜼"均爲

"婦"的俗體字；又如在簡帛醫藥文獻中，"痛"的俗體字形有"庯、㾓、癏"等，"薑"的俗體字形有"茾、䕬、橿、楻"等。

四、繁簡字

漢字是由圖畫漸漸演化而生成的，因而早期的漢字往往比較繁複。爲了方便書寫，利於實用，就產生了筆劃比較簡單的簡體字。雖然歷史上繁體字爲正統，簡體字被斥爲"俗字"，但因簡體字容易書寫，也易於認讀，在民間用字中却成了主流。歷代印刷的書籍中或多或少都有簡體字，宋元以後民間通俗讀物的印刷品中有的已經有不少簡體字。中華人民共和國成立以後，在政府領導下進行了大規模的文字改革工作，其中一個重要内容就是簡化字形。1956 年 1 月國務院公佈《漢字簡化方案》，把 546 個繁體字簡化爲 515 個簡化字，并規定了 54 個簡體偏旁。國家語言文字工作委員會 1986 年 10 月經國務院批准重新發佈《簡化字總表》并作了個別調整。《總表》中的簡化字多數本已在民間長期流傳，應用較廣，已經得到較爲廣泛的社會認同。2001 年施行的《中華人民共和國通用語言文字法》確定了規範漢字作爲國家通用文字的法律地位。現代漢語規範漢字指經過整理簡化并由國家以《簡化字總表》形式正式公佈的簡化字和未被整理簡化的傳承字。簡化字包括《簡化字總表》裏的全部簡化字，不包括已經簡化了的繁體字、被淘汰了的異體字。傳承字指歷史流傳下來沿用至今，未經過整理簡化的字。繁體字指被簡化字所代替的漢字，有時也指漢字簡化運動之前的整個漢字楷書、隸書書寫系統。該法第十七條對允許繁體字、異體字保留或使用的特殊情形作出了規定。其中有一種情形就是"出版、教學、研究中需要使用的"。從事中醫行業的人員爲了習讀經典和利用古代醫籍，就需要熟悉繁體字。

（一）繁體字簡化的主要方法

1. 局部省寫

標——标　　聲——声　　飛——飞　　燭——烛

2. 形體簡寫

（1）簡化形符

飲——饮　　絡——络　　鱔——鳝　　齲——龋

（2）簡化聲符

療——疗　　腎——肾　　齏——齑　　嗽——哕

（3）同時簡化形符、聲符

頸——颈　　證——证　　驗——验　　顧——顾

3. 草書楷化

當——当　　書——书　　摶——抟　　興——兴

4. 符號代替

棗——枣　　難——难　　脅——胁　　風——风

5. 恢復古字（用古字代替後起字）

雲——云　　氣——气　　捨——舍　　眾——众

6. 另造新字或選用古體俗字

傑——杰　　塵——尘　　陽——阳　　勝——胜

7. 同音替代

薑——姜　　鬱——郁　　醫——医　　幹、乾——干

（二）對漢字簡化需要注意的問題

了解漢字簡化的方法，對於我們閱讀古醫籍很重要。以下幾點需要特別注意。

1. 簡化字與繁體字的對應關係　簡化字與繁體字的對應關係，主要有一簡對一繁、一簡對兩繁、一簡對多繁三類。

（1）一簡對一繁　即一個簡化字僅對應一個繁體字。例如：

国——國　　学——學　　劳——勞　　庄——莊

（2）一簡對兩繁　即一個簡化字對應兩個繁體字。例如：

云——云（説）、雲（雲朵）

几——几（茶几）、幾（幾個）

征——征（征伐、征途）、徵（徵求、徵收）

（3）一簡對多繁　即一個簡化字對應多個繁體字。例如：

发——發（出發）、髮（頭髮）

干——干（天干地支）、乾（乾燥）、幹（才幹）

复——復（反復）、複（複雜）

台——台（天台：地名，在浙江）、臺（臺階）、颱（颱風）、檯（桌子）

2. 漢字偏旁的簡化不能任意類推　簡化字中有些偏旁簡化可以類推到所有包含這一偏旁的字。如"貝"旁、"魚"旁的字都可以簡化爲"贝"旁、"鱼"旁，"僉"聲、"從"聲的字都可以簡化爲"金"聲、"从"聲。但有些簡化偏旁却不能任意類推使用。如"歡、觀、勸、權"簡化爲"欢、观、劝、权"，同聲符的"罐、鸛、灌、顴"却不能簡化；"盧"簡化爲"卢"，可以類推到"瀘、顱、鸕、鱸"分別簡化爲"泸、颅、鸬、鲈"等字，而同聲符的另外一些字却簡化爲"户"聲，如"蘆、廬、爐、驢"分別簡化爲"芦、庐、炉、驴"。我們在書寫時對這些簡化字中不能等同類推的偏旁應當特別留意，避免因不正確的類推而導致誤寫。例如，"徵"簡化爲"征"（作爲五音之一讀 zhǐ 時不簡化），將中醫病名"癥瘕"之"癥"類推簡化從"征"聲，這是不對的。在《簡化字總表》裏，"癥"已被簡化爲"症"。

3. 注意同音替代這一特殊的簡化法　同音替代法是用一個形體比較簡單的字代替形體比

較繁難的同音字。那麼，這一簡化字就兼有了自身原有的字義和所代字的字義。有時需要分辨一個簡化字對應的不同繁體字。例如：

"谷"與"穀"　　"谷"是山谷，"穀"是農作物。《傷寒雜病論序》："危若冰谷，至於是也。"《三國誌·華佗傳》："動搖則穀氣得消。"

"后"與"後"　　"后"是君王、皇后，"後"是先後的後。北宋·夏竦《銅人腧穴針灸圖經序》："洪惟我后，勤哀兆庶。"《史記·扁鵲倉公列傳》："其後扁鵲過虢。"

"斗"與"鬥"　　"斗"是量詞，"鬥"是鬥爭。《金匱要略·痓濕暍病脉證治》："右四味，以水一斗，先煮二物，取五升。"《素問·四氣調神大論》："譬猶渴而穿井，鬥而鑄錐。"

"余"與"餘"　　"余"是第一人稱代詞，"餘"是剩餘。《素問·舉痛論》："帝曰：'余知百病生於氣也。'"《素問·六節藏象論》："故大小月三百六十五日而成歲，積氣餘而盈閏矣。"

第三節　漢字部首例釋

漢字部首，爲東漢許慎首創。《説文解字》將形旁相同的字歸在一起，稱爲部，每部把共同所從的形旁列在開頭，這個字就是部首。《説文解字叙》："其建首也，立一爲端。方以類聚，物以群分。同條牽屬，共理相貫。雜而不越，據形繫聯。引而申之，以究萬原。畢終於亥，知化窮冥。"這種排列方法叫做"分部別居"。《説文解字》列 540 個部首，《康熙字典》列 214 個部首，《新華字典》列 189 個部首。漢字發展到今天，盡管多數漢字的意義已經很難從字形上確切看出來，但是從它們的部首仍能大致推斷其字義所屬的類別。如"疒""言""宀""氵""艸""竹""木"等，都表示該部字所屬的意義範疇。學習掌握一些漢字部首知識，對於正確理解漢字意義和使用漢字很有好處。

常見的漢字部首數量非常多，主要介紹"冫""又""宀""貝""水""火""玉""辵""邑""阜""隹""酉""歹""攴""艸""衣""示""疒""厂""彳"等比較典型的部首。

冫　音 bīng，金文作𠖗，篆文作仌，象冰凌形，即"冰"字。《説文解字》："仌，凍也。象水凝之形。"段玉裁注："象水初凝之紋理也。"作爲部首，隸變爲"冫"。從"冫"的字，多與冰凍、寒冷有關，如冰、凍、凌、凝、冷、凜、冽、清（寒涼）、寒、冬等。

又　甲文作𦥑，篆文作彐，象手形。隸變爲又、彐。《説文解字》："又，手也。三指者，手之列多略不過三也。"從"又"的字多和手的動作有關，如取、友、及、叉、支、秉、兼、聿等。在簡化字中，"又"用作簡化符號，如鸡（雞）、叹（嘆）、汉（漢）、难（難）、欢（歡）、戏（戲）、聂（聶）、轰（轟）等，代替了多個不同的漢字部件，但它們與手形意義無關。

宀　音 mián，甲文作𠖥，篆文作宀，象房屋形。《説文解字》："宀，交覆深屋也。象形。"從"宀"的字，多與房屋有關，如宮、室、寬、宏（房屋深廣）、宗（祖廟）等。

貝　甲文作 ，篆文作 ，象貝殼形。《說文解字》："貝，海介蟲也……象形。古者貨貝而寶龜，周而有泉，至秦廢貝行錢。"上古以貝爲貨幣，從"貝"的字多與錢財有關，如貨、資、貿、賤、貶、販、財等。

水　甲文作 ，篆文作 ，象水流之形。《說文解字》："水，準也。北方之行。象眾水并流，中有微陽之氣也。"作爲部首，或隸變爲"氵"。從"水（氵）"的字，多與水相關。或爲河流湖泊的稱謂，如江、河、湖、海、涇、渭等；或表示水的性狀，如清、潔、濁、污等；或表示水的運動，如泌、泄、滲、漏等；或表示與液体相關的事物，如汁、漿、汗、津、液、溺等。

火　甲文作 ，篆文作 ，象火苗上冒之形。《說文解字》："火，燬也。南方之行，炎而上。"作爲部首，或隸變爲"灬"。從"火（灬）"的字，多與火相關。或指與煙火相關的事物，如炬、煙、炭、灰等；或表示用火做的事，如灸、炙、灼、烤、燔、煮等；或表示與火相關的性狀，如燥、熱、炅（熱）、焦等。但并不是所有帶"灬"均與"火"相關，如馬、燕、焉（鳥名）、魚等，其中"灬"或指動物之腿足，或指尾部。

玉　甲文作 ，篆文作 ，象數塊玉石相連之形。《說文解字》："玉，石之美。"作爲部首，一般寫作"王"。實際上在金文裏"玉"和"王"（篆文 ）的寫法很相似，到了漢隸才開始在"王"字上加一點成"玉"，以區分两字。從"王（玉）"的字，多與玉石有關，一是指玉及玉製品的名稱，如瑜、瑕、瓊、璧、環、玦、珮等；二是治玉的動作或玉碰撞出的聲音，如琢、理、琅、玎等；三是指光亮、純潔之物，從"王（玉）"的字含有珍貴、美好之意，如珍、瑋、琛、瑰等；四是指美麗似玉之石，如碧、琨、珠、瓃等。

辵　音 chuò，甲文作 ，篆文作 ，甲文從行從止，篆文從彳從止，二者義同，都表示疾走之義。《爾雅》："奔也。"作爲部首，隸變爲"辶"。從"辵（辶）"的字，多和行走、道路有關，如通、遷、過、迅、逾、道。

邑　甲文作 ，篆文作 ，上部從口表示疆域，下部從朝左跪著的人形表示人民，合指邦國。《說文解字》："邑，國也。"本義指邦國。作爲部首，隸變爲"阝"（右耳旁）。從"邑（阝）"的字，多和封國、城邑、地名有關，如邢、邯、鄭、鄒、郢、都。

阜　甲文作 或 ，篆文作 ，象土山形。《說文解字》："阜，大陸，山無石者。"作爲部首，隸變爲"阝"（左耳旁）。從"阜（阝）"的字，多和山、坡有關。或表示土山、丘陵，如陵、防（堤壩）、阿（大土山）等；或表示高下、升降，如陡、隊（墜）、隕（墜落）、陟（登）、降；或表示地勢險要，如險、阻、阽（壁危）、障（阻隔）等；或與建築有關，如除（臺階）、階、隥（階梯）等。

隹　音 zhuī，甲文作 ，金文作 ，篆文作 ，象短尾鳥形。《說文解字》："隹，鳥之短尾總名也。"本義指短尾鳥。從"隹"的字，多與鳥有關，如雕、雞、雉、雄（公鳥）、雌（母鳥）。

酉　甲文作 ，篆文作 ，象壺尊類酒器形，即用以指酒。《説文解字》："酉，就也。八月黍成，可爲酎酒。"從"酉"的字，多與酒有關。如醴（甜酒）、醪（濁酒）、醋（酸酒）、酲（醉酒後引起的病態）、醇（濃度高的酒）、釀、醉等；或指與酒劑相類的飲料與調味品，如酥、酪、醃（用調味品浸漬食物）、醢（肉醬）等。

歺　音 è，甲文作 ，篆文作 ，象剔去肉後的殘骨。《説文解字》："歺，列骨之殘也。"本義指剔除肉後的殘骨，後引申出惡、壞義。作爲部首，隸變爲"歹"。從"歺（歹）"的字，多與死亡、凶災、危險有關，如死、殆、殁、殤、殃、殂（死亡）、殘、殮、殉、殄（滅絶）等。

攴　音 pū，甲文作 ，篆文作 ，象手持物撲擊之狀。《説文解字》："攴，小擊也。"近人認爲是以手執杖撲擊之義。作爲部首，隸變爲"攴"和"攵"（反文旁）兩體，今多從"攵"。從"攵（攴）"的字多有動作義，如啟、攻、放、救、散、斂、敗（毀壞）、敲等。

艸　篆文作 ，象草生之形。《説文解字》："艸，百芔卉也。"作爲部首，或隸變作"艹"。從"艸（艹）"的字，多與草木相關。或指花草稱謂，如芽、花、華、藥、芰等；或表示草的性狀，如茂、芚（草木初生）、苗（草初生出土）、芮（草初生柔細）、芃（草盛）等；或表示與草相關的動作，如芟（除草）、薅（拔去雜草）等。

衣　甲文作 ，篆文作 ，甲骨文衣字象曲領，两袖中空，左右襟衽掩合之形。《説文解字》："衣，依也。上曰衣，下曰裳。象覆二人之形。"本義指上衣，後泛指人身上所穿之物。作爲部首，或隸變作"衤"。從"衣（衤）"的字，多與衣著有關。或指衣物，如衫、袍、裙、袂、裝、裏、衷（内衣）、衾（大被）等；或表示與衣物相關的性狀與動作，如裁、裹（用衣物包紮）、裸、袒（解衣露體）等。

示　甲文作 ，篆文作 ，甲骨文示字象祭臺之形。《説文解字》："示，天垂象，見吉凶，所以示人也。從二。三垂，日月星也。觀乎天文，以察時變。示，神事也。"本義指天顯現出某種徵象，向人垂示禍福。作爲部首，或隸變作"礻"。從"示（礻）"的字，多與神靈、祭祀有關。如宗、祟、祖、神、社、祝、福、祈、禱、祠等。

疒　甲文作 ，篆文作 。《説文解字》："疒，倚也。人有疾病，象倚箸之形。"從"疒"部的字一般與疾病相關。或是疾病的泛稱，如疾、病、疫、痼（積久頑固的疾病）等；或是病證名稱，如癰、疽、疔（疔瘡）、痤、瘡、瘍、疕（頭瘡）、痎（瘧疾）、癃（小便不利）、瘕（婦女腹中結塊）等；或是指疾病的症狀，如疼、痛、癢、痞、癱、瘀、痠（痛楚）等；或表示治療的動作與結果，如療、痊、瘳、瘥、瘥等。

"厂"（hǎn，山厓石穴）部、"广"（yǎn，因岩架成的屋）部、"户"部、"尸"部與"宀"部都可指房屋、建築，從"厂"的字如厦、厠等，從"广"的字如府、庭、廬、店、廟、庵、廊等，從"户"的字如房、扇、扉、戻（門閂）、扁（在門户上題字）等，從"尸"的字如屋、屏、層（重屋）等，從"宀"的字如宗、宇、宙、家、寓、宮等。

"彳"部、"止"部、"辵（辶）"部、"走"部與"足"部都可表示行走或足部其他動作。從"彳"的字如行、往、征、徂、徐、循等，從"止"的字如步、歧、歷、踵（脚後跟）等，從"辵（辶）"的字如遲、適、逐、造、邁、過等，從"走"的字如趕、赴、趨、趙、超、越等，從"足"的字如趾、蹤、踐、踢、踝等。

　　此外，在中醫藥典籍中，與人體相關的稱謂特別多，如"肉""骨""皮""血""頁""目""手""足""心""齒"等。

　　肉　甲文作夕，篆文作𠕋，象切成塊的肉形。《説文解字》："肉，戴肉。"本義是指人體或動物的肌肉。作爲部首，有的隸變作"月"。從"月（肉）"的字，多與身體組織有關。或指肢體臟器，如肝、脾、胴、腹、腸、肛、肱等；或表示生育、幼體，如胞、胎、胚、育等；或表示肌肉肥瘦、氣味，如胖、腥、臊、腴、膩等；或表示肌體的病變，如脹、腫、腐、脫、膜（腫脹）等；或表示肉食，如膳、膾、肴等。

　　骨　甲文作𩨗，象占卜用的牛肩骨之形；篆文作骨，象肉附於骨形。《説文解字》："骨，肉之覈也。"本義是指長在肉中的骨頭。從"骨"的字，多與骨骼、身體部位有關，如髖、髓、骸、髓、體等。

　　皮　金文作𤿤，篆文作皮，象剝取獸皮之形。《説文解字》："皮，剝取獸革者謂之皮。"本義是指剝取獸皮，後引申出皮膚義。從"皮"的字，多與皮膚有關，主要指皮膚疾病，如皺、皯（皮膚皺裂）、皯（皮膚黧黑枯槁）、皰（面瘡）、皸（皮膚受凍而破裂）等。

　　血　甲文作𥁋，篆文作血，象血滴入器皿之形。《説文解字》："血，祭所薦牲血也。"本義爲血液，特指作祭品用的牲畜的血液。後來可指人血。從"血"的字，多與血液有關，如衄（鼻出血）、衅（牲畜血液塗在器物上用以祭祀）、衃（赤黑色的瘀血）、衇（脉）等。

　　頁　音xié，甲文作𩑶，篆文作頁，象人頭之形。《説文解字》："頁，頭也。"從"頁"的字，多與人頭部有關。或是頭各部位名稱，如顏、題（額）、顙（額）、頸、顳、頜（下巴）等；或是頭的樣態和動作，如頗（頭偏）、顧（回頭看）、頓（以頭叩地）、顛（頭搖）等。

　　目　甲文作👁，篆文作目，象人的眼睛之形。《説文解字》："目，人眼。象形。重童子也。"從"目"的字，多與眼目相關。或指稱眼睛的部位，如眼、睛、眶、眦（眼角）、瞳等；或表示視覺動作，如看、盯、相、瞑（閉眼）、眄（斜視）、省（察看）等；或表示眼部疾病，如盲、眩、矇（視物不清）、瞤（眼皮跳動）、眊（眼睛昏濁）、眚（眼睛生翳）等。

　　手　金文作𠂇，篆文作手，象手指、掌之形。《説文解字》："手，拳也。"作爲部首，或隸變作"扌"。從"手（扌）"的字，多與手部有關。或是指人與動物的上肢部位，如擘（大拇指）、掌、拳、指等；或表示手部動作，如打、擾、撲、挈（牽引）、挈（提起）等。

　　足　甲文作𤴕，篆文作足，"口"象股脛周圍之形。《説文解字》："足，人之足也，在下。"徐鍇繫傳："口象股脛之形。"作爲部首，或隸變作"⻊"。從"足（⻊）"的字，多與足部有關。或指人與動物的足部，如踝、跗（足背）、趾、跖（脚掌）、蹄、距（雞、雉等腿後凸出像脚趾的部分）等；或表示足部動作，如踢、跳、踏、蹻、踞等；或指足部疾病，如跛、蹇（跛足）、蹁（足不正）等。

　　心　金文作 ，篆文作 ，象人心臟之形。《説文解字》："心，人心也。土藏，在身之中。"作爲部首，或隸變作"忄""⺗"。從"心（忄、⺗）"的字，多表示心理活動、情感意識，如意志、憂愁、志忑、忌、悸（心跳）、恬（安静）、惕（害怕）、慕、恭等。

　　齒　甲文作 ，篆文作 。甲骨文字形内象門齒之形，外以"口"作襯托，後來加上聲符"止"而作"齒"。《説文解字》："齒，口齗骨也。象口齒之形。"從"齒"的字，多與牙齒有關。或指牙齒部位，如齦、齗（齒本）等；或是指牙齒疾病，如齲、齟齬（牙齒上下不對位）、齙齜（牙齒不齊而外露）、齗（牙齒外露）等；或表示牙齒的動作，如齕（咬）、齘（牙齒相摩切）、齜（牙齒相摩切）等。

　　此外還有"身""首""面""口""耳""舌""尸"等部首也與身體關係密切。

　　"見"部、"臣"部與"目"部都與眼睛意義相關。從"見"的字如觀、覓、覺、視、覘、覬、覦等，從"臣"的字如臨、覽、鑒、望（望）、臥（睡眠）等。

　　"又"部、"廾"（gǒng）部、"攵（攴）"部與"手（扌）"部多與手及手的動作意義相關。從"又"的字如取、受、叔（拾取）、叉（手指相交錯）、反（翻掌）等，從"廾"的字如弁、弈、弄（玩玉）、弆（收藏）等。

　　在漢字部首的發展演變過程中，有些部首形體前後有所變化，産生部首的變體。除了上面所列的之外，還有如"人"隸變作"亻"，"刀"隸變作"刂"，"爪"隸變作"爫"，"犬"隸變作"犭"，"网"隸變作"皿""罓"等。閲讀中醫藥古籍，查閲古代語文辭書，要注意漢字部首的變體。

第二章

音　韻

　　漢語音韻學是研究漢語語音系統的科學，屬於漢語史研究的一個門類。音韻學與語音學不同，語音學是對語音的客觀描寫，有時還需利用各種實驗方法，研究語音的生理現象和物理現象。音韻學是把漢語語音作爲一個系統來觀察，研究各種語音現象之間的相互關係。音韻學與語音學又有密切聯繫，語音學是音韻學的基礎。

　　我國舊有的"小學"，也即現今的語言歷史研究，一向分爲"文字""音韻""訓詁"三科，相當於現在的"文字學""音韻學""詞彙學"。漢字的形、音、義是有機地聯繫在一起的，如果不懂古音，則古代的字形和字義也不容易懂。清儒段玉裁説過："音韻明而六書明，六書明而古經傳無不可通。"古代文獻中通假字隨處可見，通假字產生的客觀原因是其與本字的讀音相同或相近，所以在寫本字時才容易寫成通假字。由於語音的發展變化，有些通假字與本字的讀音變得不相同了，如果不懂得古音，就很難找出相應的本字。清儒朱駿聲説："不知通假者不可與讀古書，不明古音者不足以識通假。"

　　學習音韻學要有"歷史"的觀念。明代陳第在《毛詩古音考》中指出："蓋時有古今，地有南北，字有更革，音有轉移。"要認識到古今音是不同的，并把握住語音的演變規律。

第一節　音韻學的基本概念

　　音韻學也稱聲韻學，它是一門研究古代漢語各個歷史時期聲、韻、調系統及其發展規律的傳統學問。所謂聲、韻、調系統，簡單地説，就是指某個歷史時期漢語聲、韻、調的種類及其配合規律。以普通話爲例，它有 22 個聲母（包括一個零聲母），39 個韻母，4 個調類。其聲母和韻母的配合不是任意的，而是有一定規律的。

　　傳統音韻學有三個主要研究分支，即今音學、古音學和等韻學。今音學研究中古時期（隋唐）漢語的聲、韻、調系統；古音學研究上古時期（先秦兩漢）漢語的聲、韻、調系統；等韻學用"等"的概念分析漢語韻母及聲韻的配合規律。至 20 世紀 30 年代，在三個傳統分支之外又產生了一個新的分支"北音學"，專門研究近代（元明清）北方話的語音特點。

　　學習音韻學，需要掌握一些音韻學的基本概念，這些概念主要有聲紐、字母、聲類、五音、七音、清濁、等呼、韻類、韻母、韻部、攝等。聲紐、字母、聲類都是關於聲母的概念，五音、七音是關於聲母發音部位的概念，清濁是關於聲母發音方法的概念，等呼、韻類、韻母都是關於韻母的概念，韻部是對韻母的歸納，攝則是對韻部的歸納。

一、聲母、韻母、聲調

漢語語音的特點是音節結構簡單，音節界限分明，聲調是音節的重要組成成分。傳統上把一個音節分爲聲母、韻母和聲調三部分。聲母位於音節前段，主要由輔音構成。如 dà（大）、kǒu（口）、bān（班）、liáo（聊）、suàn（算）中的 d-、k-、b-、l-、s- 就都是聲母；有的是零聲母音節，如 àn（暗）、ōu（歐）。韻母指音節中聲母後面的成分，可以只是一個元音，如 gū（姑）裏的 -u，也可以是元音的組合或元音和輔音的組合，如 guā（瓜）裏的 -ua 或 guān（關）裏的 -uan。韻母又可以進一步分爲韻頭、韻腹和韻尾三部分。韻頭和韻腹都是元音，韻尾可以是元音，也可以是鼻輔音。聲調指整個音節的高低升降。漢語是有聲調的語言，音節的高低升降具有辨義作用，如 fān（翻）、fán（煩）、fǎn（反）、fàn（飯），又如 jìnshì（進士）、jīnshí（金石）、jìnshí（進食），都是憑聲調的不同來區別意義的。把漢語音節分爲聲母、韻母和聲調三部分，便於説明漢語語音的歷史發展情況。在音韻學中，聲母又稱爲"聲紐"，簡稱"紐"。

漢語的聲母和韻母的內部都有很強的系統性。把現代漢語 21 個輔音聲母按照發音部位排列，就是雙唇音、唇齒音、舌尖前音、舌尖中音、舌尖後音、舌面前音和舌面後音（方括號內爲國際音標）。

```
雙 唇 音    b [p]     p [p']    m [m]
唇 齒 音    f [f]
舌尖前音    z [ts]    c [ts']   s [s]
舌尖中音    d [t]     t [t']    n [n]     l [l]
舌尖後音    zh [tʂ]   ch [tʂ']  sh [ʂ]    r [ʐ]
舌面前音    j [tɕ]    q [tɕ']   x [ɕ]
舌面後音    g [k]     k [k']    h [x]
```

39 個韻母可做如下排列。見表 2-1。

表 2-1　35 個韻母

-i [ɿ][ʅ]	i	u	ü
a	ia	ua	
o		uo	
e			
ê	ie		üe
er			
ai		uai	

续表

ei		uei	
ao	iao		
ou	iou		
an	ian	uan	üan
en	in	uen	ün
ang	iang	uang	
eng	ing	ueng	
		ong	iong

從豎列看，從左至右，第一列韻母都沒有韻頭，第二列韻母的韻頭或韻腹都是 i，第三列韻母的韻頭或韻腹都是 u，第四列韻母的韻頭或韻腹都是 ü。傳統上稱第一列韻母爲"開口呼"，i 列韻母爲"齊齒呼"，u 列韻母爲"合口呼"，ü 列韻母爲"撮口呼"。表中的 39 個韻母相當整齊地分配在"開、齊、合、撮"四呼中。從橫行看，上四行韻母都沒有韻尾，中四行韻母都有元音韻尾 i 或 u，下五行韻母都有鼻音韻尾 n 或 ng，也是相當整齊有系統的。

除聲母和韻母內部的系統性外，漢語的聲母和韻母之間還有相當嚴格的配合規律。例如，普通話的聲母 g、k、h 只能同開口呼和合口呼的韻母配合成 gǎi（改）、kè（克）、huàn（換）等。j、q、x 恰恰相反，只能同齊齒呼和撮口呼的韻母配合成 jī（機）、qián（前）、xuě（雪）等。

普通話有四個聲調，分別是陰平、陽平、上聲、去聲（括號內爲聲調的調值）。陰平（55）：如"媽、灰、妻"。陽平（35）：如"麻、回、奇"。上聲（214）：如"馬、悔、起"。去聲（51）：如"罵、會、器"。古代漢語的聲調系統與現代漢語不同。以中古音爲例，有四個聲調，即平聲、上聲、去聲、入聲。普通話裏，古平聲分化爲陰平、陽平，古上聲字有一部分演變成去聲，古入聲則消失了，分別歸派到陰平、陽平、上聲和去聲中去了。

二、反切

反切指用兩個漢字拼合起來爲一個漢字注音的方法。單稱"反"或"切"。用作反切的兩個字，前一個字叫"反切上字"，簡稱"切上字"或"上字"，後一個字叫"反切下字"，簡稱"切下字"或"下字"。被注音字叫"被反切字"，簡稱"被切字"。反切的基本原理是上字與被切字的聲母相同，下字與被切字的韻母（包括介音）和聲調相同，上下拼合出來的就是被切字的讀音。例如，《廣韻》"冬，都宗切"，就是用"都"的聲母、"宗"的韻母和聲調爲"冬"注音。反切的產生，補救了讀若、直音等注音方法的不足，是漢字注音方法的一大進步。

反切與拼音不同。首先，拼音是用一個或幾個音素符號來表示聲母、韻母的實際音值，而反切所用的每一個漢字都代表一個音節。代表聲母的反切上字不能不帶韻母，代表韻母的反切下字也都帶有聲母。在拼合的時候必須去掉多餘的成分——上字的韻母、下字的聲母。反切上字只取它的聲母，不取它的韻母和聲調；反切下字只取它的韻母和聲調，不取它的聲母。其次，理想的拼音字中的一個聲母或一個韻母，只能用固定的一個或一組字母表示，不應隨意改變；反切上下字則可以選用與被切字聲母、韻母相同的任何字，都不會改變被切字的實際讀音。例如"孤，古胡切"，假如上字不用"古"，而用"過""姑""公"等字，下字不用"胡"，而用"乎""吳""都"等字，被切字的讀音都不會改變。這是因爲前者聲母都是 [k]，後者韻母都是 [u]。再次，現代漢語拼音除了有雙拼法之外，還有三拼法。從書寫形式上看，一個音節可以用 1～4 個音素字母表示；而反切只能用雙拼，只容許用兩個字。即使是零聲母字，也必須有反切上字。例如，在普通話裏，"愛，烏代切"，被切字"愛"（ài）是零聲母。如果是拼音，聲母就可以不必表示了。反切注音法，則必須用一個"烏"字代表零聲母來做反切上字。即使是既有韻頭又有韻尾的韻母，也只能用整個字做反切下字。例如"勸，去願切"，被切字"勸"的韻母是 üan，包含 3 個音素，反切注音法只用一個與"勸"韻母相同的"願"字做反切下字。

反切剛剛產生的時候是容易掌握的，後來因爲語音變化，人們用當代音去讀古人造的反切，自然不免隔膜了。從中古到現代，漢語的聲母和韻母都發生了很大變化，反映到反切上，就會形成一些與古代的反切原則有矛盾的地方，它們都是由於語音演變造成的。例如，反切的基本要求之一是被切字的聲調與反切下字相同。下字是平聲，被切字也讀平聲。但今音平聲分陰陽，被切字如果是平聲，讀陰平還是讀陽平，則由上字決定，這是因爲中古平聲不分陰陽，今音的陰陽是根據中古聲母的清濁變來的。中古清聲母字歸陰，濁聲母字歸陽。例如"刊，苦寒切"，下字"寒"是陽平字，但被切字"刊"讀陰平，這是因爲上字"苦"是中古清聲母字。又如"壇，徒干切"，下字"干"是陰平字，但被切字"壇"讀陽平，這是因爲上字"徒"是中古濁聲母字。又如，反切的基本要求之二是被切字與反切上字的聲母相同。但有一類反切按今音讀，被切字與反切上字的送氣和不送氣不一致，這是因爲中古全濁聲母在今天普通話裏已變成送氣和不送氣兩類清聲母，平聲送氣，仄（上去入）聲不送氣。當上字是全濁聲母，下字是平聲時，被切字今音爲送氣清聲母；下字是仄聲時，被切字今音爲不送氣清聲母。例如"權，巨員切"，上字"巨"今讀不送氣聲母，被切字"權"今讀送氣聲母，這是因爲下字"員"是中古平聲字，而上字"巨"又屬中古濁聲母。又如"度，徒故切"，上字"徒"今讀送氣聲母，被切字"度"今讀不送氣聲母，這是因爲下字"故"是仄聲字，而上字"徒"又屬中古濁聲母。類似的語音變化規律還有很多。

用反切注音有一定的局限性，表現在：①反切上下字都含有多餘成分，在拼合時造成一定障礙。②反切上下字可選用的字過多，令人難以掌握。③有些窄韻，不得不偶爾借用其他韻的字作反切下字，造成切音不準確的弊病。爲了讓反切表音更爲準確，後代不斷有人對反切進行了一些改良。如清代李光地、王蘭生在滿文十二字頭的啟發下，吸取《交泰韻》《類音》等所有改良反切的長處而寫成《音韻闡微》。劉熙載又以《音韻闡微》爲基礎，作《四音定切》，其反切也更加精密和嚴謹。但要完全解決這個矛盾，則只有改用一套分析各種音素的符號才行。

三、三十六字母

漢字不同於表音文字，它無法直接表示音節中的音素，只能表示一個音節。音韻學上把用來表示聲母的固定漢字稱爲"字母"。相傳唐代沙門守溫制定了三十字母。宋代有人在此基礎上增加了六個字母。這就是後世所説的三十六字母，或稱守溫三十六字母。三十六字母大體上反映了中古時期漢語的聲母系統。以此爲基礎，可以往上追溯上古時期的聲母系統，往下探索近現代漢語聲母的發展狀況。見表 2–2。

表 2–2　三十六字母

發音部位			全清	次清	全濁	次濁
今名	古名					
雙唇塞音	唇音	重唇音	幫 [p]	滂 [pʻ]	並 [b]	明 [m]
唇齒音		輕唇音	非 [f]	敷 [fʻ]	奉 [v]	微 [ɱ]
齦塞音	舌音	舌頭音	端 [t]	透 [tʻ]	定 [d]	泥 [n]
捲舌塞音		舌上音	知 [t]	徹 [tʻ]	澄 [d]	娘 [ɳ]
齒塞擦音 齒擦音	齒音	齒頭音	精 [ts]	清 [tsʻ]	從 [dz]	
			心 [s]		邪 [z]	
齦齶塞擦音 齦齶擦音		正齒音	照 [tɕ]	穿 [tɕʻ]	床 [dʑ]	
			審 [ɕ]		禪 [ʑ]	
軟齶塞音	牙音		見 [k]	溪 [kʻ]	群 [g]	疑 [ŋ]
聲門塞音	喉　音		影 [ʔ]			
軟齶擦音			曉 [x]		匣 [ɣ]	
硬齶半元音						喻 [j]
邊音	半舌音					來 [l]
齦齶鼻音	半齒音					日 [n]

聲母又可分爲"五音"（即唇音、舌音、齒音、牙音、喉音）和"七音"（即五音加上半舌音和半齒音）。

四、等韻

爲了直觀展示中古音的聲韻情況，古人在撰寫韻書之後又專門編制了一種等韻書，這種等韻書大體上相當於現在的聲韻配合表。《韻鏡》是最早且最重要的一種韻圖，它與《廣韻》互爲補充，互相參證，是考察中古音的重要材料。《韻鏡》圖中以七音爲經，通過"清、次清、濁、清濁"等術語將七音中所含的聲母區分開來；以 206 韻爲緯，通過不同的格子將韻中所含的韻母區分開來。在聲、韻交叉處便是音節代表字。這樣就將中古漢語的聲韻調（韻本身包含聲調）及其配合規律展示出來。《韻鏡》將中古聲母確定爲 38 個，韻母確定爲 139 個。

“等”是對韻母結構的一種分析。等韻學家把《廣韻》的韻歸納爲四個等。其分法如下（舉平聲包括上去入聲）。

一等韻：歌 模 泰 哈 灰 豪 侯 魂 痕 寒 桓 冬 唐 登 覃 談

二等韻：佳 皆 夬 肴 臻 刪 山 江 耕 咸 銜

三等韻：微 廢 文 欣 元 嚴 凡

四等韻：齊 蕭 先 青 添 幽

一二三四等韻：東

二三四等韻：支 脂 之 魚 虞 真 諄 仙 陽 蒸 尤 侵

二三等韻：庚

三四等韻：鍾 祭 宵 清 鹽

一三等韻：戈

“等”指什麽，清朝人江永説：“一等洪大，二等次大，三、四皆細，而四尤細。”四等的區別就在於聲音的洪細。用現代音理分析，舌位較低較後的元音聽起來響亮一些，就是洪音；舌位較高較前的元音聽起來低沉一些，就是細音。分等的標準主要根據韻母主元音的高低或前後。一等的元音偏低偏後，二、三、四等依次偏高偏前。

“等”是指韻母的洪細，聲母發音没有洪細之分，但等韻學也談聲母的“等”，這主要有兩方面的原因：一是因爲有些聲母只能與特定“等”的韻配合，比如，照、穿、床、審只能跟二、三等韻相拼，所以它們被認爲只具備二等和三等。二是因爲韻圖製作不科學，於是聲母也就有了“等”。

第二節 《廣韻》

漢語在幾千年的發展歷程中發生了很大變化。依據現有資料大致可以分爲上古時期、中古時期、近代和現代幾個階段。現在所掌握的比較可靠的資料是以《廣韻》爲代表的中古時期的漢語語音狀況。所以對於古代漢語語音的研究基本上以《廣韻》爲切入點，上推上古時期，下聯近代和現代音。了解《廣韻》是很重要的基礎性工作。

一、《廣韻》的體例與韻部

《廣韻》全稱《大宋重修廣韻》，共五卷，北宋真宗大中祥符元年（1008）由陳彭年、丘雍等奉旨編修，是我國歷史上保存完整并廣爲流傳的一部韻書。《廣韻》是在《唐韻》基礎上擴充而成的，而《唐韻》又是刊正《切韻》而成，三書音系一脉相承。所以，《切韻》《唐韻》失佚後，人們往往把《廣韻》當作《切韻》《唐韻》研究，如顧炎武的《唐韻正》、陳澧的《切韻考》，其實都是研究《廣韻》的著作。

《廣韻》共收字 26194 個。所收之字按平、上、去、入分成四部，平聲因字多分上、下两卷，上、去、入各一卷。全書分 206 韻，其中包括平聲 57 韻（上平聲 28 韻，下平聲 29 韻）、上聲 55 韻、去聲 60 韻、入聲 34 韻。每韻以開頭一個字作爲該韻的名稱，叫做"韻目"，如平聲的"東""冬""鍾""江"，去聲的"送""宋""用""絳"等。每一韻中按字音聲母或韻頭的不同分組列字；每組收同音字若干，稱爲一個"小韻"，與 206 個"大韻"相對而言。全書共有 3800 多個小韻，每個小韻在開頭的字下注明反切，并注明該小韻所收的字數；小韻中的其他字則只作或繁或簡的釋義，不再注音；但有又音的，則注明又切或"又音"，這種"又音"只管這個被注的字本身，與同小韻的其他字無關，這與小韻首字下反切注音的性質不同。《廣韻》的韻目下注有同用、獨用之例，是爲當時作詩選字用的。"同用"即相近的幾個韻作詩押韻時可以通用，"獨用"則不能。

《廣韻》不僅把同韻字歸在一起，而且進一步把同音字歸在一起，注明反切讀音，有同字異形的又列出異體，辨析正俗，并對每個字的字義做了解釋，有的還引經據典，解釋得十分詳細，所以《廣韻》是韻書，又是字書。《廣韻》一書記錄了中古漢語的字音和字義，特別是數以千計的反切注音，爲後人研究這一時期的語音面貌保存了完整而詳細的資料。研究上古音和近代音也可以以《廣韻》作爲橋梁和基礎，再根據其他的材料進行。

另外《廣韻》有三點需要説明。

1. 四聲相承　《廣韻》206 韻，首先按平、上、去、入四聲分成四大類。四聲相承是指韻相同而聲調不同相配而成的一組韻。如平聲一東、上聲一董、去聲一送、入聲一屋就是四聲相承的一組韻。這樣一組韻，通常叫一個韻部。爲了稱説的方便，常常用平聲韻代表這一組韻，比如說東部，同時包括了董、送、屋三韻，這叫"舉平以賅上去入"。一個韻部并非都是四聲俱全的，陽聲韻四聲俱全，陰聲韻只有平上去三聲，沒有入聲，如支、紙、寘韻；有的只有去聲，沒有與之相承的其他韻，如去聲中的祭、泰、夬、廢。

2. 四聲韻數不等　在 206 韻中，平聲 57 韻，上聲 55 韻，去聲 60 韻，入聲 34 韻。既然是四聲相承，平聲 57 韻，上去聲也應該是 57 韻，實際却不是這樣。其原因是平聲冬、臻兩韻的上聲字太少，沒有單獨立韻，這兩個韻的上聲字分別歸到相近的韻——鍾韻的上聲腫韻、欣韻的上聲隱韻裏去了，這樣上聲就是 55 韻。去聲祭、泰、夬、廢四韻，沒有與其相承的平聲韻和上聲韻，等於比平聲多出四韻，這樣去聲應該是 61 韻。由於臻韻的去聲字太少，沒有單獨立韻，所以把臻韻的去聲字歸到欣韻的去聲焮韻裏去了，這樣去聲就是 60 韻。

3. 陰聲韻、陽聲韻、入聲韻　陰聲韻指沒有韻尾或以元音爲韻尾的韻，陽聲韻指以鼻音 [-m][-n][-ŋ] 爲韻尾的韻，入聲韻指以塞音 [-p][-t][-k] 爲韻尾的韻。入聲韻與陽聲韻相承，陽聲收 [-m] 尾，入聲則爲 [-p] 尾；陽聲收 [-n] 尾，入聲則爲 [-t] 尾；陽聲收 [-ŋ] 尾，入聲則爲 [-k] 尾，對應得非常整齊。在《廣韻》61 個韻部中，陰聲韻 25 個，陽聲韻 35 個，這樣入聲韻也應該是 35 個。但由於陽聲欣韻的入聲字太少，因此沒有單獨立韻。

清代學者戴震編制了一個《考定廣韻獨用同用四聲表》，用以説明各個韻之間的關係（見其《聲韻考》卷二），其間對《廣韻》一些次第凌亂的地方重行考定安排。見表 2–3。

表 2-3　考定廣韻獨用同用四聲表

上平聲	上聲	去聲	入聲
一東 獨用	一董 獨用	一送 獨用	一屋 獨用
二冬 鍾同用	湩鵭字附見腫韻	二宋 用同用	二沃 燭同用
三鍾	二腫 獨用	三用	三燭
四江 獨用	三講 獨用	四絳 獨用	四覺 獨用
五支 脂之同用	四紙 旨止同用	五寘 至志同用	
六脂	五旨	六至	
七之	六止	七志	
八微 獨用	七尾 獨用	八未 獨用	
九魚 獨用	八語 獨用	九御 獨用	
十虞 模同用	九麌 姥同用	十遇 暮同用	
十一模	十姥	十一暮	
十二齊 獨用	十一薺 獨用	十二霽 祭同用	
		十三祭	
		十四泰 獨用	
十三佳 皆同用	十二蟹 駭同用	十五卦 怪夬同用	
十四皆	十三駭	十六怪	
		十七夬	
十五灰 咍同用	十四賄 海同用	十八隊 代同用	
十六咍	十五海	十九代	
		二十廢 獨用	
十七真 諄臻同用	十六軫 準同用	二十一震 稕同用	五質 術櫛同用
十八諄	十七準	二十二稕	六術
十九臻	觠齔字附見隱韻	齔字附見焮韻	七櫛
二十文 獨用	十八吻 獨用	二十三問 獨用	八物 獨用
二十一欣 獨用	十九隱 獨用	二十四焮 獨用	九迄 獨用
二十二元 魂痕同用	二十阮 混很同用	二十五願 恩恨同用	十月 沒同用
二十三魂	二十一混	二十六恩	十一沒
二十四痕	二十二很	二十七恨	籺字附見沒韻
二十五寒 桓同用	二十三旱 緩同用	二十八翰 換同用	十二曷 末同用
二十六桓	二十四緩	二十九換	十三末
二十七刪 山同用	二十五潸 產同用	三十諫 襉同用	十四黠 鎋同用
二十八山	二十六產	三十一襉	十五鎋
下平聲			
一先 仙同用	二十七銑 獮同用	三十二霰 線同用	十六屑 薛同用
二仙	二十八獮	三十三線	十七薛
三蕭 宵同用	二十九筱 小同用	三十四嘯 笑同用	

续表

四宵	三十小	三十五笑	
五肴 獨用	三十一巧 獨用	三十六效 獨用	
六豪 獨用	三十二皓 獨用	三十七號 獨用	
七歌 戈同用	三十三哿 果同用	三十八箇 過同用	
八戈	三十四果	三十九過	
九麻 獨用	三十五馬 獨用	四十禡 獨用	
十陽 唐同用	三十六養 蕩同用	四十一漾 宕同用	十八藥 鐸同用
十一唐	三十七蕩	四十二宕	十九鐸
十二庚 耕清同用	三十八梗 耿靜同用	四十三敬 静勁同用	二十陌 麥昔同用
十三耕	三十九耿	四十四静	二十一麥
十四清	四十静	四十五勁	二十二昔
十五青 獨用	四十一迥 獨用	四十六徑 獨用	二十三錫 獨用
十六蒸 登同用	四十二拯 等同用	四十七證 嶝同用	二十四職 德同用
十七登	四十三等	四十八嶝	二十五德
十八尤 侯幽同用	四十四有 厚黝同用	四十九宥 候幼同用	
十九侯	四十五厚	五十候	
二十幽	四十六黝	五十一幼	
二十一侵 獨用	四十七寑 獨用	五十二沁 獨用	二十六緝 獨用
二十二覃 談同用	四十八感 敢同用	五十三勘 闞同用	二十七合 盍同用
二十三談	四十九敢	五十四闞	二十八盍
二十四鹽 添同用	五十琰 忝同用	五十五豔 㮇同用	二十九葉 帖同用
二十五添	五十一忝	五十六㮇	三十帖
二十六咸 銜同用	五十二豏 檻同用	五十七陷 鑑同用	三十一洽 狎同用
二十七銜	五十三檻	五十八鑑	三十二狎
二十八嚴 凡同用	五十四儼 範同用	五十九釅 梵同用	三十三業 乏同用
二十九凡	五十五範	六十梵	三十四乏

　　《廣韻》所收的每個字都是用反切注音的，中古的各類聲母和韻母自然就都包含在這些反切上下字中。所以對這些反切上下字進行研究，就可以得到中古的聲母和韻母。清人陳澧第一個找到了通過《廣韻》反切上下字求得《廣韻》聲母和韻母的方法——系聯法，系聯法的基本依據就是反切的原理，即反切上字與被切字的聲母相同，反切下字與被切字的韻母及聲調相同。陳澧在《切韻考》一書中通過系聯將《廣韻》452 個切上字歸納爲 40 個聲類，將 1195 個切下字歸納爲 311 個韻類。後來的學者又使用同樣的方法對《廣韻》的反切上下字進行了進一步的系聯和研究，但結果略有差異，有的是 290 類，有的是 324 類，有的是 326 類，有的則是 335 類。多數音韻學家認爲，這些韻類并不完全代表當時實際語音。陸法言在自序裏講得很清楚："因論南北是非，古今通塞。"近代國學家章太炎《國故論衡》也指出："《廣韻》所包，兼有古今方國之音。"

《廣韻》兼有古今方國之音，而且從其分而不從其合，結果過於苛細，與當時的實際語音不一致，學子臨文選韻苦其不便。到了南宋淳祐十二年（1252），江北平水劉淵編《壬子新刊禮部韻略》，把《廣韻》的 206 韻中韻目下注"同用"的韻索性合并成 107 韻。後來元代陰時夫編《韻府群玉》沿用了劉氏的做法并且又合并了一個韻，最終成爲 106 韻。這 106 韻就稱"平水韻"或"詩韻"。平水韻從宋元以來影響很大，清代一些類書、字書如《佩文韻府》《經籍纂詁》等均依 106 韻排列。熟悉平水韻的韻部對於查閱工具書會有許多幫助。

二、《廣韻》的聲紐

陳澧在《切韻考·外篇》裏，對照、穿、床、審四個正齒音做了深入而仔細的考證。他發現，這四個正齒音在《廣韻》裏按反切上字是應該分爲兩類的。一類正齒音只出現在二等韻，另一類正齒音只出現在三等韻。後來爲了稱説方便，人們把照系二等字叫作照二、穿二、床二、審二。又有從陳氏列舉的二等字中取每類的第一個字，直接把照二、穿二、床二、審二分別叫作莊、初、床、山的。同樣道理，照系三等字也可以叫作照三、穿三、床三、審三，或是分別叫作照、穿、神、審。也有的音韻學著作把照系二等分別叫作莊、初、崇、生，把照系三等分別叫作章、昌、船、書。

照系二等和三等，在《廣韻》聲母系統裏，分別得很嚴格，舉例來説，"臻"與"真"，"爭"與"征"，都是照母字，但"臻"是二等字，"真"是三等字，它們的反切上字就不相同。"臻，側詵切"，"真，職鄰切"，這兩個反切上字不能調換。"爭，側莖切""征，諸盈切"，"爭"是二等字，所以它的反切上字只能使用照二的"側"字；"征"是三等字，所以它的反切上字只能使用照三的"諸"字。這説明把《廣韻》裏的照穿床審分爲二類，是正確的。

陳澧《切韻考》把喻紐分爲兩類也是正確的。在三十六字母裏，喻紐三等字和喻紐四等字沒有區別，都叫喻母。經陳澧考證，喻紐三等字和喻紐四等字各有自己的反切上字，兩者決不相混。例如：

于，俱羽切，喻三；逾，羊朱切，喻四

雨，王矩切，喻三；予，以諸切，喻四

齒音照、穿、床、審、禪分爲兩類，陳澧又把明、微合爲一類，與三十六字母相比，增 6 減 1，共爲 41 聲類。後來，據黃侃所考，明紐與微紐也應分開，則中古音的聲類當爲 42 類，也有學者如黃淬伯、白滌洲等分得更細一些，是 47 類。

聲類并不完全等於實際聲母系統中的聲紐，因爲反切上字的分類和反切下字有關，有的反切上字雖分爲兩類，但聲母往往相同，經許多學者研究，42 聲類還要作一些合并，即非、敷、奉、微要分別合并到幫、滂、並、明中去，喻母三等合并到匣母中去。從 42 聲類中合并了 5 個聲類，共得 37 個聲母，這就是中古音的聲母系統。見表 2-4。

表 2-4 中古音的聲母系統

唇音	幫（非）	滂（敷）	並（奉）	明（微）		
舌頭音	端	透	定	泥		
舌上音	知	徹	澄	娘		
齒頭音	精	清	從		心	邪
正齒音	莊	初	崇		生	俟
	章	昌	船		書	禪
牙音	見	溪	群	疑		
喉音	影				曉	匣（喻三）
					以（喻四）	
半舌音					來	
半齒音					日	

　　研究《切韻》的聲母系統對進一步學習上古音是十分重要的。我們不但要了解它與三十六字母的分合關係，還要熟悉 41 聲類常用反切上字。黃侃指出："反切用字望之紛紜錯雜，而輾轉求音，每聲類多不超過二十餘字（溪母用字至多），少者三四而已（娘母習見不過尼女二字）。"

第三節　上古音的韻部和聲紐

　　上古音是指以《詩經》《説文解字》爲代表的先秦兩漢時期的語音系統。上古音或稱古音，它是相對隋唐時期的中古音而言的。清代學者研究語音的目的主要在於疏通先秦古籍的語義，因此對上古音以後的語音發展不大重視。上古音一般以《詩經》韻脚和諧聲字所反映的語音系統作爲代表。《詩經》并非一時一地的作品，諧聲字是用聲旁表音的字（如"途""除""徐""叙""斜"都用聲旁"余"表音），來源要更複雜一些，但這兩種材料所反映的語音系統是相當一致的。上古音距今已逾三千年，語音資料也較零散，目前只能推測出上古音系的基本輪廓，對其中的細節還有待進一步研究。

一、上古音的韻部

　　對上古音的系統研究始於宋代的吳棫和鄭庠。前者著有《韻補》一書，書中提出了古韻通轉之説，把古韻分爲九部；後者著有《古音辨》，該書將古韻分爲六部。但是两者的不足之處都在於缺乏語音發展變化的歷史觀念，只是簡單地將中古韻部加以合并來歸納古韻部。直至明末陳第（1541—1617）的出現，才使古音學的研究出現了一個革命性的變化。陳第所著的《毛詩古音考》影響很大。他認爲，語音不是停滯的，而是在歷史發展過程中有變化的。《毛詩古音考序》中的一段文字，給後來研究古音的人以很大啟發和教益："蓋時有古今，地有南北，字有更革，音有轉移，亦勢所必至也。故以今之音讀古之作，不免乖刺而不入，於是悉委之叶。夫其果出於叶也？作之非一人，采之非一國，何‘母’必讀‘米’，非韻‘杞’韻‘止’則韻‘祉’韻‘喜’矣；‘馬’必讀‘姥’，非韻‘組’韻‘黼’則韻‘旅’韻‘土’矣；‘京’必讀‘疆’，非韻‘堂’韻‘將’則韻‘常’韻‘王’矣；‘福’必讀‘偪’，非韻‘食’韻‘翼’則韻‘德’韻‘億’矣？厥類實繁，難以殫舉。其矩律之嚴，即《唐韻》不啻，此其故何邪？又《左》《國》《易·象》《離騷》《楚辭》、秦碑、漢賦，以至上古歌謠箴銘刻贊誦，往往韻與《詩》合，實古音之證也。”陳第研究古音的方法很嚴謹，“列本證、旁證二條。本證者，《詩》自相證也；旁證者，采之他書也。”由於他具有時地的觀念、科學的研究方法和充分的佐證，從而徹底地推翻了叶音説，把古音學研究引上了一條正確的發展道路。鑒於當時科學發展的水準，陳第使用直音法標音，如説上古“母”讀如“米”，其實這只是基本相近，并不完全同音，同時他也沒有對古韻進行分部，因此，他的古音研究還不像後來清代古音學家那樣成系統。

古韻學研究，到了清代出現了繁榮昌盛的局面，音韻學家輩出，古音著作迭見，古韻部研究達到了很高水準。上古音研究是從古韻開始的。研究上古韻部的材料主要有兩個：一是以《詩經》《楚辭》爲代表的先秦韻文；二是《説文解字》中的諧聲字。研究上古韻部的方法是先通過系聯方法歸納出先秦韻文的韻部，然後通過《説文解字》中的諧聲字去印證先秦韻文歸納出來的韻部并擴大每一韻部的歸字。清代先後出現古韻學家有二三十家之多，其中最著名的有顧炎武、江永、戴震、段玉裁、孔廣森、王念孫和江有誥等。上古韻部主要就是由他們逐步建立、完善起來的。清代以後研究上古韻部的學者主要有章太炎、黃侃、王力、羅常培、周祖謨等人。顧炎武研究上古韻部的結論是十部，江永是十三部，段玉裁是十七部，戴震是二十五部，孔廣森是十八部，王念孫和江有誥都是二十一部，章太炎是二十三部，黃侃是二十八部，王力是二十九部或三十部，羅常培和周祖謨是三十一部。

顧炎武（1613—1682）是古韻學的奠基人。他在音韻學上最重要的著作是《音學五書》。顧炎武將古韻分爲十部，載於《音學五書》之《古音表》中。

第一部東冬鍾江。第二部支脂之微齊佳皆灰咍；去聲祭泰夬廢；入聲質術櫛物迄月没曷末黠屑薛職德鐸屋＊麥＊昔＊錫＊。第三部魚虞模侯；入聲屋＊沃＊燭覺＊藥＊鐸＊陌麥＊昔＊。第四部真諄臻文殷元魂痕寒桓删山先仙。第五部蕭宵肴豪尤＊入聲屋＊沃＊覺＊藥＊鐸＊錫＊。第六部歌戈麻＊支＊。第七部陽唐庚＊。第八部耕清青庚＊。第九部蒸登。第十部侵覃談鹽添咸銜嚴凡；入聲緝合盍葉帖洽狎業乏。

從十個韻部的劃分可以看出，第二部、第三部、第五部、第十部四個韻部有入聲。也就是説，顧炎武認爲上古音的入聲韻應該與陰聲韻相配。而在他之前，《廣韻》《集韻》等韻書的入聲韻都是與陽聲韻相配的。清代古韻學家都贊成以入聲韻配陰聲韻。盡管有的古韻學家把入聲獨立出來，作爲一個單獨的韻部，但他們仍認爲，上古音的入聲韻與陰聲韻接近。

顧炎武最大的功績是比較精密地離析《唐韻》（實際上就是《廣韻》）。他不再把《唐韻》

的每一個韻部看成是不可分割的整體單位，而是仔細審查每一個具體的字，以《詩經》及其他先秦韻文的押韻情況來證明它應該屬於哪一個韻部。離析的工作分爲兩步：第一步離析俗韻（平水韻），回到《唐韻》。例如，把尤、侯、幽三分，而不是從俗韻混而爲一。然後知道侯韻應入第三部，幽韻應入第五部，而尤韻則半屬第二，半屬第五。把支、脂、之三分，而不是從俗韻混而爲一。然後知道脂、之兩韻應入第二部，而支韻則半屬第二，半屬第六。把庚、耕、清三分，而不是從俗韻混而爲一。然後知道耕、清兩韻應入第八部，而庚韻半屬第七，半屬第八。第二步離析《唐韻》，回到古韻。例如析支、麻、庚、尤各爲兩半。又如，析屋爲三、析覺爲二等。甚至個別的字重新歸韻。顧氏在離析《唐韻》某韻的韻字時，確定了一個總的原則："凡所不載者，即案文字偏旁以類求之。"因此，顧炎武所舉之例字很多帶有偏旁。江永對這一方法很是贊賞，説："以字偏旁別聲音，尤得要領。"

　　顧炎武離析《廣韻》，表明他已認識到《廣韻》兼包古今之音，因此可以離析；既然兼包古今之音，因此可以據《廣韻》上溯古韻，這都是顧氏創造性的見解。可是，顧炎武認爲只有古音是純正之音，因此極力要求恢復古音，則是一種倒退的思想。他在《音學五書叙》中説："天之未喪斯文，必有聖人復起，舉今日之音而還之淳古者。"江永批評了顧炎武的復古思想："愚謂此説亦太難，古人之音雖或存方音之中，然今音通行既久，豈能以一隅者概之？""顧氏《音學五書》與愚之《古韻標準》，皆存古考古之書，非能使之復古也。"（《古韻標準例言》）

　　顧炎武所定十部，後來成爲定論的有四部，即第六部（多稱歌部）、第七部（多稱陽部）、第八部（多稱耕部）、第九部（多稱蒸部）。其他各部雖分得尚不够細密，但也粗具規模，爲後來古韻學家更加詳密的研究提供了基礎。

　　江永（1681—1762）對顧炎武的古音學進行了繼承和發展。他的《古韻標準》是考證古韻分部的著作，《四聲切韻表》和《音學辨微》是研究等韻和分析《廣韻》聲類和韻類的著作。在古韻方面，江永在顧炎武十部的基礎上分爲十三部。他説："細考《音學五書》，亦多滲漏，蓋過信古人韻緩不煩改字之説，于'天''田'等字皆無音。《古音表》分十部，離合處尚有未精，其分配入聲多未當，此亦考古之功多，審音之功淺，每與東原嘆惜之。今分平上去三聲皆十三部，入聲八部，實欲彌縫顧氏之書。"江永的古韻十三部與顧炎武十部對照，具有如下特點。

　　（1）真元分部　把真部與元部分爲兩部，真部包括真、諄、臻、魂、痕，元部包括元、寒、桓、删、山、仙。析先韻爲二，先、千、天、堅、賢、田、闐、年、巔、淵等字歸真部，肩、前、燕、妍、研、駢、鵑、邊、縣等字歸元部。

　　（2）侵談分部　把侵部與談部分爲兩部。侵部以侵韻爲主，另收覃韻的驂、南、男、湛、耽、潭、楠，談韻的三，鹽韻的纖、潛，東韻的風、楓。談部則有覃韻的函，談韻的談、錢、甘、藍，鹽韻的詹，嚴韻的嚴，咸韻的讒，銜韻的岩、監。

　　（3）魚侯分部　魚部包括魚、模，侯則歸入幽部。把虞析爲兩韻，虞、娛、吁、盱、夫、膚等字歸入魚部，禺、儒、需、誅、殊、俞、區、軀、朱、符、郛、輸、廚、拘等字歸入幽部。

（4）入聲分爲八部　顧炎武雖没有把入聲獨立分部，而實際上他的入聲只有四部。這樣，江氏的入聲就比顧氏多了四部。江氏主張數韻共一入，見於他所著的《四聲切韻表》。江永精於等韻之學，他從數韻共一入的搭配來説明上古漢語音的系統性，有很大的參考價值。

段玉裁（1735—1815）繼承了顧炎武、江永的研究成果，并且加以發展，古韻研究更加細密。他最著名的書是《説文解字注》，書後所附的《六書音韻表》是一部十分重要的古音學著作。他在《六書音韻表》第一表裏指出："（江永十三部）較諸顧氏益密，而仍於《三百篇》有未合者。今既泛濫《毛詩》，理順節解，因其自然，補三家（按"三家"指鄭庠、顧炎武、江永）部分之未備，厘平入相配之未確，定二百六部爲十七部。"段玉裁十七部，較諸江永十三部又前進了一大步。他關於支、脂、之三部分立的學説得到老師戴震很高的評價，認爲解決了"千有餘年莫之或省"的難題（《六書音韻表序》）。

段玉裁也没有給韻部立名，只稱部次從第一部至第十七部。這十七部根據音理，又可分爲六大類（括號中爲後來對韻部通行的稱法）。第一類第一部（之部）。第二類第二部（宵部）、第三部（幽部）、第四部（侯部）、第五部（魚部）。第三類第六部（蒸部）、第七部（侵部）、第八部（談部）。第四類第九部（東部）、第十部（陽部）、第十一部（耕部）。第五類第十二部（真部）、第十三部（文部）、第十四部（元部）。第六類第十五部（脂部）、第十六部（支部）、第十七部（歌部）。

段玉裁十七部具有如下特點。

（1）支、脂、之分立　段玉裁在《致戴東原書》中説："支、佳一部也，脂、微、齊、皆、灰一部也，之、咍一部也。漢人猶未嘗淆借通用，晉宋而後乃少有出入。迄乎唐之功令，支注'脂之同用'，佳注'皆同用'，灰注'咍同用'，於是古之截然爲三者罕有知之者。"他認爲，不但《詩》三百篇的支、脂、之三韻分用劃然，"凡群經有韻之文及楚騒諸子秦漢六朝詞章所用，皆分別謹嚴"。

（2）真文分部　江永雖然把真文從元中分出，但真文仍爲一韻。段玉裁認爲，這是江永對《詩經》用韻考證未審所致，事實上應該分開。

（3）侯部獨立　段玉裁將江永歸入幽部的侯部獨立出來、既不入魚部、也不入幽部、得到後世的公認。侯部以侯韻爲主，另收虞韻之半，又收宥韻味書二字。

段玉裁古音學上的成就集中反映在了《六書音韻表》中，而古韻分部至段玉裁十七部已相當成熟。此外，段玉裁提出的"同諧聲者必同部"的理論有重要的貢獻。

孔廣森（1752—1786）著有《詩聲類》和《詩聲分例》，分古韻爲十八部，主要特點是東冬分立。孔廣森以冬聲、衆聲、宗聲、中聲、蟲聲、宫聲、農聲、宋聲等諧聲字獨立成爲冬部。這個冬部所收以冬韻爲主，另收東韻三等大部分的字以及江韻中的降字。這種分法没有得到段玉裁、王念孫的認可，但是後人一般都同意了。孔廣森還建立了陰陽對轉的理論。所謂陽聲就是以鼻音收尾的韻，所謂陰聲就是以元音收尾的韻。所謂陰陽對轉，指的是陰聲和陽聲主要元音相同，可以互相轉化。他所舉的九類對轉關係，其中如歌元對轉、支耕對轉、脂真對轉、魚陽對轉、侯東對轉、之蒸對轉等六類都有大量事實證明。從《詩經》押韻看，《邶風·北門》押"敦""遺""摧"，是脂真對轉。從諧聲偏旁看，難聲有儺，是歌元對轉；禺聲有喁，是侯東對轉；寺聲有等、乃聲有仍，是之蒸對轉。從一字兩讀看，能讀奴來切，又讀奴登切，是之蒸對轉。從古音通假看，亡字可借爲無，是魚陽對轉。孔廣森陰陽對轉的理論使人們知道各部元音的對應關係，這對古音擬測的貢獻也很大。

王念孫（1744—1832）分古韻爲二十一部，特點有四。

（1）質部獨立（王氏稱爲至部）。王念孫以爲此部既非脂部之入聲，亦非真部之入聲，而應獨立自成一部。

（2）月部獨立（王氏稱末部）。《廣韻》中的去聲祭、泰、夬、廢四韻不跟平上兩承，却跟入聲月、曷、末、黠、鎋、屑等韻相配，所以他提出去入同韻。

（3）緝部獨立。

（4）葉部獨立（王氏稱盍部）。

（5）侯部有入聲。這就解決了段玉裁《六書音韻表》中侯部没有入聲的問題。

江有誥（？—1851）分古韻爲二十一部。只是他没有采用王念孫的質部，而是采用了孔廣森的冬部（改稱中部）。

章太炎（1869—1936）把古韻分爲二十三部。他是采用王念孫的二十一部，加上孔廣森的冬部，再加上自己建立的隊部。隊部是從脂部分出來的，本來也收一部分平上聲字如崔鬼等，後來他又認爲崔鬼等字是脂部正音，而隊部只包括去、入兩韻的字。這樣隊部也就等於一般所謂物部了。隊部從脂部分出後，脂部不再有入聲。

黄侃（1886—1935）的音韻學論文，如《音略》《聲韻略說》《聲韻通例》《談添盍貼分四部說》《廣韻聲紐及對轉表》等，收在《黄侃論學雜著》中。《文字聲韻訓詁筆記》一書中也有許多論述古音學的内容，可與上述論文相互證發。黄侃的古韻二十八部繼承了戴震、章太炎等古韻分部，主張入聲獨立，形成陰、陽、入三聲分立的格局。黄侃在章太炎二十三部的基礎上，增加入聲五部，構成二十八部。《文字聲韻訓詁筆記》詳細談到古韻二十八部："顧氏繼陳氏之後研究古音，始知就古人文章韻脚以求古韻，於是知今音之分部與古大相逕庭，乃就古人用韻之證而分古韻爲十部。雖剖析未精，而略具楷模。至江氏《古韻標準》，始分之爲十三部。然其病在以聲之洪細弇侈爲準，亦未爲確也。段懋堂《六書音韻表》乃分古韻爲十七部，而韻之分部大定矣。然段氏之誤，又在合質於真。戴東原分鐸、屋、沃、德各爲一部，王懷祖又分泰、至、緝、盍各爲一部，臧鏞堂、劉逢禄復分錫爲一部，章君定爲二十三部，於是古韻之分部幾乎備矣。今就前人之所發明，證之古韻以分合之，得二十八部。"見表 2-5。

表 2-5　黃侃的古韻二十八部

陰聲	入聲	陽聲
歌	曷	寒
灰	没	痕
	屑	先
齊	錫	青
模	鐸	唐
侯	屋	東
蕭		
豪	沃	冬
哈	德	登
	合	覃
	帖	添

　　表中陰、入、陽三聲的搭配是恰當的。郭沫若指出此二十八部："使陰陽二聲之對轉，陽入二聲之收尾，嚴密就範，可謂集古韻之大成。"(《金文韻讀補遺序》)黃侃主張分出入聲，介在陰陽之間，作爲陰陽對轉的樞紐。合之共得十類二十八部。(《文字聲韻訓詁筆記》)可惜的是，蕭部本當有入聲而未予列入。

　　王力早年把古韻分爲二十三部，主張從脂部分出微部來使脂微分立，主張把冬部并入侵部。晚年他分古韻爲二十九部或三十部。王力在《漢語音韻》一書中説，晚年他主張陰、陽、入三分，把古韻分爲十一類二十九部，即在早年二十三部的基礎上，增加之、幽、宵、侯、魚、支六部的入聲，即職、覺、藥、屋、鐸、錫六部。見表 2-6。

表 2-6　王力的古韻二十九部

之部 [ə]	職部 [ək]	蒸部 [əŋ]
幽部 [əu]	覺部 [əuk]	
宵部 [ɑu]	藥部 [ɑuk]	
侯部 [o]	屋部 [ok]	東部 [oŋ]
魚部 [ɑ]	鐸部 [ɑk]	陽部 [ɑŋ]
支部 [e]	錫部 [ek]	耕部 [eŋ]
歌部 [ai]	月部 [at]	元部 [an]
脂部 [ei]	質部 [et]	真部 [en]
微部 [əi]	物部 [ət]	文部 [ən]
	緝部 [əp]	侵部 [əm]
	葉部 [ap]	談部 [am]

　　"如果從分不從合，把冬、侵分立，陰、陽、入三聲相配可以共有三十部。"(若冬、侵分立，即立一冬部與幽、覺相配)

　　古韻分三十部是古韻分部的最後成果。黃侃指出："古韻分部之學，迄乎近世已盡發精蘊。今之治古韻者，規循前人所分之部，以作御古之策可已，固不必更斤斤於分部之學也。"
(《文字聲韻訓詁筆記》)

二、上古音的聲紐

上古音聲紐系統的研究成就遠遠不能與古韻部相比。原因是研究韻部的材料豐富，而研究上古聲紐的材料相對較少。研究上古聲母所依據的主要是先秦兩漢古籍中的異文、聲訓、注音、重文、通假字、聯綿字等材料。關於上古音聲紐的重要結論有古無輕唇音、古無舌上音、娘日二紐歸泥、喻三歸匣、喻四歸定、照二（莊組）歸精、照三（章組）歸端等，這些觀點主要由錢大昕、章太炎、黃侃、曾運乾等人提出。

錢大昕（1728—1804）的古聲紐研究成果，載於《十駕齋養新錄》卷五。他首先提出古無輕唇音，認爲輕唇音的非、敷、奉、微，當分別歸到重唇音幫、滂、並、明四紐中去。他又提出舌音類隔之說不可信的説法，認爲三十六字母中的舌上音知、徹、澄應該分別歸到舌頭音端、透、定中去。他在古無輕唇音和舌音類隔之說不可信兩條裏，舉出了非常豐富而又有説服力的例子。如古讀負如背、古讀附如部、古讀佛如弼、古讀逢如蓬、古讀文如門等。又如古音陟如得、古音直如特、古音陳如田、古音根如棠等。錢大昕的結論已爲音韻學家所接受。根據他的研究，我們可以知道，輕唇音非、敷、奉、微一直到《切韻》時代也尚未從重唇音中分化出來。進而可知上古只有重唇音幫、滂、並、明。這也是根據上古典籍中大量的通假異文、注音、聲訓材料及諧聲字現象提出來的。

章太炎在《國故論衡》中提出娘日歸泥之說。他通過形聲字和讀若論證這個問題。比如《説文解字》："涅，黑土在水中者也。從土日聲。"又如："䵒，黏也。從黍，日聲。"可見在古代日紐歸泥紐。他又舉例説："任之聲今在日紐。《白虎通德論》《釋名》皆云：男，任也。又曰：南之爲言任也。《淮南·天文訓》曰：南呂者，任包大也。是古音任同男、南，本在泥紐也。"

黃侃在古聲紐的研究上，提出了上古音有十九紐之説（見《黃侃論學雜著》）。黃侃主張照系二等歸精系。從各種材料分析，上古時期"照二"與"精"組、"照三"與"端"組的關係確實很密切。從諧聲偏旁看，"浞"字，徐邈音"在角反"。"棧"字，徐邈音"在間反"。"浞""棧"屬於"照二"，"在"屬於"精"組。"搜""溲"用"叟"作聲符，"搜""溲"屬"照二"，"叟"屬於"精"組。"嗔""瞋""填""闐"用"真"字作聲符，"嗔""瞋""真"屬於"照三"，"填""闐"屬於"端"組。"軫""診""疹""殄"同聲符，"軫""診""疹"屬於"照三"，"殄"字屬於"端"組。"雕""輖"用"周"字作聲符，"雕""輖"屬於"端"組，"周"屬"照三"。從一字兩讀看，"參"字既讀倉含切，又讀所今切。"數"字既讀所矩切、色句切、所角切，又讀趨玉切。黃侃的古聲十九組説，與他的古韻二十八部説一樣，在古音學研究上有很大影響。

曾運乾在《喻母古讀考》中，提出了喻三歸匣、喻四歸定的主張。意思是説中古的

"喻"母在上古一分爲二，"喻"母三等歸入"匣"母，"喻"母四等歸入"定"母。曾運乾把喻母三等稱爲于母。他的例子是古讀營如環、古讀援如換、古讀圍如回等。曾運乾把喻母四等仍稱爲喻母。他的例子是古讀易如狄、古讀逸如迭、古讀軼如轍等。應該指出，所謂某字古讀如某，不能認爲完全同音，可能只是在某一個方言同音。不能認爲在多數方言裏同音。"喻三歸匣"的結論已被大多數人接受。按王力的結論，"喻三"在《切韻》時還沒有從"匣"母分出來。從諧聲材料分析，上古時期"喻四"與"定"母等舌頭音的關係比較密切，其音值應該是舌尖中音的某個音，肯定不是中古的半元音 [j]。"地"字以"也"字作聲符，"地"屬"定"母，"也"屬"喻四"；"移"以"多"字作聲符，"多"屬"端"母，"移"屬"喻四"；"偷"以"俞"字作聲符，"偷"屬"透"母，"俞"屬"喻四"。

　　王力先生關於古聲紐的意見是，上古存在三十三個聲紐。見表 2-7。

表 2-7　王力的上古三十三個聲紐

唇音	幫（非）	滂（敷）	並（奉）	明（微）			
舌音	端（知）	透（徹）	定（澄）	泥（娘）			來
齒音	精	清	從			心	邪	
	莊	初	崇			山	俟	
	章	昌	船	日	書	禪	喻四
牙音	見	溪	群	疑	曉	匣（喻三）	
喉音	影						

三、上古音的通轉

　　在上古漢語裏，陽聲韻與陰聲韻、陰聲韻與入聲韻、陽聲韻與入聲韻分別存在著一種相配對轉的關係。所謂相配，是具有相同主要元音的韻部構成一類，它們之間有結構上的對應關係，這是上古音系統的一個內部特徵。三類之間的配合關係主要是通過"對轉"而發現的。簡單説來，所謂對轉是相配的韻部之間的讀音能夠互相轉變，陰聲韻字可以變成陽聲韻或入聲韻，陽聲韻字可以變成陰聲韻或入聲韻，入聲韻字可以變成陰聲韻或陽聲韻。韻部之間的對轉關係在上古的押韻、諧聲、一字多音等材料中都有所反映。因爲互相配合的三個或兩個韻部在內部結構上有平行關係，在很多情況下，相配的韻類，如果某一範圍內若干陰聲韻類或陽聲韻類是分爲兩部分的，跟它對轉的入聲韻類也是分成兩部分的；反之，如果這些陰聲韻類或陽聲韻類是合爲一部的，那麼對轉的入聲韻類也是合爲一部的。從變化方面來看，相配的韻類如果發生變化，則陰陽入三類都發生平行的變化。例如：中古音的東、冬、鍾、江四韻在上古音分爲兩部，東一、鍾和江的多數合爲一部，東三、冬、江的少數合爲一部，那麼，跟它們相配的入聲韻屋一、燭和覺的多數一定爲一部，屋三、沃、覺的少數爲另外一部。根據這種規律，可以憑藉中古音的韻類，把已發現的某一上古音綫索擴大到沒有直接證據的部分，連類而及，解決更多的問題。

從對轉相配關係研究古韻部的分合，要注意整個音系裏的相配關係并非絕對整齊，陰陽入三類相配是有缺口的。在上古音，多數韻部可以形成三類整齊地配合，有的韻部只有兩類相配的，而缺少一個。因此運用此方法時要有客觀的態度，如果一意追求完全的整齊，就可能背離古音的本來系統。

假如兩個韻部的韻即"韻腹＋韻尾"的讀音很接近，那麼這兩部就有可能合韻。孔廣森把顧炎武、江永的第一部分爲東、冬兩部，除了押韻諧聲的證據以外，還有合韻的證據：冬部字跟侵部、蒸部合韻，而東部字不跟侵、蒸部字合韻。研究古代韻部把出自不同時間、不同地點的押韻材料合并考察，韻部界限就容易混淆，也就更需要從多重證據解決分部問題，其中考察合韻是重要方法之一。羅常培、周祖謨的《漢魏晉南北朝韻部演變研究》就多次用到這一方法。合韻的趨向可以作爲分部的參照，但不能單獨用作分部的根據。只有相鄰兩部既有明顯的分用迹象，又互相牽連而界限模糊時，才參考它們與另外的韻部的合韻情形來判斷其分合。

第四節　古音學的運用

古音學的知識不僅可以直接有助於漢語史的研究，而且對古籍的閱讀和整理也具有十分重要的意義。本節試以《黃帝內經》爲例略作提示。

一、古音學與文本校讀

依韻校勘例：

《素問·陰陽應象大論》（明顧從德本《黃帝内經素問》，下同）：天地者，萬物之上下也；陰陽者，血氣之男女也；左右者，陰陽之道路也；水火者，陰陽之徵兆也；陰陽者，萬物之能始也。故曰：陰在内，陽之守也；陽在外，陰之使也。

按："下""女""路"均爲魚部字；"始""使"爲之部字，"守"爲幽部字，之幽合韻相押。江有誥指出，"徵兆"依韻當爲"兆徵"，"徵"爲蒸部，之蒸對轉。

《素問·寶命全形論》：凡刺之真，必先治神。五藏已定，九候已備，後乃存針。衆脉不見，衆凶弗聞，外内相得，無以形先，可玩往來，乃施於人。人有虛實，五虛勿近，五實勿遠，至其當發，間不容瞬。手動若務，針耀而匀，静意視義，觀適之變；是謂冥冥，莫知其形。

按："真""神""人"同爲真部，"存""聞""先"同爲文部，文真合韻。"遠""變"爲元部，"瞬""匀"爲真部，元真合韻。"近"爲文韻，"冥""形"爲耕韻。考明顧從德本爲"九候已備，後乃存針"之"針"爲侵韻，江有誥依韻理校當作"針存"，是。

《素問·征四失論》：謬言爲道，更名自功。

按：錢超塵先生《内經語言研究》："林億新校正指出：'《太素》功作巧.' 按當依《太

素》作'巧'。'道'與'巧'皆屬古韻幽部字,若作'功'則於韻不協。"

《素問·上古天真論》:上古之人,其知道者,法於陰陽,和於術數,起居有常,不妄作勞,故能形與神俱,而盡終其天年,度百歲乃去。

按:林億在"勞"下校曰:"按全元起本云,飲食有常節,起居有常度,不妄不作。《太素》同。"據全元起本和《太素》本則全段是押韻之文,即數、度、作、俱、去均爲押韻字。

專門研究《内經》用韻的著述,有江有誥《素問韻讀》、王念孫《素問合韻譜》、錢超塵先生《内經語言研究》《黄帝内經太素研究》等可以參看。

二、古音學與文字通假

借助古音學知識辨别通假字例。

《素問·宣明五氣》:邪入於陽則狂,邪入於陰則痺,搏陽則爲巔疾,搏陰則爲瘖。

按:王冰注曰:"邪内搏於陽,則脉流薄疾,故爲上巔之疾。"林億新校正據《難經》《脉經》諸説指出:"巔疾"實爲"癲疾"。顧尚之亦云:"《靈樞·九針論》作癲疾。巔與癲通。注以上巔釋之,誤矣。"

《素問·生氣通天論》:高梁之變,足生大丁,受如持虛。

按:王冰注:"高,膏也。梁,粱也"。指出了"高"與"梁"都是通假字,其本字分別是"膏"和"粱"。

《素問·生氣通天論》:味過於辛,筋脉沮弛,精神乃央。

按:王冰注:"央,久也。辛性潤澤,散養於筋,故令筋緩脉潤,精神長久。"即認爲"央"是"長久"之義。林億則曰:"按此論味過所傷,難作精神長久之解。央乃殃也,古文通用,如膏粱之作高梁,草滋之作草茲之類。蓋古文簡略,字多假借用者也。"

三、古音學與詞義理解

有時注釋者還從聲音上去探求詞的意義,訓詁學稱之爲"聲訓"。

《傷寒論·辨可下病脉證并治》:凡可下者,用湯勝丸散。中病便止,不必盡劑也。

按:該句講用藥時如所治病證需要攻下,那麼用湯劑的作用勝過丸藥與散劑,而且達到預期效果就要停止用藥,不必過量使用。金·成無已注云:"湯之爲言蕩也,滌蕩腸胃。"此處用的就是聲訓的方法,即從聲音的綫索去探求"湯"有"滌蕩腸胃"的作用。"湯"與"蕩"古音相同。

《難經·二十八難》:督脉者,起於下極之俞。

按:該句論督脉之起止。滑壽《難經本義》注云:"督之爲言都也,爲陽脉之海,所以都綱乎陽脉也。""督""都"音近義通,"總領"之義。

訓詁學是綜合運用語言文字知識以解釋古代書面語詞義爲主的一門學問。

"訓詁"二字連用，最早見於秦漢時期毛亨《毛詩故訓傳》（"故訓"又作"詁訓"）。對其含義的理解有不同的説法：有將二字看作并列關係的，如漢·許慎《説文解字》："訓，説教也。""詁，訓故言也。"唐·孔穎達《毛詩故訓傳疏·關雎》："詁者，古也，古今異言通之使人知也；訓者，道也，道物之形貌以告人也。""詁訓者，通古今之異詞，辨物之形貌，則解釋之義盡歸於此。"有將二字看作動賓關係的，如清代段玉裁《説文解字注》："訓詁者，順釋其故言也。"

今人一般將訓詁學分爲狹義和廣義兩類，狹義訓詁學主要研究古籍詞義，與文字學（研究字形結構）、音韻學（研究字音及其變化）相對應；廣義訓詁學則把它看成是古書的注釋，即以解釋古籍詞義爲主的一門學問。本章講的是廣義訓詁學。

現存中醫古籍近萬種，繼承和發揚中醫學，學習研究中醫古籍是很重要的任務。盡管中醫學在不斷發展，但是中醫學的基本理論和前人總結的治病經驗主要還是在古醫籍裏。中醫古籍的學習，可以分爲四個層次：版本目録校勘（文本還原）、文字音韻訓詁（文本解讀）、歷史文化哲學（文化解析）、科學研究應用（繼承發展）。實際上，訓詁學包括了前兩個層次。訓詁學是學習研究中醫古籍的基礎，是繼承和發揚中醫學的橋梁。

中醫古籍的訓詁最早可追溯到《靈樞·小針解》，它對《九針十二原》"小針之要，易陳而難入。粗守形，上守神。神乎神，客在門。未睹其疾，惡知其原"這幾句話做了逐字逐句的解釋："所謂易陳者，易言也。難入者，難著於人也。粗守形者，守刺法也。上守神者，守人之血氣有餘不足可補寫也。神、客者，正邪共會也。神者，正氣也；客者，邪氣也。在門者，邪循正氣之所出入也。未睹其疾者，先知邪正何經之疾也。惡知其原者，先知何經之病，所取之處也"。

自此以後，中醫訓詁代有其人。齊梁時有全元起訓解《素問》、陶弘景《本草經集注》等。唐有楊上善《黃帝內經太素》、王冰次注《黃帝內經素問》、蘇敬等《新修本草》、梅彪《石藥爾雅》等。宋元明有林億等《素問》新校正、成無己《注解傷寒論》、李時珍《本草綱目》等。而成就最爲卓著的，當推清代。一大批通學大儒加入到中醫訓詁行列，他們利用研究儒家經典所取得的經驗來研究中醫的經典著作，取得了輝煌的成績。如沈彤的《釋骨》、顧尚之的《素問校勘記》《靈樞校勘記》、胡澍的《素問校義》、俞樾的《内經辨言》、孫詒讓的《札迻·素問十四條》等，都對中醫古籍的訓詁做出了傑出的貢獻。顧炎武的《音學五書》、段玉裁的《説文解字注》、王念孫的《廣雅疏證》、朱駿聲的《説文通訓定聲》等，較爲集中地使用了醫籍的材料。與此同時，一大批醫家在這種學術風氣的影響之下，自覺運用訓詁的方法研究注釋醫經，取得了豐碩的成果，如張志聰著《素問集注》《靈樞經集注》、高世栻著《素問直解》、陳修園著《靈樞集注節要》《神農本草經讀》、黃元御著《素問懸解》、沈又彰著《醫經讀》、薛雪著《醫經原旨》、周學海著《内經評文》、喻昌著《尚論篇》、柯琴著《傷寒來蘇集》、尤怡著《金匱要略心典》等。

新中國成立後，特別是近 30 年來，中醫古籍訓詁取得了卓著的成就，主要表現在：一是培養了一批有古代小學修養的整理校注中醫古籍的專門人才；二是出版了一批有相當學術水準的中醫訓詁專著；三是中醫古籍的校注整理蔚然成風，成果不斷湧現。中醫訓詁專著主要有錢超塵的《中醫古籍訓詁研究》《内經語言研究》《黃帝内經太素研究》、王築民的《中醫古籍訓詁概論》、陳竹友的《簡明中醫訓詁學》、王育林的《中醫古籍考據例要》等；中醫古籍校注有 1982 年衛生部和國家中醫藥管理局主持的 11 部重點醫籍校注，包括《素問》《靈樞》《傷寒論》《金匱要略》《難經》《脉經》《中藏經》《太素》《甲乙經》《諸病源候論》《神農本草經》，由人民衛生出版社出版（《靈樞》未出版）。

從兩漢至清末，中醫古籍的訓詁主要圍繞《内經》《神農本草經》《難經》《傷寒論》這些早期的中醫經典進行，已經形成了一個完整的體系。其特點一是利用傳統小學的知識，解決醫籍訓詁的問題；二是強調“文理”與“醫理”并重，主張通過“文理”去正確解釋“醫理”，以“醫理”核正“文理”；三是不像經學那樣家法森嚴，既可以申説醫經，也可據理力駁，注文多見，而罕有疏證。

第一節　古醫籍訓詁的内容

訓詁旨在解釋古代文獻，其内容十分廣泛，主要有注明字音、解釋字詞、分析文法等，中醫古籍訓詁在内容上還有闡發醫理的特點。

一、注明字音

辨音識字是閱讀古籍首先遇到的問題。前人在注釋古醫籍時對於生僻字常常給以音釋。釋音有的融於注文當中，如《太素》楊上善注、《類經》張介賓注；有的附於每卷的卷末，如《素問》《靈樞》等。有些字雖然不是生僻字，但是有兩種以上的讀音，注釋時也常加以注音，以明確它在此處的用法。例如：

《太素·藏府氣液》：“五藏：心藏神，肺藏魄，肝藏魂，脾藏意，腎藏精志。" 楊上善注："五藏，財浪反。"

"藏"不是生僻字，但是有兩讀：用作五藏義時讀 zàng，用作收藏義時讀 cáng。楊上善爲了說明"五藏"之"藏"與"心藏神"之"藏"讀音不同，特注明"五藏"之"藏"的讀音。

古籍注音常用的方法有直音法、反切法。

（一）直音法

直音法即用同音字注音。一般是用同音的常用字給生僻字注音。例如：

《太素·營衛氣行》："清濁相干，亂於心中，是謂大悗。" 楊上善注："悗，音悶"。

《素問·藏氣法時論》："虛則目䀮䀮無所見，耳無所聞，善恐，如人將捕之。" 釋音："䀮，音荒。"

（二）反切法

反切法創製於直音法之後，即用反切上字的聲母與反切下字的韻母（包括介音）、聲調相拼合，得到被注音字的讀音。常用"某某反""某某切""某某翻"等。例如：

《太素·寒熱相移》："膽移熱於腦，則辛頞鼻淟。" 楊上善注："淟，他典反，垢濁也。"

《素問·痿論》："故肺熱葉焦，則皮毛虛弱急薄，著則生痿躄也。" 釋音："躄，必亦切。"

"淟，他典反"即 t（ā）+（d）iǎn——tiǎn；"躄，必亦切"即 b（ì）+（y）ì——bì。

由於古今語音的變遷，有些反切很難準確地拼出被注音的漢字，因此要想用反切法正確拼讀漢字，還需要掌握一些音韻知識。

二、解釋字詞

解釋字詞是古醫籍訓詁中最基本的内容，主要涉及以下幾個方面。

（一）說明通假、古今、正異關係

古醫籍中通假字、古字、異體字甚多，前人注釋時往往指出其本字、今字、正字。例如：

《素問·生氣通天論》："高梁之變，足生大丁，受如持虛。" 王冰注："高，膏也。梁，粱也。"

《素問》這句講的是人如果長期食用肥美的食物，就會發生疔瘡，容易受到病邪的侵害。王冰注"高，膏也。梁，粱也"，指出"高""梁"都是通假字，本字分別是"膏""粱"。對於"膏""粱"的詞義，《國語·晉語》韋昭注："膏，肉之肥者。粱，食之精者。"

《素問·生氣通天論》："味過於辛，筋脉沮弛，精神乃央。" 王冰注："央，久也。辛性潤澤，散養於筋，故令筋緩脉潤，精神長久。"林億等新校正："按此論味過所傷，難作精神長久之解。央乃殃也，古文通用，如膏粱之作高粱，草滋之作草茲之類，蓋古文簡略，字多假借用者也。"

這句講的是人如果長期過食辛味，就會造成筋脉壞廢、精神耗損的後果。文中"沮弛"作"壞廢"講。有爭議的是"央"一詞的訓詁，王冰認爲"央"是"長久"之義；新校正針對王冰的解釋，指出"央"是通假字，本字是"殃"，當爲"傷害"之義。

《素問·骨空論》："大風汗出，灸譩譆。譩譆在背下俠脊傍三寸所，厭之令人呼譩譆，譩譆應手。" 吳崑注："厭讀作壓。"

"厭"是古字，"壓"是今字，二字是古今字關係。《荀子·彊國》："黭然而雷擊之，如牆厭之。"楊倞注："厭，讀爲壓。"《説文解字》："厭，笮也。"段玉裁注："《竹部》曰：笮者，迫也。此義今人字作壓，乃古今字之殊。"

《靈樞·本輸》："大腸者，傳道之府。" 張志聰注："道同導。"

"道"是古字，"導"是今字，二字是古今字關係。

《靈樞·脹論》："其於脹也，必審其胗，當寫則寫，當補則補。" 張志聰注："胗，之忍切，與胗同。"

"胗"爲"胗"的異體字，見《龍龕手鑒·肉部》。"胗"又通"診"，義爲診斷。

（二）訓釋古語

對於古書中出現的古語，前人往往以今釋古。例如：

《素問·陰陽類論》："伏鼓不浮，上空志心。" 王冰注："志心，謂小心也。《刺禁論》曰：'七節之傍，中有小心。'此之謂也。"

王冰以今語"小"訓古語"志"。王引之《經義述聞》卷十："志者，微也。"又曰："古人謂微小爲志也。古字志與職通。《説文解字》曰：'職，記微也。'義亦同。"

《素問·生氣通天論》："勞汗當風，寒薄爲皶，鬱乃痤。" 王冰注："皶，刺長於皮中，形如米，或如針，久者上黑，長一分餘，色白黃，而瘦於玄府中，俗曰粉刺，解表已。玄府謂汗空也。"

王冰以"粉刺"訓"皶"，又用"汗空"（即汗孔）訓釋自注中的"玄府"，這都是用今語釋古語。

（三）揭示特定含義

對於原文中某些含義寬泛的詞語，前人往往依據上下文意，注明其特定含義。例如：

《素問·脉要精微論》："上盛則氣高，下盛則氣脹。" 王冰注："上，謂寸口；下，謂尺中。”

《素問·生氣通天論》：“陽氣者，大怒則形氣絕，而血菀於上，使人薄厥。”　王冰注：“上，謂心胸也。”

“上”“下”都是抽象概念，因而王冰針對不同的語境分別指出了具體的含義。

《素問·刺要論》：“病有浮沉，刺有淺深，各至其理，無過其道。”　王冰注：“道，謂氣所行之道也。”

《素問·四氣調神大論》：“故陰陽四時者，萬物之終始也，死生之本也，逆之則災害生，從之則苛疾不起，是謂得道。”　王冰注：“謂得養生之道也。”

《素問·金匱真言論》：“非其人勿教，非其真勿授，是謂得道。”　王冰注：“是謂得師資教授之道也。”

以上三例中都有“道”字。“道”的本義爲“道路”，引申爲規律、道理等，包含的内容十分廣泛。所以王冰在注釋中分別指明了“道”的具體意義。

（四）辨析相關詞義

前人在訓釋詞義時，經常通過辨析同義詞及近義詞之間細微的差別，更準確地説明相關詞各自的含義。例如：

《太素·六氣》：“黃帝問：余聞人有精、氣、津、液、血、脉，余意以爲一氣耳。今乃辨爲六名，余不知其所以。願聞何謂津……何謂液？”　楊上善注：“通而言之，小便、汗等皆稱津液。今别骨節中汁爲液，故餘名津也。”

津、液都是構成人體的基本物質，但又有所不同。楊上善指出，籠統言之“小便、汗等皆稱津液”，但是根據該篇前文“穀氣滿，淖澤注於骨。骨屬屈伸，光澤補益腦髓，皮膚潤澤”的論述，這段話裏的“液”當專指“骨節中汁”，“津”指其他津液。

《素問·腹中論》：“夫子數言熱中消中，不可服高梁芳草石藥。石藥發瘨，芳草發狂。”　王冰注：“多飲數溲謂之熱中，多食數溲謂之消中。多喜曰瘨，多怒曰狂。芳，美味也。”

王冰的注文先是辨析了“熱中”“消中”的不同，兩證雖然都有“數溲”的症狀，但“熱中”伴隨的是“多飲”，“消中”伴隨的是“多食”，“多飲”“多食”是兩證的根本區別。接著注文又辨析了“瘨”“狂”的不同。

（五）指明引申義

古醫籍用詞往往使用詞語的引申義，因而指明其引申義也是注釋的一項重要内容。例如：

《素問·生氣通天論》：“平旦人氣生，日中而陽氣隆，日西而陽氣已虛，氣門乃閉。”　王冰注：“隆，猶高也、盛也。”

這句講的是人的陽氣在一天裏的發展變化規律。"隆"本義爲山中高起之處，引申有高、盛義，日正中時人的陽氣達到一天中的最盛，所以王冰用引申義"高""盛"訓釋"隆"。

《素問・長刺節論》："刺家不診，聽病者言在頭，頭疾痛，爲藏針之。"　　王冰注："藏，猶深也。言深刺之。"

注文中"深"是"藏"的引申義。

（六）揭示命名由來

古人作注時對一些事物的命名由來會進行考證，這種考證工作也稱名物訓詁。古醫籍中的名物訓詁主要涉及臟器、經絡、腧穴、疾病、方藥等名物詞。例如：

《太素・十五絡脉》："足厥陰之別，名曰蠡溝。"　　楊上善注："蠡，力灑反，瓢勺也。胻骨之內，上下虛處，有似瓢勺渠溝，此因名曰蠡溝。"

"蠡"本指"瓢勺"，"溝"本指"渠溝"，"蠡溝"作爲腧穴名稱，是因爲這個穴位所在部位的形態像瓢勺渠溝。楊上善揭示了穴位命名的原因，同時也說明了此穴所在的位置。

《素問・調經論》："五藏之道，皆出於經隧，以行血氣。"　　王冰注："隧，潛道也。經脉伏行而不見，故謂之經隧也。"

王冰注揭示了"經隧"命名的原因，明代張介賓采納了王冰的說法："隧，潛道也。經脉伏行，深而不見，故曰經隧。"（《類經》卷十四）由於"隧"有"潛道"之義，而經脉循行的特點正是"伏行，深而不見"，與隧道有相似之處，所以稱爲"經隧"。

需要注意的是，像李杲的"湯者，蕩也，去大病用之。散者，散也，去急病用之。丸者，緩也，舒緩而治之也"（《湯液本草・東垣用藥心法》）之類的說法，雖然也用到了聲訓這種解釋命名之由的形式，但只是藉以發揮作者對"湯""散""丸"的功效的認識，與這裏所說的探求名物的得名有本質上的不同。用這種主觀推斷去解釋客觀詞義，結論是不可靠的。

三、分析文法

分析文法是古醫籍訓詁的重要內容，主要涉及以下幾個方面。

（一）講解語法

前人注釋十分重視對語法現象的分析，所涉及的內容包括詞的語法功能、詞類、語序等。雖然我們不能要求古人用今天的概念、術語去分析語法，但是細緻比對正文與注文，理解注文對語法的探討，有助於我們看出正文中的語法現象。例如：

《素問・生氣通天論》："高粱之變，足生大丁，受如持虛。"　　王冰注："所以丁生於足者，四支爲諸陽之本也，以其甚費於下，邪毒襲虛故爾。"林億等新校正："按丁生之處，不常於足，蓋謂膏粱之變，饒生大丁，非偏著足也。"

王冰把"足生大丁"之"足"看作名詞，所以在注文中詳細分析了疔瘡爲何常生於足部。對此林億等有不同的見解，新校正指出因過食膏粱厚味所致的疔瘡并不只生在足部，進而以"饒"釋"足"，即把"足"看作副詞而非名詞，當"足够、足以"講。

《素問·異法方宜論》："西方者，金玉之域，沙石之處，天地之所收引也，其民陵居而多風。" 王冰注："居室如陵，故曰陵居。"林億等新校正："詳大抵西方地高，民居高陵，故多風也，不必室如陵矣。"

對正文"其民陵居"如何理解，是王注與林校的區別所在。王冰認爲"陵居"的"陵"修飾"居"，即定語與中心語的關係，因而解作"居室如陵，故曰陵居。"林億等則認爲"陵"是民所居之處，即表處所的狀語，解作"民居高陵"，糾正了王冰之誤。

《素問·評熱病論》："人所以汗出者，皆生於穀，穀生於精。" 王冰注："穀生於精，言穀氣化爲精。"

正文前半句不難理解，難懂的是"穀生於精"，如果按照前半句及通常的用法，把"於"看作介詞，認爲穀氣從精微之中化生，在醫理上講不通。王冰解作"穀氣化爲精"，即把"精"作爲"生"的賓語，而"於"在句中是助詞。原文采用"穀生於精"的四字句，是爲了與前文呼應，讀起來上口。"於"這種用法在《素問》中不乏其例。如《素問·靈蘭秘典論》："恍惚之數，生於毫氂；毫氂之數，起於度量。"清代顧尚之注："言積恍惚而生毫氂，積毫氂而起度量也。於，語助詞。"

（二）説明修辭

前人爲了使行文明白暢達、形象生動又富於文采，十分重視修辭。因此注釋說明正文所使用的修辭手法，使讀者準確理解其含義，也是一項重要内容。例如：

《太素·知針石》："形如臨深淵，手如握虎，神毋營於衆物。" 楊上善注："行針專務，設二喻以比之：一如臨深淵，更營異物，必有顛墜之禍；亦如握虎，不堅，定招自傷之害。故行針調氣，不可不用心也。"

楊注簡潔而明確地指出"如臨深淵""如握虎"，使用了比喻的修辭手法，目的是讓讀者了解喻意所在，即"行針調氣"一定要用心專一。

《素問·通評虛實論》："實而滑則生，實而逆則死。" 王冰注："逆，謂澀也。"林億等新校正："古文簡略，辭多互文。上言滑而下言逆，舉滑則從可知，言逆則澀可見，非謂逆爲澀也。"

王冰由於沒有準確把握經文的修辭方式，注釋出現了錯誤。新校正則說明此處經文用到了"互文"的修辭手段，原文的含義應當理解爲"實而滑則生，實而從則生；實而逆則死，實而澀亦死。"

《素問·長刺節論》："治腐腫者刺腐上，視癰小大深淺刺。" 王冰注："癰小者淺刺之，癰大者深刺之。"

根據注釋，我們可以看出王冰對這一修辭方式的理解，即下文的“淺”承受上文的“小”，下文的“深”承受上文的“大”，這屬於修辭中的分承現象。

（三）剖析句讀

“句讀”表示語氣的休止或停頓，是“句”和“讀”的合稱。古書的注釋基本上都是在應該斷句之處加注，因此有注的地方一般都宜句讀。但是由於古籍原文并不是句句都需要解釋，所以常常在幾句話後加注，這幾句話究竟應該如何斷句，古注往往對此加以提示。

古注對句讀的分析，有時通過串講加以說明。例如：

《太素·四時脉診》：“凡治病察其形氣色澤脉之盛衰病之新故乃治之無後其時。”　楊上善注：“形之肥瘦，氣之大小，色之澤夭，脉之盛衰，病之新故，凡療病者，以此五診。診病使當爲合其時，不當爲後其時。”

根據楊注，這句話可以標點爲：“凡治病，察其形、氣、色澤、脉之盛衰、病之新故，乃治之，無後其時。”

古注對句讀的分析，有時通過訓釋詞義加以說明。例如：

《太素·邪傳》：“風雨寒熱不得虛邪不能獨傷人。”　楊上善注：“虛邪，即風從虛鄉來，故曰虛邪。風雨寒熱，四時正氣也，不得虛邪之氣，亦不能傷人。”

《太素》這句話的斷句歷來是有分歧的，有的句讀爲“風雨寒熱不得虛，邪不能獨傷人”。楊注通過對“虛邪”的釋義“風從虛鄉來”，說明了他對句讀的分析是“風雨寒熱，不得虛邪，不能獨傷人。”結合此篇下文的“必因虛邪之風，與其身形，兩虛相得，乃客其形”來看，楊上善的標點是正確的。

《素問·瘧論》：“瘧者風寒之氣不常也病極則復至病之發也如火之熱如風雨之不可當也。”　王冰注：“復謂復舊也。言其氣發至極，還復如舊。”

王冰注通過對“復”的釋義，說明此處應加標點，“至”應與下文連讀。所以正確標點應爲：“瘧者，風寒之氣不常也，病極則復。至病之發也，如火之熱，如風雨之不可當也。”

古注對句讀的分析，有時通過校勘加以說明。例如：

《素問·氣厥論》：“大腸移熱於胃，善食而瘦人，謂之食㑊。”　林億等新校正：“按《甲乙經》人作又。王氏注云善食而瘦人也，殊爲無義，不若《甲乙經》作又，讀連下文。”

根據林校，句讀應爲：“大腸移熱於胃，善食而瘦，又謂之食㑊。”

《素問·陰陽應象大論》：“按尺寸，觀浮沈滑澀，而知病所生以治，無過以診，則不失矣。”　林億等新校正：“按《甲乙經》作知病所在，以治則無過。下無過二字，續此爲句。”

根據林校，句讀應爲：“按尺寸，觀浮沈滑澀，而知病所生，以治無過，以診則不失矣。”

（四）串講句意

古注常常通過串講的方式解釋文句的具體含義，使文句意義顯明，便於讀者理解。串講又分爲單純串講和串講與釋詞并行。

1. 單純串講　即只講解句子意義，對其中詞的意義不加解釋。例如：

《素問·四氣調神大論》："天氣以急，地氣以明。"　王冰注："天氣以急，風聲切也。地氣以明，物色變也。"

王冰對全句意義進行了串講，指出"天氣以急"是説風聲變得急切，"地氣以明"是説景色變得明淨。

《素問·脉要精微論》："微妙在脉，不可不察。察之有紀，從陰陽始。"　王冰注："推陰陽升降，精微妙用，皆在經脉之氣候，是以不可不察，故始以陰陽爲察候之綱紀。"

此句沒有疑難字詞，王冰通過串講，把原文所表達的内容解釋得更加透徹。

2. 串講并釋詞

（1）在串講原文的同時，把疑難詞語單獨列出加以解釋。例如：

《太素·陰陽雜説》："陰争於内，陽擾於外，魄汗未藏，四逆而起，起則動肺，使人喘喝。"　楊上善注："五藏爲陰，内邪陰氣，以傷五藏，故曰争内；六府爲陽，外邪陽氣，以侵六府，故曰擾外。皮毛腠理也，肺魄所主，故汗出腠理，名魄汗也。藏，猶閉也。陰陽争擾，汗出腠理未閉，寒氣因入，四支逆冷，内傷於肺，故使喘喝。喝，喘聲，呼割反。"

由於該句經文較長，楊上善在串講前半部分後，認爲有必要對"藏"字加以解釋，所以訓釋作"藏，猶閉也"，然後接續前文進行串講，串講後又對"喝"進行解釋及注音，指出"喝"在文中爲"喘聲"義。

（2）在串講原文的同時，把疑難詞語的意義反映在串講中。這種情況需要讀者讀注時仔細對照原文，準確找到所釋詞語的意義。例如：

《太素·知官能》："余聞九針於夫子衆多矣，不可勝數。余推而論之，以爲一紀。"　楊上善注："言道之博大不可勝數。余學之於子，推尋究問其理，十有二載。"

楊上善在串講句意的同時，用"十有二載"解釋了原文的"一紀"。

（3）在串講原文的同時，不僅把疑難詞語的意義反映在串講中，還單獨解釋該詞語。例如：

《太素·五藏脉診》："死心脉來，前曲後居，如操帶鈎，曰心死。"楊上善注："心脉來時，按之指下覺初曲後直，如操捉帶鈎，前曲後直，曰心死脉。居，直也。"

"居"作"直"講比較少見，因此楊上善不僅在串講中寓含其義，還在串講後單列訓釋。

（五）推求言外之意

有些原文字面上難點不多，但是却飽含深意，因此前人在注釋時，會對文句的内在含義做一些推求和發掘，使讀者加深對文意的理解。例如：

《素問·生氣通天論》："是以聖人陳陰陽，筋脉和同，骨髓堅固，氣血皆從。"　王冰注："從，順也。言循陰陽法，近養生道，則筋脉骨髓，各得其宜，故氣血皆能順時和氣也。"

王冰首先解釋了"從"義爲"順"，然後揭示了"陳陰陽"的目的是要循陰陽之法，得養生之道，如此才能氣血皆順。王冰注通過分析句意，闡釋出了原文隱含的"陰陽法"和"養生道"的因果關係。

《素問·金匱真言論》："陰中有陰，陽中有陽。"　王冰注："言其初起與其王也。"

這條注文揭示了原文的内涵。"陰中有陰"講的是事物初起之微弱，"陽中有陽"講的是事物發展之强盛。聯繫本篇下文"平旦至日中，天之陽，陽中之陽也""合夜至雞鳴，天之陰，陰中之陰"，可以看出王冰對原文的理解準確。

（六）揭示章旨

古注常常通過揭示章旨，説明一段或一章内容的思想要旨。如清·張志聰的《素問集注》，把第一卷《上古天真論》《四氣調神大論》《生氣通天論》《金匱真言論》四篇概括爲"以上四篇，論精神氣血"，這是對這幾篇章旨的揭示，對於我們掌握全卷的思想内容非常重要。

對一書内容的提要，如滑壽在《難經本義》中對《難經》内容的歸納與提示：

今觀一難至二十一難皆言脉，二十二難至二十九難論經絡流注始終長短度數，奇經之行及病之吉凶也。其間有云：脉者非謂尺寸之脉，乃經隧之脉也。三十難至四十三難言榮衛三焦藏府腸胃之詳。四十四五難言七沖門乃人身資生之用、八會爲熱病在内之氣穴也。四十六七難言老幼寤寐，以明氣血之盛衰，言人面耐寒以見陰陽之走會。四十八難至六十一難，言診候病能藏府積聚泄利傷寒雜病之别，而繼之望聞問切，醫之能事畢矣。六十二難至八十一難言藏府榮俞用針補瀉之法，又全體之學所不可無者。此記者以類相從，始終之意備矣。

由此可以看出，在揭示章旨時，古注非常靈活。小到對幾句話的分析，大到對幾篇文章甚至對全書的總論。但是不論長短，都起到對原文概括總結的作用。

四、闡發醫理

闡發醫理是古醫籍注釋的重要內容。兩千年來，關於中醫理論與臨床的許多真知灼見，往往就融於古注的字裏行間，這是我們讀注文時要特別用心領悟體會的。

（一）推究立論原委

這類注釋不拘於原文詞語的釋義和句意的串講，而是通過對立論原因的說明，使醫理得到進一步的闡述。例如：

《太素·熱病決》："其未滿三日者，可汗而已；其滿三日者，可寫而已。" 楊上善注："未滿三日，熱在三陽之脉，皮肉之間，故可汗而已。三日以外，熱入藏府之中，可服湯藥洩而去也。"

楊上善注并未對原文語句作任何解釋，而是推究了"未滿三日者"可用汗法治愈的原因是"熱在三陽之脉，皮肉之間"，"滿三日者"可用瀉法治愈的原因是"熱入藏府之中"。

《太素·尺寸診》："脉小弱以澀者，謂之久病。" 楊上善注："小弱以澀，是陰陽虛弱，故是久病。"

脉小弱而澀，爲何是久病呢？楊上善注在二者之間僅僅補入"陰陽虛弱"四字，便使醫理變得顯豁，即脉小弱而澀反映陰陽虛弱，陰陽虛弱故爲久病。

《注解傷寒論·辨脉法》："榮氣微者，加燒針，則血流不行，更發熱而躁煩也。" 成無己注曰："衛，陽也；榮，陰也。燒針益陽而損陰。榮氣微者，謂陰虛也。《內經》曰：陰虛生內熱。方其內熱，又加燒針以補陽，不惟兩熱相合而榮血不行，必更外發熱而內躁煩也。"

成無己注不僅以推溯原委的方式闡述了《傷寒論》此段所涉及的醫理，而且還徵引了《內經》原文加以印證。

（二）據文闡發己見

這類注釋對醫理的闡發十分靈活，在醫籍訓詁中亦十分普遍。或隨句議論，或隨篇發揮，有對學術分歧的辨證，有對自己獨到見解的論述。例如：

《素問·生氣通天論》："陰不勝其陽，則脉流薄疾，并乃狂。" 王冰注："薄疾，謂極虛而急數也。并，謂盛實也。狂，謂狂走或妄攀登也。陽并於四支則狂。《陽明脉解》曰：四支者，諸陽之本也，陽盛則四支實，實則能登高而歌也。熱盛於身，故棄衣欲走也。夫如是者，皆爲陰不勝其陽也。"

王冰首先解釋了"薄疾""并""狂"三個詞的具體所指，接著說明出現狂證的原因是陽盛實於人的四肢，并引用《陽明脉解》加以證明，最後總結了"登高而歌""棄衣欲走"皆爲"陰不勝其陽"的表現。注文分析了病因，列舉了症狀，有醫經的引證，有簡短的小結，内容十分豐富。

《素問・四氣調神大論》:"所以聖人春夏養陽,秋冬養陰,以從其根。" 王
冰注:"陽氣根於陰,陰氣根於陽。無陰則陽無以生,無陽則陰無以化。全陰則陽
氣不極,全陽則陰氣不窮。春食涼,夏食寒,以養於陽;秋食温,冬食熱,以養於
陰。滋苗者,必固其根;伐下者,必枯其上。故以斯調節,從順其根。二氣常存,
蓋由根固。百刻曉暮,食亦宜然。"

這段注文是王冰對《四氣調神大論》最後一段小結的醫理發揮,它完全不受原文的拘
束,從"根"一詞推演,提出了"陰陽互根"的學術思想,并以"滋苗""伐下"兩個例子,
説明"從順其根"的重要。

第二節 基本訓詁方法

文字是記録語言的符號,要研究古代文獻語言,可以從文字入手,因此訓詁的方法之一
是"因形求義";文字從本質上來説是記録語言的,也就是記録音義的,但文字與音義結合
的方式有許多種,極其複雜,比如有的雖爲此形而并非此義(通假),有的形雖不同但音近
以致義通(同源字),這些情況都要用到"因聲求義"的訓詁方法。

一、因形求義

"因形求義"是指根據文字的形體解釋字詞的意義。漢字屬於表意文字,構造字形的原
則是據義構形,因此,根據保留了原始構形意圖的字形能够分析得到字的基本含義。特別是
對於用象形、指事、會意三種方法所造的字而言,"因形求義"的方法對解釋詞義有較大的
幫助。而對於占漢字 90% 以上的形聲字而言,也可以根據字的形符,推求其意義範疇。

"因形求義"的觀念在先秦時期已經產生,如《左傳・宣公十二年》:"夫文止戈爲武。"
《昭公元年》:"於文皿蟲爲蠱。"《韓非子・五蠹》:"自環爲厶(私)""背厶爲公"等。漢代許
慎《説文解字》一書的字義解釋和字形結構説明互相印證,揭示了漢字的形義統一的原理,
經常用作"因形求義"的文獻證據。例如:

《素問・氣穴論》:"中膂兩傍各五,凡十穴。"《素問・標本病傳論》:"三日背膂
筋痛,小便閉。"

"膂"即"吕"增加肉旁產生的分化字。"吕"的本義是脊椎骨,《説文解字》:"吕,脊
骨也。象形。"段玉裁注:"吕象顆顆相承,中象其系聯也。"根據許慎的注解和段玉裁的分
析,"吕"是象形字,象相連的骨頭,字形可以印證脊椎骨這一本義。《素問・氣穴論》所謂
"中膂"正指脊椎骨,由於居於一身之中,故名中膂。中膂兩旁各有五穴,兩兩相對。《標本
病傳論》中"背膂"之"膂"亦指脊椎骨。《説文解字》同條還提到另一個字形:"膋,篆文
吕。""膋"是在"吕"之後造的從肉旅聲的形聲字。用法上,《詩經》《尚書》皆用"旅"代

替"吕""脊",如《泰誓》"旅力既愆",《小雅》"旅力方剛"。"吕"的字形與本義相契合,通過字形的分析可以加深對本義的認識、明確與之相關的字形,而本義的確證也有助於發現并證明通假用法。例如,牛、羊、豬等脊椎骨兩側的嫩肉俗稱"里脊","里脊"即爲"吕脊"音近而訛後的俗寫。

《傷寒論·辨太陽病脉證并治上》:"欲自解者,必當先煩,迺有汗而解。" 方有執注:"煩字從火從頁。頁,頭也。然則煩者,熱悶而頭痛之謂也。"

《傷寒論·太陽篇》:"大煩而口噤不能言。" 成無己注:"煩,熱也。"

吴瑭《温病條辨·原病篇》:"煩,從火從頁,謂心氣不寧,而面若火爍也。"

方有執、成無己、吴瑭三家的注釋,雖然對"煩"有不同的表述,但是均以《説文解字》的説法爲依據。《説文解字》:"煩,熱頭痛也。從頁從火。""煩"是由"火""頁"兩部分構成的會意字,"頁"的本義爲頭,《説文解字》:"頁,頭也。""煩"的字形、本義相一致,通過對字形的考察可以更加清晰地認識本義。而對本義的正確分析,對理解文獻中的具體用法有很大的幫助。

"吕""煩"二字分別是用象形意味較濃的象形、會意的方法造字的,而在漢字中占大多數的形聲字,其形符同樣具有示義的功能。雖然形聲字形符所表示的大都是比較抽象的意義類別,但是也可以在一定程度上輔助詞義的判定。例如,"疒"部的本義表示疾病,常見的有疾、病、痛、疽、痔、瘧、疫等;疲、瘦也在"疒"部,是因爲古人把疲勞和瘦弱都看作病態;瘥、癒在"疒"部,則是古人認爲病好了也是疾病發展的一個階段。所以當看到一個不認識的"疒"部字,我們可以大致判斷它的意義屬於疾病的範疇。

運用"因形求義"的方法,需要特別注意兩點。

1. 要找到保留了原始構形意圖的字形 只有造字時的字形才是與本義相對應的,才可以用於考察字的本義及以本義爲出發點的引申義。如果用變異了的字形去推求字義,結果往往是穿鑿附會。許慎在《説文解字叙》中所批評的"馬頭人爲長,人持十爲斗,虫者屈中也",就是漢代人根據隸書對在古文字階段產生的字做出的錯誤的字形分析,這樣的分析勢必影響對文字本義的判斷。雖然許慎作《説文解字》意在對字形做出合乎構形理據的分析,但是他所處的時代能見到的篆字以前的文字材料非常有限,所以失誤之處在所難免。如《説文解字》對"爲"字的訓釋:"爲,母猴也。其爲禽好爪,爪,母猴象也;下腹爲母猴形。"許慎依據小篆形體"𤔛"認爲"爲"的本義是母猴。而在甲骨文中,"爲"作"𤔾",象以手牽象之形,以此表示作爲之義。可見許慎根據變異了的字形所作的解釋迂曲且錯誤。因此在參考《説文解字》進行字形分析的時候,我們也要善於分辨《説文解字》的正誤。

2. 要準確分析文字結構 只有對保留了原始構形意圖的文字做出正確的結構上的拆分,才能夠有效地解釋文字所記錄的詞義。由於漢字中形聲字占大多數,很多形聲字的聲符隨著語音的歷史演變變得與整字的聲音不再相同,這就導致在根據字形推求字義時容易把形聲字誤作會意字進行曲解。如明代李念莪《内經知要》對"活"字的解釋:"古人制活字,從水從舌者，言舌水可以活人也。舌字從千從口，言千口水成活也。"其實"活"並不是由水、千、口構成的會意字，而是從水昏聲的形聲字，其中的"舌"是"昏"的訛變，段玉裁《說文解字注》："凡昏聲字，隸變皆爲舌，如括、刮之類。"在判斷形聲字時，段玉裁所用的這種類比同聲符字的方法經常會見效。

二、因聲求義

根據古音推求古義的訓詁方法叫作"因聲求義"。歷來的注釋家在注疏中都用到因聲求義的訓詁方法。但是把這種方法進行理論上的概括，在實踐中加以純熟地運用卻從清代開始，這與當時古音學的發達是密不可分的。當時的學者認爲，如果不明古音，就不能確切地了解古義，不了解古義就談不上讀古書。比較有代表性的觀點如顧炎武曰："故愚以爲讀九經自考文始，考文自知音始。"（《音學五書·答李子德書》）段玉裁曰："學者之考字，因形以得其音，因音以得其義。治經莫重於得義，得義莫切於得音。"（《廣雅疏證序》）王念孫曰："竊以訓詁之旨，本於聲音……今則就古音以求古義，引申觸類，不限形體。"（《廣雅疏證序》）王念孫之子王引之繼承其學問，指出："詁訓之指，存乎聲音。字之聲同聲近者，經傳往往假借。學者以聲求義，破其假借之字而讀以本字，則渙然冰釋；如其假借之字而強爲之解，則詁籀爲病矣。"（《經義述聞序》）這些論述都說明了"因聲求義"的重要性。

"因聲求義"的訓詁方法常用來解決通假問題。古文中的通假現象十分普遍，不明通假很難讀懂古書。據古音以求通假，除了樹立推尋本字的觀念外，還要注意必須有充分的例證、足够的文獻資料證明某字確曾與某字通假。否則，只憑古音相同或相近而濫言通假，就近於游戲之言了。

馬王堆醫書《五十二病方》："瘛者，傷，風入傷，身信而不詘。"

其中"信"是"伸"的通假字，與"詘"（今作"屈"）相對。"信"的本義是信用，在"身信而不詘"中用本義講不通，所以要考慮通假的情況。從古音上看，"信"是心母真部，"伸"是書母真部，二者韻部相同聲母相近，語音上可以相通。"信""伸"的通假用法在古文中很常見，如《易·繫辭下》："往者屈也，來者信也。"陸德明釋文："信，本又作伸。"《荀子·不苟》："剛強猛毅，靡所不信，非驕暴也。"楊倞注："信，讀爲伸。古字通用。"《漢書·司馬遷傳》："乃欲卬首信眉，論列是非。"顏師古注："信，讀曰伸。"

運用"因聲求義"的訓詁方法，需要學習音韻學的知識，掌握語音演變的規律，這樣才可以通過變化了的聲音求得語詞的本來面貌，這種方法尤其適用於一些讀音、字形發生了變化的名物詞訓詁。例如：

《傷寒論·辨太陽病脉證并治中第六》"抵當湯"："太陽病，六七日表證仍在，脉微而沉，反不結胸；其人發狂者，以熱在下焦，少腹當鞭滿，小便自利者，下血乃愈。所以然者，以太陽隨經，瘀熱在里故也。抵當湯主之……水蛭，熬，虻蟲，去翅足，熬，各三十個，桃仁去皮尖，二十個，大黄，酒洗，三兩。"

成無己《傷寒明理論》："血蓄於下，非大毒駃劑，則不能抵當其甚邪，故治蓄血曰抵當湯。"

方有執《傷寒論條辨》："抵當之當，去聲。抵，至也。至當不易之正治也。"

"抵當湯"的主藥是水蛭。爲何以"抵當"命名呢？成無己認爲"抵當"與"抵擋"義同；方有執則把"抵當"理解爲"至當"，即"最爲恰當"之義。但是不論"抵擋"還是"至當"，都可以用來説任何一種方藥的功效，而并没有反映出"抵當湯"的特點。針對這個疑點，錢超塵在《中醫古籍訓詁研究》一書中對"抵當湯"之"抵當"做了詳盡的考證。

考《爾雅·釋蟲》云："蛭蝚，至掌。"郭璞注："未詳。"又考《説文》卷十三上蟲部亦訓"蛭蝚，至掌也"，許訓取自《爾雅》。段玉裁注："《本草經》水蛭味鹹，一名至掌，是《名醫》謂即水蛭也。"案段氏此注至爲精當確切。《爾雅》《説文》之"至掌"即《本草》之"水蛭"，《名醫別録》云，水蛭一名蚑，一名至掌。古音"至""蛭"的聲母屬於端紐，與"抵"爲雙聲而音近；"掌"的古音在陽韻章紐，"當"的古音在陽韻端紐，端紐與章紐古音均爲舌音雙聲，則"掌"與"當"古音相同。可見，"至掌"即"蛭當"亦即"抵當"，又音轉爲"蚑唐"，均屬一聲之轉，通名"水蛭"，俗名螞蟥。本方有"水蛭"，故名爲"抵當湯"，非"抵擋""恰當"之意。考諸方劑，訓"抵當"爲"水蛭"，亦完全符合醫理。

這段考證運用"因聲求義"的訓詁方法，根據"古無舌上音"的古音演變規則，説明"抵當"與水蛭的異名"至掌"音近。"抵當湯"之所以以"抵當"爲名，因爲它的主藥是水蛭。文理醫理均安，可謂論證確鑿。

"因聲求義"又不限於破通假，還常用於推求名物之源。傳統訓詁所謂的"聲訓"就是用"因聲求義"的方法推求詞源，如《説文·一部》："天，顛也。至高無上，從一大。"《示部》："禎，以真受福也。從示真聲。"《釋名·釋形體》："皮，被也，被覆體也。""膚，布也，布在表也。""骨，滑也，骨堅而滑也。""肉，柔也。""血，濊也，出於肉，流而濊濊也。"需要注意的是，這種用音同音近的字推求命名之源的方法，如果尺度把握得不嚴格，往往容易失於隨意。在引用古人的"聲訓"時，也要從中鑒別出合理的成分。例如：

《説文·疒部》："瘺，半枯也。"　　段玉裁注："瘺之言偏也。"

段玉裁"瘺之言偏"的訓釋是聲訓，作訓的目的在於推求"瘺"的命名之源。"瘺""偏"的聲符皆爲"扁"，古音相同。根據聲音關係及同聲符字，可以推測"瘺"的意義與"偏"相關。《素問·生氣通天論》："汗出偏沮，使人偏枯。"王冰注曰："夫人之身，常偏汗出而濕潤者，久久偏枯，半身不隨。"可見"偏"有"半"義。古籍中多見訓"偏"爲"半"的訓釋，《左傳·閔公二年》："衣身之偏。"杜預注："偏，半也。"《吕氏春秋·士容》："故火燭一隅，則室偏無光。"高誘注："偏，半也。"《説文解字》"半枯"即《素問》"偏枯"，指半身不遂症。古人在給半身不遂症命名時，抓住了它"偏"的特點，因此使用了"偏"這個讀音。在使用過程中"偏"分化出"瘺"，專指半身不遂症，"偏""瘺"是同源詞。

第三節　常見訓詁術語

古人在注釋書籍時逐漸形成了約定俗成的注釋術語，每個術語都有其適用範圍和特定含義。

一、某，某也

"某，某也"主要用於解釋詞義，有時也用來破通假或求語源。例如：

《素問·生氣通天論》："味過於甘，心氣喘滿，色黑，腎氣不衡。"王冰注："衡，平也。"

王冰以近義詞"平"解釋被訓釋詞"衡"。

《素問·生氣通天論》："高梁之變，足生大丁。"　王冰注："高，膏也。梁，粱也。"

王冰注中，術語"某，某也"用於聲訓，被訓釋詞和訓釋詞是通假關係，原文的"高"是"膏"的借字，"梁"是"粱"的借字。

滑壽《難經本義》："鬲者，隔也。凡人心下有鬲膜與脊脅周回相著，所以隔遮濁氣，不使上熏於心肺也。"

滑壽以"隔"訓釋"鬲"，認爲"鬲"的命名源於其"隔遮"的功能，即"鬲""隔"是同源詞，"鬲者，隔也"是求語源以通其音義的聲訓。

二、曰；爲；謂之

"曰""爲""謂之"多用於解釋詞義，并舉時還有辨析同義詞或同類事物之間的細微差別的作用。例如：

《太素·癰疽》："陽氣大發，消腦留項，名曰腦鑠。其色不樂，項痛而刺以針，煩心者死不治。"　楊上善注："腦後曰項。"

楊上善注使用術語"曰"爲"項"做了界定。

《素問·腹中論》："石藥發瘨，芳草發狂。"　王冰注："多喜曰瘨，多怒曰狂。"

王冰注用并舉術語"曰"的方式，解釋"瘨""狂"這兩個既有聯繫又相區別的詞。

《素問·氣穴論》："肉之大會爲谷，小會爲溪。"

這段經文本身就是一則訓詁材料。分別看，它用術語"爲"界定了"谷""溪"各自的意義；而"爲"的對舉，又揭示了"谷"與"溪"的不同。

《難經·五十八難》："傷寒有五：有中風，有傷寒，有濕温，有熱病，有温病。其所苦各不同。"　滑壽《難經本義》："紀氏云：汗出惡風者謂之傷風；無汗惡寒者謂之傷寒；一身盡疼，不可轉側者，謂之濕溫；冬傷於寒，至夏而發者，謂之熱病；非其時而有其氣，一歲之中病多相似者，謂之溫病。"

同屬"傷寒"，又可細分爲五。滑壽在注釋時使用術語"謂之"，分別界定了五者各自的所指，同時也提示了它們之間的差異。

三、謂

"謂"通常用來明確文句中某詞語的具體意義指向，也常用於串講文意等。例如：

《素問·腹中論》："帝曰：善。何以知懷子之且生也？岐伯曰：身有病而無邪脉也。"　王冰注："病，謂經閉也。"

"病"一詞有較高的概括性，此處所説的"病"具體指"經閉"，所以王冰注使用了術語"謂"。

《素問·藏氣法時論》："毒藥攻邪，五穀爲養，五果爲助，五畜爲益，五菜爲充。"　王冰注："藥謂金、玉、土、石、草、木、菜、果、蟲、魚、鳥、獸之類"，"（五穀）謂粳米、小豆、麥、大豆、黃黍也"，"（五果）謂桃、李、杏、栗、棗也"，"（五畜）謂牛、羊、豕、犬、雞也"，"（五菜）謂葵、藿、薤、蔥、韭也"。

王冰通過術語"謂"，説明了"藥""五穀""五果""五畜""五菜"的具體所指。

《素問·平人氣象論》："尺澀脉滑，謂之多汗。"　王冰注："謂尺膚澀而尺脉滑也。"

注文是對經文"尺澀脉滑"的串講。

此外，釋詞時也可以用"謂"。例如：

《素問·奇病論》："治之以蘭，除陳氣也。"　王冰注："除謂去也。陳謂久也。"

《素問·陰陽應象大論》："寒則厥，厥則腹滿死。"　王冰注："厥謂氣逆。"

四、貌

"貌"多用於表示人、事物或動作的性質、狀態。例如：

《素問·風論》："風者，善行而數變。腠理開則洒然寒，閉則熱而悶。"　王冰注曰："洒然，寒貌。悶，不爽貌。"

《素問·離合真邪論》："此邪新客，溶溶未有定處也。"　高士宗《素問直解》："溶溶，流動貌。"

《素問·疏五過論》："嗚呼遠哉！閔閔乎若視深淵，若迎浮雲。"　吳崑注："閔閔，玄遠莫測之貌。"

五、猶

"猶"的常見用法有三：一是用近義詞解釋詞義，二是説明詞的引申義，三是溝通音義關係。例如：

《素問·瘧論》："此榮氣之所舍也。" 王冰注："舍，猶居也。"

"舍"與"居"是近義詞，用近義詞訓釋，所以使用了術語"猶"。

《素問·生氣通天論》："平旦人氣生，日中而陽氣隆。" 王冰注："隆，猶高也、盛也。"

"隆"的本義指山中央高起的地方，引申爲"高""盛"，故用"猶"字加以解釋。

《難經·四十四難》："會厭爲吸門。" 滑壽注："厭，猶掩也，謂當咽物時，合掩喉嚨。"

此例"猶"用於聲訓，滑壽認爲"會厭"之"厭"的語源是"合掩"之"掩"。

六、言

"言"常用於串講文意、闡發言外之意，也用於揭示一些特殊語言結構或修辭手段所表達的意義。例如：

《素問·湯液醪醴論》："黄帝問曰：爲五穀湯液及醪醴奈何？岐伯對曰：必以稻米，炊之稻薪。稻米者完，稻薪者堅。帝曰：何以然？" 王冰注："言何以能完堅邪？"

此注術語"言"用於串講"何以然"一句的文意。

《素問·金匱真言論》："陰中有陰，陽中有陽。" 王冰注："言其初起與其王也。"

這條注文揭示了原文的内涵。"陰中有陰"講的是事物初起之微弱，"陽中有陽"講的是事物發展之强盛。

《素問·脉要精微論》："諸癰腫、筋攣、骨痛，此皆安生？" 王冰注："安，何也。言何以生之。"

"安生"是一個可以有不同解釋的結構。王冰以"言何以生之"，説明"安"在此處是疑問代詞，義爲"怎麽"。

《素問·刺腰痛》："厥陰之脉令人腰痛，腰中如張弓弩弦。" 王冰注曰："如張弦者，言强急之甚。"

注釋中"言"揭示了經文以比喻修辭手段所要表達的意思。

七、之言；之爲言

"之言""之爲言"這兩個術語一般用於聲訓。聲訓是用音同音近的詞進行追溯語源的訓釋。

《難經·二十八難》:"督脉者,起於下極之俞。" 滑壽《難經本義》:"督之爲言都也,爲陽脉之海,所以都綱乎陽脉也。"

滑壽用"都"訓"督"是聲訓,他認爲"督脉"的"督"源於"都"的"匯聚""綱領"義,所以使用了術語"之爲言"。

《傷寒論·辨可下病脉證并治》:"凡服下藥,用湯勝丸。" 成無己注:"湯之爲言蕩也,滌蕩腸胃。"

成無己用"蕩"訓"湯"是聲訓,他認爲"湯"的命名源於其"滌蕩腸胃"的功能。

《廣雅·釋草》:"豆角謂之莢。" 王念孫《廣雅疏證》:"莢之言夾也,兩旁相夾,豆在其中也,豆莢長而端鋭如角然,故又名豆角。"

王念孫用"夾"訓"莢",認爲"莢"之所以名"莢",取義於"夾",豆在當中,兩旁有皮相夾,故名爲"莢"。

八、讀爲;讀作;讀曰

"讀爲""讀作""讀曰"是用於"破讀"的常用術語。"破讀"即用本字改讀通假字。例如:

《素問·痹論》:"經絡時疏,故不通。"于鬯《香草續校書·内經素問》:"通即讀爲痛。痛、通并諧甬聲,故得假借。《甲乙經·陰受病發痹》篇作痛,正字也。此作通,假字也。不省通爲假字,則既言疏,又言不通,義反背矣。而或遂以通爲誤字,則不然。故不煩改通爲痛。"

于鬯認爲經文此處的"通"并非誤字,而是"痛"的通假字。注釋不僅使用術語"讀爲"指明"通"是"痛"的通假字,還說明了兩字的聲音關係,同時引用《甲乙經》說明"痛"是本字,又就上下文分析了作"通"不確切的原因。

《素問·骨空論》:"厭之令人呼噫嘻。" 吳崑注:"厭讀作壓。"

"厭"是通假字,"壓"是本字,所以吳崑注使用了術語"讀作"。

九、讀若;讀如

"讀若""讀如"這兩個術語有時用於單純的注音,有時用於説明通假字。例如:

《難經·八十難》:"經言有見如入,有見如出者,何謂也?"滑壽《難經本義》:"如讀若而。《孟子》書'望道而未之見',而讀若如。蓋通用也。"

此例中的"讀若"并非用於單純注音,而且用於破通假,即説明原文"如"是"而"的通假字。"有見如入,有見如出者"應爲"有見而入,有見而出者"。

十、當爲;當作

"當爲""當作"這兩個術語通常用於校勘文字錯訛。例如:

《素問·腹中論》："必下膿血，上則迫胃脘生鬲。"　　王冰注："生當爲出，傳文誤也。"

《太素·五藏瘻》："腎熱者，色黑而齒槁。"　　楊上善注："槁當爲槁，色黑齒枯槁也。"

《類經·論治類》："嗚呼！窈窈冥冥，熟知其道？"　　張介賓注："熟當作孰。"

第四節　訓詁實例分析

訓詁著作一般可以分爲四類：隨文釋義的訓詁、札記的訓詁、獨立的訓詁、正文的訓詁。隨文釋義的訓詁，即對某一種古籍的隨文解釋，如《黃帝内經素問》王冰注、《太素》楊上善注、成無己《注解傷寒論》等。札記的訓詁是指以札記、隨筆等形式出現的訓詁，如胡澍的《内經素問校義》、俞樾《内經辨言》等。獨立的訓詁指脫離文獻而對詞義訓釋進行的匯編，也就是字典辭書的訓詁，如郭靄春的《黃帝内經詞典》。正文的訓詁，即古籍正文中出現的訓詁，如宋代陳言《三因極一病證方論·勞瘵敘論》："以疰者，注也，病自上注下，與前人相似，故曰疰。"以下主要介紹相對複雜的隨文釋義的訓詁。札記的訓詁可參看本教材文選部分《〈素問〉校記四則》。字典辭書的訓詁及正文的訓詁從形式上看較爲直白，故不做示例性介紹。

古籍注釋一般采用正文、傳注、箋疏（正義）、釋文（音義）等比次合刊的方式。下面分別以《十三經注疏·春秋左傳正義》《太素》《素問》爲代表，說明古注的體例、注釋的方法、術語的運用等諸方面的内容。從中可以看到古醫籍注釋與一般古籍注釋的異同，并了解古人分析問題的方法。

六氣曰陰陽風雨晦明也分爲四時序爲五節六氣之化分而序之則成四時得五行之節 [疏] 注六氣至之節○正義曰六氣并行無時止息但氣有溫暑涼寒分爲四時春夏秋冬也序此四時以爲五行之節計一年有三百六十五日序之爲五行每行得七十二日有餘土無定方分主四季故每季之末有十八日爲土正主日也**過則爲菑陰淫寒疾**寒過則爲冷○菑音災下同**陽淫熱疾**熱過則喘渴○喘昌兖反**風淫末疾**末四支也風爲緩急**雨淫腹疾**雨濕之氣爲洩注○洩息列反下如字**晦淫惑疾**晦夜也爲宴寢過節則心惑亂**明淫心疾**明晝也思慮煩多心勞生疾○思息利反 [疏] 過則至心疾○正義曰上云淫生六疾總謂氣味聲色此云過則爲菑獨謂六氣過耳過即淫也故歷言六氣之淫各生疾也此六者陰陽風雨有多時有少時晦明則天有常度無多少時也今言淫者謂人受用此氣有過度者也陰過則冷陽過則熱風多則四支緩急雨多則腹腸泄注此四者雖各以其氣與人爲病若其能自防護受之不多則得無此病也其晦明亦是天氣不以病人但人用晦明過度則人亦爲病晦是夜也夜當安身女以宣氣近女過度則心散亂也明是晝也晝以營務營務當用心思慮煩

多則心勞敝也陰陽風雨當受之有節晦明當用之有限無節無限必爲蓄害故過則爲蓄也
○注末四至緩急○正義曰人之身體頭爲元首四支爲末故以末爲四支謂手足也風氣入
身則四支有緩急貫達以末疾爲首疾謂風眩也

這是《春秋左傳正義·昭公元年》的一段經文及注疏。大字是《左傳》原文，緊接著原文的小字是晉代杜預的注釋。"○"是間隔號。間隔號之後的小字是唐代陸德明在《經典釋文》一書中爲一些字做的釋音。"〔疏〕"之後是唐代孔穎達對《左傳》原文及杜預注所做的解釋。○前是孔穎達做義疏時寫的提示語，説明他下面要解釋內容的起始，如第一個〔疏〕後小字"注六氣至之節"表明他解釋的是前面的杜預注；第二個〔疏〕後至○前的小字"過則至心疾"表明他解釋的是原文從"過則爲蓄"至"明淫心疾"；在兩個○之間的內容"注末四至緩急"，表明他解釋的是前文杜預注"末，四支也。風爲緩急"。一般來説，如果義疏的內容既有正文又有注文，總是把有關正文的注釋放在前邊，把有關注文的注釋放在後邊。在這兩類內容前都有"正義曰"三個字，指的是孔穎達所作的《春秋左傳正義》。

通過上面的注釋可以看出，注音主要采用兩種方法，一是用同音字，如"蓄音災"；一是用反切，如"喘，昌兗反"。釋詞常用的方法是釋字和串講，釋字如杜預注"末，四支也""晦，夜也"，"明，晝也"；串講如杜預注對"陰淫寒疾"的訓釋"寒過則爲冷"，以串講的方式解釋了"淫"的意思即"過"。孔穎達的義疏則不僅有釋詞，如"過即淫也"，更有對原文義理的分析及疏通，如"六氣并行無時止息，但氣有温暑涼寒，分爲四時春夏秋冬也，序此四時以爲五行之節"是對"六氣曰陰陽風雨晦明也，分爲四時，序爲五節"的串講，"上云淫生六疾，總謂氣味聲色，此云過則爲蓄，獨謂六氣過耳……故歷言六氣之淫各生疾也"是對前後文意的概括。

相對於一般古籍的注釋，醫籍注釋結構上較爲簡單。在正文與注文之外，有的沒有按語，即使有按語，也側重於解釋正文或指出不同版本之間的異文，而較少對注文加以疏通。因而醫籍注釋大都簡潔明了，緊扣原著，易於把握。

黃帝曰治之奈何岐伯曰春夏先治其標後治其本秋冬先治其本後治其標本謂根與
本也標末也方昭反謂枝與葉也春夏之時萬物之氣上升在標秋冬之時萬物之氣下流在
本候病所在以行療法故春夏取標秋冬取本也**黃帝曰便其相逆者奈何**謂適於口則害於
身違其心而利於體者奈何**岐伯曰便此者食飲衣服亦欲適寒温寒無淒淒暑無出汗食飲
者熱無灼灼寒無滄滄**滄滄寒也音倉寒無淒等謂調衣服也熱無灼等謂調食飲也皆逆其
所便也**寒温中適故氣將持乃不致邪僻**五臟之中和適則其真氣內守外邪不入病無由生

這是《太素·順養》的一段正文及唐初楊上善的注文。這段文字的注釋集釋詞、釋音及醫理的串講於一體，很能代表醫籍注釋的特色。訓釋詞義方面，楊上善使用了常見的"某，某也"的格式，如"標，末也""滄滄，寒也"。釋音方面，使用了反切法如"標，方昭反"，直音法如"滄滄，音倉"。其中術語"謂"以具體解釋抽象，如"本，謂根與本也。標，謂枝與葉也""寒無淒等，謂調衣服也。熱無灼等，謂調飲食也"。但"便其相逆者奈何"句下注文中的"謂"用於串講句意，不屬於這種用法。注文從"春夏之時"至"秋冬取本也"是在闡述醫理，正文"乃不致邪僻"下的注文與此相同。

　　　　上古之人其知道者法於陰陽和於術數上古謂玄古也知道謂知修養之道也夫陰陽者天地之常道術數者保生之大倫故修養者必謹先之老子曰萬物負陰而抱陽沖氣以爲和四氣調神大論曰陰陽四時者萬物之終始死生之本逆之則災害生從之則苛疾不起是謂得道此之謂也**食飲有節起居有常不妄作勞**食飲者充虛之滋味起居者動止之綱紀故修養者謹而行之痹論曰飲食自倍腸胃乃傷生氣通天論曰起居如驚神氣乃浮是惡妄動也廣成子曰必靜必清無勞汝形無搖汝精乃可以長生故聖人先之也　新校正云按全元起注本云飲食有常節起居有常度不妄不作太素同楊上善云以理而取聲色芳味不妄視聽也循理而動不爲分外之事**故能形與神俱而盡終其天年度百歲乃去**形與神俱同臻壽分謹於修養以奉天真故盡得終其天年去謂去離於形骸也靈樞經曰人百歲五藏皆虛神氣皆去形骸獨居而終矣以其知道故年長壽延年度百歲謂至一百二十歲也尚書洪範曰一曰壽百二十歲也**今時之人不然也**動之死地離於道也**以酒爲漿**溺於飲也**以妄爲常**寡於信也**醉以入房**過於色也**以欲竭其精以耗散其真**樂色曰欲輕用曰耗樂色不節則精竭輕用不止則真散是以聖人愛精重施髓滿骨堅老子曰弱其志强其骨河上公曰有欲者亡身曲禮曰欲不可縱　新校正云按甲乙經耗作好**不知持滿不時御神**言輕用而縱欲也老子曰持而盈之不如其已言愛精保神如持盈滿之器不慎而動則傾竭天真真誥曰常不能慎事自致百病豈可怨咎於神明乎此之謂也　新校正云按別本時作解**務快其心逆於生樂**快於心欲之用則逆養生之樂矣老子曰甚愛必大費此之類歟夫甚愛而不能救議道而以爲未然者伐生之大患也**起居無節故半百而衰也**亦耗散而致是也夫道者不可斯須離於道則壽不能終盡於天年矣老子曰物壯則老謂之不道不道早亡此之謂離道也

　　這是《素問·上古天真論》的一段正文及唐代王冰的注釋、宋代校正醫書局林億等人的新校正。其中緊接著正文的是王冰注，王冰注之後空一格是林億等人的新校正。王冰這部分注釋的特點，就是引用了大量的文史書及醫書來證明正文及自己釋文的正確性。文史書引用了《老子》《廣成子》《尚書》《禮記》《真誥》等，其中有些著作現今已經亡佚，注文就成爲我們輯佚的寶貴資料。醫書主要大量引用了《靈樞》《素問》，從引用情況可以看出王冰對《內經》的熟稔及把握的準確。在王冰的注釋中，術語"謂"與一般的用法有所不同，需要注意。如"上古，謂玄古也"的"謂"是用來解釋詞義的，這是《素問》王冰注特有的習慣用法；"知道，謂知修養之道也"的"謂"則是常見的用法，即以具體內容來解釋抽象或比較寬泛的內容。正文"不知持滿，不時御神"下注文所用的"言"，是用以揭示句子含義的術語，"輕用而縱欲也"是對正文要旨的恰當概括。

　　林億等人的新校正既針對正文，也針對王冰的注以及不同版本之間的異同。第一條新校正説明全元起注本與王冰注本在該句文字上的不同，接著以"《太素》同"來佐證，再引楊上善注串講句意。第二條新校正是對正文"以耗散其真"之"耗"的校勘："按《甲乙經》

耗作好"。新校正雖未對該條校勘做其他說解，但是結合正文上一句"以欲竭其精"來看，此句作"以好散其真"更佳。"欲"與"好"（hào）、"竭"與"散"、"精"與"真"相對爲文，對仗更爲工整，校勘之意不言自明。第三條新校正是對原文"不時御神"之"時"的校勘，"別本時作解"即其他版本的正文作"不解御神"，這兩種解釋都講得通。

通過對以上注釋實例的分析，我們可以看到古籍注釋內容豐富、涉及面廣。古人注釋的方法靈活多樣，隨文施用。在注釋術語的使用上，既遵循常法，又有個人的風格習慣。因此我們在讀古注時要認真分析體會，學會判斷古注的是非得失，從而通過古注更加準確地把握原文。

第四章

詞　彙

第一節　詞與詞義

一、詞與語素

一般來説，詞是最小的能够獨立運用的有意義的語言單位。詞都代表一定的意義，有些詞的意義比較實在，是實詞，如"日"表示"太陽"；"地"表示"地球""地殼""土地"等含義；"肝火"，"中醫指由於肝的功能亢進而引起的火氣"或是"容易急躁的情緒"等。有些詞的意義比較抽象，如"之""然""而""則"等，它們在句中主要是具有一定的語法意義，屬於虚詞。

詞是句子中能够獨立運用的最小的語言單位。有些詞組也可以獨立運用，但是還能再分割，如"黄帝内經"是由"黄帝"和"内經"兩個詞構成的詞組。

語素是構詞的單位，如"聳立"這個詞可以再分割爲"聳"和"立"兩個語素，它們都有意義。"聳"指"高高直立"，"立"指"竪立"。語素是語言中有意義的最小單位，它比詞小。語素和詞都是語言單位，但是二者是有區别的，句子由一個個的詞構成，而詞由語素構成，詞可以獨立運用，語素則不一定都能獨立運用。

在古代漢語中，一個語素通常與一個單音節詞對應，有時與複音節詞對應。

二、詞的構造

詞由語素構成，詞的構造可以從音節、意義等角度進行分析和歸納。

（一）單音詞與複音詞

由一個音節構成的詞是單音詞，如"天""地""人""疾""病""豆""嘉""瞤""謐""陶""祇""墐""鼃""贏"。

漢語早期出現的詞彙大多是單音詞。從詞的角度看，是一個詞；從語素的角度看，是一個語素；從書寫上看，就是一個字。

由兩個或兩個以上音節構成的詞是複音詞，如"寒族""寸口""尚書""屈服""峻峭""帷幕""括地志""形單影隻"。

漢語詞彙發展的總趨勢是復音化，產生大量複音詞的原因主要有兩個：一是由於有太多同音的單音詞；二是有太多同義的單音詞。二者都會妨礙語言的交際功能以及詞表達概念的功能。因此，漢語很早就開始向複音化發展了。古漢語中已有相當數量的複音詞。據粗略統計，現代漢語中雙音節詞占了 70% 以上。

（二）單純詞與合成詞

1. 單純詞 單純詞是只有一個詞素構成的詞。單純詞不管有多少音節，各個音節都不能單獨表示意義，只有音節合起來才表示意義。最簡單的單純詞是單音節的，如"人""月""鳥""食""百"等。多音節的單純詞比較特殊，如"參差""琉璃""輾轉""窈窕"等聯綿詞，盡管由兩個音節組成，但只有合在一起才表示意義。這類聯綿詞最早都是雙聲、疊韻，後來出現了非雙聲疊韻聯綿詞，如"瑪瑙""蝴蝶""蜈蚣"等。重言詞也是一種單純詞，構成重言詞的兩個音節是相同的，彼此作爲一個整體才表示一個詞義。如《詩經·國風·桃夭》："桃之夭夭，灼灼其華。""夭夭""灼灼"是形容茂盛、鮮豔的樣子。《素問·寶命全形論》："見其烏烏，見其稷稷，從見其飛，不知其誰？""烏烏""稷稷"都是形容氣盛，如同群鳥飛翔或黍稷繁茂的樣子。

多音節的單純詞在古代注釋中有時被拆成兩個詞來解釋，這是非常錯誤的，是不了解詞義與語素義關係的結果。如"披靡"是指草木隨風偃仆的樣子，也用來比喻軍隊的潰敗。《史記·項羽本紀》有"漢軍皆披靡"。張守節正義云："靡，言精體低垂。"單講"靡"字之義，將聯綿詞無端拆解開來，是望文生義的解釋。又如《詩經·關雎》中的"窈窕"是聯綿詞，兩個音節合在一起表示美好的樣子，揚雄在《方言》卷二却說"美狀爲窕，美色爲豔，美心爲窈"，這是不懂詞彙結構規律的錯誤。因此，古代漢語的研究應該注意分析詞義和語素義。

2. 合成詞 合成詞是由兩個或兩個以上語素構成的詞。詞中的語素有詞根和詞綴兩大類。詞根是有實在意義，能出現在合成詞中不同位置的語素。詞綴則不能自由出現在合成詞的各個位置上，只能附在詞根的前面或後面。常見的詞綴有"阿""老""子""兒"等，它們在古代就已經出現了。

合成詞按照內部語素的關係還可分爲并列式、偏正式、陳述式、支配式、補充式、重疊式等。

（1）并列式 并列式詞前後兩個語素地位平等，如"詁訓""孤獨""天地"等。

（2）偏正式 偏正式詞前面的語素修飾限制後面的語素，如"王師""山谷""朝堂""爆發""躬行"等。

（3）陳述式 陳述式詞前面語素是被說明的對象，後面語素表示說明的情況，如"肝鬱""耳鳴""口吃"等。

（4）支配式　支配式詞前面語素表示動作行爲，後面語素表示動作支配的对象，如“如廁”“復故”“悦耳”等。

（5）補充式　補充式詞前面語素表示動作行爲，後面語素是動作的結果或趨向，如“醉死”“推廣”“發明”等。

三、詞義

詞義是對客觀事物現象的反映。它反映的是客觀事物現象的一般的或本質的特點，概括性很强。另外，詞義也是社會約定俗成的，具有社會性。詞義還具有模糊性，詞義反映客觀事物的特徵，也只有一個大致的範圍或相對的界限。

漢語詞義具有模糊性，在自然科學領域某些概念詞無法表示單一、確切的概念，這也是中醫術語學習中最大的障礙。概念是一種思維形式，屬於邏輯範疇，反映概念的語言要求單一和同一。而漢語詞義往往一詞多義，只有在一定語言環境中，詞義才能具體化。如“夏三月，此謂蕃秀。天地氣交，萬物華實。夜臥早起，無厭於日。使志無怒，使華英成秀，使氣得泄，若所愛在外。此夏氣之應，養長之道也。”（《素問·四氣調神大論》）“氣”是中醫理論中典型的術語，“天地氣交”的“氣”指的是天地陰陽之氣，“使氣得泄”的“氣”指的是夏天人體内部容易鬱滯的氣。“氣”的概念内涵較多，必須結合具體上下文來理解。又如，“萬物華實”的“華”是開花的意思，而“使華英成秀”中的“華英”則是用鮮花比喻人的容色。漢語詞義非常强調語境，在不同的語境中，即使同一個詞也有不同的含義。

第二節　詞義的内部系統與詞際關係

一、詞義的内部系統

掌握古代漢語詞彙，不僅要注重詞義研究，認識到詞義的系統性，掌握一詞多義、本義與引申義的規律性，還要注重單義詞與多義詞、同義詞與反義詞、同源詞與滋生詞等多種詞際關係。

（一）詞的義項

詞的固定意義在詞典中以義項的形式記録下來。義項是詞在詞典中的意義單位。如《辭源》中“告”這個詞有“上報”“告訴”“古時休假曰告”“揭發、控訴”“請、求”等義項。詞的義項排列通常按照本義、引申義的次序。這也反映了該詞詞義發展的歷史。一個詞的詞義由本義到引申義所形成的系統叫作義列。

（二）詞的本義與引申義

1. 詞的本義　詞的本義是指該詞產生時的意義。由於文獻語言材料的滯後性，難以完全了解詞語産生時的意義，因此，詞義學關於詞的本義一般是指文獻語言材料所能證明的最早意義。

　　漢字屬於表意體系的文字，造字之初一般是意寓於形；古代漢語又以單音詞爲主，基本上一個字便是一個詞。因而詞的本義與字的形體關係密切，分析漢字的形體結構是掌握本義的一個基本方法。漢字的形體結構是指甲骨文、金文、篆文的形體，因爲這些文字距離造字的時代相對接近，形體結構大體能反映它們所要表示的意義。許慎的《説文解字》就是通過分析篆文的形體闡述本義的典範字典。例如，"向"字的本義許慎解釋爲："向，北出牖也。從宀，從口。《詩》曰：塞向墐户。""宀"表示房子，房子北部開一個口，就是窗，從字形即可推演本義爲北向的窗户。

　　探討詞的本義，既要注重對於字形結構的分析，依據其形體尋求意義，也須考慮這一本義在文獻語言中有無根據。二者兼顧，方才可信。如"欠"字，小篆作彡。《説文·欠部》："欠，張口氣悟也。象氣從人上出之形。"段玉裁注："悟，覺也，引申爲解散之意。"《説文·口部》"嚏"下曰："悟，解氣也……今俗曰呵欠。"《説文解字》和段注的意思是説，"欠"是個象形字，象口中所出之氣，也就是現在所講的呵欠，這是從字形結構上作的分析。《靈樞·口問》云："人之欠者，何氣使然？"上文提出"人之欠"，下文詢問是什麼氣造成的，很明顯，這個"欠"字應當是呵欠之意。張志聰《黃帝内經靈樞集注》對其中的"欠"有兩條注釋："欠，江左謂之呵欠。""欠者，大呼吸也。"所謂"大呼吸"，就是《説文解字》的"張口氣悟"，亦即張開嘴巴氣解散的意思。《傷寒論·平脉法》："師持脉，病人欠者，無病也。"其中的"欠"也是此義。《儀禮·士相見》："君子欠伸。"賈公彦注："志倦則欠，體倦則伸。"《禮記·曲禮上》孔穎達疏近同。《傷寒論》説醫師診脉時，病人打呵欠，反映病人没有病，而只是精神不振。這是從文獻語言中獲得的根據，如此便可肯定"欠"的本義爲呵欠。

　　詞的本義與詞的基本義是两個不同的概念。詞的本義是從字形結構上反映出來的意義，或是最早在語用中的意義；詞的基本義即常用義，是指在一定歷史時期詞的義項群中經常使用的意義。本義與基本義有的不同，有的相同。比如，"向"字本義爲"北出牖"，是朝北開的窗子，其常用義却是由本義引申出來的"方向"。又如，"書"字，《説文·聿部》："書，箸也。"段玉裁引《説文解字叙》"箸於竹帛謂之書"指出："箸於竹帛，非筆末由矣。"由此可知，"書"的本義是"用筆書寫"，亦即"書寫"。但是它的常用義是由"書寫"義引申而來的"書本"。這是本義與基本義有別的例子。有些詞本義和基本義相同，比如，"付"字，《説文·人部》："付，予也。從寸持物以對人。""寸"是"手"的意思，手拿物給人，所以釋爲"予"，即"給予"義。"給予"既是"付"的本義，也是"付"的基本義。

　　2. 本義與引申義的關係　　掌握詞的本義對於網絡該詞的義項群具有重要的作用。漢語中大部分詞都呈現多義性，多義現象的出現主要是詞義引申的結果。詞義引申是漢語詞彙中最爲常見的現象。它不是主觀願望的産物，而必須受到語言約定俗成的制約，按照一定的方式進行。本義與引申義、先後引申義之間存在著內在的聯繫，兩個意義之間的某種共性便是其內在聯繫的橋梁，借助這一橋梁，一個意義就引申爲另一個意義。

以"白"字爲例，分析本義與引申義的關係，同時説明引申的方法。

"白"字的本義是白色，如《詩·小雅·白駒》有"皎皎白駒，食我場苗"。由白色可以引申爲日光、天明，如蘇軾《前赤壁賦》"相與枕藉乎舟中，不知東方之既白"；由天明可以再引申爲彰明、清楚，如《荀子·不苟》中"身死而名彌白"；由彰明、清楚可以再引申爲得昭雪，如《漢書·田叔傳》有"趙王敖事白，得出"。另外，白色還可以引申爲潔淨，如屈原《橘頌》中"精色內白，類可任兮"；潔淨自然不會藏污納垢，因此可以再引申爲真率、坦白，如《莊子·天地》中"機心存於胸中，則純白不備"；由坦白可以再引申爲稟告、陳述，如《史記·西門豹傳》有"巫嫗弟子是女子也，不能白事，煩三老爲入白之"。"白"字的第三個引申方向是由白色引申爲空白，空無所有，如《舊唐書·苗晉卿傳》中"而奭手持試紙，竟日不下一字，時謂之曳白"就是此義；由空可以再引申爲不付代價地取用，如歐陽修《乞放行牛皮膠鰾》一文中有"更不支得價錢，令人戶白納"。

"白"字的引申情況归纳如下。

白色——日光、天明——彰明、清楚——得昭雪

白——潔淨——真率、坦白——稟告、陳述

白色——空白——不付代價地取用

從分析可以看出，本義與引申義的關係，從疏密程度上説，主要表現爲直接引申與間接引申兩個方面。由本義引申出來的意義，叫作直接引申義，這一引申稱爲直接引申。不是由本義引申，而是由前一引申義引申出來的意義，叫作間接引申義，這一引申稱爲間接引申。如"白"的本義是"白色"，由"白色"引申爲"日光、天明"就是直接引申，"彰明、清楚"和"得昭雪"兩義便是間接引申義。所以"白"有三個直接引申義，"日光、天明""潔淨"和"空白"，其他都是間接引申義了。在詞語的義項排列中，尤其需要注意通過義項的排列次序體現詞語本義和引申義的關係。

3. 引申的基本方式與一般規律

（1）引申的基本方式　引申一般可分爲輻射式、鏈條式和綜合式。

①輻射式：即以本義爲中心，向不同方向直接引申，如同車輻從中心向周圍延伸。

以"气"字爲例。《説文·气部》："气，雲气也。象形。"段玉裁注："气氣古今字。自以氣爲雲气字，乃又作餼爲廩氣字矣。气本雲气，引申爲凡气之偁。象形。象雲起之貌。"《説文·米部》："氣，饋客之芻米也，從米气聲。"段玉裁注："今字借氣爲雲氣字，而饔餼乃無作氣者。"從《説文解字》這兩條與段注可以看出，"气"的本義是雲氣，"氣"的本義是芻米，借"氣"爲"气"，"氣"便爲"雲氣"義，而"氣"的"芻米"義就由"餼"承擔。現

在"氣"又簡化爲"气"。以"气"的本義"雲氣"即氣體爲中心，依據段注"引申爲凡气之稱"的説法，可以輻射引申爲下述意義：構成世界萬物本原的極細微物質、空氣、氣象、氣運、氣候、氣味、氣息、元氣、營衛氣、脉氣、邪氣、針刺氣感、語氣、習氣、氣質、氣勢等。這在古代醫書中有充分的書證，不煩贅引。"氣"的輻射式引申如圖 4-1 所示。

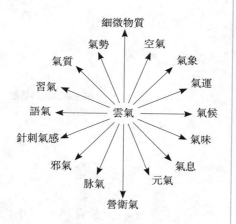

圖 4-1　"氣"的輻射式引申

②鏈條式：即以本義爲出發點，向同一方向遞相引申，如同鏈條一般。如"向"字，本義爲"北窗"，《説文·宀部》："北出牖也。從宀從口。《詩》曰：'塞向墐戶。'"由"北窗"可以引申爲"朝向""向著"，如《戰國策·燕策三》："北向迎燕。"又可進一步引申爲"趨向"，如《三國志·吳書·吳主傳》："是歲，權向合肥新城。"又可進一步引申爲"方向"，如《國語·周語》："明利害之向。"以上"向"的引申鏈條可描述爲：北窗→朝向、向著→趨向→方向。

③綜合式：引申中單純的輻射式和鏈條式引申相對少見，經常出現的是輻射、鏈條兩式兼備的引申，稱爲綜合式。

如"解"字，本義爲分解動物或人的肢體。《説文·角部》："解，判也。從刀判牛角。"《莊子·養生主》"庖丁爲文惠君解牛"的"解"便是"解剖牛"。《史記·扁鵲倉公列傳》"割皮解肌"的"解"則是"分割人體"。由分解動物或人的肢體引申爲一般的解開，如《靈樞·九針十二原》："結雖久，猶可解也。"由"解開"引申爲"離散""縫隙""通達""解釋"等義。《素問·生氣通天論》的"衛氣散解"，是離散義；《素問·繆刺論》的"邪客於足太陰之絡，令人腰痛，引少腹控䏚，不可以仰息，刺腰尻之解"是縫隙義；《靈樞·大惑論》的"故腸胃大則胃氣行留久，皮膚濕，分肉不解則行遲，留於陰也久，其氣不精則欲瞑，故多臥也"是通達義；《素問·熱論》的"不知其解，願聞其故"是解釋義。由"離散"又引申爲"消除""溶解""脱落""排遣"等義。如《素問·評熱病論》的"汗出煩滿不解者，厥也"是消除義；《傷寒論·小建中湯方》的"内飴，更上微火消解"是溶解義；《夢溪筆談·藥議》的"如夏至鹿角解，冬至麋角解"是脱落義；《理瀹駢文》的"七情之病也，看花解悶，聽曲消愁"是排遣義。由"解釋"又引申爲"理解"，如《醫話四則》："遂命之食。飲啖甚健，愈不解。"由消除又引申爲"痊癒"，即疾病消除，如《類證活人書·問表證》："傷風有汗，只與柴胡桂枝湯，或得少汗而解，或無汗自解。"其中由"分解動物或人的肢體→解開→離散→消除→痊癒"，"分解動物或人的肢體→解開→解釋→理解"等引申屬於鏈條式，由"解開"分別與"離散""縫隙""通達""解釋"等組成的引申路徑屬於輻射式，由"離散"分別與"消除""溶解""脱落""排遣"等組成的引申也屬於輻射式。"解"的綜合式引申如圖 4-2 所示。

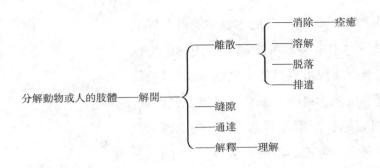

分解動物或人的肢體——解開

離散 ——消除——瘕瘤
——溶解
——脱落
——排遣

——縫隙
——通達
——解釋——理解

图 4-2 "解"的綜合式引申

（2）引申的一般規律　引申的規律通常表現爲意義由具體到抽象、由特定到一般、由實詞義到虛詞義三個方面，其結果是詞義範圍的擴大。這是社會的發展、思維的深化等原因造成的。

①由具體義到抽象義：漢字屬於表意文字範疇，多用以描繪物體的形貌，因此所表示的本義比較具體。但隨著社會的發展、認識的深化和交際的需要，很多詞語的意義逐漸朝抽象化方面變化。如"气"字，本義是雲氣，除了可引申出氣體、元氣、衛氣、脉氣、邪氣等具體意義外，還可以引申出氣質、氣勢等抽象義。《靈樞·陰陽二十五人》云："火形之人……有氣輕財。""氣"爲氣質義。《靈樞·逆順肥瘦》云："無擊逢逢之氣，無擊堂堂之陣。""氣"爲氣勢義。又如"輕"字，《説文·車部》云："輕，輕車也。"段玉裁注："輕本車名，故字從車。引申爲凡輕重之輕。""輕車"是具體義，而意爲分量小的輕重之輕是抽象義。由分量小又可分別引申出用力少、價值低、程度淺，以及輕健、輕率、輕視等義，這些都屬於抽象義。

②由特定義到一般義：本義是指特定的事物，後來演變爲具有該事物特徵的所有事物。特定義與一般義之間存在著一定的聯繫。如"徐"字，本義是安行，亦即緩慢行走，是個特定的意義，引申的結果，凡是緩慢都可用"徐"表示，氣行緩慢、脉行緩慢、手法緩慢、言語緩慢等，這就成爲一般義。《説文解字》段玉裁注對特定義引申爲一般義通常都加以指出。如《説文·一部》："天，顛也。"段注："顛者，人之頂也，以爲凡高之稱。""顛"本義是指頭頂，後來凡是事物的最高處都可以稱爲顛。《説文·牛部》："牲，牛完全也。"段注："引申爲凡畜之稱。""牲"本義指整頭牛，是特定的事物，後來擴大至牲畜的總稱。《説文·炙部》："炙，炙肉也。"段注："其引申之義爲逼近熏炙。""炙"本義指肉放在火上烤，後來凡是放在火上烤都可稱爲炙。《説文·癶部》："登，上車也。"段注："引申之，凡上升曰登。""登"本義特指上車，後來引申爲凡是往上升的都可稱爲登，如登樓、登山、登高、登機等。

③由實詞義到虛詞義：漢字大體先爲實詞義，後來通過假借或引申，方有虛詞義。有關假借的内容本書"漢字"章已有説明，這裏僅舉引申的例子略加説明。如"頗"字，《説文·頁部》："頗，頭偏也。"段玉裁注："引申爲凡偏之稱。"《素問·方盛衰論》"脉動無常，散陰頗陽"的"頗"就是"偏"的意思。由"頭偏"到"偏"是特定義引申爲一般義，但它是實詞義。進一步分析，"偏"有程度的不同，亦即有大偏、小偏的區別，於是"頗"就

有表程度副詞的用法：偏的程度高即爲"很"義，偏的程度低即爲"稍微"義。這些都屬於虛詞義。《串雅序》："質其道，頗有奧理，不悖於古而利於今，與尋常搖鈴求售者迥異。"說其道既"不悖於古"，又"利於今"，并且與一般的走方醫大不相同，可見"頗有奧理"當謂很有奧理，"頗"義爲"很"，表示程度高。《傷寒論·辨霍亂病脉證并治》："下利後，當便硬，硬則能食者愈。今反不能食，到後經中頗能食，復過一經能食，過之一日當愈。"前面講"不能食"，後面說"能食""當愈"，介乎其中的"頗能食"是稍微能食的意思，這樣才層次分明地反映出疾病痊愈的漸進過程。這里的"頗"意爲"稍微"，表示程度低。

二、詞際關係

漢語在發展的過程中產生了大量的詞彙，詞與詞之間有一定的關聯性，它們在意義、功能或讀音上有聯繫，形成同義詞、反義詞、同源詞等關係。

（一）同義詞

同義詞是意義相同或相近的詞。同義詞又分絕對同義詞和相對同義詞。絕對同義詞又叫等義詞，等義詞意義完全相同，在任何語境中都能替換。相對同義詞的意義基本相同，仔細推究有細微的區別。

同義詞的形成原因有四：一是語言發展過程中出現含義相同或相近的詞，是語言豐富性的體現。二是地域原因造成通用語與方言的分化。三是語言運用群體不同造成書面語與口語的不同。四是外來語言和本族語的同時存在。

同義詞可以從意義、範圍、對象、功能、感情色彩等方面進行辨析。

"完"和"備"　二者都有完全的意思。但"完"著重於事物的完整，沒有殘缺，如《孟子·離婁上》："城郭不完，兵甲不多。"《世說新語·言語》："大人豈見覆巢之下復有完卵乎？""備"著重指數量上齊全，沒有遺漏，如《左傳·僖公二十八年》："險阻艱難，備嘗之矣。"《孟子·滕文公上》："且一人之身而百工之所爲備。"

"婚"和"姻"　二者都表示男女雙方的結合，從先秦時代開始已經合用爲複音詞，《左傳·成公十三年》有"寡君不敢顧婚姻"之說。但是它們所指的對象不同，《說文解字》中提到："婚，婦家也。禮娶婦以昏時。婦人陰也，故曰昏。"又說："姻，壻（婿）家也。女之所因故曰姻。"兩者含義在所指男方、女方上有區別。

"饑"和"饉"　二者皆可表示歉收，但是《爾雅·釋天》曰："穀不熟曰饑，菜不熟曰饉。"

同義詞的存在豐富了漢語詞彙，增強了語言表達的能力。在用詞時可以挑選更準確的一個。古代語言強調避免重複，因此在重複表達相同意思時常常換用同義詞。需要強調某個意思時也可以并用同義詞來加強力量。

同義詞經常見於古代醫書。

頸痛，項不得顧，目泣出，多眵瞒，鼻鼽衄。(《針灸甲乙經·六經受病發傷寒
　　熱病中》)

《吕氏春秋·盡數》："處目則爲瞒爲盲。"高誘注："瞒，眵也。"可證"眵""瞒"義同，
并爲"眼屎"義。它們屬於同義名詞複用。

又若經文連屬，難以強分。(《類經序》)

"屬"音 zhǔ，謂"連續"，與"連"同義。《説文解字》："屬，連也。"《廣雅·釋詁二》：
"屬，續也。"《尚書·禹貢》："涇屬渭汭。"孔穎達疏："屬謂相連屬。""連屬"爲同義動詞
複用。

男子脉微弱而澀，爲無子，精氣清冷。(《脉經·平血痹虛勞脉證》)

"清"亦爲"冷"義。《素問》一書中多見此義，王冰屢加釋義，如《五藏生成》篇"腰
痛，足清，頭痛"注："清，亦冷也。"《脉要精微論》篇"腰足清"注爲"腰足冷"。《五常
政大論》篇"其候清切"注："清，大涼也。""大涼"即"冷"。"清冷"是同義形容詞複用。

人之肉苛者，雖近衣絮，猶尚苛也。(《素問·逆調論》)

劉淇《助字辨略》卷二："'尚猶''猶尚'，并重言也。"此處"重言"即同義複用。《禮
記·檀弓上》："伯魚之母死，期而猶哭。"鄭玄注："猶，尚也。""猶"與"尚"并訓作"仍
舊"，連用是同義副詞複用。

（二）反義詞

反義詞是意義相反的詞，可分爲絕對反義詞和相對反義詞。絕對反義詞肯定一方就必然
否定另一方，否定一方也必然肯定另一方，如"真假""動靜""有無"等。相對反義詞也表
示對立、極端、意義有鮮明對比的兩個詞，但是兩者之間有中間現象，如"黑"和"白"之
間有衆多其他顏色，"大"和"小"之間有"中"，"寒"和"熱"之間有"溫""涼"等。

反義詞在古文中常常成對連用，有時表示兩個相反意義的對舉，有時却偏重於其中某一
個詞的含義。也就是説，只有一個詞具有實際意義，另一個只是作爲陪襯。這類反義詞稱爲
偏義複詞。

在古代醫書中連用反義詞語比較多見。例如：

傷寒六七日，目中不了了，睛不和，無表裏證，大便難，身微熱者，此爲實
　　也，急下之，宜大承氣湯。(《傷寒論·辨陽明病脉證并治》)

"表裏"的"表"具有實際意義，"裏"僅作陪襯，"表裏"義偏於"表"。"無表裏證"
謂無表證。既無表證，則有裏證，故下文言"此爲實"，而用大承氣湯急下。"表裏"是反義
名詞複用。

歷十二年，方臻理要。詢謀得失，深遂夙心。(《黃帝内經素問序》)

王冰注釋《素問》，歷經十二年之久，方才掌握了要領。"深遂夙心"的自然是"得"，
"得失"義偏於"得"，是反義動詞複用。

欬家，其脉弦，欲行吐藥，當相人強弱而無熱，乃可吐之。(《脉經·平肺痿肺癰欬逆上氣痰飲脉證》)

久咳常虛，而其人脉弦，自應審察病人體強而無熱，才可用吐藥。是知"強弱"義偏於"強"，是反義形容詞複用。

句中出現一對反義詞，需要分清兩種情況。一是如以上所講偏於其中的一義；二是也有可能是兩個反義詞構成聯合詞組。比較下列例句。

設有人焉，正已奪而邪方盛者，將顧其正而補之乎，抑先其邪而攻之乎？見有不的，則死生繫之，此其所以宜慎也。(《類經·病有真假辨》)

天地之象分，陰陽之候列，變化之由表，死生之兆彰。(《黄帝内經素問序》)

這兩例各有"死生"一語。前例義偏於"死"。對正虛邪盛的病人"見有不的"，自然是"死繫之"。後例謂"死與生"。前講"天地""陰陽""變化"，詞中都是兩個語素義并列，"死生"當然不可能偏義。

凡諸篇類例之體，則論居首，脉次之，大方在前，單方次之，針灸法處末焉。緩急檢之，繁而不雜也。(《醫碥凡例》)

凡診脉，當視其人大小長短及性氣緩急。稱其形性則吉，與本性相乖則凶。(《千金翼方·診脉大意》)

這兩例各有"緩急"一語。前例義偏於"急"。說類例井然有序，以便急時檢之，繁而不雜。後例謂"緩與急"。前說或大或小，或長或短，自然是說或緩或急。

（三）同源詞

同源詞是同一來源的詞。漢語最早以單音節詞居多，因此同源詞也叫作同源字。同源詞必須是語音相同或相近，同時意義相同或相近的幾個詞。意義相近而語音相差很遠，就只能看作同義詞，而不是同源詞。如"巨"和"大"只是同義詞，從語音上來說聲母和韻部都相差很遠。同源詞現象說明漢語詞彙是聚族而成的，音、義功能類似的詞構成同源詞群。

支、枝、肢、翅　《説文解字》："支，去竹之枝也。"《説文解字》："枝，木別生條也。"又："胑，體四肢也。肢，胑或從支。"

抒、紓、舒、攄　《方言》十二："抒，解也。"《左傳·文公六年》："難必抒也。"注："抒，除也。"服虔作"紓"，云："紓，緩也。"《説文解字》："舒，伸也。一曰舒緩也。"《廣雅·釋詁四》："攄，舒也。"

喬、驕、矯、撟、嶠、蹻、翹　《書·禹貢》傳："喬，高也。"《説文解字》："馬高六尺爲驕。"《楚辭·九章·惜誦》注："矯，舉也。"《説文解字》："撟，舉手也。"《爾雅·釋山》："山銳而高曰嶠。"《説文解字》："蹻，舉足行高也。"《廣雅·釋詁一》："翹，舉也。"《詩·周南·漢廣》疏："翹翹，高貌。"

教、效、校、學、斅　《説文解字》："教，上所施，下所效也。""效，象也。"《孟子·滕文公上》:"校者，教也。"《廣雅·釋詁三》:"學，效也。"《書·盤庚上》:"盤庚斅於民"，傳:"斅，教也。"

皮、被、帔　《釋名·釋形體》:"皮，被也，被覆體也。"《釋衣服》:"被，被也，所以被覆人也。"又:"帔，披之肩背，不及下也。"

第三節　詞彙的變化與詞義的演變

一、詞彙的變化

詞彙的變化主要有產生、消亡和替換三種情況。

（一）新詞的產生

從詞彙發展演變的歷史過程看，詞彙的數量是不斷增加的，其重要原因就在於新詞是不斷產生的。新詞的產生一般都是社會發展的結果，新產生的事物需要人們創製新詞加以指稱。

漢代是我國醫藥學非常發達的時期，發展出許多新的醫學名詞。醫聖張仲景所著《傷寒雜病論》中有關醫學的名詞就有 400 多個，如表示病證名稱的傷寒、霍亂、痁疾、惡瘡、亡血、肺絕、短氣、行屍、温瘧、結胸、濕痹、牡瘧、淋秘、支飲、黄疸等。後世中醫學中常用的脉、脉浮、寸、關、尺、表、裏、虛、實等詞都已大量地出現在其著作當中。

又如，與臨床醫學分科相關的醫學名詞的產生和發展。對新產生的相關的醫科名詞，詞彙上的直接表現就是產生了新的分科詞語。《周禮·天官》中將醫生分爲醫師、食醫、瘍醫和獸醫四科。西漢時期，又發展出專門以藥草爲業的醫生，稱之爲"本草待詔"。漢代在周時獸醫的基礎上又有"馬醫""牛醫"的細緻劃分，這便凸顯了漢時馬、牛兩畜對當時軍事、農業兩方面的重要性。魏晉時期，將周時的"瘍醫"稱之爲"折傷醫""金瘡醫"是對外科疾病更爲細緻的稱呼。漢代又新產生出婦科醫生一門，稱之爲"乳醫""女醫""女侍醫"。隋唐之時，關於醫學分科的名稱有了明確的記載。《隋書·百官下》云:"太醫署有主藥、醫師、藥園師、醫博士、助教、按摩博士、祝禁博士等員。"總計有醫、按摩、咒禁三科。唐沿隋制，增加了針灸一科，爲醫、針、按摩、咒禁四科。《通典》云:"隋太醫署令二人。大唐因之，主醫藥，凡領醫、針灸、按摩、咒禁，各有博士。"唐時又在醫科之下再細分爲體療、瘡腫、少小、耳目口齒、角法、針、按摩、咒禁八個專科。可以看出，隋唐時期醫科更爲精細，隨之產生了新的醫科名詞:主藥、藥園師、醫博士、助教、按摩博士、祝禁博士、體療、少小、角法等。宋代醫學的分科比之前更加明晰和系統，并且一直爲後世所效法。宋代影響較大的是元豐九科。《宋史·職官志》云:"太醫局有丞，有教授，有九科醫生額三百人。"《中醫大辭典》"九科"條云:"宋代始分醫學爲九科，即大方脉、風科、小方脉、眼科、瘡腫兼折瘍、産科、口齒兼咽喉科、針灸科、金鏃兼書禁科。"金遼時又增"雜科"一門。元時更分爲十三科。《中醫大辭典》云："元代十三科爲大方脉、雜醫、小方脉、風、産、眼、口齒、咽喉、正骨、金瘡腫、針灸、祝由、禁。"明初亦分爲十三科,《明史·職官志》云："凡醫術十三科,醫官、醫生、醫士,專科肄業:曰大方脉,曰小方脉,曰婦人,曰瘡瘍,曰針灸,曰眼,曰口齒,曰接骨,曰傷寒,曰咽喉,曰金鏃,曰按摩,曰祝由。"明後期分科又有調整,減少了金鏃、按摩、祝由三科,加上痘疹一科,改"接骨"爲"正骨",改"瘡瘍"爲"外科"。清代沿用明制,後期略有變化。

（二）舊詞的消亡

在詞彙發展史上,隨著舊事物的消失,相應的原先指稱這些事物的詞語在後代的語言當中也就消失了。例如,簡、牘、帛、鼎、彝（禮器）、卣（酒器）、缶、豆、籩、弩、弭（五絲繩纏繞的弓）、斫（石斧）、耒耜等古代常見的器物在現代社會中已經消失,於是這些器物的名詞也"死亡"了。

舊詞消亡的另一種情況是由於古人對某些事物或現實現象認識的深入,因此對其類別的劃分也非常細緻,同一種事物或現象就給予了其若干不同的名稱。例如,中國的酒文化源遠流長,早在殷商時期古人便對飲酒有著特別的嗜好,目前所存的最古老的酒即是 1980 年在河南商代後期古墓出土的。甲骨文中也有諸如"酒""醴""鬯（古代宗廟祭祀用的香酒）"等字的出現。秦漢時期,由於時人對飲酒的喜愛,酒的品種隨之大大增多,東漢許慎《説文解字》中就出現了 13 種不同的酒:如醨（濁酒）、醳（兩次釀成的酒）、酤（一夜釀成的酒）、醪（帶渣滓的濁酒）、醨（味薄之酒）、醹（味厚之酒）、釅（濃烈之酒）、醙（白酒）、醍（清薄的紅色酒）、醹（濾去滓汁的清酒）、酏（用黍米釀成的酒）、糟（帶滓的酒）、酎（多次加工而成的酒）。又如我國的絲織業在上古時期就已經高度發達了,傳説黃帝之妃嫘祖始教民育蠶、繅絲,甲骨文中也有較多的糸旁之字。《周禮》記載,周代專門設有掌管"畫繢"之事的官吏,説明當時絲織業分工的細緻和絲織業水準之高,因此相關絲織品的名稱非常豐富,如繒、帛（絲織品總稱）、縞（白色的精細絲織品）、紡（質地稀而輕薄的絲織品）、緹（淺紅色的絲織品）、絹（麥青色的絲織品）、縛（白色的細絹）、練（白色的熟絹）、縹（青白色的絹）、素（白色的生絹）、緹（橘紅色的絲織品）、紈（白色的細絹）、綮（黑紅色的絲織品）、緇（黑色的絲織品）、緅（青赤色的絲織品）等。

以上兩組近義詞反映了古人對酒和絲織品這兩類事物認識的細緻入微,但是隨著社會生活的變化和認識的發展,人們對事物概念的認知會有一個從具體到一般的過程,因爲現在的社會中已經不需要我們再將酒或是絲織品等事物區別得非常細微,也就不需要古人那麼多可以標示事物細微差別的詞語。同時詞語的精簡也會使語言變得更加經濟、簡易,符合經濟性原則,因爲我們可以使用詞語的組合來實現區分小類的目的,如"釅",説成濃烈的酒即可。

（三）詞彙的替換

在詞彙發展演變過程中，替換是一種常見現象。與新詞的産生和舊詞的消亡不同，詞語替換的特點只是改變某類事物或現實現象的名稱，而事物或現實現象本身由古至今却没有變化或變化不大。

食—吃

吃的概念在上古時期用"食"表示。如："碩鼠碩鼠，無食我黍。"（《詩·魏風·碩鼠》）"君子食無求飽，居無求安。"（《論語·學而》）"將食，張，如廁，陷而卒。"（《左傳·秦醫緩和》）"故針有懸布天下者五，黔首共餘食，莫知之也。"（《素問·寶命全形論》）

到魏晉南北朝時期，依然用"食"表示吃的概念。如："帝甚不平，食未畢，便去。"（《世説新語·汰侈》）"春蠶既無食，寒衣欲誰待！"（陶淵明《擬古·其九》）"蜻蛉草際飛，游蜂花上食。"（謝朓《贈王主簿詩》之一）

南北朝也出現了現代漢語"吃"字的前身"喫"。《玉篇·口部》云："喫，啖也。"《説文新附》云："喫，食也。"如："友聞白羊肉美，一生未曾得喫。"（《世説新語·任誕》）

唐代以後，"喫"字使用多了起來，成爲口語中的常用詞，有時也寫成"吃"，此時"喫"字還兼有"飲"的意義，如："子實不得喫，貨市送王畿。"（杜甫《甘林》）（意爲"食"）"喫了早飯，衆頭領叫一個小嘍囉把昨夜擔兒挑了。"（《水滸傳》第十二回）（意爲"食"）"臨歧意頗切，對酒不能喫。"（杜甫《送李校書》）（意爲"飲"）"多吃令人患肚。"（《敦煌變文集·茶酒論》）（意爲"飲"）"胡亂便要買酒喫。"（《水滸傳》第十六回）（意爲"飲"）

屨—履—鞋

春秋時期用"屨"表示現代漢語中"鞋"的概念。如："糾糾葛屨，可以履霜。"（《詩·魏風·葛屨》）戰國時期，繼續用"屨"字，如："巨屨小屨同賈，人豈爲之哉？"（《孟子·滕文公》）"魯人身善織屨，妻善織縞，而欲徙於越。"（《韓非子·説林上》）也有使用原本爲穿鞋義的"履"字指稱"鞋"的情況，如："粗布之衣，粗紃之履。"（《荀子·正名》）"是故聖王作爲宮室，便於生，不以爲觀樂也；作爲衣服帶履，便於身，不以爲辟怪也。"（《墨子》卷一）

漢代以後，"履"取代了"屨"，成爲通用語詞。《方言》云："扉，屨，麤，履也……履，其通語也。"同時"鞵"字産生了，"鞵"即"鞋"，後者爲"鞵"之俗體。《説文解字》云："鞵，革生鞮也。"後來"鞵"又逐漸代替了"履"字，多寫爲俗體的"鞋"字。在唐代"鞋"字就已經作爲通用文字使用了，《干禄字書》即云"鞋"爲通體，"鞵"爲正體。如："或有用大棒束杖，車輻鞵底，壓踝杖桄之屬，楚毒備至，多所誣伏。"（《隋書·志第二十》）"豈辭青鞵脈，悵望金匕藥。"（杜甫《昔游》）"織鞋窄襪，紅茵自稱琵琶拍。"（吕渭老《醉落魄·織鞋窄襪》）

避諱的因素也會導致詞語的替換。如西漢呂后名雉，故雉改稱爲野雞。東漢光武帝名秀，故改秀才爲茂才。晉代避司馬昭的諱，改昭君爲明妃。更典型的是"世"字被"代"字的替換。"世""代"二字在上古之時詞義本不相同，"三代"指夏、商、周三個朝代，"三世"指祖孫三世。唐代爲了避唐太宗李世民的諱，改"世"爲"代"。這個現象在很多唐代文獻中都有反映，如："漢家李將軍，三代將門子。"（王維《李陵詠》）"絕代有佳人，幽居在空谷。"（杜甫《佳人》）"近代釋僧深、崔尚書、孫處士、張文仲、孟同州、許仁則、吳升等十數家，皆有編録，并行於代。"（《外臺秘要序》）

二、詞義的演變

詞義的演變形式主要有擴大、縮小和轉移三種。

（一）詞語意義範圍的擴大

一個詞語原有意義表示的範圍小，今義表示的範圍大，古義（即原有意義）包含在今義中。這是詞語意義演變的主要現象。

1. 名稱範圍的擴大

牙　《説文·牙部》："牙，壯齒也。"段玉裁注："壯齒者，齒之大者也。統言之，皆稱齒稱牙；析言之，則當唇者稱齒，後在輔車者稱牙。牙較大於齒。"是知牙指大牙、臼齒，齒指門齒、門牙。《詩·召南·行露》："誰謂鼠無牙？何以穿我墉？"朱熹集注："牙，牡齒也。"《左傳·隱公五年》："皮革、齒牙、骨角、毛羽，不登於器。"孔穎達疏："頷上大齒謂之爲牙。"這都是把牙釋爲臼齒。《三國誌·華佗傳》："普施行之，年九十餘，耳目聰明，齒牙完堅。""齒牙"與"耳目"類義對舉，則"齒"與"牙"顯然有別。今義"牙"包括"齒"，如牙醫、牙科、牙籤、牙刷之類，"牙"都泛指牙齒。

鳥　《説文·鳥部》："鳥，長尾禽總名也。"段玉裁注："短尾名隹，長尾名鳥。""鳥"的古義是長尾鳥，今義不問鳥尾之長短統稱爲"鳥"。

隻、雙　《説文·隹部》："隻，鳥一枚也。"又《雔部》："雙，隹二枚也。""隻"的古義是鳥一隻，"雙"的古義是鳥兩隻，今義"隻"爲一，"雙"爲兩，它們修飾的名詞遠不限於鳥。

雌、雄　《説文·隹部》："雌，鳥母也。"又："雄，鳥父也。""雌""雄"原來只限於表示鳥的性別，後來名稱範圍擴大，適用於獸類乃至所有生物。

2. 指稱範圍的擴大

徐　《説文·彳部》："徐，安行也。""安行"亦即緩行。《孫子·軍爭》："故其疾如風，其徐如林。"杜牧注："言緩行之時，須有行列如樹木也。"《戰國策·趙策四》："入而徐趨，至而自謝。"後來大凡緩慢都可用"徐"來表示。《素問·脉要精微論》："來徐去疾，上虛下實，爲惡風也。"王冰注："亦脉狀也。"此謂脉行緩慢。又《針解》："疾出針而徐按之。"此指手法緩慢。《靈樞·口問》："陰氣疾而陽氣徐。" 此言氣行緩慢。又《官能》："語徐而安靜。" 此爲言語緩慢。

　　澌　《説文·水部》："澌，水索也。" 段玉裁注："《方言》曰：'澌，索也。' 郭注云：'盡也。' 按許説其本義，揚説其引申之義也。""澌" 字從水，故許慎訓其古義爲水盡，揚雄《方言》用其引申義，訓作 "索"，視作凡物之盡。

　　碩　《説文·頁部》："碩，頭大也。" 段玉裁注："引申爲凡大之稱。《釋詁》《毛傳》皆曰：'碩，大也。'""碩" 字從頁，故許慎訓作頭大，《爾雅》與《詩》毛亨傳釋爲凡大，是引申義。

（二）詞語意義範圍的縮小

詞語意義範圍的縮小是指一個詞語原有意義表示的範圍大，今義表示的範圍小，今義包含在古義（即原有意義）中。

　　丈夫　"丈夫" 原本是成年男子甚至男子的通稱。作爲成年男子通稱的如《穀梁傳·文公十二年》："男子二十而冠，冠而列丈夫。"《晏子春秋·諫下》："今齊國丈夫耕，女子織，夜以繼日，不足以奉上。" 作爲男子通稱的如《素問·上古天真論》把 "丈夫八歲，腎氣實，髮長齒更" 與 "女子七歲，腎氣盛，齒更髮長" 對舉論述，可知 "丈夫" 所指爲男子。《廣雅·釋親》："男子謂之丈夫。" 後來 "丈夫" 的意義範圍縮小爲妻子的配偶。

　　子　"子" 本爲孩子的通稱，包括男孩和女孩。如《儀禮·喪服》云："故子生三月，則父名之，死則哭之。" 鄭玄注："凡言子者，可以兼男女。"《史記·淮南衡山王列傳》云："衡山王賜，王后乘舒生子三人，長男爽爲太子，次男孝，次女無采。又姬徐來生子男女四人。" 説 "生子三人" 爲 "長男""次男""次女"，又説 "生子男女四人"，可知 "子" 兼男女而言。《史記·扁鵲倉公列傳》説淳于意因觸犯刑法而將遞解到長安，"意有五女，隨而泣。意怒，罵曰：'生子不生男，緩急無可使者！'""生子不生男" 的 "子" 是指孩子。後來 "子" 的意義範圍縮小爲男孩。

　　禽　古代曾有統稱鳥獸的用法。《説文·九部》："禽，走獸總名。"《尚書·五子之歌》："内作色荒，外作禽荒。" 孔安國傳："禽，鳥獸。" 孔穎達疏："獵則鳥獸并取，故以禽爲鳥獸也。"《白虎通·田獵》："禽者何？鳥獸之總名。"《三國誌·華佗傳》："吾有一術，名五禽之戲：一曰虎，二曰鹿，三曰熊，四曰猨，五曰鳥。" 禽最早指的是鳥獸。後來 "禽" 的意義範圍縮小，專指鳥類。

　　祥　《説文·示部》："祥，福也。" 段玉裁注："凡統言則災亦謂之祥，析言則善者謂之祥。""祥" 在上古表示預兆的意思，包括吉兆和凶兆。《左傳·僖公十六年》："是何祥也？吉凶焉在？" 又如，《禮記·中庸》："國家將興，必有禎祥；國家將亡，必有妖孽。"《國語·周語下》："襲於休祥。" 這兩句都表示吉兆的意思。而《左傳·昭公十八年》："將有大祥，民震動，國幾亡。"《史記·殷本紀》："亳有祥桑穀共生於朝，一暮大拱。"這兩句指的則是凶兆。後來"祥"才轉化爲只表示吉祥的意思。

（三）詞語意義範圍的轉移

詞語意義範圍的轉移是指詞語的古今意義所表示概念内涵不同，今義出現，古義不再存在，古今意義之間存在一定的聯繫。

走 《説文·走部》："走，趨也。"段玉裁注："《釋名》曰：'徐行曰步，疾行曰趨，疾趨曰走。'此析言之，許渾言不别也。今俗謂走徐、趨疾者，非。"段玉裁的意思是説，許慎把"走"解釋爲"趨"，"走""趨"不加分别，那是渾言，即籠統稱説。劉熙在《釋名·釋姿容》中認爲"走""趨"二字有"疾趨""疾行"的區别，在速度上"走"快於"趨"，那是析言，即分别稱説。不管渾言也好，析言也罷，"走"的古義相當於今義的"奔跑"。《靈樞·天年》："人生十歲，五藏始定，血氣已通，其氣在下，故好走；二十歲，血氣始盛，肌肉方長，故好趨；三十歲，五藏大定，肌肉堅固，血脉盛滿，故好步。"説十歲喜"走"，二十歲喜"趨"，三十歲喜"步"，以下講四十歲喜"坐"，六十歲喜"臥"，隨著人體的生長衰老，逐步趨於懶散，可見這一"走"字用的是"疾趨"即"奔跑"的古義。如今"走"的"奔跑"義在通語中消失，轉移爲"徐行"義，相當於古代的"步"。而"走"的古義"奔跑"與今義"徐行"之間具有一定的聯繫。

脚 《説文·肉部》："脚，脛也。"段玉裁注："膝下踝上曰脛。"可知"脚"的古義爲小腿。《素問·水熱穴論》："三陰之所交結於脚也。"足太陰、足少陰、足厥陰所交之處正是小腿。古代用"足"字表示現在的脚部義。如《傷寒雜病論序》："按寸不及尺，握手不及足。"後來"脚"由小腿義轉移爲現在的脚部義。如《備急千金要方·論風毒狀》："然此病發，初得先從脚起，因即脛腫。"由"脚"而"脛"，則此"脚"當爲足部義。"脚"的原始義小腿與後起脚部義同屬人體相鄰的部位，自然具有相當的聯繫。

涕 《説文·水部》："涕，泣也。"段玉裁注："按'泣也'二字，當作'目液也'三字，轉寫之誤也。"依段氏之説，"涕"的古義爲目液，而不是鼻液。古代表示鼻液義一般用"泗"或"洟"。如《詩·陳風·澤陂》："寤寐無爲，涕泗滂沱。"毛傳："自目曰涕，自鼻曰泗。"《易·萃卦》："齎咨涕洟。"孔穎達疏："自目出曰涕，自鼻出曰洟。"《史記·扁鵲倉公列傳》"流涕長潸"的"涕"即是此義。大約漢代以後，目液又稱"淚（泪）"，"涕"便同時有鼻液義。如《素問》中就有數例：《陰陽應象大論》"下虚上實，涕泣俱出矣"，《宣明五氣論》"肺爲涕，肝爲泪"，《評熱病論》"唾出若涕，惡風而振寒，此爲勞風之病"。眼淚與鼻涕都是面竅的分泌物，二者之間具有一定的聯繫。

愛 上古表示"捨不得"的意思，如《論語·八佾》有"賜也，爾愛其羊，我愛其禮"。《孟子·梁惠王上》"百姓皆以王爲愛也，臣固知王之不忍也"。這兩句都是"捨不得"的意思。後來"愛"才表示喜愛的感情，如《莊子·德充符》："所愛其母者，非愛其形也，愛使其形者也。"再發展就是泛指"關愛"的意思，如《商君書·更法》:"法者所以愛民也。"喜愛一樣東西，自然有捨不得的情感因素出現，這是二者的聯繫。

他如"兵"由"兵器"義轉移爲"士兵"義；"湯"由"熱水"義轉移爲"煮熟食物的汁液"義；"聞"由"知聲"義轉移爲"嗅味"義；"再"由"兩次"義轉移爲"行爲重複"義；"去"由"離開"義轉移爲"往""到……去"義等，每一個詞語的前後意義之間都有一定的聯繫。

第五章

語法修辭

第一節　古文特殊語法

　　語法即語言的結構方式，包括詞的構成和變化、詞組和句子的組織。語法作爲語言的三大要素之一，是遣詞造句的規則。古今語法在原則上是基本一致的，但也有小部分存在差異，這些差異往往成爲影響我們閱讀理解古代醫籍文獻的障礙。通過對古今漢語的比較研究，我們就會清楚地認識到，古代漢語語法是有其特殊情況的。要想學習和研究古文，一定要了解古代漢語的特殊語法，主要有詞類活用、特殊語序等。

一、詞類活用

　　所謂詞類活用，是指古代漢語中的名詞、動詞、形容詞及數詞等，在特定的語言環境即上下文中，其詞性、作用和意義常常臨時改變其基本功能，具有了原本沒有的詞性、作用和意義的語法現象。

　　如《類經序》："疾之中人，變態莫測。明能燭幽，二豎遁矣，故九曰疾病類。"句中的"燭"字，原本只是個名詞，沒有動詞的詞性、作用和意義，但這裏卻臨時用作動詞，表達了原本沒有的"洞察"的意義。這就屬於詞類活用，是名詞活用作動詞的現象。又如，《漢書·藝文志》："方技者，皆生生之具，王官之一守也。"句中前一個"生"臨時用作動詞，表達"使……長久"的意義。這也屬於詞類活用，不過屬於特殊的活用現象，是使動用法。

　　詞類活用并不是只有古代漢語才有的現象，現代漢語也有。如"端正態度"中的"端正"，"繁榮經濟"中的"繁榮"，"豐富人民群衆的物質文化生活"中的"豐富"，究其實質，也是詞類活用現象，分別義爲"使……端正""使……繁榮""使……豐富"，顯然都是使動用法。但因爲現代漢語中這種情況非常少，加之是今人使用今語，詞義淺顯明了，所以一般并不作爲一種特殊的語法現象對待。

　　詞類活用與詞的兼類（或曰一詞多類）不同。詞的兼類是指一個詞原本就有多個詞性、作用和意義。像"病"字既有名詞的詞性、作用和意義，也有動詞的詞性、作用和意義。如《傷寒雜病論序》："雖未能盡愈諸病，庶可以見病知源。"句中的兩個"病"字都是名詞，同今義。又如《韓非子·外儲説左上》:"軍人有病疽者,吴起跪而自吮其膿。"句中的"病"字是動詞,義爲"患病"。

詞類活用的現象主要有名詞活用作動詞、名詞活用作狀語、形容詞活用作動詞、使動用法、意動用法。

(一)名詞活用作動詞

名詞活用作動詞,是指一個名詞在上下文中臨時具有了動詞的詞性及其作用和意義的現象。名詞活用作動詞雖然是一種臨時的語言變化現象,但并非隨意,它是有一定的原因與條件的。歸納起來,其發生的原因與條件主要有 7 種。

1. 副詞不能修飾名詞,名詞前面有副詞修飾時,就活用作動詞。例如:

①太祖累書呼,又敕郡縣發遣。佗恃能厭食事,猶不上道。(《三國誌·華佗傳》)

②非其友不友,非其道不道。(《九靈山房集·丹溪翁傳》)

③圖像雖顯,而意有未達者,不翼以説,其奧難窺。(《類經序》)

例①中的"書"前面有副詞"累(多次)"修飾,例②中的後一個"友"、例③中的"翼"前面都有副詞"不"修飾,都活用作動詞。

2. 能願動詞不能修飾名詞,名詞前面有能願動詞修飾時,就活用作動詞。例如:

①若當針,亦不過一兩處。(《三國誌·華佗傳》)

②然必也小大方圓全其才,仁聖工巧全其用,能會精神於相與之際,燭幽隱於玄冥之間者,斯足謂之真醫。(《景岳全書·病家兩要説》)

③且此非《十三經》之比,蓋彼無須類,而此欲醒瞶指迷,則不容不類。(《類經序》)

例①中的"針"、例②中的"燭"、例③中的第一個"類",前面分別有能願動詞"當""能""須"修飾,都活用作動詞。

3. 在所字結構中,特指代詞"所"字後面的詞,詞性都是動詞,如果不是動詞,也用作動詞,所以名詞前面有特指代詞"所"時,就活用作動詞。例如:

①王注云:"敷,布也。言木氣散布,外榮於所部者,其病當發於肺葉之中。"此説甚庈。(《〈素問〉校記四則》)

②一者,經絡受邪,入藏府,爲内所因也。(《金匱要略·藏府經絡先後病脉證》)

③廉台羅天益謙父,性行敦樸,嘗恨所業未精,有志於學。(《醫史·東垣老人傳》)

④萬事萬殊,必有本末,知所先後,握其要矣。(《類經序》)

例①中的"部"、例②中的"因"、例③中的"業"、例④中的"先後",前面都有特指代詞“所”，都活用作動詞。

4.句中名詞連用，如果形成了主謂關係或述賓關係，成爲謂語或動語，就活用作動詞。例如：

> ①天地氣交，萬物華實。(《素問·四氣調神大論》)
>
> ②若夫法天則地，隨應而動，和之者若響，隨之者若影。(《素問·寶命全形論》)
>
> ③或識契真要，則目牛無全。(《黃帝內經素問序》)

例①中的“萬物華實”是主謂關係，所以“華實”活用作動詞；例②中的“法”和“天”、“則”和“地”，例③中的“目”與“牛”，分別都形成了述賓關係，所以其中的“法”“則”和“目”都活用作動詞。

5.名詞後面如果是代詞，就一定活用作動詞。例如：

> ①豈惟蒸之使重而無使輕……芬之使香而無使延哉？(《嵇中散集·養生論》)
>
> ②其苗可蔬，葉可啜，花可餌，根實可藥，囊之可枕，釀之可飲。(《藥論四則》)

例①中的“芬”，例②中的“囊”，後面都有代詞“之”作賓語，所以都活用作動詞。又例②中的“蔬”“藥”，由於前面有能願動詞“可”修飾，也用作動詞。

6.連詞“而”“且”是連接動詞及動詞性詞組、形容詞及形容詞性詞組的虛詞，名詞的前面或者後面有連詞“而”“且”連接時，就一定活用作動詞。例如：

> ①一不得直，則怫然怒，再則罵而仇耳。(《柳宗元集·宋清傳》)
>
> ②虱處頭而黑，麝食柏而香，頸處險而癭，齒居晉而黃。(《嵇中散集·養生論》)
>
> ③蓋得之病後酒且內，然吾能愈之。(《九靈山房集·丹溪翁傳》)

例①中的“仇”和例②中的“癭”，前面都有連詞“而”連接；例③中的“酒”和“內”，中間有連詞“且”連接，都活用作動詞。

7.介賓詞組是修飾或補充修飾動詞及動詞性詞組、形容詞及形容詞性詞組的，名詞的前面或後面如果有介賓詞組修飾，也活用作動詞。例如：

> ①不以此形彼，亦不以一人例衆人。(《蘇沈良方自序》)
>
> ②江處士瓘，歙人，世家篁南。(《明處士江民瑩墓志銘》)

例①的“形”，前面有介賓詞組“以此”修飾，又“形”與“彼”構成述賓關係；例②中的“家”，後面有介賓詞組“(於)篁南”補充修飾，故都用作動詞。需要注意的是，“家”和“篁南”之間省略了介詞“於”。

（二）名詞活用作狀語

名詞活用作狀語，是指名詞在動詞的前面，但與動詞不是主謂關係，而是說明動詞所表示的動作行爲的時間、處所、方位、憑據、工具、方式、狀態等的修飾成分的現象。簡言之，如果名詞在謂語前面不是作主語，便要考慮作狀語。歸納起來，主要有以下幾種情況。

1.名詞在動詞的前面，表示動作行爲的時間。解譯時可在前面加上介詞“在”或“到”

等。例如：

　　①且君嘗爲晉君賜矣，許君焦、瑕，朝濟而夕設版焉。(《左傳·僖公三十年》)

　　②項伯乃夜馳之沛公軍，私見張良。(《史記·項羽本紀》)

例①中的"朝""夕"，例②中的"夜"，分別表示的是其後動詞"濟""設""馳"的時間，故都用作狀語。

2. 名詞在動詞的前面，表示動作行爲的處所或方位。解譯時可在前面加上介詞"在""在……上""從"等。例如：

　　①四方之士來者，必廟禮之。(《國語·越語上》)

　　②故學者必須博極醫源，精勤不倦，不得道聽途説，而言醫道已了，深自誤哉！(《千金要方·大醫精誠》)

　　③於是諸醫之笑且排者，始皆心服口譽。(《九靈山房集·丹溪翁傳》)

例①中的"廟"，例②中的"道""途"分別表示動詞"禮"和"聽""説"的處所；例③中的"心"和"口"分別表示"服"和"譽"的方位。

方位名詞在動詞之前用作狀語時，可以表示動作行爲的趨向，也可以表示方位。例如：

　　④應宿愈，民瑩乃負病西歸。(《明處士江民瑩墓誌銘》)

　　⑤惠王用張儀之計，拔三川之地，西并巴蜀，北收上郡，南取漢中，包九夷，制鄢郢，東據成皋之險。(《諫逐客書》)

例④中的"西"，表示的是動詞"歸"的趨向；例⑤中的"西""北""南""東"，則分別表示的是其後動詞"并""收""取""據"的方位。

3. 名詞在動詞的前面，表示動作行爲的憑據。解譯時可在前面加上介詞"憑""根據""按照"等。例如：

　　①夫神仙雖不目見，然記籍所載，前史所傳，較而論之，其有必矣。(《嵇中散集·養生論》)

　　②此寒噦也，法宜温。(《宋學士全集·贈醫師葛某序》)

　　③此脉故事有胎。前當生兩兒，一兒先出，血出甚多，後兒不及生。(《三國誌·華佗傳》)

例①中的"目"、例②中的"法"、例③中的"故事"分別表示其後動詞"見""宜温""有胎"的憑據。

4. 名詞在動詞的前面，表示動作行爲的工具或方式。解譯時可在前面加上介詞"用""拿"等。例如：

　　①病若在腸中，便斷腸湔洗，縫腹膏摩。(《三國誌·華佗傳》)

　　②凡所加字，皆朱書其文。(《黃帝内經素問序》)

　　③決死生，驗痊劇，若燭照而龜卜，無爽也者。(《宋學士全集·贈醫師葛某序》)

　　例①中的"膏"、例②中的"朱"、例③中的"燭""龜"分別表示的是"摩""書"和"照""卜"的工具或方式。

　　5.名詞在動詞的前面，表示動作行爲的態度。解譯時可在前面加上介詞"像對待……一樣"等。例如：

　　　　①吾得兄事之。（《史記·項羽本紀》）

　　　　②玉少師事高，學方診六微之技，陰陽隱側之術。（《後漢書·郭玉傳》）

　　　　③而又有目醫爲小道，并是書且弁髦置之者，是豈巨慧明眼人歟！（《類經序》）

　　例①中的"兄"、例②中的"師"、例③中的"弁髦"分別表示"事""置"的態度。

　　6.名詞在動詞的前面，表示動作行爲的狀態。解譯時可在前面加上介詞"像……一樣"等。例如：

　　　　①是以古之仙者爲導引之事，熊頸鴟顧，引輓腰體。（《三國誌·華佗傳》）

　　　　②一以參詳，羣疑冰釋。（《黃帝内經素問序》）

　　　　③音律象數之肇端，藏府經絡之曲折，靡不縷指而臚列焉。（《類經序》）

　　例①中的"熊"和"鴟"、例②中的"冰"、例③中的"縷"分別表示"頸""顧""釋""指"的狀態。

　　7.時間名詞"日""月""年"在動詞之前作狀語時，表示動作行爲或狀態的經常性，分別譯爲"每天（天天）""每月""每年"等。其中"日"字還常常表示動作行爲或狀態的持續性，譯爲"一天天地"。例如：

　　　　①日削月割，以趨於亡。（《六國論》）

　　　　②翁自幼好學，日記千言。（《九靈山房集·丹溪翁傳》）

　　　　③宣德間，宮中尚促織之戲，歲征民間。（《聊齋志異·促織》）

　　　　④形之疾病，莫知其情，留淫日深，著於骨髓，心私慮之。（《素問·寶命全形論》）

　　例①中的"日""月"、例②中的"日"、例③中的"歲"分別表示"消""割""記""征"這些動作行爲的經常性。例④中的"日"表示"深"的持續性。

（三）形容詞活用作動詞

　　形容詞活用作動詞，是指一個形容詞在上下文中臨時具有了動詞的詞性及其作用和意義的現象。形容詞活用作動詞是有原因和條件的，主要是看後面是否"帶賓語"，只要形容詞帶上賓語，就活用作動詞。這是因爲漢語中，形容詞是不能帶賓語的，動詞才可帶賓語。例如：

　　　　①國之大臣，榮其寵禄，任其大節，有菑禍興而無改焉，必受其咎。（《左傳·秦醫緩和》）

　　　　②過邯鄲，聞貴婦人，即爲帶下醫。（《史記·扁鵲倉公列傳》）

③理其飲食，異其居處。(《蘇沈良方自序》)

④益火之源，以消陰翳；壯水之主，以制陽光。(《〈素問〉注文四則》)

⑤爲問今之乘華軒、繁徒衛者，胥能識證、知脉、辨藥，通其元妙者乎？儼然峨高冠、竊虛譽矣。(《串雅序》)

⑥亦皆負論著而薄諸生，相繼引去。(《明處士江民瑩墓志銘》)

例①中的"榮"、例②中的"貴"、例③中的"異"、例④中的"壯"、例⑤中的"繁"和"峨"、例⑥中的"薄"都帶了賓語，所以都活用作動詞。

（四）使動用法

在古代漢語語法中，句子的主語、謂語和賓語的一般關係與現代漢語一樣，即主語是謂語意義的發出者，謂語是陳述或説明主語情況的，賓語是謂語涉及的對象。然而大量事實表明，在古文含有使動用法的句子中，主語、謂語和賓語的語序在形式上并沒有改變，即主語在前，謂語居中，賓語在後，但三者的語義關係却發生了改變，即謂語的意義不是主語發出的，而是主語使賓語發出的。簡言之，就是"主語使賓語具有謂語所表達的意義"。

對使動詞的解譯，都是"使（讓、令、叫）……＋使動詞"的格式。例如：

①聞太子不幸而死，臣能生之。(《史記·扁鵲倉公列傳》)

②佗臨死，出一卷書與獄吏曰："此可以活人。"(《三國誌·華佗傳》)

③帝歎曰："有道者！"欲官之。(《新唐書·孫思邈傳》)

④人而知乎此焉，則執簡可以御繁，觀會可以得要，而按經治疾之餘，尚何疾之有不愈，而不足以仁壽斯民也哉？(《針灸大成·頭不多灸策》)

⑤過當則傷和，是以微其齊也。(《劉賓客文集·鑒藥》)

⑥病方進，則不治其太甚，固守元氣，所以老其師。(《醫學源流論·用藥如用兵論》)

例①中的謂語"生"、例②中的謂語"活"、例③中的謂語"官"、例④中的謂語"仁壽"、例⑤中的謂語"微"、例⑥中的謂語"老"，其意義都不是主語發出的，而是各自的賓語發出的，所以都是使動用法。

雖然使動用法中謂語的意義是賓語發出的，但主語仍然起主宰作用，即賓語發出謂語所表達的意義，并沒有自主性，而是主語使之發出的。因此，賓語在使動用法中實際上充當的是兼語，即一方面它是主語的賓語，另一方面它又是謂語的主語。正是由於這一緣故，它才能發出謂語所表達的意義。

使動用法有名詞的使動用法、動詞的使動用法和形容詞的使動用法三類。例①和例②屬於動詞的使動用法，例③和例④屬於名詞的使動用法，例⑤和例⑥屬於形容詞的使動用法。無論哪類使動用法，本質上都是"主語使賓語具有謂語所表達的意義"。

動詞使動用法中的動詞，一般都是不及物動詞。不及物動詞是不能帶賓語的，它一旦帶了宾語，就是使動用法。例①中的"生"、例②中的"活"都是這種情況。又如《藥論四則》："（牡菊）燒灰撒地中，能死蛙黽。"句中的"死"是不及物動詞，帶了賓語"蛙黽"，所以是使動用法。

（五）意動用法

古代漢語中含有意動用法的句子，在形式上與使動用法一樣，主語、謂語和賓語的語序并没有改變，即主語在前，謂語居中，賓語在後。三者關係的改變却與使動用法不同。簡言之，就是"主語認爲賓語具有謂語所表達的意義"或"主語把賓語當作謂語所表達的意義"。意動用法可分爲兩類，形容詞的意動用法和名詞的意動用法。

1. 形容詞的意動用法　形容詞的意動用法，即"主語認爲賓語具有謂語所表示的意義"。對形容詞意動用法中意動詞的解譯，可以是"認爲……＋意動詞"的格式，也可以是"以……爲＋意動詞"的格式。例如：

①或操是非之柄，同我者是之，異己者非之，而真是真非莫辨。（《醫宗必讀・不失人情論》）

②輕身重財，二不治也。（《史記・扁鵲倉公列傳》）

③志存救濟，故亦曲碎論之，學者不可恥言之鄙俚也。（《千金要方・大醫精誠》）

例①中的謂語"是之"的"是"和"非之"的"非"、例②中的謂語"輕"和"重"、例③中的謂語"恥"，在句中都不是説明各自的主語怎麼樣，而是説明各自賓語的情況，即其主語認爲賓語是這些謂語所表示的情況，或是其主語以賓語爲這些謂語所表示的情況，所以都是意動用法。形容詞的意動用法體現的是主觀意識的改變。

2. 名詞的意動用法　所謂名詞的意動用法，即"主語把賓語當作謂語所表示的意義"。對名詞意動用法中意動詞的解譯，可以是"把……當作＋意動詞"的格式，也可以是"以……爲＋意動詞"的格式。例如：

①其後扁鵲過齊，齊桓侯客之。（《史記・扁鵲倉公列傳》）

②洎周之王，亦有冢卿，格於醫道，掌其政令，聚毒藥以供其事焉，歲終稽考而制其食，十全爲上，失四下之。（《外臺秘要序》）

③抗志以希古人，虛心而師百氏。（《温病條辨叙》）

例①中的謂語"客"、例②中的謂語"下"、例③中的謂語"師"，在句中的意義都不是説明各自的主語怎麼樣，而是説明各自賓語的情況，即各自的主語把賓語當作這些謂語所表示的意義，所以都是意動用法。名詞的意動用法體現的是主觀態度的改變。

詞類活用還有數詞活用作動詞的現象。如《周禮・天官・冢宰・醫師》："兩之以九竅之變，參之以九藏之動。"句中的數詞"兩"用作動詞，義爲進行比較。又如，唐・杜牧《阿房宮賦》："六王畢，四海一。"句中的數詞"一"用作動詞，義爲"統一"。這種情況比較少見。

動詞活用作名詞、形容詞活用作名詞屬動詞和形容詞的名物化現象，不屬於詞類活用。

二、特殊語序

古代漢語的特殊語序，是指與正常語序相反但語意并不因而改變的語序。古代漢語的正常語序與現代漢語基本一致，三大主要成分爲主語、謂語、賓語，通常主語在前，謂語居中，賓語在後。現代漢語的三大次要成分，也是三大修飾成分爲定語、狀語、補語。語序上，定語在所修飾的中心詞即主語或賓語前面，狀語在所修飾的謂語前面，補語在所修飾的謂語後面。

語序在漢語語法中具有十分重要的意義，很多情況下語序一旦改變，語意就會隨之改變。古代漢語中存在語序雖變但語意不變的情況。主語和謂語的語序發生顛倒稱爲主謂倒裝，謂語和賓語的語序發生顛倒稱爲賓語前置，定語和其所修飾的主語或賓語的語序發生顛倒稱爲定語後置。

（一）主謂倒裝

主謂倒裝，即主語和謂語的語序發生顛倒。這種現象的發生，一般是爲了强調謂語。例如：

①普依華佗治，多所全濟。（《三國誌·華佗傳》）

②予窺其人，睟然貌也，癯然身也，津津然譚議也。（《本草綱目序》）

③是據於德而後游於藝者也，宜其得心應手，驅逐鬼神。（《小倉山房詩文集·徐靈胎先生傳》）

例①中的"多所全濟"是爲了强調"所全濟"的人數"多"；例②中的"睟然貌""癯然身""津津然譚議"三句，分別是爲了强調"貌""身""譚議"的與衆不同；例③是爲了强調"宜"。

（二）賓語前置

賓語前置，即賓語和謂語的語序發生顛倒。賓語前置的發生大多有一定規則，古漢語中它們其實是一種正常語序。賓語前置有的不强調賓語之意，有的則强調賓語；而在非一定規則下形成的賓語前置多是强調賓語。是否强調賓語，需根據具體情況判斷。賓語前置主要有4種情況。

1.疑問詞作賓語時，賓語一定置於謂語之前，形成賓語前置。例如：

①血脉治也，而何怪？（《史記·扁鵲倉公列傳》）

②初，有老父不知何出。（《後漢書·郭玉傳》）

③皮之不存，毛將安附焉？（《傷寒雜病論序》）

例①中的"何怪"、例②中的"何出"是疑問詞"何"作賓語，例③中的"安附"是疑問詞"安"作賓語，形成賓語前置句。

這種句中的疑問詞，常常附帶一些詞語同作賓語。例如：

④不惜其命，若是輕生，彼何榮勢之云哉？（《傷寒雜病論序》）

⑤此三主者，苟以至公為嗜好，以衆庶為耳鼻，上宣下暢，無所凝滯，雖有奸邪，何惡之遂？（《遜志齋集·鼻對》）

⑥及乎近代諸家，尤不過順文敷演，而難者仍未能明，精處仍不能發，其何裨之與有？（《類經序》）

例④中的疑問詞“何”後帶“榮勢”、例⑤中的疑問詞“何”後帶“惡”、例⑥中的疑問詞“何”後帶“裨”都是附帶詞語同作賓語的賓語前置句。

2. 否定句中代詞作賓語時，賓語一定置於謂語之前，從而形成賓語前置。例如：

①上古有神農、黃帝、岐伯……下此以往，未之聞也。（《傷寒雜病論序》）

②不此之責，而反誚我為何哉？（《遜志齋集·鼻對》）

③惴惴然疑先生之未必我見也。（《小倉山房詩文集·徐靈胎先生傳》）

以上 3 例都有否定詞“未”或“不”，所以都是否定句；作賓語的詞，都是代詞：例①為“之”，例②為“此”，例③為“我”，分別置於謂語“聞”“責”“見”之前，所以都是賓語前置。

3. 用“唯（惟、維）……是（之）”“是（之）”作格式或標志，將賓語置於謂語之前，形成賓語前置。例如：

①但競逐榮勢，企踵權豪，孜孜汲汲，惟名利是務。（《傷寒雜病論序》）

②而世人不察，惟五穀是見，聲色是耽。（《嵇中散集·養生論》）

③且古之志士，至於耄老，猶且居不求適，維道是奮。（《遜志齋集·鼻對》）

④取其色之美，而不必唯土之信，以求其至精，凡為此也。（《柳河東集·與崔連州論石鍾乳書》）

⑤《詩》：“如臨深淵，如履薄冰。”小之謂也。（《新唐書·孫思邈傳》）

⑥苟見枝葉之辭，去本而末是務，輒怒溢顏面，若將浼焉。（《九靈山房集·丹溪翁傳》）

以上 6 例中做賓語前置標志的格式或特殊用字，例①為“惟……是”，例②第一句為“惟……是”，第二句承前省略“惟”而只有一個“是”字，例③為“維……是”，例④為“唯……之”，例⑤為“之”，例⑥為“是”。

在賓語前置的格式或特殊用字中，真正起作用的是“是（之）”。“是（之）”既與“唯（惟、維）”合用或單獨使用，作為賓語前置的標志，又用以複指并強調前置的賓語，但其本身卻沒有實義。“唯（惟、維）”是有實義的詞，義為“只”“只是”，其原本與賓語前置無關，但一則它的意義為“只”“只是”，有強調的作用；二則它與“是（之）”合用時能起到更好的強調作用，於是經常合用，就形成了特定的格式。“唯（惟、維）……是（之）”格式的賓語前置現象在現代漢語中仍有保留，不過只有使用“唯”“是”二字構成的“唯……是”

格式，如"唯利是圖""唯你是問"等。

4. 介詞賓語前置　一般介詞賓語前置并不是在規則下發生的現象，大多是爲了强調前置的賓語。當介詞的賓語是疑問詞"何""曷""胡"等或代詞"是""此"等時，這些疑問詞和代詞又與介詞結合，形成固定結構。其中疑問詞做介詞賓語的現象屬於"疑問詞做賓語一定前置"的情況。例如：

①第以人心積習既久，訛以傳訛。即决長波猶虞難滌，使辨之不力，將終無救正日矣。(《類經序》)

②以草木之偏性，攻藏府之偏勝，必能知彼知己，多方以制之。(《醫學源流論·用藥如用兵論》)

③先生得無誕之乎？何以言太子可生也！(《史記·扁鵲倉公列傳》)

④則聖人不合啟金滕，賢者曷爲條玉版？(《外臺秘要序》)

⑤木不虛中，蟲何由萃？(《遜志齋集·鼻對》)

⑥是以陽緩而陰急，故暴蹶而死。(《史記·扁鵲倉公列傳》)

例①中的"訛"、例②中的"多方"均置於介詞"以"前，若爲正常語序，分别是"以訛""以多方"，屬於一般的介詞賓語前置的現象；例③中的"何"置於介詞"以"前，例④中的"曷"置於介詞"爲"前，例⑤中的"何"置於介詞"由"前，例⑥中的"是"置於介詞"以"前，正常語序時分别爲"以何""爲曷""由何""以是"，屬於疑問詞或代詞等做介詞賓語的情況。

此外，還有個别既没有規則也没有格式或標志的賓語前置現象，一般都是爲了强調賓語。例如：

①素位而行學，孰大於是？而何必捨之以他求？(《小倉山房文集·與薛壽魚書》)

②時方盛行陳師文、裴宗元所定大觀二百九十七方，翁窮晝夜是習。(《九靈山房集·丹溪翁傳》)

例①中的"他"置於謂語"求"前，例②中的"是"置於謂語"習"前，都是爲了强調前置的賓語。

(三)定語後置

按照現代漢語的語序，定語應當在其所修飾的中心詞即主語或賓語的前面，但在古代漢語中却被置於主語或賓語後面，這就是定語後置。

定語後置也有一定的規則或格式、標志。一般來説，在典型的規則下，它只是古漢語的一種特殊語法，并無强調定語之意；在一定的格式或標志下，除定語過長或較爲複雜的情況，多是爲了强調定語。

定語後置的格式或標志，以"……者""……之……者"最爲常見。例如：

①扁鵲至虢宫門下，問中庶子喜方者。(《史記·扁鵲倉公列傳》)

②帝奇之，仍試令嬖臣美手腕者，與女子雜處帷中，使玉各診一手，問所疾苦。(《後漢書·郭玉傳》)

③故醫方卜筮，藝能之難精者也。(《千金要方·大醫精誠》)

④鄉之諸醫泥陳、裴之學者，聞翁言，即大驚而笑且排。(《九靈山房集·丹溪翁傳》)

例①是以"……者"爲標志，將定語"喜方"置於所修飾的中心詞即賓語"中庶子"之後；例②是以"……者"爲標志，但是將定語"美手腕"置於兼語"嬖臣"之後("嬖臣"在句中爲"令"的賓語、"處"的主語)；例③是以"……之……者"爲格式，將定語"難精"置於所修飾的中心詞即賓語"藝能"之後；例④是以"……之……者"爲格式，將定語"泥陳、裴之學"置於所修飾的中心詞即主語"諸醫"之後。

定語較長時，以"……者"或"……之……者"爲標志或格式的定語後置句，主要是爲了句子讀起來音律和節奏協調一些，并不是爲了強調定語。例如：

⑤應此外必有異案良方，可以拯人、可以壽世者，輯而傳焉。(《小倉山房文集·與薛壽魚書》)

⑥又訪諸吳人之能道先生者，爲之立傳。(《小倉山房詩文集·徐靈胎先生傳》)

例⑤的定語是"可以拯人、可以壽世"，以"……者"爲標志，置於所修飾的中心詞即賓語"異案良方"之後；例⑥的定語是"能道先生"，以"……之……者"爲格式，置於所修飾的中心詞"吳人"之後。

第二節　修　辭

修辭是修飾文辭以增強語言表達效果的一門技術。修辭的作用幾乎無處不在。常有這種現象：對古文中的詞語并不生疏，也能照字面解釋，但把這些解釋貫穿起來却不知所云。其中一個重要原因是不熟悉古人的修辭手法。學習古代的修辭方法，對於研讀古醫書有著重要意義。

1.可避免望文生義　古人著文，強調"情欲信，辭欲巧"，在閱讀使用修辭手法的地方不能拘泥於一字一詞，以辭害義，而應當透過字面義去探求其深層含義。例如：

點滴無，名癃閉；氣道調，江河決。(《醫學三字經·五淋癃閉赤白濁遺精》)

其中"江河決"不可僅就字面理解爲"江河疏通"。陳修園自注："《孟子》云：'若決江河，沛然莫之能禦也。'引來喻小便之多也。"

病人身大熱，反欲得衣者，熱在皮膚，寒在骨髓也；身大寒，反不欲近衣者，寒在皮膚，熱在骨髓也。(《傷寒論·辨太陽病脉證并治上》)

此句中"皮膚"與"骨髓"不可按照字面意義理解。這裏使用了借代手法，"皮膚"的所在爲體表，"骨髓"的所在爲體內，所以"皮膚"指外表，"骨髓"指內裏。本條前一分句説假熱真寒，後一分句講假寒真熱。成無己注："皮膚言淺，骨髓言深；皮膚言外，骨髓言內。身熱欲得近衣者，表熱裏寒也；身寒反不得近衣者，表寒裏熱也。"成注正確地説明了"皮膚"與"骨髓"的修辭意義。

2. 幫助辨別詞義　如修辭手法中的避複，即以不同的詞語表示相同的意義。運用這一手法可避免用詞重複單調，而使言語生動多姿。熟悉這一手法，可借助已知詞語的意義推求未知詞語的意義。例如：

　　黃帝問曰：人身非常溫也，非常熱也，爲之熱而煩滿者，何也？岐伯對曰：陰氣少而陽氣勝，故熱而煩滿也。帝曰：人身非衣寒也，中非有寒氣也，寒從中生者何？（《素問·逆調論》）

　　太陽與少陽合病，自下利者，與黃芩湯，若嘔者，黃芩加半夏生薑湯主之。（《傷寒論·辨太陽病脉證并治下》）

前例的兩個"非常"并非雙音詞，"常"是"裳"的本字，與下文的"衣"同義。《説文·巾部》："常，下帬衣也。從巾，尚聲。或從衣。"從巾尚聲爲"常"，從衣尚聲則爲"裳"，是知"常""裳"同。此例上文言"常"，下文言"衣"，詞異而義同。可據已知的"衣"義推求未知的"常"義。後例的"自"與"若"義同。《經傳釋詞》卷八："自，猶若也。"可從意義明顯的"若"推知意義相對隱晦的"自"。

修辭與句子的結構及其意義的關係非常密切。熟悉某些修辭手法的特點，有助於識別句子的結構，理解句子的意義。古醫籍中常見的修辭手法有比喻、借代、避複、引用、委婉、割裂、錯綜、分承、舉隅和互備等。

一、比喻

當兩個本質不同的事物之間有某點相似時，就可以借助相似之處，用一事物比方另一事物，這種修辭方法稱爲比喻。比喻的特點是用人們熟悉的事物比方人們不懂得的事物，作用是更深刻地認識原來不明白的事物。東漢·王充在《論衡·自紀》中指出："何以爲辯？喻深以淺。何以爲智？喻難以易。"東漢·王符《潛夫論·釋難》："夫譬喻也者，生於直告之不明，故假物之然否以彰之。"即通過"喻深以淺""喻難以易"，而達到"彰之"的目的。例如：

　　①庶厥昭彰聖旨，敷暢玄言，有如列宿高懸，奎張不亂，深泉淨澄，鱗介咸分。（《黃帝内經素問序》）

　　②甘草國老，大黃將軍。（《本草經集注·序録》）

　　③或益之以畎澮，而泄之以尾閭。（《嵇中散集·養生論》）

例①是正文、喻文和喻詞都出現的明喻。運用"列宿高懸，奎張不亂"和"深泉淨澄，鱗介咸分"兩組喻文比方《素問》文意的明晰，形象地表明王冰本人整理《素問》的成效。例②是略去喻詞，只出現正文和喻文的暗喻。以"國老"比喻甘草調和諸藥的作用，用"將軍"比喻大黃驅逐邪惡的功效。例③是喻詞和正文都不出現，只用喻文來表示的借喻。

"畎澮"爲田中水溝，用以喻補益之"少"；"尾閭"爲傳説中海水所歸之處，用以喻消耗之"多"。

二、借代

當兩個事物雖然不相類似，却有不可分離的聯繫時，即可借助這一聯繫，用一事物代替另一事物，這種修辭手法叫借代。清·俞樾《古書疑義舉例》立"以小名代大名"和"以大名代小名"兩例，并指出不明此例所造成的誤釋。如《漢書·東方朔傳》："'年十三學書，三冬文史足用。'三冬，亦即三歲也。學書三歲而足用，故下云'十五學擊劍'也。注者不知其興小名以代大名，乃泥'冬'字爲説，云'貧子冬日乃得學書'，失其旨矣。"例如：

①邪客於臂掌之間，不可得屈，刺其踝後，先以指按之，痛乃刺之，以月死生爲數。(《素問·繆刺論》) 王冰注：月半已前謂之生，月半以後謂之死，虧滿而異也。

上半月月形日漸盈滿，所以用"生"代月半以前；下半月月形日逐虧損，所以用"死"代月半以後。這是用事物的特徵代事物。

②迄明，始有吳鶴皋之集《醫方考》，文義清疏，同人膾炙，是以梨棗再易。(《醫方集解序》)

"梨棗"指代以梨木、棗木爲材料的書版。因古代刻書多用梨木、棗木，以事物的材料、工具代事物。

③有素不相識，遇延辨症，病家既不識醫，則倏趙倏錢，醫家莫肯任怨，則惟芩惟梗。(《醫宗必讀·不失人情論》)

"趙""錢"泛指一般的醫生，"芩""梗"泛指一般的藥物。是以特定代普通。

④迄今三易星霜，而筋力猶然與往昔無異。(《張氏醫通·神志門》)

"星霜"指代年，"三易星霜"即過了三年。因星辰運轉，一年迴轉一次，而霜降亦爲每年秋天一次，是以具體代抽象。

⑤瞻望北斗，懷想西湖。(《〈理瀹駢文〉三則》)

"西湖"指代杭州，因吳尚先是杭州人，他懷想的是杭州，而不只是其中的西湖。是以部分代整體。

⑥余憮額欲爲救全，而無治法。(《寓意草·治傷寒壞證兩腰僂廢奇驗》)

"憮額"是思考的結果，表示思考，是以結果代原因。

三、避複

爲避重複而變化其詞，即上下文用不同的詞句來表示相同的意義，這種修辭方法稱爲避複。例如：

①貴百年之壽命，持至貴之重器，委付凡醫，恣其所措。(《傷寒雜病論序》)

②故智者之養生也，必順四時而適寒暑，和喜怒而安居處，節陰陽而調剛柔。如是則僻邪不至，長生久視。(《靈樞·本神》)

例①中的"齎""持"同義，説見《廣雅·釋詁》，這是變換動詞。例②中的"長生"與"久視"一義，《吕氏春秋·重己》高誘注"視，活也"可證，這是短語避複。

四、引用

爲了説明某個問題或證實自己的論點，而援引前人的言論或事例，這種修辭方法稱引用。前人或名之曰"事類"。《文心雕龍·事類》："事類者，蓋文章之外，據事以類義，援古以證今者也。"或云"援引"。有關引用的分類，一般分爲兩種：就所引之事有無出處言，説明出處的稱明引法，不説明出處，只將前人的言論或事例編入自己文章中的叫暗用法；就所引内容言，引前人成語的爲引經，引前人故事的是用典。例如：

①若翁者，殆古所謂直諒多聞之益友。(《九靈山房集·丹溪翁傳》)

所引之語出自《論語·季氏》："友直，友諒，友多聞，益矣。"用以赞譽朱丹溪的高尚品德與淵博知識。

②聖學莫如仁，先生能以術仁其民，使無夭札，是即孔子老安少懷之學也。(《小倉山房文集·與薛壽魚書》)

取孔子"老者安之""少者懷之"兩語(見《論語·公冶長》)，説明薛雪醫術之可貴。

③知我罪我，一任當世，豈不善乎？(《温病條辨叙》)

"知我罪我"語出《孟子·滕文公下》，汪廷珍借用此語，勸慰吴瑭不須太過顧及社會輿論，應盡快把《温病條辨》公諸於世。

④崇飾其末，忽棄其本，華其外而悴其内。皮之不存，毛將安附焉？(《傷寒雜病論序》)

"皮之不存，毛將安附"出自《左傳·僖公十四年》。張仲景用這一成語，形象地説明唯務名利而不精究醫學所造成的嚴重後果。

五、委婉

用婉轉含蓄的語言曲折地表達本意，這種修辭方法叫委婉。在古代漢語中，主要表現在對於尊長的評説。外交辭令或視爲凶險、污穢的事物，也往往换一個名稱來回避或美化。例如：

①先生過小國，幸而舉之，偏國寡臣幸甚，有先生則活，無先生則棄捐填溝壑。(《史記·扁鵲倉公列傳》)

②子之大父一瓢先生，醫之不朽者也，高年不禄。(《小倉山房文集·與薛壽魚書》)

例①中的"棄捐填溝壑"，例②中的"不禄"，都是"死"的委婉語。在古代，"死"的説法每因死者地位的差異而有不同。《公羊傳·隱公三年》："天子曰崩，諸侯曰薨，大夫曰卒，士曰不禄。"此説見於《白虎通·崩薨》。《新唐書·百官志》亦指出："凡喪，二品以上稱薨，五品以上稱卒，自六品達于庶人稱死。"疾病有時也用委婉語。《太平御覽》卷七百三十九引《白虎通》："天子疾稱不愈，諸侯稱負子，大夫稱負薪，士稱犬馬。不愈者，不復預政也；負子者，諸侯子民，今不復子民也；負薪、犬馬，皆謙也。"

　　③傷寒，噦而腹滿，視其前後，知何部不利，利之則愈。（《傷寒論·辨厥陰病脉證并治》）

　　④初服湯，當更衣，不爾者，盡飲之，若更衣者，勿服之。（《傷寒論·辨陽明病脉證并治》）

古醫籍有關二便和性之類的問題往往諱言，而采取一些模糊的説法。例③中的"前後"指二便。清·張令韶《傷寒論直解》卷五："前後，大小便也。"可證。例④中的"更衣"指大便。清·方有執《傷寒論條辨》卷四："更衣，古人致大便之恭也。"

六、割裂

截取古書中成語的一部分表示本意，這種修辭方法叫割裂。例如：

　　①夫一人向隅，滿堂不樂，而況病人苦楚，不離斯須。（《千金要方·大醫精誠》）

"向隅"指代"泣"，這裏表示病痛之意。劉向《説苑·貴德》："今有滿堂飲酒者，有一人獨索然向隅而泣，則一堂之人皆不樂矣。"

　　②固將拯烝民於天枉，宜寤寐乎茲篇。（《本草經疏·藥性差別論》）

《詩經·周南·關雎》有"窈窕淑女，寤寐求之"句，因以"寤寐"代"求"，表示探求之意。這是截取部分表示該成語另一部分詞語的意義。

　　③趨世之士，馳競浮華，不固根本，忘軀徇物，危若冰谷，至於是也！（《傷寒雜病論序》）

"冰谷"取意自《詩經·小雅·小宛》"惴惴小心，如臨于谷；戰戰兢兢，如履薄冰"，以"冰谷"表示"臨于谷""履薄冰"之意。

　　④遂購方書，伏讀於苫塊之餘。（《溫病條辨自序》）

"苫塊"爲"寢苫枕塊"的略語，是古代居雙親喪的禮節。《儀禮·既夕禮》："居倚廬，寢苫枕塊。"唐·賈公彥疏："孝子寢臥之時，寢於苫，以塊枕頭。必寢苫者，哀親之在草；枕塊者，哀親之在土云。"是知"寢苫枕塊"爲睡草苫、枕土塊。這是截取部分表示該成語的全部意義。

七、錯綜

交錯使用上下文的名稱或語序，這種修辭手法叫做錯綜。錯綜可分爲兩類，一是錯名，二是錯序。錯名即上下文當用却不用屬同一範疇的兩名，而是上文或下文換用屬另一範疇

的同義名稱，從而使上下文所用之名分屬兩個不同的範疇，以見用語之奇特多變。錯序是
交錯語序之意，即把前後詞語的順序故意安排得參差不一，以見文法之多變，語勢之矯健。
例如：

①是以春夏歸陽爲生，歸秋冬爲死。（《素問·方盛衰論》）

"陰"與"秋冬"錯名。王冰注："歸秋冬，謂反歸陰也。"四時分陰陽，則春夏屬陽，
秋冬爲陰，下文不言陰，而曰"秋冬"，以與上文的"陽"對舉，産生文詞變化之趣。

②得病二三日，脉弱，無太陽柴胡證。（《傷寒論·辨陽明病脉證并治》）

"柴胡"當指少陽。因小柴胡湯是少陽病證的主方，故少陽病證亦可稱爲小柴胡湯證，
簡稱柴胡證。這樣上文言"太陽"，下文不言"少陽"，而曰"柴胡"，使"太陽""柴胡"
兩名錯舉。

③空青，味甘寒，主盲目耳聾。（《神農本草經·玉石部》）

"耳聾"是主謂詞組，而上文倒置主謂成"盲目"，構成錯序。

④太過則令人逆氣而背痛。（《針灸甲乙經·經脉上》）

"背痛"爲主謂詞組，而上文不一律寫作"氣逆"，却倒置爲"逆氣"，造成錯序。

八、分承

分承手法的特點是，在一個句法結構中，至少有兩個并列的短語。以形式而言，組成各
短語的詞語語法作用相同；從内容而言，每一個短語的組成成分自行搭配，即下文數語分别
承受上文數語，從而組成幾套平行的結構，表示幾個不同的意義。這種手法運用得當，既可
避文句板滯之嫌，又可收言簡意賅之效。例如：

①普施行之，年九十餘，耳目聰明，齒牙完堅。（《三國誌·華佗傳》）

"耳目聰明"謂耳聰目明，"齒牙完堅"謂齒完牙堅，都是下文兩語依次承受上文兩語，
分别構成兩套平行的主謂結構，是主謂并舉的順承式分承。

②解惑者，盡知調陰陽、補寫有餘不足。（《靈樞·刺節真邪》）

"有餘"謂邪氣有餘，則應瀉；"不足"指正氣不足，便當補。"補寫有餘不足"自然須
理解爲"補不足""寫有餘"。這是下文數語交錯承受上文數語的錯承式分承。

③太陽病，醫發汗，遂發熱惡寒，因復下之，心下痞，表裏俱虛，陰陽氣并
竭。（《傷寒論·辨太陽病脉證并治下》）

"發汗"則"表虛""陽氣竭"；"下之"則"裏虛""陰氣竭"，是先順承後錯承的複雜分
承式。

九、舉隅

舉一義或局部之義而兼見他義的修辭方法稱爲舉隅。舉隅是舉一反三的意思。早在兩
千多年前，偉大的教育家孔子就曾告誡他的學生説："舉一隅不以三隅反，則不復也。"（《論

語‧述而》）晚清醫家唐大烈纂輯的《吳醫匯講》中有《讀書十則》一文，其中一則即題爲《讀書必須隅反》。古人在行文修辭中喜用舉隅手法。例如：

①趺陽脉不出，脾不上下，身冷膚鞕。(《傷寒論‧平脈法》)

举"脾"賅脾胃而言，屬於舉此賅彼。因脾氣以上行爲當，胃氣以下行爲順，故下文云"上下"。張志聰注："夫胃爲陽土，脾爲陰土，相爲上下，行于周身，達於膚腠。"(《傷寒論集注》卷六）可證。

②冬則閉塞。閉塞者，用藥而少針石也。(《素問‧通評虛實論》)

舉下文"少（用）針石"，見上文"用藥"當爲"多用藥"。蓋因冬時之氣閉藏於體內，而針石善治外，湯藥善療內，故有此説。這是舉此見彼。

③五味或爽，時昧甘辛之節。(《新修本草序》)

上言"五味"，則下之"甘辛"是遍指甘辛酸苦鹹五味。乃舉偏概全之法。

十、互備

上下文各言一語而其義互相具備的修辭方法，稱爲互備。前人或名之曰互文。唐‧賈公彥《儀禮疏》："凡言互文者，是两物各舉一邊而省文，故云互文。"例如：

①五藏有俞，六府有合。(《素問‧痹論》)

"五藏"與"六府"互備。上文言"俞"，下文講"合"，上下文都有俞、合的意思，即"五藏""六府"都有俞有合。

②脉得諸芤動微緊，男子失精，女子夢交，桂枝龍骨牡蠣湯主之。(《金匱要略‧血痹虛勞病脉證并治》)

巢元方等《諸病源候論》卷四《虛勞夢泄精候》："腎虛爲邪所乘，邪客於陰，則夢交接。腎藏精，今腎虛不能制精，因夢感動而泄也。"可知"失精"與"夢交"兼男女而有之。意爲男子、女子失精，男子、女子夢交。

③黄帝問於岐伯曰：人焉受氣？陰陽焉會？何氣爲營？何氣爲衛？營安從生？衛於焉會？(《靈樞‧營衛生會》)

"營"與"衛"互備。張志聰注："此章論營衛之生始會合，因以名篇。首節論營衛之所生，而各走其道，下節論營衛之會合。"據張志聰"營衛之所生""營衛之會合"的説解，可知"營安從生？衛於焉會？"意爲"營衛安從生？營衛於焉會？"

④經脉流行不止，環周不休，寒氣入經而稽遲，泣而不行，客於脉外則血少，客於脉中則氣不通，故卒然而痛。(《素問‧舉痛論》)

"血"與"氣"互備。"客於脉外則血少，客於脉中則氣不通"兩句意爲客於脉外則血氣少，客於脉中則血氣不通。《舉痛論》在上述引語後，有"血氣亂""血氣散"諸語，并言"血氣"，可知。清‧高世栻有"氣行脉外，血亦隨之""血行脉中，氣亦隨之"之注，亦可證。

第六章

辭　書

　　廣義的辭書包括字書（字形）、訓詁書（意義）、韻書（讀音），是解釋字詞的音、義、用法的工具書。傳統的"辭書"統稱爲"字書"，這是因爲古代漢語中單音節詞居多，字與詞往往不加區分。已經亡佚的《史籀篇》是我國古代最早的字書之一，相傳是周宣王時太史籀所作。秦始皇統一文字時，李斯的《倉頡篇》、趙高的《爰歷篇》、胡毋敬的《博學篇》主要依據《史籀篇》完成。兩漢是辭書的奠基時期，出現了《爾雅》《方言》《說文解字》《釋名》等現代意義上的字典、詞典，爲後來辭書的發展打下了堅實的基礎。

　　《說文解字》是第一部分析字形、探討字體結構源流的字書；《爾雅》是中國第一部分類訓釋同義詞的詞典；《廣韻》是中國現存最完整也是最早的一部歸納字音、兼釋字義的韻書。清代《康熙字典》開始以"字典"命名，當時"字典"就專指《康熙字典》，它是中國古代收字最多的字典，收字近 5 萬個。1915 年和 1931 年出版的《辭源》，1936 年出版的《辭海》繼承了傳統字書的特點，吸收了國外詞典編撰的長處，首次創立了詞條，收錄反映科學文化知識的百科詞條。1937 年，黎錦熙主編的《國語詞典》首次按注音字母音序排列。隨著辭書編纂事業的不斷發展，其種類也變得越來越多，除綜合性的字典、詞典外，還出現了專科專書的字典、詞典等。

第一節　辭書的編排與檢索

　　漢語的辭書按照漢字的形、音、義三要素，主要有三種類型的編排法，即形序編排法、音序編排法，義序編排法。《爾雅》按照詞語意義分類編排，屬於義序編排法，對後世辭書的編纂產生一定的影響，揚雄的《方言》、劉熙的《釋名》等都屬於義序編排法，但是按照意義編排的辭書查檢不便。我國第一部字典《說文解字》按照漢字的部首進行編排，給查檢以極大的方便。部首編排是漢語辭書所特有的編排方法，對字典辭書的編排具有深遠的影響，後世按照部首、筆形、筆畫及四角號碼編排的辭書，都是在它的基礎上改良變化而成的。爲了審音辨韻的需要，隋唐時期出現了按音序編排的辭書《切韻》與《唐韻》，北宋時期的《廣韻》《集韻》延續了這種編排方法。現代的古漢語常用辭書主要采用按部首編排、按音序編排、按筆畫編排、按號碼編排等方法。

一、部首編排法

部首編排法是漢語辭書最常用的編排方法，屬於形序編排法。把那些有一个相同部分的字編在一起，算作一部，即爲部首。部首編排法按照漢字部首的筆畫數的次序編排。

部首編排法由東漢許慎創造，《説文解字》中將所收 9353 字分爲 540 部。其後的字典、詞典在此基礎上加以改造，合并爲 214 部左右，如《字彙》《康熙字典》《辭源》等。使用此法要注意幾個問題。

1. 部首只表示漢字意義的類屬，不表示具體含義　按部首編排漢字，可以從字形上顯現出字義之間的聯繫，即屬於同一個意義範疇。例如芍、芩、苓、藥等屬於草本植物範疇或與草本植物有聯繫，歸艸部；病、瘦、瘵、瘓等都與疾病相關，歸疒部；碩、題、頓、顏都與頭有關，歸頁部；熄、灸、烹、煮都與火有關，歸火部；想、怡、恭、慕都與心有關，歸心部；蛇、蜻、蟹都與虫有關，歸虫部。

2. 分析并確定形聲字的形符　字典、詞典一般都把形符作爲部首。在現行漢字中，形聲字達到 90% 以上。形符在左邊的，如河、桂、祺、悟；形符在右邊的，如刺、欲、故、郡；形符居上的，如客、管、霧、究；形符處下的，如惑、吾、贅、蟄；形符圍外的，如閭、固、匪、周；形符存內的，如聞、悶；左右合爲形符的，如衢、瓣；上下合爲形符的，如衷、袤；形符在左上的，如荆；形符在左下的，如穎、穀；形符在右上的，如望、旭；形符在右下的，如騰、賴。

3. 熟悉部首的變體　所謂部首的變體，是指同一部首因處於漢字的不同部位而發生變化的形體。以《康熙字典》的部首爲例：今、仁、以都屬人部，永、汗都屬水部，灸、然都屬火部，獻、猝都屬犬部，怨、忪、恭都屬心部，腐、肋、育都屬肉部，都、邦、郢、郭屬邑部，陵、防、險屬阜部。

4. 識別其本身就是部首的字　對於這類字不可誤拆。例如"采"不在爪部或木部，"音"不在立部或日部，"香"不在禾部或日部，"麻"不在广部或木部，"鼓"不在士部或支部，"鼻"不在自部或田部，它們都是獨立的部首字。其他如鼠、齒、色、豆、黍、食、高、鬲、黑、鹿等本身自成部首。

使用部首編排法檢字，首先要了解該書有哪些部首，熟悉部首的次序，其次要分析判定所查字的所屬部首，然後按照部首表查檢。各種字典的部首多寡不等，多者如《説文解字》分爲 540 部，少者如《新華字典》分爲 189 部，《現代漢語詞典》分爲 188 部。部首多寡不同，有些字的歸部便有差異。

部首編排法的優點：①主要以偏旁歸屬部首，便於讀者從分析漢字結構的角度來查找與學習漢字。②即使不明字音也可查檢。缺點：①有的部首不易確定。②各種字詞典的部首分類不統一。

二、音序編排法

古代辭書的音序排列法主要有兩種：一種是按傳統 36 字母的順序編排的，如清代王引之的《經傳釋詞》等；一種是按《廣韻》的 206 韻或平水韻 106 韻的順序編排的，如《佩文韻府》《經籍纂詁》等。近代還有按注音字母的順序排列的，如楊樹達的《詞詮》等。新印古代或近代按音序排列的辭書，一般都附有今人所編的筆畫查字法或今音的音序查字法索引，所以不熟悉古代聲韻也可以查這類辭書。

現代常用的音序排列法主要是按《漢語拼音方案》中所制定的 26 個字母的順序編排的，如《新華字典》《現代漢語詞典》等。一些按部首排列的字典、詞典也往往附有音序檢字法，如新《辭源》《辭海》《漢語大詞典》等。

音序編排法的優點是檢索簡便快速，容易掌握，也符合國際化原則。缺點是我國方言複雜，語音尚未規範統一，有些字的音素與四聲有時不易分辨，查檢就頗感不便，尤其是只知字形而不明讀音，更是無從查檢。爲了彌補這一不足，用拼音字母編排法編纂的辭書，一般都附有部首、筆畫等輔助檢索方法。

三、筆畫編排法

筆畫編排法是按照漢字筆畫多少、起筆筆形的順序編排字（詞）條的方法。即以該字或詞條首字的筆畫數爲序，筆畫數少的在前，多的在後。同筆畫數的字則以起筆筆形爲序編排，如一（橫）、｜（竪）、丿（撇）、丶（點）、乙（折）。若詞條的首字相同，則按次字的筆畫、筆形排列，以此類推。如《十三經索引》《中國人名大辭典》《中國古今地名大辭典》《中國醫學大辭典》《中藥大辭典》等即按筆畫編排法排列。其他字詞典都有按筆畫編排的索引，如《漢語大字典》《漢語大詞典》《辭海》《辭源》等。

筆畫編排法的優點是克服了讀音不準、部首難分的困難，比較容易掌握。缺點是：①筆畫需一筆筆地數，查找費時。②漢字的手寫體與印刷體的寫法不一，筆畫時有出入。③有些字的起筆與筆順不易確定。使用此法還要注意新舊字形的變化，如"吕"，新字形是六畫，而舊字形是"吕"，兩口之間多一撇，是七畫。

四、號碼編排法

新印古籍和辭書習慣采用號碼編排法。號碼法是把漢字的各個部位的筆形規定爲一定的數碼，再把漢字按筆形部位數碼編排起來的一種查字方法。最常見的號碼法是"四角號碼法"。如商務印書館的《新編四角號碼字典》。有些按其他方法檢字的辭書也往往附有"四角號碼檢字"，如新《辭源》《現代漢語詞典》，重印的宋本《集韻》等。這種檢字法是把每個漢字的四角形狀分爲十種形式，分別用 0 ～ 9 十個數碼代表。0 代表"亠"，1 代表"一"及其變形，2 代表"｜"及其變形，3 代表"丶""乀"，4 代表"十"及其變形，5 代表"丰"

及其變形，6代表"口"，7代表"┐"及其變形，8代表"八"及其變形，9代表"小"及其變形。數碼與筆形的關係可歸納爲四句口訣："橫一垂二三點捺，點下有橫變零頭，叉四插五方框六，七角八八小是九。"取角的順序是左上、右上、左下、右下，路綫略呈Z形。如"漬"，左上"、"筆爲3，右上"圭"筆爲5，左下"丿"筆爲1，右下"八"筆爲8，四個角合起來是3518。爲區分同號碼的字，再取最後一角的上筆爲附號，用小字附在四個號碼的後邊。"八"的上筆是"丨"，爲2，故"漬"的全號是35182。現在采用四角號碼法編排的索引大都在前面列有檢字法說明，以方便初次使用四角號碼法的讀者。

幾種檢字法各有利弊，加之漢字的新舊字體不同，各書所收資料的内容不同，因此在使用某種辭書的時候，應先讀一讀這部書的編寫說明和凡例，了解并掌握其編排體例和編排方法，以選擇和利用。

第二節　常用辭書示例

一、查字形

1.《甲骨文合集》 郭沫若主編，胡厚宣總編輯，中國社會科學院歷史研究所《甲骨文合集》編輯組編纂。1978～1983年由中華書局陸續出齊。1999年中國社會科學出版社又出版了胡厚宣主編的《甲骨文合集釋文》四册，作爲《合集》的配套書籍。另有彭邦炯、謝濟等主編的《甲骨文合集補編》七册，總計收甲骨13450片，殷墟以外出土甲骨316片。分上編圖版，下編釋文、來源表及索引兩部分。

2.《殷墟甲骨刻辭類纂》 姚孝遂主編，1989年中華書局出版。該書匯總了《甲骨文合集》《小屯南地甲骨》《英國所藏甲骨集》《懷特氏等收藏甲骨集》等幾部甲骨著録書而編成，體例與《殷墟卜辭綜類》基本相同，但增加了釋文和拼音檢索等項，是甲骨卜辭索引類工具書。

3.《甲骨文字集釋》 臺灣學者李孝定編，1965年臺北中央研究院歷史語言研究所影印。全書150萬字，按《說文解字》分别部居，分正編14卷，卷首、補遺、存疑、待考各1卷。

4.《甲骨文字詁林》 于省吾、姚孝遂主編，1996年中華書局出版。全書四册，500萬字，大致集録了1989年以前90年來甲骨文字考釋的主要成果，并對種種說法作了一次比較系統的是非評判，是文字考釋的集大成之作。後有陳偉武作《〈甲骨文字詁林〉補遺》，對該書一些疏漏失録的諸家考釋進行補充。

5.《甲骨文字典》 徐中舒主編，1988年四川辭書出版社出版。全書分序言、凡例、目録、檢字、本書所引甲骨著録書目和正文幾個部分。正文分字形、解字、釋義三部分。分别收録字形、解說字義并列舉各類有代表性的辭條，以說明所釋各字在殷商時期具體語言環境中的各種詞義。這是專以甲骨文的字形及字義爲檢索内容的工具書。

6.《金文編》 容庚編著，1959 年科學出版社有增訂本。共收金文 1.8 萬餘條，是從歷代出土的 3000 多件殷、周青銅器的拓本或影印本臨摹下來的。其中可識的字大體依《説文解字》分部排比，《説文解字》所無而可識的字，則附列於各部之末，每字附注篆文；其有疑義或不可辨認者列爲附録。書後附採用彝器目録、引用書目及筆畫檢字，檢索相當方便。1985 年中華書局又出版該書第四版，采用銘文 3902 件，收正文 2420 字，附録 1352 字，共計 3772 字。這是今日可見金文的總數。容庚另有《金文續編》一書，專收秦漢金文，1935 年商務印書館出版。其共收 951 字，附録 33 字，并收重文 6083 字，書末附採用各器銘文及楷書筆畫檢字。

7.《兩周金文辭大系圖録考釋》 郭沫若編著，1957 年科學出版社出版。全書八冊，是將《兩周金文辭大系》《兩周金文辭大系圖録》及《兩周金文辭大系考釋》三書合并并修補增訂而成。其中大系部分選録了各家著録中重要的兩周有銘青銅器，在考釋部分逐件加以考釋研究，不僅讀釋文字，而且著重闡發與古代社會歷史有關的重要材料；圖録部分包括圖編和録編：圖編專輯器形，263 件；録編專輯銘文，分上、下兩卷，上卷收宗周器銘 250 件，下卷收列國器銘 261 件。考釋部分也分上下兩編，與録編兩卷相應。

8.《殷周金文集成》 中國社會科學院考古研究所編纂，1984 ～ 1994 年由中華書局陸續出版。該書收器物總數近 1.2 萬件，北宋以來的商周金文著録之作、中外博物館之收藏以及歷年各地出土的商周青銅器銘文中凡重要者幾爲《集成》所囊括。2006 年中華書局又出版了該書的修訂版，增收了近 20 年來國内外出版的金文集録、博物館藏品圖録、考古發掘報告以及有關圖籍、論著共計 50 餘種，并將原編八開十八巨冊整合爲十六開八冊，又將《殷周金文集成引得》一書釋文加印於器銘之側，既易於二書的配合使用，又便於初學者識讀。

9.《戰國古文字典——戰國文字聲系》 何琳儀主編，中華書局 1998 年第 1 版，2004 年再版。本書將戰國時通行於齊、楚、燕、韓、趙、魏等六國的文字（包括六國金文、貨幣文字、璽印文字、陶文、簡書和帛書等文字）熔爲一爐，間采六國文字所無之秦文字，依照王念孫 21 部的聲系排列，分“正編”“補遺”“合文”“附録”四部，是一部較齊備的戰國文字綜合字典。

10.《古文字詁林》 李圃著，2004 年上海教育出版社出版。本書爲古文字考釋類大型專業工具書，收入古文字考釋資料達 1500 萬字之多，所收考釋資料涵蓋出土古文字（包括甲骨文、金文、戰國秦漢璽印文、戰國貨幣文、陶文、戰國秦漢簡牘文、帛書、石刻文、春秋戰國石盟書等八種文字）和傳世古文字（包括《説文解字》篆文、或體、古文、籀文、奇字、《三體石經》古文、《汗簡》和《古文四聲韻》古文等），幾乎囊括了古文字的所有門類。本書在每個字頭下把各種古文字的字形都羅列出來，爲我們比較古文字字形提供了方便；收入的各種古文字考釋資料，從漢代的《説文解字》，到當代的有代表性的研究成果，大體上搜羅無遺。其中，有學術界視爲定論的觀點，也有較有影響的不同觀點及其論述。

二、查字音

1.《廣韻》　全稱是《大宋重修廣韻》。北宋陳彭年、邱雍等奉旨根據隋代陸法言的《切韻》、唐人孫愐的《唐韻》而增廣修編成《廣韻》。全書的編排以四聲爲綱，韻目爲緯。全書共五卷，分爲206韻，共收26194個字。其中平聲57韻，上聲55韻，去聲60韻，入聲34韻。每字先釋義，後注音切，然後把同音字排列於後，作爲一組。音有異讀的，個別注明；字有異體的，即附於本字之下。《廣韻》是我國現存第一部完整的韻書，保存了魏晉南北朝至唐宋時期的語言和訓詁資料，反映中古漢語的語音系統和詞義訓詁，可查字的音、義，上溯古音，下推今音，旁及各地方音，是研究漢語音韻學和古文字學的重要參考資料。《廣韻》歷來版本較多，周祖謨根據不同版本校訂異同而成《廣韻校本》，是目前較爲完善的版本。19世紀30年代沈兼士主編的《廣韻聲系》，將《廣韻》收字按諧聲聲符重新編排，十分清楚地展示了《廣韻》的諧聲系統，也是一部對漢語文字、音韻、訓詁研究都很有用的工具書。

2.《集韻》　宋代丁度、宋祁等編。全書十卷，平聲四卷，上、去、入聲各兩卷。韻部與《廣韻》數目相同，仍分爲206韻。但韻母名稱和編排次序略有變動，對獨用同用的規定也做了調整，反切很多不同於《廣韻》，反映了宋代的語音情況。收字53525個，其中很多是異體字，對研究古文獻非常有用。《集韻》對字的形音義都很注重，內容常爲後世字書、辭書所引用，是研究文字訓詁和宋代語音的重要資料。然而書中也存在不少錯誤，因而出現多部校本，其中流傳至今、影響最大的是清代方成珪的《集韻考正》十卷，集乾、嘉、道光學者研究《集韻》之大成。1936年陳準著《集韻考正校記》，又對《考正》加以辨正，是研讀《集韻考正》必不可少的參考書。今有上海古籍出版社1985年影印述古堂影宋抄本《集韻》，後附單字索引，檢字方便。趙振鐸的《集韻校本》是今人對《集韻》所做的最爲全面系統的整理工作，可以參考。

3.《古今字音對照手冊》　丁聲樹編録，李榮參訂，科學出版社1958年初版，中華書局1981年修訂新版。全書收單字6000左右，字頭排列以普通話讀音爲序，每條同音字後均注出中古音的反切和應歸屬的音類。普通話讀音相同而中古音不同的，分條排列。比如在"pò"這個普通話讀音後有：pò 去破——普過切／果合一去過滂；粕——匹各切／宕開一入鐸滂；迫——博陌切／梗開二入陌幫等，就是説：在去聲 pò 這個讀音裏，"破"字的《廣韻》音切是"普過切"，中古音系裏屬"果攝""合口""一等""去聲""過韻""滂母"。"粕""迫"二字，普通話裏雖然和"破"同音，但在中古音裏并不完全相同。不過此書沒有標出擬音。

4.《上古音手冊》　唐作藩編著，江蘇人民出版社1982年出版。上古音，指東漢以前的漢語語音。全書收漢字8000個，按中文拼音字母順序編排。沒有上古音的擬音。比如查"鮑"字的上古音，按今天的讀法翻到 bào 這個音下就可以看到：bào 抱鮑——幽·並·上／

報——幽·幫·去/暴瀑——藥·並·入/豹爆——藥·幫·入等，就是説："鮑"字上古音屬"幽部""並母""上聲"；同時可知，"抱""鮑"不但今天同音，上古也同部、同母、同聲調，而"報""暴""豹"這些字雖然今天同音，上古音却各有讀法。

5.《漢字古音手册》 郭錫良編，北京大學出版社 1986 年出版。全書收常用漢字 8000 多個，每字列出其上古和中古的音韻地位，并加注擬音。

三、查字義、詞義

1.《説文解字》《説文解字》是我國第一部字典。作者是東漢許慎。全書 14 篇（加上叙共 15 篇），分爲 540 部，收 9353 個單字，重文 1163 個。《説文解字》以小篆爲主體，把古文和籀文不同於小篆的列在下面，按照"六書"的原則，分析文字的結構形態，先釋字的本義，次釋字形，有的注出字音。《説文解字》是許慎整理研究當時許多經學家、文字學家的研究成果而編成的一部總結性的著作。它保存了大量先秦時期的字體和漢代以前的文字訓詁，反映了上古漢語詞彙的面貌，是研究古漢語不可缺少的材料；它總結了漢以前的文字理論，系統地提出并解釋了"六書"的理論，創造了部首分類法；它的解説中保存了古代逸聞古俗，使我們能够從中了解到一些古代政治經濟情況。現在通行的是北宋徐鉉整理的《説文解字》，被称为爲大徐本，1963 年中華書局影印。較好的注本是清代段玉裁的《説文解字注》，簡稱"段注"。它先從原書的體例、後代字書的訓釋和古籍引用《説文解字》三個方面對大徐本、小徐本進行校訂，又用古書上的字義闡明許書的訓釋，并説明一個字的意義及其引申變化，對漢字的研究有較大貢獻。清代研究《説文解字》的著作很多，成就較大的有桂馥的《説文義證》、段玉裁的《説文解字注》、王筠的《説文釋例》《説文句讀》、朱駿聲的《説文通訓定聲》。

2.《説文解字詁林》 丁福保編，1928 年出版。《説文解字詁林》彙集 182 種 1036 卷注釋和研究《説文解字》的著作，以許慎原書的次序爲綱，編輯而成。此書檢一字而頃刻即得，得一字而各説咸備，爲研究《説文解字》提供了便利的捷徑。

3.《爾雅》《爾雅》是我國第一部詞典。作者尚無定論，大約成書於漢代。《爾雅》編撰的主要目的，是解釋其他的儒學經典著作。書名稱之爲《爾雅》，是把它當作解釋經文最正統、最標準也是最正確的書（爾，近也；雅，正也），是十三經之一。《爾雅》把詞按性質、意義加以分類編纂，既釋單字也釋詞。全書共分 19 篇，也就是 19 類。其中前三篇釋詁、釋言、釋訓，解釋一般詞語；其餘釋親、釋宫、釋器、釋樂、釋天、釋地、釋丘、釋山、釋水、釋草、釋木、釋蟲、釋魚、釋鳥、釋獸、釋畜等十六篇，解釋人事、天文、地理、動物、植物等方面專有詞語。《爾雅》保存了周秦時代的語言材料，對了解古代制度、器物、天文、地理等方面的知識也有重要作用。歷代對《爾雅》進行注釋的主要有東晉郭璞注、北宋邢昺疏、清代邵晉涵《爾雅正義》、郝懿行《爾雅義疏》等。

4.《爾雅詁林》《爾雅詁林》是爾雅學資料的集大成著作，全書分正編、叙録兩個部分。正編 800 餘萬字，影印出版，叙錄 100 餘萬字，排印出版。正編收書 94 種共分五類。以《爾雅》條目爲綱，以諸家訓釋爲目，按《爾雅》各個條目，分別排列組合諸家的解說。在排列次序上，各條目之下首列郭注、邢疏，然後按五類次序排列，各類書籍基本以始刊年代爲序，有圖解者均附於每條之末。94 種書，基本將歷代較有價值的分條目解釋的《爾雅》研究著作囊括以盡。叙錄內容包括《詁林》書目提要 144 篇，《爾雅》及其研究專著序跋彙編 154 篇，當代《爾雅研究論文選編》及 20 世紀 40 年代以前《爾雅》研究資料輯錄。叙錄內容是正編的重要補充。

5.《方言》《方言》全名《輶軒使者絶代語釋別國方言》，漢代揚雄撰。《方言》共 13 卷，1.2 萬字，是我國第一部方言詞典。《方言》既包括長江流域和黃河流域的方言，也包括了部分少數民族的語言。《方言》的編輯體例仿《爾雅》按類編次，先列舉詞條，然後分別說明通行情況。保留了兩漢時期豐富的口語辭彙，對後世的影響很大。後代學者爲《方言》作注疏的著作有多種，其中影響較大的有東晉郭璞注、清代戴震《方言疏證》、錢繹《方言箋疏》等。

6.《釋名》漢代劉熙撰。全書 8 卷 27 篇，即 27 類，是一部用聲訓方法推求名源的專書，也是我國第一部語源學專書。特點是采用聲訓給字詞下定義，再進一步指出詞的來源，此書對了解漢代語音、方言和詞義都有幫助。明代曾改名爲《逸雅》。

7.《廣雅》《廣雅》也稱爲《博雅》，三國魏·張揖撰。此書取材廣泛，保存了漢以前字詞的古義，是一部有價值的訓詁詞典，補充了《爾雅》所沒有的內容。《廣雅》原書分上、中、下 3 卷，總計 18150 字。清人王念孫在《廣雅疏證序》中評論《廣雅》說："蓋周秦兩漢古義之存者，可據以證其得失；其散逸不傳者，可藉以闚其端緒。則其書之爲功於訓詁也大矣。"王念孫的《廣雅疏證》是對《廣雅》最好的注釋著作。

8.《玉篇》南朝梁·顧野王撰。原書成於 543 年。現通行本是宋代陳彭年、丘雍等人修訂的，名爲《大廣益會玉篇》，30 卷，分 542 部。《玉篇》原書 15.8 萬字，收單字 1.68 萬個，陳增加 5000 多字，收單字 22500 多個。《玉篇》比《說文解字》爲詳，但不書篆書，只釋字義和用反切注音，釋義比較簡單，是研究文字和訓詁的重要參考資料。

9.《經典釋文》唐·陸德明撰。全書 30 卷，校釋了《周易》《尚書》《毛詩》《周禮》《儀禮》《禮記》《左傳》《公羊傳》《穀梁傳》《孝經》《論語》《老子》《莊子》《爾雅》十四部經典。收羅各家音切注釋，引書爲證，并加上自己的見解，編撰周密，是研究唐以前先秦典籍注釋的專用工具書。又因爲它以釋音爲主，義訓較少，所以又是一部以研究典籍釋音爲特徵的工具書。

10.《康熙字典》清·張玉書、陳廷敬等奉敕編撰。全書收單字 47035 個，《補遺》一卷收稍偏僻的字，《備考》一卷收不通行之字。是一部收字量大、流行面廣的字典。該書在明代梅膺祚《字彙》、張自烈《正字通》的基礎上編著而成，體例也大體同此二書，於 1716 年編成，同年印行。《康熙字典》采用部首檢字法，分 214 部。釋字體例是先音後義，注音用反切，釋義都有例證，收集資料相當豐富，是當時收字最完備的字典，"字典"一詞也創始於此。特點有：收字多，其他字典上查不到的難、僻、怪、異體字，一般都能查到；資料豐富，字書、韻書、經、史、子、集類文獻均有收入，并附有古文、隸書、小篆。由於編寫時疏漏，《康熙字典》錯誤較多。王引之作《字典考證》，糾正了其中錯誤 2588 條。《康熙字典》盡管有錯誤，但還是查找古字、古義、古音很有價值的工具書。

11.《經籍纂詁》　清·阮元撰。全書 106 卷，按平水韻 106 韻編排，每韻一卷。收錄了唐代以前主要古籍中的文字訓詁，既釋本義，也説明引申義，此書體例嚴謹，材料豐富。它的缺點是：《經籍纂詁》只是資料的集結，而缺乏對義項的歸納；有些書《經籍纂詁》成書時尚未發現，未及徵引；成於衆手，時有誤引。因此，我們引用有關書籍時一定要復核原書。另外此書不注音切，也是其不足。

12.《辭源》　舊版《辭源》由陸爾奎等主編，正編 1915 年出版，續編 1931 年出版，合印本 1939 年出版。所收詞語不及《辭海》多，解釋也不及其詳，標點只用圈點，例證不注篇名，但有的詞目《辭海》未收。1958 年修訂，根據與《辭海》《現代漢語詞典》分工的原則，將《辭源》修訂爲閱讀古籍用的工具書和古典文史研究工作者的參考書。到 1979 年，新《辭源》由商務印書館陸續出齊，凡 4 册。該書删去舊《辭源》中的現代社會科學、自然科學和應用技術方面的詞語，增加古漢語詞語，修改不正確的注釋，抽換并增補較多例證，對出處加注作者、篇名和卷次。全書收詞目 10 萬條左右，包括古漢語的普通詞彙、成語典故、人物著作、歷史名物、古代地名等等。注音用漢語拼音，并加反切等。釋義注意詞語的來源和演變，凡見於《説文解字》的大都引用，基本以本義、引申義、通假義爲序。該書繁體排印，仍沿用 214 部部首編排法，各册正文前附有按筆畫編排的《難檢字表》，正文附有《四角號碼索引》，第四册又附有全書的《漢語拼音索引》，便於查檢。新修訂的《辭源》第三版於 2015 年出版。

13.《辭海》　舊版由舒新城主編，1936 年中華書局出版。全書收單字 1.3 萬餘個，各類詞語 12 萬多條。按部首編排，分 214 部，用反切和直音注音，繁體字印行，是閱讀古籍的工具書之一。新《辭海》由該書編輯委員會編寫，1979 年上海辭書出版社出版，是用現代方法編寫的大型百科性辭書，所收詞目以解決一般讀者在學習、工作中的疑難問題爲主，并兼顧各學科的學術體系，不收古體字和冷僻字，古義的徵引也較少。詞目 12 萬多條，按部首編排，分 250 部，漢語拼音注音，簡體字印行。此後《辭海》十年一修，分別有 1989 年、1999 年、2009 年版。

14.《漢語大字典》　徐中舒主編。1986 ～ 1990 年由四川辭書出版社、湖北辭書出版社出版。全書 8 卷，約 2000 萬字，共收楷書單字 54678 個，繁簡字并收并用。凡古今文獻、圖書資料中出現的漢字，幾乎都可以從中查出。按部首編排，以傳統的 214 部爲基礎，删 8 部，并 6 部，共立 200 部。單字歸部基本與《康熙字典》同，略加調整。在字形方面，於楷書下列舉反映形體演變關係并有代表性的甲骨文、金文、小篆和隸書的形體，簡説其結構演變。在字音方面，用現代漢語拼音注音，收列中古反切，標注上古韻部。在字義方面，著重羅列常用字的常用義，也注意生僻義和生僻字的義項，并適當收錄複音詞的詞素義。《漢語大字典》第二版於 2010 年出版，收字總數爲 60370 個，爲 9 卷本。

15.《漢語大詞典》 羅竹風主編。漢語大詞典編輯委員會編纂，1986 年由上海辭書出版社出版。這是一部大型的、歷史性的漢語語文詞典。該書收錄漢語的一般語詞，著重從語詞的歷史演變過程加以全面闡述。單字以有文獻例證者爲限，沒有例證的僻字、死字一般不收列。共收詞目約 37 萬條。單字按部首編排，與《漢語大字典》相同，共立 200 部。繁體字、簡化字并用，單字條目采用繁體字。全書 12 卷，另有附錄、索引 1 卷。每卷有《難檢字表》《部首檢字表》。1998 年《漢語大詞典》光碟版問世，最新的《漢語大詞典》光碟是 2.0 版。

16.《故訓匯纂》 宗福邦等主編，2003 年商務印書館出版。該書全面匯輯了從先秦至晚清的古籍文獻中的注釋材料，共收字頭近 2 萬個，引據的訓詁資料 50 萬條，篇幅達 1300 萬字。從訓詁史角度來看，此書可説是對清代著名工具書《經籍纂詁》的繼承和發展。

四、查中醫藥名詞

1.《中國醫學大辭典》 謝觀編，1921 年商務印書館出版。全書收中醫、中藥名詞術語 7 萬餘條，包括病名、藥名、方名、身體、醫學、醫書 7 大類，資料豐富，有一定參考價值。如病名，首先叙述致病原因，再講治療法則，同爲一病，而性質類型不同者，也都分別加以叙述。各種藥品，無論動、植、礦物，皆廣爲收錄，先述形態，次述性質、功用，其專長喜惡及製法則以雜論概括。

2.《中醫大辭典》 本辭典是一部集學術性和臨床應用於一體的大型綜合性現代中醫辭書。收載詞目近 9 萬條，選詞面廣，涉及醫史人物、中醫文獻、中醫基礎、中藥、方劑、針灸、推拿、氣功、養生、食療以及内科、婦科、兒科、外科、骨傷科、五官科等臨床各科，釋義定義準確、闡釋得當、言簡意明，通俗易懂。各類辭目均注明出處，便於查考。試用本分 8 册，於 1980 年起由人民衛生出版社陸續出版。1979 年出版的《簡明中醫辭典》是《中醫大辭典》的簡編。經李經緯、鄧鐵濤等主編，在原 8 大分册的基礎上進行全面修訂，於 1995 年由人民衛生出版社出版了《中醫大辭典（合編本）》。新一版 2005 年由人民衛生出版社出版。

3.《中國藥學大辭典》 陳存仁等編纂，1935 年出版，1956 年修訂。對常用藥品的詮釋較詳細，首先説明命名的意義，次述處方名稱，并列古籍中的別名和外文名稱，指出産地、形態、種植、性質、效能、成分、主治、用量及歷代記述考證等。

4.《中藥大辭典》 是一部大型中藥專業工具書。南京中醫學院編，1977 年出版，2006 年出版第二版。共選收中藥 6000 餘味。以藥物名的首字筆畫多少爲序，每藥以正名爲辭目，下分異名、基原、原植物、栽培、采集、製法、藥材、成分、藥理、炮製、性味、歸經、功用主治、用法與用量、宜忌、選方、臨床報道及各家論述，較廣泛地搜集了古今中外有關的文獻資料。該書有多種版本，既有簡體大字本與縮印本，又有臺灣、香港地區的繁體字本，并先後經版權輸出，被翻譯成日文本和韓文本出版。

5.《中醫疾病證候辭典》 王雨亭編著，1988 年人民軍醫出版社出版。從 93 部中醫專著中選錄中醫證候名和疾病名共 2466 條，其中正名 1693 條，附名 773 條，内容包括中醫内、外、婦、兒、五官等科常見證候名及古病名。各詞條均注明出處，并詳述病因病機、病性、病位和病勢，以及症狀特徵、治則、選方和藥物。

6.《簡明中醫病名辭典》 馬汴梁主編，人民衛生出版社 1997 年出版。從歷代中醫文獻中收錄中醫病名詞目 4000 餘條，内容涉及内科、外科、婦產科、兒科、五官科、骨傷科、男科及性病。每條詞目先注明出處、引文，再作注釋。注釋體例依次爲病因病機、症狀表現、與現代醫學病名對照、治則治法、選方、用藥。按詞目首字筆畫順序編排，正文前有筆畫目錄。

7.《中醫方劑大辭典》 彭懷仁主編，人民衛生出版社 1993 ～ 1997 年出版。全書分 11 册。從上自秦漢，下迄 1986 年底的 1800 餘種古今醫學文獻中，收錄有方名方劑共 9 萬餘條，以 1911 年前的方劑爲收集重點，1911 年後的擇優選錄。以方名爲辭目，按方名首字筆畫、筆順爲序排列。辭目又分正、副，同方異名者，一般以最早出現者爲正辭目，其餘爲副辭目。正辭目下設方源、異名、組成、用法、功用、主治、宜忌、加減、方論選錄、臨證舉例、現代研究、備考等 12 項。副辭目僅列名稱與出處以及與正辭目的關係。第 1 ～ 10 册爲正編，每册書前均有本册 "方名目錄"。第 11 册爲附編，有方名索引、主治病證索引（按臨床各科病證分類）等。

8.《新編針灸大辭典》 程寶書主編，1995 年華夏出版社出版。共收有關針灸詞目 3666 條，插圖 841 幅，較全面地反映了針灸學的豐富内容，包括經絡、經穴、奇經、刺灸法、其他針灸法、疾病治療、針灸歌賦、針灸儀器、針灸醫家、針灸醫籍 10 個方面。穴名著錄采用世界衛生組織總部針灸穴名國際標準化科學組會議審定通過的《標準針灸穴名》和國家技術監督局批準實施的《經穴部位》。按筆畫編排，正文前有筆畫目錄，書末附 "漢語拼音索引" "人名索引" "分類索引"（分經絡、十四經穴、奇穴、針灸法、針灸醫籍、疾病治療、針灸歌賦 7 類）"主要參考書目"。

9.《内經詞典》 張登本、武長春主編，1990 年人民衛生出版社出版。利用《黄帝内經》計算機資料庫，收錄《内經》原文所用全部 2286 個單字、5560 個語詞，以此爲條目，按部首編排。條目分字、詞兩級，每個條目組成包括字目字頻、讀音音韻（包括現代音、中古音、上古音）、詞目詞頻、釋義義項、漢唐及清儒文史訓詁書證、《内經》書證、《内經》注家書證。有的條目還羅列歷代注家的不同見解，以供參考。義項排列以本義、引申義（包括語境義）、假借義、校勘爲序。正文前有按部首編排的 "内經詞典字目"，書末附 "拼音檢字表" 及《素問》篇目、《靈樞》篇目。

10.《黄帝内經詞典》 郭靄春主編，1991 年天津科學技術出版社出版。該詞典以人民衛生出版社 1963 年出版的《素問》《靈樞》爲版本依據，收錄其中全部單字和詞語，共計單字 2747 個（含繁體、異體字 608 個），詞條 7178 條（其中單字條 2139 條，複字條 4979 條）。注音釋義悉以《内經》中出現的音義爲限。釋義力求簡明扼要，以切合原書具體語境的涵義爲準。一詞多義，予以分項説明。每一義項後酌情援引原書例證一至數條。有訛、衍、倒、脱者，加列校勘項，標注篇名。正文前有 "單字筆畫索引" "單字音序索引" "詞目檢索表"，書末附錄 "黄帝内經書目匯考" "黄帝内經論文索引"，以供研究者參考。

五、查專名

1.《中國人名大辭典》 臧勵龢等編，是我國出版年代最早、使用最爲廣泛的檢索中國古代歷史人物生平事迹簡況的大型綜合性現代辭書之一。自 1921 年商務印書館初版以來，重印十餘次之多。此典依據正史，旁及舊聞，歷時六載，收錄上古至清末名人 44777 人，包括少數民族人物，人名下記載人物的字號、籍貫、主要經歷等。按姓氏筆畫排列。一般見於史料上的名人，大都可以從中查得。書前有筆畫檢字表，書末附有四角號碼索引、姓氏考略、異名表和中國歷史紀元表。對人物評價多依 "正史" 的見解，清代人物收羅不全，是該書欠缺之處。

2.《中醫人名大辭典》 李雲主編，2015 年中國中醫藥出版社出版。該書以作者 1988 年出版之《中醫人名辭典》爲基礎，收載人物由原 10.5 萬餘人擴充至 18.7 萬餘人（當代在世醫家未收）。全書按姓氏筆畫排列，逐一介紹歷代中醫人物姓名、字、號、後號、生卒年、籍貫、生平、學術思想、醫德醫風、學術著作、學術傳承等，并注明資料出處，書附有 "後名索引" "書名索引"，便于查找。該書對歷來有爭議的醫史人物多有考證，通過正史、地方志等資料對某些佚名人物有所發掘，頗具實用價值。

3.《中醫人物詞典》 李經緯主編，1988 年上海辭書出版社出版。收集古今醫家 6200 餘名。書末附有 "人名字號、別名及師徒後裔索引" "中醫書名索引"。

4.《中國古今地名大辭典》 臧勵龢等編，1931 年上海商務印書館出版。收錄我國古今地名，如省府郡縣、鎮堡山川、名城要塞、鐵路港口、名勝古迹、奇觀亭園等 4 萬餘條，對其地理位置、古今名稱變化等加以解釋。卷首有筆畫檢字表，卷末有四角號碼地名索引，另附《各縣異名表》，供查古今異名用。該書材料甚豐，解釋頗詳，但由於出版時間較早，有些資料已陳舊過時，需借助有關資料訂正。

5.《中國歷史地名辭典》 魏嵩山主編，江西教育出版社 1988 年出版。收錄中國歷史地名約 2.1 萬條。舉凡正史與正史地理志、正史以外的各種史籍地志及歷代詩文中叙及的較重要的地名，均廣爲收錄。爲使讀者弄清每一歷史地名的建置沿革與今地所在，編者對大量文獻記載與各種地圖做了深入細緻的研究對照。詞條均按筆畫檢索。書末附 "中國歷史年代簡表" "中國歷史年代紀元表"。

6.《中國歷代職官詞典》 沈起煒、徐光烈編著，1992 年上海辭書出版社出版。在《辭海》（中國古代史分册）中“歷代職官”的詞條基礎上擴充修訂而成，共收錄詞目 3809 條。包括帝王后妃、宰輔執政、臺諫、尚書各部、九卿寺監、文學侍從、宮廷殿中、軍事、宦官、地方政府、東宮官、散官階官、官秩封爵、科舉銓選、少數民族政權、先秦官制雛形、遼元兩代特殊制度、明清民族事務、清末民國新制等十餘類。按詞目首字筆畫數和起筆筆形順序編排。

第一節　古醫籍概説

一、古醫籍的數量

中國傳統醫學源遠流長，産生的醫籍浩如煙海。現存的醫籍有多少呢？ 2010 年出版的《中國古籍總目》著録古籍約 20 萬種，醫家類位居子部，著録醫籍 6685 種，加上叢書部所著録的醫學叢書類及農家類、雜家類等含醫學内容較多的典籍，種數會有所上浮。2007 年出版的《中國中醫古籍總目》著録 1949 年以前出版的中醫醫籍（不含法醫、獸醫類著作）13455 種，除去約 4600 種民國醫籍，著録古醫籍近 9000 種（含部分國外醫籍）。兩相參照比較，大致可以推斷出：現存古醫籍應不少於 8000 種，占現存古籍的 1/25 多。

1/25 的比例不高，但古籍種類繁多，以《中國古籍總目》爲例，先分以經、史、子、集、叢五部，每部又分類别，僅子部就分 17 類，如此看來，古醫籍在現存各類古籍中所占比例相對來説還是比較大的。這也符合古人的認識。元代和尼赤曾比較過儒書與醫書的數量，其在《活幼心書決證詩賦序》中説：“且吾聞學醫者與學儒無異，儒者求聖賢之心法，以有聖賢之書存焉耳，醫無其書，則軒岐之心法泯焉而不傳久矣，又何由而學之？故醫書之浩衍與儒書相埒，殆又過之。”該序寫於元泰定四年，科舉考試已步入正軌，儒學的重要性不言而喻，但此類書籍仍没有醫書多，説明了醫書的浩瀚。

除了浩如煙海的現存古醫籍，還有很多的醫籍因天災、戰亂等各種原因而散佚消亡。裘沛然《中國醫籍大辭典》著録亡佚醫籍 4700 多種。實際數字可能遠遠大於此。《隋書·經籍志》著録醫籍 256 部，4500 多卷，現存的只有不足十部數十卷而已。在大量的亡佚醫籍中，部分醫籍能根據佚文輯佚成書，如清乾隆年間，四庫館臣就從《永樂大典》裏輯出《脚氣治法總要》《旅舍備要方》等重要醫籍，但更多的亡佚醫籍則是永遠無法重現。

二、古醫籍的特點

1.抄本數量多　據《中國中醫古籍總目》等初步統計，抄本醫籍不下 5000 種，占全部醫籍的40%左右。這在古籍中是相當顯眼的。這些抄本大多是專科類醫籍。和尼赤《活幼心書決證詩賦序》言："然板行於天下，人得而有之者，往往大方脉之書爲多。彼爲小兒者每以專科自名，或私得一方，即祖子孫相傳，世享其利，它人萬金不願授也，其肯與天下後世公共之哉？"這裏説的是兒科，其他專科亦然。

抄本流傳是爲了秘不示人。想要刊刻流傳，除非出現特殊的情況。如《重樓玉鑰》，歙縣鄭氏自閩人黃明生處得到此書後珍藏，鄭氏之喉牙科名垂數世，皆得力於此，不想該書爲家僕竊出，從而公開與衆。鄭瀚《重樓玉鑰續編》言："仰山公攜遺像一幀而歸，供奉於書室中，由是數十年來，活人甚廣。後被僕人私竊其半，貪利而售之於外，遂至更相傳鈔。"到了民國時期，中醫日漸衰微，爲了拯救中醫，裘吉生等有識之士竭力打破醫界守秘陋習，公開印刷了很多秘藏抄本。但時至今日，仍有大量的抄本未被刊刻，發揮應有的作用。

2. 醫方著作多　古醫籍的種類衆多，其中醫方著作占據重要位置。《中國中醫古籍總目》著錄醫方類著作2191種，幾乎占了總醫籍的1/6，在12大類中非常顯眼。

方書數量多的原因很多。相對於其他醫籍，方書的編纂較爲容易。撰寫經典研究類著作需要學養，撰寫醫論醫案類著作需要學驗，編纂方書則可上可下，學養深、經驗豐的作者編的方書質量可能高些，反之，质量差些。甚至只要識字，搜集幾個方子就可以編纂一部方書。而就需求而言，中醫經典闡述道理精妙入神，但精深難懂，一般人畏難，則捨去經典而覽易解之方書，以求速成。就傳播而言，人們一向認爲提供良方爲仁義之事。

方書的繁多曾引起很多醫家反思，明江瓘《名醫類案自序》就感歎："方書繁而經論廢。"但時至今日，這種現象仍未改變，這從《中國醫籍大辭典》收錄的醫籍詞目就能看出。該書收錄詞目從先秦醫籍始，下迄20世紀末。在21個大類中，方書數量最多，幾乎是《內》《難》經類、基礎理論類、傷寒金匱類、診法類之和。

3. 精校古籍少　古醫籍以方書居多，很多方書本身編纂草草，傳刻更加隨意。無識者但知流播方書爲濟人善舉，率意爲之，於原書之美惡，大都以耳爲目，至編輯之體例，更少明了，隨意爲之。實際上不止是方書，幾乎所有的醫籍經過精校的都很少。古醫籍中，抄本甚多。但與文史類古籍多爲名家精抄本不同，古醫籍抄本多是醫家私藏的秘本，歷代相傳，未曾精校。即使官方的抄本也往往對醫籍不甚著意，如清代乾隆年間編纂的《四庫全書》。刊本也不理想，醫籍多爲坊刻。於是出現了"向來醫籍輾轉傳刊，或別標新名，或增删舊本，或冒名以市重，或竊書稱自撰，岐出多端"的現象。

這種現象引起學者的注意。蕭延平《黄帝内經太素例言》言："自來校書，苦無善本，醫書尤甚。蓋中國自科舉制興，凡聰明才智之士，多趨重詞章聲律之文，即間有卓犖異才，又或肆力於經史，漢宋諸學於醫學一門，輒鄙爲方技而不屑爲，故自林億等校正醫書後，從事此道者，實不多覯，晦盲否塞，幾近千年，紕繆糾紛，問津無路。"

4. 隱喻性的語言　取象比類是中醫學重要的思維方式之一。這種思維方式上取於天，下取於地，中取於人事，通過類比推理的方式對醫學問題加以解釋和分析。早期典籍的取象比類很明顯，如《素問·金匱真言論》言："東方青色，入通於肝，開竅于目，藏精於肝。其病發驚駭，其味酸，其類草木，其畜雞，其穀麥，其應四時，上爲歲星，是以春氣在頭也。其音角，其數八，是以知病之在筋也，其臭臊。"這裏方位、顏色、臟腑、味道、聲音等通過聯想類比形成了一種比附關係。

隨著中醫理論體系的建立，取象比類隱入幕後，直接用 B 事物之名描述 A 事物，這就是隱喻。如古醫籍中常常説"金水相生"，這裏的金、水都是隱喻，中醫理論以五行配五臟，肺屬金，腎屬水，故這裏的金指的是肺，水指的是腎。按照五行相生的關係，金生水，是爲母子之臟。在生理上，肺與腎互相配合，互相滋生。這就是"金水相生"。這種隱喻性的語言在古典籍處處可見。

另外，古醫籍除了具有一般古籍所有的歷史文獻價值、文物價值外，還具有實用價值，裏面記載了無數醫家的理論和方法，也記載了他們的經驗和教訓，直至今日，對於中醫臨床與研究還有指導意義。

三、歷代醫學典籍概述

先秦兩漢古醫籍的發展經歷了從世代累積到個人創作的過程。古醫籍産生時代較早。早在《黃帝內經》成書之前就已出現了很多醫籍，如馬王堆出土的《足臂十一脉灸經》《陰陽十一脉灸經》（甲、乙本）《脉法》《陰陽脉死候》和《五十二病方》等。這些醫籍原無書名標題，馬王堆漢墓帛書整理小組根據醫書的内容而加書名，且這些醫籍無編著者姓名，内容簡樸，反映了早期醫籍的形態。近年成都老官山也出土了一部分醫書，大都没有書名。

隨著歷史的發展，《黃帝內經》《難經》《神農本草經》等内容豐富的醫籍大量出現。但這些醫籍仍呈現出"古書不題撰人""後世乃以人名其書"（余嘉錫《古書通例》）等早期典籍的特徵。這些典籍往往是世代累積型作品，非一人、一時之作，而是歷代醫家遞相增益而成。《黃帝內經》後世簡稱《內經》，18 卷，162 篇。其中 9 卷名《素問》，另外 9 卷無書名，漢、晉時稱《九卷》，因内容主要論及針灸經絡，又名《針經》，唐代王冰始稱《靈樞》。此後《素問》《靈樞》成爲《內經》的兩大組成部分而流傳至今。一般認爲，該書主要部分形成於春秋戰國時期，并在流傳過程中摻入了一些後人補撰的内容。《黃帝內經》内容豐富，建立了中醫學理論體系的結構框架，奠定了中醫學發展的基礎，它也是現存最早的中醫理論經典著作。

繼《內經》後出現的又一部醫學理論典籍是《難經》。該書又名《黃帝八十一難經》《八十一難》，它雖然可能不是世代累積而成，但是作者不詳，相傳是秦越人（扁鵲）所著；成書時代不詳，最後成書大約在秦漢之際，至少也在東漢之前，仍有早期文獻的特點。《難經》以設問答疑的形式解釋了 81 個"經"文中的難題，絶大部分是《內經》中已經提出而尚有疑點的問題，引用的部分經文見於《內經》，可以説，《難經》是《內經》的延續和解答。它推演了《內經》的微言奥旨，發揮至理，剖析疑義，且有不少獨到見地，如首創獨取寸口及寸關尺及浮中沉三部九候的切脉方法，一直沿用至今。

《神農本草經》，又名《神農本草》《本草經》，是一部熔鑄不同時期醫藥學家勞動成果的集體創作，可能早在先秦時期就已開始收錄，直到東漢時期才匯編成書。原書早在唐代初年就已散佚，現今流傳的本子，是後人從《太平御覽》《證類本草》和《本草綱目》等書中輯錄出來的。其中清代孫星衍、孫馮翼的合輯本，顧觀光輯本，日本森立之的輯本质量較好，流傳較廣。在前人輯本的基礎上，馬繼興等人重新輯成《神農本草經輯注》，1995 年由人民衛生出版社出版。《神農本草經》共載藥物 365 種，其中，植物藥物 252 種、動物藥物 67 種、礦物藥物 46 種。《神農本草經》開創了中國古代醫學史上最早的藥物分類方法，即按照藥物的效能和使用目的，將其分爲上、中、下三品。同時對藥物學理論進行了較系統的論述，對後世醫藥學的發展產生了深遠的影響，爲中國古代藥物學的產生奠定了基礎。

東漢末年，張仲景的《傷寒雜病論》問世。這部著作雖是勤求古訓、博采衆方而成，但張仲景以自己的思想重組了前人及時人的醫學經驗，確立了臨床辨證論治的體系。學術界普遍公認這是一部最早的理論聯繫實踐、理法方藥齊備的臨床醫學專著，也是一部闡述外感病及雜病診療規律的開創性和奠基性的大作。張仲景以其學說爲後人樹立了典範，他也被尊爲醫中之聖。從中醫典籍史而言，這部著作也完全跳出了早前典籍著者不清、世代累積而成的特點，具有鮮明的個人著作色彩。

《傷寒雜病論》之後中醫典籍大量出現，猶如雨後春筍，歷朝歷代都曾編著出影響中醫發展的重要醫籍。

魏晉南北朝時期，經典著作整理方面：皇甫謐對《素問》《靈樞》《明堂孔穴針灸治要》三書全文重新分類整理而成《針灸甲乙經》；全元起歷史上首次爲《素問》作注解；吕廣《黃帝衆難經》，開《難經》注釋之先河；王叔和首次整理修訂了《傷寒雜病論》，傳經有功；陶弘景《名醫別錄》爲《神農本草經》的補注本等。個人撰著方面，出現了王叔和的《脉經》、葛洪的《肘後救卒方》、劉涓子的《劉涓子鬼遺方》、陳延之的《小品方》等。特別是《肘後救卒方》經南朝梁陶弘景、金朝楊用道的補錄流傳至今，即現存的《肘後備急方》。該書卷三《治寒熱諸瘧方》"青蒿一握，以水二升漬，絞取汁，盡服之"的記載啟發了著名藥學家屠呦呦用低沸點溶劑成功提取青蒿素。屠呦呦據此成爲第一位獲得諾貝爾科學獎項的中國本土科學家、第一位獲得諾貝爾生理學或醫學獎的華人科學家。

隋唐五代時期，出現了多部醫學巨著。隋煬帝敕撰《四海類聚方》，全書卷帙浩瀚，共 2600 卷。在編修此書的同時，又選錄單方成《四海類聚單方》300 卷。惜均已失佚。隋煬帝敕撰的《諸病源候論》以其重要的學術價值流傳至今，被歷代視爲證治津梁。隋唐時楊上善編撰的《黃帝内經太素》是研究《内經》的必讀之作。該書在國内早就散佚，晚清以後從日本訪回。到了唐朝中期，王冰次注《素問》，成書爲《黃帝内經素問注》，對後世影響巨大。唐朝時期，重要的著作還有孫思邈的《備急千金要方》《千金翼方》、王燾的《外臺秘要》、蘇敬等人奉敕編撰的《新修本草》、孟詵的《食療本草》等。其中，《備急千金要方》《千金翼方》《外臺秘要》均爲綜合性醫學巨著，各科俱全，理法兼備；《新修本草》是第一部由政府官定的國家藥典，其影響遠及海外；《食療本草》是一部内容豐富的古代食療和營養學的重要文獻。

宋代帝王重視醫學，主持編撰了《開寶詳定本草》《開寶重定本草》《嘉祐補注神農本草》《圖經本草》等本草著作和《神醫普救方》《太平聖惠方》《聖濟總錄》《太平惠民和劑局方》等方書。帝王的喜好帶動了整個社會，醫籍大量出現，特別是在方書、傷寒、本草及《内經》《難經》整理研究等方面。方書主要有陳自明的《婦人大全良方》、郭思的《千金寶要》、許叔微的《類證普濟本事方》《本事方續集》、洪遵的《洪氏集驗方》、陳言的《三因極一病證方論》、王碩的《易簡方》、嚴用和的《濟生方》等；傷寒學方面主要有龐安時的《傷寒總病論》、朱肱的《南陽活人書》、許叔微的《傷寒百證歌》《傷寒發微論》《傷寒九十論》、郭雍的《傷寒補亡論》等；本草方面的著作有唐慎微的《經史證類備急本草》、寇宗奭的《本草衍義》等；《内經》《難經》整理研究方面有高保衡等校正補注的《重廣補注黃帝内經素問》、李駉的《黃帝八十一難經纂圖句解》等。因研究《内經》，宋人順及探討運氣學説，成一時之風氣，重要的著作有劉溫舒的《素問入式運氣論奧》等。

金元時期，新學肇興，醫分門户，最具代表性的是劉完素、張從正、李杲、朱丹溪，史稱金元四大家。各人均有醫籍傳世，劉完素有《醫方精要宣明論》（簡稱《宣明論方》）、《素問玄機原病式》（簡稱《原病式》）《素問病機氣宜保命集》（簡稱《保命集》）、《三消論》《傷寒直格》《傷寒標本心法類萃》等；張從正有《儒門事親》等；李杲有《内外傷辨惑論》《脾胃論》《醫學發明》《蘭室秘藏》《東垣試效方》等；朱丹溪有《格致餘論》《局方發揮》《金匱鉤玄》《丹溪手鏡》《本草衍義補遺》等。以他們爲中心各自形成一個學派，每個流派也都有其代表醫家，各有醫籍傳世。其中，李杲所代表的補土派（因其師張元素是易水人，故又稱易水學派），張元素有《醫學啟源》《潔古家珍》《潔古珍珠囊》《黃帝八十一藥注難經》等，王好古有《醫壘元戎》《此事難知》《癍論萃英》《陰證略例》《湯液本草》《伊尹湯液仲景廣爲大法》等、羅天益有《衛生寶鑒》。元代的杜思敬輯録易水學派爲主的著作19種爲《濟生拔萃》，這是我國最早的的醫學叢書之一。劉完素的追隨者薛時平著有《注釋素問玄機原病式》，常德著有《傷寒心鏡》，馬宗素著有《傷寒醫鑒》，鎦洪著有《傷寒心要》等。除了四大家及其學派的著作，金元時期還有很多大家，如滑壽，其傳世著作很多，如《讀素問鈔》《難經本義》《診家樞要》《麻疹全書》《十四經發揮》等。其他重要的醫籍還有成無己的《注解傷寒論》《傷寒明理論》，葛乾孫的《十藥神書》（專治肺癆），王國瑞的《扁鵲神應針灸玉龍經》，竇桂芳的《針灸四書》，齊德之的《外科精義》，倪維德的《原機啟微》（眼科），忽思慧的《飲膳正要》等。其中，成無己的著作不但開注解《傷寒論》之先河，而且學術價值極高，成無己也被後人視爲《傷寒論》注解第一人；竇桂芳的《針灸四書》是較早的針灸學叢書，包含《黃帝明堂灸經》《灸膏肓腧穴法》《子午流注針經》《針灸指南》四種醫籍。

明清出現了很多專門論述外感溫熱病及疫病的著作，如張鶴騰的《傷暑全書》，吳又可的《温疫論》，薛雪的《温熱條辨》，吳鞠通的《温病條辨》，雷峰的《時病論》，王孟英的《温熱經緯》《霍亂論》，柳寶怡的《温熱逢源》，周揚俊的《温熱暑疫全書》，戴天章的《廣瘟疫論》，楊璿的《傷寒瘟疫條辨》等，也出現了很多綜合性甚至匯總性的醫籍，如徐春甫的《古今醫統大全》，王肯堂的《證治準繩》《古今醫統正脉全書》，李時珍的《本草綱目》，朱橚的《普濟方》，吳謙等的《醫宗金鑒》，王琦的《醫林指月》，程永培的《六醴齋醫書十種》，周學海的《周氏醫學叢書》，陳夢雷等的《古今圖書集成·醫部全錄》，紀曉嵐的《四庫全書·醫家類》等。明清兩朝相比，明人多以己見著書，出現了陶華的《傷寒六書》，張介賓的《景岳全書》，趙獻可的《醫貫》等著作。清人多考古，出現了張志聰的《黃帝內經素問集注》《黃帝內經靈樞集注》《本草崇原》《傷寒論集注》，高士宗的《黃帝素問直解》，姚止庵的《素問經注節解》，汪昂的《素問靈樞類纂約注》，徐大椿的《難經經釋》《神農本草經百種錄》《傷寒類方》，葉霖的《難經正義》等著作。

四、中醫古籍數據庫介紹

中醫書籍浩如煙海，綫下查閱并不十分方便，但隨著信息時代的到來，網絡得到充分的普及與發展，綫上資源日益豐富，有很多數據庫可以滿足讀者查閱古籍文獻的需求。下面介紹一些數據庫與網站，以期能提高學習、研究的效率。

1. 國醫典藏中醫古籍數據庫

國醫典藏中醫古籍庫是由中國中醫科學院中醫藥信息研究所（圖書館）研發的大型中醫古籍全文數據庫。該機構是中國中醫古籍方面的權威機構，藏書超過全國中醫古籍總量的50%。數據庫Ⅰ期精選了先秦至清末民國的歷代典籍 500 種（包括綜合性叢書 20 種），2500 册。收錄内容精良，不乏世所罕見的珍善本及孤本醫籍，具有較高的實用價值、文獻價值和學術價值。所選書目按《中國中醫古籍總目》分類法分類，内容涉及醫經、醫理、診斷、傷寒金匱、針灸推拿、本草、方書、臨證各科、養生、醫案醫論醫話、醫史、綜合性著作等12 大類、65 個二級類目。

2. 中醫典海古籍數據庫

中醫典海是匯輯歷代中醫藥典籍的大型全文檢索版數字叢書，由北京大學劉俊文總纂，北京愛如生數字化技術研究中心研製。博采精選，删重去複，收錄自先秦至民國最具學術價值、實用價值和版本價值的歷代中醫藥典籍上千種，内容廣及醫經、本草、診法、方書、針灸、臨證各科、養生及醫案、醫話、醫論等，同時按照完本、母本和後出轉精本的標準，慎選宋元明清各級善本以及日本、高麗刊本，孤本和稀見本近三成。堪稱醫籍淵海，珍本集林。

3. 中華醫藥典籍資源庫

中華醫藥典籍資源庫是中國國家數字圖書館中古籍資源庫當中的一部分。圖書館收藏的文獻典籍是整理研究的基礎資料。爲使讀者能够通過互聯網檢索、利用中醫文獻資源，國家圖書館（國家古籍保護中心）將逐步建設中華醫藥典藏資源庫，現在已有 92 種中醫古籍影像進行發佈測試。

4. 中醫古籍類書庫

中醫古籍類書庫由深圳市科信源實業發展有限公司、海南電子音像出版社出版。該數據庫基於《古今圖書集成》整理而成，收錄了清代雍正三年（1725）以前的全部醫學巨著，共計 1304 部、1824 卷、4000 多萬字，是當今比較完整和權威的綜合性古代醫學百科全書。

5. 中醫藥文獻庫

中醫藥文獻庫，又稱《中醫藥文獻數字圖書館》，是陝西師範大學出版總社出版的古籍數據庫產品，是漢籍數字圖書館 2.0 版的特色專庫之一。該庫收錄 14 部中醫藥及其相關文獻，包括醫經、基礎理論、傷寒金匱、診法、針灸推拿、本草、方書、臨證各科、養生、醫案醫話醫論、醫史、綜合性著作以及道家、術數參考文獻，共計 79 類。截至 2017 年 9 月，中醫藥文獻目錄庫收錄文獻約 2.2 萬種，中醫藥文獻圖版庫收錄文獻原件 4914 種，約 470 萬頁，數據量約 1TB。該庫依據部、類兩級分類目錄體系，按照版本、印本、圖版檔案等樹狀結構組織，確保目錄分類的規範性、科學性和適用性；采用 PDF 格式原版原式呈現，最大限度地保留了古籍所包含的文化信息，確保文獻的準確性、完整性和學術研究價值。

五、中醫類書與中醫叢書

在古醫籍中，類書和叢書具有重要地位，兩者都保存了大量的醫學資料，對於古醫籍的學習與研究具有重要意義。

（一）中醫類書

所謂類書是按照 "分類隸事" 的原則，把各種書籍中的有關內容分門別類地加以編排而成的工具書。這種書籍的優點是便於尋檢和徵引材料。類書的產生可以追溯到三國魏·王象等撰集的《皇覽》，以後歷代都有編纂。由於不少類書成書於古代，而古籍散佚，十不存一，遺文舊事往往賴此得存。因此，類書又是輯佚、校勘的極好材料。比較通行的醫學類書有宋代趙佶主編的《聖濟總錄》，明代徐春甫編的《古今醫統》、張介賓編著的《類經》、朱橚等編的《普濟方》、江瓘等編的《名醫類案》，清代魏之琇編的《續名醫類案》、陳夢雷等編撰的《古今圖書集成·醫部全錄》等。國外學者編寫的中國古代醫學類書主要有日本丹波康賴的《醫心方》，朝鮮金禮蒙的《醫方類聚》、許浚的《東醫寶鑒》等。下面簡要介紹幾部中醫類書。

1.《古今圖書集成·醫部全錄》 清代陳夢雷等編（原隸《古今圖書集成·博物編·藝術典》），共 520 卷，900 餘萬字，人民衛生出版社分 12 冊排印。全書分 8 大類：醫經注釋（《素問》《靈樞》《難經》），脉診，外診法，臟腑身形，諸疾（主要爲內科疾病的診治），外科，婦科，兒科以及總論、列傳、藝文、紀事、雜論和外編。收錄文獻著作達 120 餘種，是我國現存最大的一部醫學類書，對學習研究中醫頗具參考價值。

2.《普濟方》 明代朱橚（明太祖朱元璋第五子）等編著，刊於永樂四年（1406），人民衛生出版社 1958 年分 10 册排印出版。書中除廣泛引用明以前各家方書外，兼收其他雜説、傳記以及道藏、佛書中有關資料，共收方 61739 首，是我國古代最大的一部醫方類書。

3.《名醫類案》 明代江瓘編，全書 12 卷，按病證分類列爲 205 門，包括急慢性傳染病、内科雜病以及外科、五官科、婦科、兒科等各個病種的醫案，主要是采集明以前歷代名醫的臨床驗案，有些資料采自醫書之外的各種著作。對一些重要病案，附有編者按語。

4.《續名醫類案》 清代魏之琇編。全書 60 卷，主要采擷明代江瓘《名醫類案》一書以後的名醫醫案，以及《名醫類案》中未收但撰者認爲重要的醫案。其編寫體例與《名醫類案》一致。全書將病證分爲 345 門，其中對温病醫案的記叙更爲豐富，反映了當時温病學説已有很大發展。

（二）中醫叢書

叢書與類書不同，它并不打亂原書的體例，只是原封不動地將有關書籍匯集起來冠以總名。其形式早期多爲綜合性的，隨著學術研究的發展，各種專門性叢書相繼出現。由於它匯集了許多種類的著作和罕見的舊本，對保存和利用古籍有很大的作用。叢書中匯輯的每一種（或一類）著作，叫做叢書的子目。對於大型叢書而言，一個子目往往就是一門單獨的學問，如《四庫全書》中的經、史、子、集，其各自統轄若干細目（書）。對於一般的叢書而言，一個子目就是一本或一部完整的書，但有時也會有某種書的摘録本或佚書的輯録本。

醫學專科叢書中，比較著名的有元·杜思敬輯的《濟生拔萃》、明·王肯堂輯的《古今醫統正脉全書》、清·吳謙等編的《醫宗金鑒》、裘慶元輯的《珍本醫書集成》、陳存仁編校的《皇漢醫學叢書》等。1994 年由浙江科學技術出版社出版的一套《近代中醫珍本集》（共 14 個分册），是首部斷代中醫學叢書。此外，還有許多一家或個人的中醫叢書。如李杲等撰的《東垣十書》、明·張介賓著的《景岳全書》、清·徐大椿著的《徐靈胎醫學全書》、清·陳念祖著的《南雅堂醫學全集》等。

1.《古今醫統正脉全書》 明代王肯堂輯，吳勉學校，刊於明萬曆二十九年（1601）。吳勉學認爲，"醫有統有脉，得其正脉，而後可以接醫家之統。醫之正統，始於神農、黄帝，而諸賢直溯其脉"，所以輯録自《内經》起，包括《甲乙經》《中藏經》《脉經》《難經》《傷寒論》《金匱要略》，直至《傷寒明理續論》等 44 種醫書，校正合刊。

2.《醫宗金鑒》 清乾隆時吳謙等撰，計 90 卷，包括《訂正仲景全書》《删補名醫方論》《四診心法要訣》《運氣要訣》《傷寒心法要訣》《雜病心法要訣》，以及刺灸和各科心法要訣等 13 種著作。内容簡要，切合實用。刊行 200 多年來，作爲初學中醫的必讀書，流傳頗廣。

3.《中國醫學大成》 近人曹炳章輯。原計劃收輯 365 種醫著，於 1936 年開始刊印，實際出版了 128 種，包括魏晉以來至清代的重要醫著，另有少量日本漢方醫學的著作。分醫經、藥物、診斷、方劑、通治、臨床各科、醫案和雜著等 13 類。每種均經校閱圈點，并列有内容提要，有些醫著還加上歷代醫家評注，對於領會原著要旨有所幫助。

4.《珍本醫書集成》　近人裘慶元輯，1936 年刊行。編者從歷代中醫古籍中，篩選較爲實用、學術價值較高的精本、孤本、抄本、未刊本 90 種，分醫經、本草、脉學、傷寒、通治、内外婦兒各科以及方書、醫案、雜著 12 類。内容豐富，校勘精詳，頗有學術價值。

5.《皇漢醫學叢書》　陳存仁編校，1936 年刊行。編者從日本流行的數百種中國醫藥名著中，以適宜實際、可供參考者爲標準，選出最有價值的書籍，計總類 9 種、内科 19 種、外科 1 種、女科 3 種、兒科 3 種、眼科 1 種、花柳科 1 種、針灸 4 種、治療診斷各 1 種、方劑 10 種、醫案醫話 11 種、藥物 8 種及論文 32 篇。

第二節　醫籍與目録

古醫籍種數繁多，浩如煙海，面對汪洋學海，要搜集某一方面的文獻資料，要了解某一學術的源流，要問道學習門徑，徵引資料，首先就要善於運用目録。

一、目録的概念與分類

1. 目録的概念　目録是目和録的合稱。目是指篇名或書名。録即内容提要，稱作叙録，也稱序録或書録，後世又稱作提要、解題等，是對書籍的作者、内容、版本等情況的概要介紹。把一批書名或篇名與其説明依次編列在一起就是目録，故又稱書目。

目録之書有三類：①部類之後有小序，書名之下有提要者：如《四庫全書總目》等。②部類之後有小序，書名之下無提要者：如《漢書·藝文志》等。③小序和提要均無，只有書名著録：如《宋史·藝文志》等。書目的基本結構主要有書名、叙録、小序等。書名項著録書的名稱，篇卷數以及作者姓名等；提要的内容則包括書籍卷帙、撰者狀況、主要内容、學術淵源、版本流傳等信息；小序是爲了"辨章學術"，對某一部類圖書的學術流派、演變和特點加以論述，對於掌握和了解這類圖書可以起到提綱挈領、鳥瞰全域的作用。提要可涵蓋書籍卷帙、撰者狀況、主要内容、學術淵源、版本流傳等諸多方面的文獻信息，是後世考辨古籍、研究古代文獻的重要參考。小序特別是提要對於目録至關重要。很多目録無提要，甚至無小序，只要著録準確也有價值。

提要又可細分爲叙録體、輯録體和傳録體三類。叙録體是綜合目録最重要的體裁，典範是《四庫全書總目》，"每書先列作者之爵里，以論世知人，次考本書之得失，權衆説之異同，以及文字增删，篇帙分合，皆詳爲訂辨，巨細不遺。"（《四庫全書總目·凡例》）故一問世即爲學者所極力推重，被指爲學問之階。張之洞《書目答問》就言："今爲諸君指一良師，將《四庫全書總目提要》讀一過，即略知學術門徑矣。"中醫專科目録中《三三醫書提要》《珍本醫書集成提要》較多地體現出叙録體的特徵。輯録體是指不由自己編寫，而去鈔輯序跋、史傳、筆記和有關的目録資料以起提要的作用。元代馬端臨在《文獻通考·經籍考》中首創。中醫專科目録的主流是輯録體，由日本學者丹波元胤《醫籍考》發端，建立範式。它的學術價值主要體現在輯録的資料是否豐富上。傳録體强調著録典籍的作者，對作者立一傳記以充當提要。南朝劉宋王儉在《七志》中首創。中醫專科目録中傳録體較少。清代道光、咸豐年間曹禾的《醫學讀書志》較多地體現出傳録體的特徵。這類目録能够全面考察醫家著述的情况及醫家的師承源流。

2. 目録的分類

（1）從編撰者與目録本身功用的角度分類　可分爲國家藏書目録、史志目録和私家目録。

①國家藏書目録：又稱官修目録，是由政府主持對國家藏書進行整理後編制的一種目録。我國從西漢開始，幾乎每個朝代都有在政府主持下，進行規模較大的圖書整理和編寫目録工作。這類書如魏晉時的《中經》《中經新簿》，宋時的《崇文總目》，清時《四庫全書總目》等。

②史志目録：史志目録主要是指正史中的《藝文志》《經籍志》而言，二十四史中撰有史志目録共六部，爲《漢書·藝文志》《隋書·經籍志》《舊唐書·經籍志》《新唐書·藝文志》《宋史·藝文志》《明史·藝文志》。

③私家目録：私家目録是由私人編纂，著録對象基本上是私家藏書。此類目録早期較著名的當推宋晁公武《郡齋讀書志》，陳振孫《直齋書録解題》。至明清時，私家藏書風氣更盛，出現了大量的私家目録，如明朝高儒的《百川書志》，清朝黃虞稷的《千頃堂書目》，錢曾的《讀書敏求記》，孫星衍的《平津館藏書記》，張金吾的《愛日精廬藏書志》，黃丕烈的《士禮居藏書題跋記》《蕘圃藏書題識》等。這些目録大多著録詳細，且多撰有提要、載録題跋，記録藏書的版本情况，對讀書治學都大有幫助。

（2）根據目録書收録古籍的内容範圍分類　可分爲綜合目録、專科目録、特種目録和地方目録等。

①綜合目録：凡著録書籍的學科在兩種以上的目録都屬於綜合目録。例如，以經、史、子、集分類的四部目録，收録的古籍涉及各個知識門類。綜合目録的目的在於反映各門各類書籍總的收藏情况，强調兼收并蓄，綜録各科。

②專科目録：專科目録是把某一專門學科有關書籍編制起來的專目。專科目録的起源很早，第一部專科目録的出現比綜合目録要早，是漢武帝時由楊僕編寫的《兵録》。

③特種目録：記載一些具有獨特性質而又不屬於某一學科的著作，如叢書、善本書，甚至個人著作、婦女著作等的目録爲特種目録。

④地方目録：是著録與某一地區相關的書籍的目録。

二、目録的作用

不管學習什麼知識，首先都要有整體眼光。要想利用古籍，就先要知道這類典籍的整體情況，就要翻閱相關目錄書籍。陳垣在《談談我的一些讀書經驗——與北京師大歷史系應屆畢業生談話紀要》說："懂得目錄學，則對中國歷史書籍，大體上能心中有數。目錄學就是歷史書籍的介紹，它使我們大概知道有什麼書，也就是使我們知道究竟有些什麼文化遺產，看看祖遺的歷史著述倉庫裏有什麼存貨，要調查研究一下。如果連遺產有些什麼全不知道，怎能批判？怎能繼承呢？蕭何入關，先收秦圖籍，爲的是可以了解其關梁厄塞、戶口錢糧等。我們作學問也應如此，也要先知道這學問的概況，目錄學就好像一個賬本，打開賬本，前人留給我們的歷史著作概況，可以了然。古人有些什麼研究成果，要先摸摸底，到深入鑽研時才能有門徑，找自己所需要的材料，也就可以較容易地找到。經常翻翻目錄書，一來在歷史書籍的領域中，可以擴大視野，二來因爲書目熟，用起來得心應手，非常方便，并可以較充分地掌握前人研究成果，對自己的教學和研究工作，都會有幫助。"歷史典籍如此，古醫籍亦然。

　　了解整體情況後，就要知道何種典籍爲善，何種典籍應該先讀，何種典籍應該後讀，這還需要查閱相關目錄書籍。清代張之洞著有《書目答問》一書，是一本很重要的目錄學書。該書的《略例》說："諸生好學者來問，應讀何書，書以何本爲善，偏舉既嫌掛漏，志趣學業，亦各不同，因錄此以告初學。"又說："讀書不知要領，勞而無功，知某書宜讀，而不得精校精注本，事倍功半。"明確說明了這一點。

　　知道何種典籍應讀，但怎麼查閱、訪求到這種典籍，仍然需要目錄的引導，如要查現存中醫古籍，首先要查《中國中醫古籍總目》和《中國古籍總目》等目錄書籍。甚至很多藏書家收藏醫籍也是依靠目錄書的引導。如晚清時期，楊守敬在東瀛訪書，主要依靠的是森立之的《經籍訪古志》，他在自撰《年譜》中說："又得森立之《經籍訪古志》，其時立之尚存，乃按目索之。其能購者，不惜重值，遂已十得八九，且有爲立之所不載者數百種。"森立之是日本傑出的醫學家、文獻學家與考據學家，是日本考證醫學的泰斗級人物，故楊氏訪書的一大特點就是醫籍種數多，具體見其《日本訪書志》。

　　訪到書以後，要進行醫籍的研究，仍然需要相關目錄書和目錄學的知識。僅以考據而言，余嘉錫《目錄學發微》歸納爲六點，即"以目錄著錄之有無斷書之真僞""用目錄書考古書篇目之分合""以目錄書著錄之部次定古書之性質""因目錄訪求闕佚""以目錄考亡佚之書""以目錄書所載姓名卷數考古書之真僞"。事實的確如此。"以目錄著錄之有無斷書之真僞"就是一種很好的方法。四庫館臣很稔熟這種方法，如《四庫全書總目·銀海精微》："舊本題唐孫思邈撰。唐、宋《藝文志》皆不著錄。思邈本傳亦不言是書……其爲宋以後書明矣。"《四庫全書總目·瘡瘍經驗全書》："舊本題宋竇漢卿撰……考《宋史·藝文志》不載此書，僅有竇太師《子午流注》一卷，亦不詳竇爲何名，疑其說出於附會。"均運用了此方法。

　　目錄是治學入門的鑰匙，引路的指針。面對浩如煙海的中醫古籍，通過目錄可以了解古籍的整體情況；依據目錄論列的相關典籍的源流得失，確定自己的取捨及閱讀的先後緩急；

依據目録著録的信息，訪書、考書及進行相關典籍的研究。

目録學是治學的門徑，清代歷史學家王鳴盛在《十七史商榷》説："目録之學，學中第一緊要事，必從此問途，方能得其門而入。"又説："凡讀書最切要者，目録之學。目録明，方可讀書；不明，終是亂讀。"他把目録學推崇到很高的地位，他在《蛾術編》的開頭就"説録"，自己治學次第也是先從目録學入手。

三、中醫目録概述

醫學的傳承與發展影響著人類的健康，全面保存、記録人類文化成果的綜合目録幾乎都要留一版塊著録醫學典籍，有時更要設置醫學類。綜合性目録源於西漢末劉向、劉歆父子的《別録》《七略》，但原書早已亡佚。現存最早的目録文獻是東漢班固的《漢書·藝文志》。其《方技略》著録了大量醫籍。後代的很多史志目録也都有醫籍的一席之地。至於官修目録如《崇文總目》（王堯臣、歐陽修主持）、《四庫全書總目（提要）》，私家目録如《郡齋讀書志》（晁公武著），《讀書敏求記》（錢曾著）等亦是如此。

由於醫學往往被視爲方技小術，不加深考，綜合目録著録醫籍多有訛誤。清代程永培言："蓋古人以醫卜爲賤術，作史者志方書，未必詳加考訂。即如劉涓子之《鬼遺方論》，《宋史》作《鬼論》，脱去'遺方'二字，則其他之疏略可知也。"

中醫專科目録學著作，早在宋代已有《醫經目録》《大宋本草目》兩書，但均已失佚。現存最早的中醫目録專著是明末殷仲春（方叔）所編的《醫藏目録》（又名《醫藏書目》）。清代現存重要的中醫目録專著有改師立的《醫林大觀書目》、曹禾的《醫學讀書志》、凌奐的《醫學薪傳》等。民國時期重要的中醫專科目録有裘吉生的《三三醫書提要》《珍本醫書集成提要》，曹炳章的《中國醫學大成總目提要》等。日本醫家尤其是江户末期醫學考證學派的學者也編撰了不少有價值的醫學書目，其中著名的是丹波元胤撰於 1826 年的《中國醫籍考》（又稱《醫籍考》）和其後岡西爲人編撰的《宋以前醫籍考》。

1949 年後，我國出版了一大批中醫目録學專著。其中著名的有《四部總録·醫藥編》（丁福保等編，上海商務印書館 1955 年版）、《中醫圖書聯合書目》（中國中醫研究院、北京圖書館編，北京圖書館 1961 年版）、《三百種醫籍録》（賈維城編，黑龍江科學技術出版社 1982 年版）、《中國分省醫籍考》上下兩册（郭靄春主編，天津科學技術出版社 1984年、1987 年版）、《中國醫籍提要》上下兩册（吉林人民出版社 1984 年、1988 年版）、《中國醫籍通考》（嚴世芸主編，上海中醫學院出版社 1990 ～ 1994 年版）、《全國中醫圖書聯合目録》（薛清録主編，中醫古籍出版社 1991 年版）、《四庫全書總目提要醫家類及續編》（李經緯、孫學威編校，上海科學技術出版社 1992 年版）、《中國中醫古籍總目》（薛清録主編，上海辭書出版社 2007 年版）、《中國古醫籍書目提要》（王瑞祥主編，中醫古籍出版社 2009 年版）、《四庫全書總目子部醫家類匯考》（王育林主編，學苑出版社 2013 年版）等。這些目録書旁搜遠紹，按類編排，記述作者事迹、版本源流、內容提要、各家評述、卷數出處、考證資料及有關序跋等，内容豐富，查閲方便。此外，《中醫大辭典·醫史文獻分册》收集醫藥學著作的詞目有 2258 條，《中國醫學大辭典》中也收有這方面的詞條，都可備查。

四、重要的中醫目録

1.《醫藏目録》 明代殷仲春（字方叔，號東皋子）編。成書於明崇禎年間（1628—1644）。書成未刊印，後經其孫觀國在清初補刊《痧子心法》一書後梓行，是我國現存最早的醫學專科目録，流傳較少。全書共收載醫書書目 500 餘種，并根據釋氏之説分爲《無上函》（多爲醫經）、《正法函》（多爲傷寒）、《理窟函》（脉診）、《生化函》（婦科）等 20 類，每函之前冠以小序，説明該類劃分之依據。全書包括醫經、傷寒、本草、脉診、針灸、方書、各家學説、臨證各科等多種内容。殷仲春認爲，醫學必須以傳統文化爲基礎，如《無上函》雖以醫經類醫著爲主，亦參入《易經》《洪範》（附《班固五行志》等）。該書著録内容可靠，不轉録，不臆録，對研究中醫目録學、分類學具有參考價值。

2.《醫林大觀書目》 清代改師立（字蓮洲）編纂，是我國現存較早的中醫專科目録。改師立爲《醫宗金鑒》的謄録官，在參與《醫宗金鑒》編修的過程中，得以接觸當時編書所需的大量參考書籍，輯録這些書目并區分門類，即成《醫林大觀書目》。該書一直以稿本傳世，被收入北京出版社影印出版《四庫未收書輯刊》第 10 輯的第 4 册中，對於研究中醫專科目録及《醫宗金鑒》具有參考意義。

3.《四庫全書總目（提要）》 清代乾隆年間永瑢、紀昀主編的一部大型目録學專著。從 1772 年開始，清政府集中大批人力物力，用了 10 年左右的時間，纂修成著名的《四庫全書》。共收入古籍 3470 種，稱爲“著録書”；另有 6819 種未收入，只列書目，稱爲“存目書”。每部書都有一篇提要，説明作者生平、著作内容、著述體例及版本、源流等，彙編成《四庫全書總目（提要）》200 卷，分經、史、子、集四大類。可以説我國在清代乾隆年間以前歷代的重要著作，基本都被收録，是内容豐富而又較有系統的研究古典文獻的重要工具書。其中醫家類在《總目》中屬於子部，著録、存目醫籍近 200 種。王育林主編，2013 年學苑出版社出版的《四庫全書總目子部醫家類匯考》可供參考，是書收録《四庫全書總目》之提要原文，并做出詳細匯考，包括原文考證、書目著録、序跋、諸家論説、作者傳記等，集各家論述於一書。書末收録楊東方《〈四庫提要·醫家類〉簡論》一文，有助於了解《四庫全書總目》著録醫籍的具體情況。

4.《四部總録·醫藥編》 丁福保、周雲青編，1955 年商務印書館出版，3 册。該書是《四部總録》中醫藥部分的單行本，收録各種目録學著作中撰有書目提要的現存中醫古書 1500 多種，每種皆著録卷數、版本、著者姓名、序跋、提要和評語等。該書按類編排，分經脉、專科、雜病、藥學、方劑、醫案、養生和雜録 8 大類，同類書按著作年代編排。書末附有《現存醫學書目總目》《現存醫學叢書總目》及《書名索引》等。

5.《醫籍考》　日本丹波元胤編撰，在楊守敬、陳垣、宋大仁、范行準等人的努力下傳入中國。陳存仁於 1935 年排印該書時改訂書名爲《中國醫籍考》，新中國成立後人民衛生出版社 1956 年出版重排本、臺灣大新書局 1975 年重印本仍之。2007 年學苑出版社出版郭秀梅、岡田研吉整理本，改回《醫籍考》原名。丹波家族世傳醫學，著述相承，丹波元胤之父元簡博覽多識，遍聚古今醫書，欲撰《醫籍考》一編以辨醫學源流，未果而歿。元胤續述遺志，以成是書。其體例一仿朱彝尊《經義考》，分存、佚、未見三類，備録原書序跋及諸家考論，凡歷代史志、各家藏目，以至別集方志、事涉醫書者，莫不搜載。每有參考異同，訂正訛謬，并附己説於後。所收古今醫書三千數百餘種，分醫經、本草、食治、藏象、診法、明堂經絡、方論、史傳、運氣九門。惜書稿初成，未及校訂，丹波元胤就已早逝（未及四十）。其弟元堅繼續整理校讎，并於續見之本，補録於各門中，最後謄録成書，即爲定稿。元堅之序，述纂輯義例及成書原委甚悉。丹波家族累世傳學，收藏富有，搜訪尤勤，而又長於考訂。元胤父子兄弟合兩世之經營，乃成此書。該書對於醫家溯源窮流，辨析派別有獨到之處。

6.《中國醫學大成總目提要》　曹炳章主編，1936 年上海大東書局鉛印。《中國醫學大成》爲曹炳章主編的一部叢書，原擬收書 365 種，分 13 集予以出版，後因戰事，書未出齊。本書即爲 348 種醫書的總目提要，作爲預售征訂《中國醫學大成》的宣傳品。全書分 13 類，每類悉以著作者之年代爲序排列。其中醫經 16 種，藥物 1 種，診斷 16 種，方劑 19 種，通治 60 種，外感病 43 種，內科 27 種，外科 52 種，婦科 24 種，兒科 33 種，針灸 16 種，醫案 16 種，外集雜著 25 種，每書列提要，首述作者行略，次及内容概要等。并附周翰墀《著者事略》一篇。該書提要體例駁雜，水準不一，有些提要立足於校書所得，重點梳理各種版本差異及各自的訛謬，也説明所選版本及所作的整理工作，又對著録醫籍的要旨及價值進行了探討，體現出叙録體提要的特徵。但更多的提要要麼直接抄録《四庫全書總目》，要麼抄録序跋，體現出輯録體的特徵，又未説明出處，較爲駁雜。

7.《宋以前醫籍考》　日本岡西爲人編。民國時期，日本在東北成立僞滿洲醫科大學，設立中國醫學研究室，收藏了大量的中國醫藥書籍。岡西爲人根據這些收藏，先協助黑田源次編著《中國醫學書目》和《續中國醫學書目》，後編成《宋以前醫籍考》。本書收輯我國宋以前醫學書目 1860 多種，按科目分爲内經、難經、五臟、針灸、女科、幼科、外科、養生、經方、本草、食經及獸醫等 23 類。每一書目下分有出典、考證、序跋、版本等項，史料收集頗爲宏富。可以較全面地了解各書之内容梗概和學術特色，每部醫書皆標出處、卷數、存佚或著作人傳略等。全書概括介紹了宋以前醫學文獻的流傳情況，從而能較正確地評估我國宋代之前醫學的早期成就。是中醫史料中頗有影響的一部文獻專著。

8.《中國醫籍通考》　嚴世芸主編，1990 ～ 1994 年由上海中醫學院出版社出版。凡四卷，附索引一卷。第一卷分醫經、傷寒、金匱、藏象、診法、本草、運氣、養生八類；第二卷爲温病、針灸、推拿、方論；第三卷續方論；第四卷再續方論外，列醫案、醫話、叢書、全書、史傳、書目、法醫、房中、祝由及補編。共收載醫籍達 9000 餘種，上溯出土文獻，下迄清代醫書，旁及日本、朝鮮的中醫古籍，凡歷代史志和近賢所著的醫書目錄，有載必收，有遺則補；并搜録有一般常見中所未見的醫籍序跋，舉凡孤本、珍本、手抄本及日本抄本基本都有收録。對有關醫籍的作者、卷數、存佚情況及現有版本予以介紹，對有異議者加以考證。是我國第一部比較全面的醫籍目錄通考專著，也是我國目前比較全面的醫籍目錄通考的專著。

9.《中國中醫古籍總目》 薛清録主編，2007 年由上海辭書出版社出版。該書共收録全國 150 個圖書館（博物館）館藏的 1949 年以前出版的中醫圖書（不含中法醫、中獸醫著作）13455 種，分爲醫經、基礎理論、傷寒金匱、診法、針灸推拿、本草、方書、臨證各科、養生、醫案醫話醫論、醫史、綜合性著作等 12 大類。每一種書均介紹作者、卷數、年代、版本及收藏單位代號等項，附索引。這是目前我國收録最全的大型中醫目録書。

第三節　醫籍的校讀

"校讀法"這個名稱的提出還不到一百年。1923 年陳鐘凡《古書校讀法》一書出版，第一次從方法論的角度提出"校讀法"。從此，校讀法成爲學術界推崇的一個概念。盡管學術界對這個概念的理解和運用并不一致，但大多數人認爲，校讀法是一種讀書方法，是一種邊校邊讀，校讀結合的讀書法。學術界推崇這種方法，是因爲只有通過校勘正其訛誤，復其真貌，才能順暢閱讀，正確理解。如《傷寒論·辨太陽病脉證并治下》載"甘草瀉心湯方"無人參，與前文"生薑瀉心湯方"後有"本云理中人參黃芩湯"矛盾，讀不通，應該校勘。宋代林億發現了這個問題："上生薑瀉心湯法，本云理中人參黃芩湯。今詳瀉心以療痞，痞氣因發陰而生，是半夏、生薑、甘草瀉心三方，皆本於理中也，其方必各有人參，今甘草瀉心中無者，脱落之也。又按《千金》并《外臺秘要》治傷寒䘌食，用此方皆有人參，知脱落無疑。"可見，校與讀無法分開，校是基礎，讀是目的。

一、校

校讀法的前提是校。清代學者王鳴盛言："欲讀書必先精校書。校之未精而遽讀，恐讀亦多誤矣。"這是因爲古書在流傳過程中，由於傳抄、翻刻等原因經常會出現訛誤。這些訛誤一般可歸納爲訛、衍、奪、倒、錯簡五類。校勘常用的方法，據陳垣先生，一般可以歸納爲四種：對校，即用同一部書的不同版本進行對照校勘；本校，即以同書前後文字印證；他校，即用他書（如前人之書或後人引用此書的內容）校勘；理校，即在沒有版本依據的情況下，根據文理、醫理進行校勘。這四種方法可單獨使用，亦常綜合運用。現以所校文字訛誤爲經，校勘方法爲緯，概述古代醫書注釋所涉及的校勘內容。

（一）訛

訛又稱爲訛文，指誤字。例如：

太過則令人善忘，忽忽眩冒而巔疾。(《素問·玉機真藏論》)　　王冰注：“忘當爲怒，字之誤也。《靈樞經》曰：肝氣實則怒。肝厥陰脉，自足而上入毛中，又上貫膈布脅肋，循喉嚨之後上入頏顙，上出額，與督脉會於巔。故病如是。”林億等新校正：“按《氣交變大論》云：木太過，甚則忽忽善怒，眩冒巔疾。則忘當作怒。”

王冰用他校法不僅校勘出“忘”爲“怒”的誤字，還從醫理的角度分析改爲“怒”的原由。林億等用本校法，即同書他篇中的論述證明王冰校勘的正確性。在校勘誤字中最常使用的兩個術語，就是王注中的“當爲”與林億等新校正中的“當作”。

腎熱者，色黑而齒熇。(《太素·五藏瘻》)　　楊上善注：“熇當爲槁，色黑，齒枯槁也。”

楊上善運用理校法，判定“熇”爲“槁”的誤字。

太陽之脉，色榮顴骨，熱病也。榮未交，曰今且得汗，待時而已。(《素問·刺熱論》)　　王冰注：“榮一爲營，字之誤也。”

王冰運用對校法指出別本“營”爲“榮”的誤字。

（二）衍

衍又稱爲衍文，指誤增的字。例如：

寸口脉沈而弱曰寒熱及疝瘕少腹痛。(《素問·平人氣象論》)　　林億等新校正：“按《甲乙經》無此十五字，況下文已有寸口脉沈而喘曰寒熱，脉急者曰疝瘕少腹痛，此文衍，當去。”

林億等運用他校法，根據《甲乙經》中無此十五字，而斷定其爲衍文，應當去掉。爲了更有說服力，同時運用理校法，依據文理說明，因爲下文已有這十五字所表達的内容，所以更應看作衍文。

不治，法三月若六月，若三日若六日。傳五藏而當死，是順傳所勝之次。(《素問·玉機真藏論》)　　林億等新校正：“詳上文是順傳所勝之次七字，乃是次前注，誤在此經文之下，不惟無義，兼校之全元起本《素問》及《甲乙經》并無此七字。直去之，慮未達者致疑，今存于注。”

林億等運用對校法與他校法，即參用全元起本《素問》和《甲乙經》二書，看出“是順傳所勝之次”七字混入正文中的注文，本要徑直去掉，又恐不了解的人產生疑問，便保留未删。

（三）奪

奪又稱爲脱或脱文，指誤脱的字。例如：

> 陽之氣，以天地之疾風名之。（《素問·陰陽應象大論》）　王冰注："陽氣散發，疾風飛揚，故以應之。舊經無名之二字，尋前類例故加之。"

王注運用本校法，依據同篇前文"陽之汗，以天地之雨名之"的類例，指出經文原爲"陽之氣，以天地之疾風"，脱"名之"二字，因而補加。

> 帝曰：如何而反？岐伯曰：氣虛身熱，此謂反也。（《素問·刺志》）　王冰注："氣虛爲陽氣不足，陽氣不足當身寒，反身熱者，脉氣當盛，脉不盛而身熱，證不相符，故謂反也。"林億等新校正："按《甲乙經》云：氣盛身寒，氣虛身熱，此謂反也。當補此四字。"

林億根據王冰對氣虛身熱的注釋及與《甲乙經》一書的比較，認爲該句脱"氣盛身寒"四字，應據《甲乙經》補上，運用的是他校法。

（四）倒

倒又稱爲倒文，指句中誤倒的文字。例如：

> 冬傷於寒，春必温病。（《素問·生氣通天論》）　胡澍《素問校義》："春必温病，於文不順，寫者倒誤也。當從《陰陽應象大論》作春必病温。《金匱真言論》曰：故藏於精者，春不病温……《熱論》曰：先夏至之日者爲病温。《評熱病論》曰：有病温者，汗出輒復熱。皆作病温。"

胡澍運用本校法，即依據文例，指出原句的誤倒，而且書證豐富，很有説服力。

> 天地者，萬物之上下也。陰陽者，血氣之男女也。左右者，陰陽之道路也；水火者，陰陽之微兆也。陰陽者，萬物之能始也。（《素問·陰陽應象大論》）　胡澍《素問校義》："陰陽之徵兆也，本作陰陽之兆徵也。上三句下、女、路爲韻……下二句徵、始爲韻。"

胡澍運用理校法，即根據同篇的韻例，推定"徵兆"二字誤倒，并指出"後人狃於習見，蔽所希聞而臆改之，而不知其與韻不合也。凡古書之倒文協韻者，多經後人改易而失其讀"。

（五）錯簡

錯簡指古書中文字、句子甚至段落、篇文次序的錯亂。例如：

> 帝曰：人有身體髀股䯒皆腫，環齊而痛，是爲何病？岐伯曰：病名伏梁，此風根也。（《素問·腹中論》）　王冰注："此二十六字錯簡在《奇病論》中，若不有此二十六字，則下文無據也。"

王注運用理校法，即依據文意，指出此 26 字由於錯簡而混入《奇病論》。

　　所謂揆者，方切求之也，言切求其脉理也。度者，得其病處，以四時度之也。（《素問·病能論》）　　王冰注："凡言所謂者，皆言未了義。今此所謂，尋前後經文，悉不與此篇義相接。似今數句少成文義者，終是別釋經文。世本既闕第七二篇，應彼闕經錯簡文也。古文斷裂，謬續於此。"

王注運用理校法，即用詞慣例，分析該處文義與全篇不相吻合，而是解釋別處的經文。

除上述內容外，古代醫書在校勘時，還有分析某一段落從何處移遷至此、某些句子爲何人在注釋中增入、某一篇章原在某本某卷等內容，讀者對此也不能予以忽視。《素問》全元起本原貌的輯復，主要就是依據林億等新校正在王冰注本每篇前與正文中的校語分析歸納出來的。

二、讀

校讀法的目的在於準確掌握古籍的義理。孫德謙《古書讀法略例·書用校讀例》就言："古書而用校讀，要在得全書意旨，斷斷爲字句之辨，所見者淺矣。今人讀書，喜言校勘之法，卒之所尚者字句耳。余亦知字句之不可忽，然古書立言之旨則尤貴探索也。"掌握古籍要義首先要具有閱讀古籍的能力，即要具有文字、音韻、訓詁等各方面的知識。除了這些知識，還需要掌握其他技巧。如全書要旨要注意序跋。清人程應旄就言："案古人作書大旨，多從序中提出。故善讀書者，未讀古人書，先讀古人序，從序法中讀及全書，則微言大義宛然在目。"不管是一段文字還是全書文字都要善於提取旨意，具體方法很多，列舉一二。

（一）找出共性，撮取旨意

古人行文常常排比鋪陳，旁徵博引。對此，須運用聚合性思維，找出共性，歸攏旨意。例如：

　　夫九針者，小之則無內，大之則無外，深不可爲下，高不可爲蓋，恍惚無窮，流溢無極。（《靈樞·外揣》）

"小之"四句形象地極言九針之法的精妙、博大、深奧、高明。後兩句中的"恍惚無窮"與"小之則無內"意思相同，"流溢無極"與"大之則無外"含義相似。歸納起來，這一段文字的旨意是：盛贊九針之法微妙高深，變化無窮。

　　故蜀江濯錦則鮮，濟源烹楮則湢。南陽之潭漸于菊，其人多壽；遼東之澗通于荵，其人多髮。晉之山產礬石，泉可愈疽；戎之麓伏硫黃，湯可浴癘。揚子宜菥，淮菜（按：當作"菜"）宜醪。滄鹵能鹽，阿井能膠。澡垢以污，茂田以苦。瘻消于藻帶之波，痰破于半夏之洳。冰水咽而霍亂息，流水飲而癃閉通。雪水洗目而赤退，鹹水濯肌而瘡乾。（《儒門事親·水解》）

張子和在《水解》一文中強調處方施治要擇水而用。擇水要注意的問題作者沒有直接說明，而是徵引種種"水況"，讓讀者自己領悟。從上文所舉之例看，洗錦緞最鮮亮的是蜀江水，煮紙漿最白淨的是濟水，宜泡茶的是揚子江水，宜釀酒的是淮河水，能產鹽的是海水，能煮膠的是阿井水等，主要是説水源問題。浸泡著野菊花的潭水，帶有人參氣的澗水，靠近礬石的泉水，含有硫黄的温泉水，生有海藻海帶的海水，浸染半夏之氣的積水，洗滌過髒物的污水，灌溉過莊稼的田水以及鹽水等，都是水質問題。冰涼的水，流動的水，都是水性問題。因此，可以把擇水的要點歸納爲擇水源、擇水質、擇水性。

（二）審度文體，提取旨意

古人行文往往根據撰述目的而采用相應的體裁，因而後人閱讀時要審度文體，了解其寫作意圖，有選擇地對部分關鍵語句進行信息處理，從中提取旨意。例如：

> 論證須明其所以然，則所當然者不言而喻。兹集務窮其源，故論證詳而繫方略。如《怒》《太息》等篇，并不繫一方，但明其理，則方在其中。如必欲考古人成法，於《準繩》等書檢求可也。（《新校備急千金要方例》）

凡例的寫作目的主要是説明撰寫體例，一條凡例只有一個中心，説明與該書有關的一個具體問題。此條凡例中，屬於"撰寫體例"的只有"論證詳而繫方略"一句，故此句即是本條的宗旨所在。此句前是設立該體例的理由，此句是該體例的舉例，最後兩句是對該體例未及之處的彌補。

> 《續名醫類案》六十卷，國朝魏之琇撰。之琇既校刊江瓘《名醫類案》，病其尚有未備，因續撰此編，雜取近代醫書及史傳、地志、文集、説部之類，分門排纂。大抵明以來事爲多，而古事爲瓘書所遺者亦間爲補苴，故網羅繁富，細大不捐。如疫門載神人教用香蘇散一條，猶曰存其方也。至腳門載張文定患腳疾，道人與綠豆兩粒而愈一條，是斷非常食之綠豆，豈可録以爲案？又如金瘡門載薛衣道人接已斷之首使人回生一條，無藥無方，徒以語怪，更與醫學無關。如斯之類，往往而是，殊不免蕪雜。又蟲獸傷門於薛立齋蟲入耳中一條，注曰此案耳門亦收之，非重出也，恐患此者不知是蟲，便檢閱耳云云。而腹疾門中載金臺男子誤服乾薑理中丸發狂入井一條，隔五六頁而重出，又是何義例乎？編次尤未免潦草。然采摭既博，變證咸備，實足與江瓘之書互資參考。又所附案語，尤多所發明辨駁，較諸空談醫理，固有實徵虛揣之別焉。（紀昀等《四庫全書總目提要·續名醫類案》）

提要的目的是讓讀者對書籍有個總的了解。若把文中對《續名醫類案》的評介語摘取出來，再加以分類歸納，本提要的旨意便一目了然：魏之琇《續名醫類案》是爲補《名醫類案》之未備而編；資料來源於醫書及文史類古籍，主要收載明以來醫案；全書采用分類編排的方法。該書優點是"網羅繁富，細大不捐""變證咸備""足與江瓘之書互資參考""所附案語尤多所發明辨駁"，有"實徵"；缺點是"語怪""蕪雜"，編次潦草。

西臺掾蕭君瑞，二月中病傷寒發熱，醫以白虎湯投之，病者面黑如墨，本證不復見，脉沉細，小便不禁。杲初不知用何藥，及診之，曰："此立夏前誤用白虎湯之過。白虎湯大寒，非行經之藥，止能寒府藏，不善用之，則傷寒本病隱曲於經絡之間。或更以大熱之藥救之，以苦陰邪，則他證必起，非所以救白虎也。有溫藥之升陽行經者，吾用之。"有難者曰："白虎大寒，非大熱何以救？君之治奈何？"杲曰："病隱於經絡間，陽不升則經不行，經行而本證見矣。本證又何難焉？"果如其言而愈。（《元史·李杲傳》）

醫家傳記中的醫案，目的是表現醫家的醫學造詣。因此，讀傳記中的醫案應注意它著意反映該醫家哪方面的特長、成就。此案著重反映李杲升陽之法的精妙，顯示其明效大驗不止在於脾胃陽虛之證。我們亦可以從中領會李杲升陽理論廣泛的臨床應用價值。

（三）剖析層次，歸納旨意

對於行文層次清楚的篇章，宜剖析層次，抓住各層次的要點，從中歸納提煉全文的旨意。例如：

攻下之法，原因實證俱備，危在旦夕，失此不下，不可復救，故用斬關奪門之法，定難於俄頃之間，仲景所以有急下存陰之訓也。乃後人不明此義，有謂於攻下藥中兼行生津潤導之法，則存陰之力更強。殊不知一用生津滋潤之藥，則互相牽制，而蕩滌之力輕矣！此譬如寇盜當前，恣其焚掠，所過爲墟，一旦聚而殲之，然後人得安居，而元氣可以漸復。是去實可以保陰，乃相因之理，方得"存"字真解。并非謂攻實就是補陰，并可於攻下中寓養陰法也。仲景制大承氣湯，用枳實開上焦，用厚朴通中焦，芒硝理下焦，而以大黃之善走者統帥之，以蕩滌三焦之堅實，正聚寇盡殲之大法。而又恐藥力太猛，非可輕投，故又有欲用大承氣先與小承氣之訓。夫以仲景之神靈，豈尚待於先試？實恐後人審證未確，藉口成法，孟浪輕投，不得不諄諄告誡，此實慎重民命之婆心也。至於三陰多可下之證，三陽惟正陽明可下，少陽必不可下，而陽明中夾有太陽、少陽證者，亦斷不可下，惟太陽證脉緊、惡寒、無汗、腹痛者，乃陰氣凝結營分，亦可用溫、用下。細看方書宜下忌下之條，慎重斟酌，始爲得之。（《醫方論·大承氣湯》）

上文依次講了三個問題：①大承氣湯是專一攻實之劑，并無補陰養陰之意。②大承氣湯藥力猛，不可輕用。③六經病有宜下忌下，要慎重斟酌。歸納三者，便得出全文的宗旨。

今之學醫者，皆無聊之甚，習此業以爲衣食之計耳。孰知醫之爲道，乃古聖人所以泄天地之秘，奪造化之權，以救人之死。其理精妙入神，非聰明敏哲之人不可學也。黃帝、神農、越人、仲景之書，文詞古雅，披羅廣遠，非淵博通達之人不可學也。凡病情之傳變，在於頃刻。真偽一時難辨，一或執滯，生死立判，非虛懷靈變之人不可學也。病名以千計，病症以萬計，臟腑經絡，內服外治，方藥之書，數年不能竟其說，非勤讀善記之人不可學也。又《內經》以後，支分派別，人自爲師，不無偏駁，更有怪僻之論，鄙俚之說，紛陳錯立，淆惑百端，一或誤信，終身不返，非精鑒確識之人不可學也。故爲此道者，必具過人之資，通人之識，又能摒去俗事，專心數年，更得師之傳授，方能與古聖人之心潛通默契。若今之學醫者，與前數端事事相反，以通儒畢世不能工之事，乃以全無文理之人欲頃刻而能之，宜道之所以日喪而枉死者遍天下也。（《醫學源流論·醫非人人可學論》）

這篇論文由引言、論述和結束語組成。論述包含論證和結論兩個部分。論證部分明顯地分爲五個層次，各層的中心觀點是：①非聰明敏哲之人不可學醫。②非淵博通達之人不可學醫。③非虛懷靈變之人不可學醫。④非勤讀善記之人不可學醫。⑤非精鑒確識之人不可學醫。結論部分歸結爲四個方面：資質，學識，心志，師傳。全文的旨意是學醫者必須有聰明靈變善記的資質、勤奮專注的心志、淵博通達精鑒確識的學識，還要有所師承。

（四）略去枝節，突出要點

對於"曲碎論之"者，可以先采用縮略的方法，排除蕪雜，突出要點，然後梳理層次，辨識意義，歸納宗旨。例如：

論曰：流變在乎病，主治在乎物，制用在乎人。三者并明，則可以語七方十劑。宣、通、補、瀉、輕、重、澀、滑、燥、濕，是十劑也。大、小、緩、急、奇、偶、複，是七方也。是以制方之體，欲成七方十劑之用者，必本於氣味生成而成方焉。其寒、熱、溫、涼四氣生乎天，酸、苦、辛、鹹、甘、淡六味成乎地，氣、味生成而陰陽造化之機存焉。是以一物之中，氣味兼有。一藥之內，理性不無。故有形者爲之味，無形者爲之氣。若有形以無形之治，喘急昏昧乃生。無形以有形之治，開腸洞泄乃起。經所謂"陰味出下竅，陽氣出上竅"。王注曰："味有質，故下流便瀉之竅。氣無形，故上出呼吸之門。"故陽爲氣，陰爲味。味歸形，形歸氣。氣歸精，精歸化。精食氣，形食味。王注曰："氣化則精生，味和則形長。"是以有生之大形，精爲本。故地產養形，形不足，溫之以氣。天產養精，精不足，補之以味。形精交養，充實不虧，雖有苛疾，弗能爲害。故溫之以氣者，是溫之以肺。補之以味者，是補之以腎。是以人爲萬物之靈，備萬物之養，飲和食德，以化津液，以淫筋脉，以行榮衛，故經所謂"陰之所生，本在五味"。氣味合而服之，以補精益氣，所以爲全生之術。（《素問病機氣宜保命集·本草論》）

本段論述四氣六味的基本原理。文中旁徵博引，經、注、論交錯，看似雜亂，實有條理。若略去明徵暗引的經文、注文和一般性論述，保留反映作者觀點的論斷，便可見全段分爲五個層次，從中可以歸納提煉出本段的旨意：藥物氣、味之理就是陰陽相依相對、相互轉化之理，製方要依據藥物的性味陰陽，氣、味配合得宜，便爲補精益氣全生之方，誤用則致害。

人受天地之氣以生，天之陽氣爲氣，地之陰氣爲血，故氣常有餘，血常不足。何以言之？天地爲萬物父母。天，大也，爲陽，而運於地之外。地，居天之中，爲陰，天之大氣舉之。日，實也，亦屬陽，而運於月之外。月，缺也，屬陰，禀日之光以爲明者也。人身之陰氣，其消長視月之盈缺。故人之生也，男子十六歲而精通，女子十四歲而經行，是有形之後，猶有待於乳哺水穀以養，陰氣始成，而可與陽氣爲配，以能成人，而爲人之父母。古人必近三十二十而嫁娶，可見陰氣之難於成，而古人之善於攝養也。《禮記》注曰：惟五十然後養陰者有以加。《內經》曰：年至四十，陰氣自半，而起居衰矣。又曰：男子六十四歲而精絕，女子四十九歲而經斷。夫以陰氣之成，止供給得三十年之視聽言動，已先虧矣。人之情欲無涯，此難成易虧之陰氣，若之何而可以供給也？經曰：陽者，天氣也，主外。陰者，地氣也，主內。故陽道實，陰道虛。又曰：至陰虛，天氣絕。至陽盛，地氣不足。觀虛與盛之所在，非吾之過論。主閉藏者，腎也；司疏泄者，肝也。二藏皆有相火，而其繫上屬於心。心，君火也，爲物所感則易動，心動則相火亦動，動則精自走。相火翕然而起，雖不交會，亦暗流而疏泄矣。所以聖賢只是教人收心養心，其旨深矣。天地以五行更迭衰旺而成四時，人之五藏六腑亦應之而衰旺：四月屬巳，五月屬午，爲火大旺，火爲肺金之夫，火旺則金衰；六月屬未，爲土大旺，土爲水之夫，土旺則水衰。況腎水常藉肺金爲母，以補助其不足，故《內經》諄諄於資其化源也。古人於夏必獨宿而淡味，兢兢業業於愛護也，保養金水二藏，正嫌火土之旺爾。《內經》曰：冬不藏精者，春必病溫。十月屬亥，十一月屬子，正火氣潛伏閉藏，以養其本然之真，而爲來春發生升動之本。若於此時恣嗜欲以戕賊，至春升之際，下無根本，陽氣輕浮，必有溫熱之病。夫夏月火土之旺，冬月火氣之伏，此論一年之虛耳。若上弦前、下弦後，月廓月空，亦爲一月之虛。大風大霧，虹霓飛電，暴寒暴熱，日月薄蝕，憂愁忿怒，驚恐悲哀，醉飽勞倦，謀慮勤動，又皆爲一日之虛。若病患初退，瘡痍正作，尤不止於一日之虛。今日多有春末夏初患頭痛腳軟，食少體熱，仲景謂春夏劇、秋冬差而脉弦大者，正世俗所謂注夏病。若犯此四者之虛，似難免此。夫當壯年，便有老態，仰事俯育，一切隳壞。興言至此，深可驚懼。古人謂不見所欲，使心不亂。夫以溫柔之盛於體，聲音之盛於耳，顏色之盛於目，馨香之盛於鼻，誰是鐵漢，心不爲之動也？善攝生者，於此五個月出居於外。苟值一月之虛，亦宜暫遠帷幕，各自珍重，保全天和，期無負敬身之教，幸甚！（《格致餘論·陽有餘陰不足論》）

上文論述迂迴交錯，時而談天說地，時而論人議事，不易把握要點。若把文中的引文、事例和一般性論述略去，保留最能代表作者思想觀點的關鍵語句，便知作者是從天理和人事兩個方面闡述陽有餘而陰不足的道理和相應的養陰之法。再經梳理、分類、歸納、提煉，全文的要點便脫穎而出。天道：天（陽）大地（陰）小，日（陽）常實月（陰）常虧。人體：相火易動易亢，陰氣難成易耗，故須斂心性、遠帷幕，以保陰精。人之陰氣隨四時陰陽和月相盈虧而消長，故要"無犯四虛"，以養天和。篇首"氣（陽）常有餘，血（陰）常不足"與文末"各自珍重，保全天和"，就是全文宗旨所在。

下編

古文選讀

導　語

　　現代意義上的"國學"，指以儒學爲主的中華傳統文化與學術及其研究，分爲"蒙學""小學""經學""史學""子學""文學"六大類。第一類蒙學，是關於中國傳統文化知識的基礎教育之學。教材有《三字經》《百家姓》《千字文》《千家詩》《弟子規》等。第二類小學，指傳統的語言文字之學，包括文字學、音韻學、訓詁學三小類。文字學以研究文字的結構與演變爲主，有《説文解字》等。音韻學以研究古代漢語各個歷史時期聲韻調系統及其發展規律爲主，有《廣韻》等。訓詁學以研究并解釋古籍中的詞義爲主，有《爾雅》等。第三類經學，除"小學"外，爲儒家的"十三經""四書"及一個附從部類"樂類"。十三經指《詩經》《尚書》《易經》等 13 部經典。四書指《大學》《中庸》《論語》《孟子》。樂類原有《樂經》，已佚。第四類史學，除史書外還包括地理類和書目類。史書分正史、編年、紀事本末、別史、雜史、詔令奏議、傳記、史鈔、載記、時令、野史、稗史、職官、政書、史評等。其中正史指《史記》等二十四史。編年體史書如《資治通鑒》。書目類亦屬史部，如《直齋書録解題》《四庫全書總目》等。第五類子學，分儒、道、釋、墨、法、陰陽、農、縱横、兵、醫、名、雜、藝術、小説和其他共 15 小類。儒家名著有《荀子》《説苑》《新序》《法言》《二程遺書》《近思録》《傳習録》等。道家典籍有《道德經》《莊子》《列子》《淮南鴻烈》《抱樸子》等。釋家即佛家，尊奉釋迦牟尼世尊的教義，典籍總稱包括經、律、論的"三藏"，卷帙浩繁。墨家典籍爲《墨子》。法家典籍有《管子》《商君書》《韓非子》等。陰陽家的代表人物是戰國齊鄒衍。農家的代表人物是戰國楚許行。縱横家學派主要言論載於《戰國策》。兵家典籍有《孫子兵法》《孫臏兵法》等。醫家典籍有《黃帝内經》等。名家典籍爲《公孫龍子》。雜家典籍爲《吕氏春秋》。此外還有藝術類、小説家以及其他。第六類文學，有楚辭、別集類、總集類、詩文評類、詞曲類等。

　　先秦有百家之學，成爲中國歷史上最爲輝煌的文化和學術的創造時期。兩漢有經學，分爲今文經學和古文經學兩大派。魏晉有玄學，以道家思想爲主、結合儒家思想來研究并解釋宇宙人生。隋唐有佛學，完成了本土化的歷程，形成了天臺宗、淨土宗、華嚴宗和禪宗等八大宗派。始創於東漢的道教、來自西方基督教的一個支派——景教亦風行甚久。宋明有理學，其奠基人是北宋的周敦頤，程頤、程顥、張載、邵雍、司馬光、朱熹、陸九淵、王守仁是其代表人物。清代有樸學，專著有《説文解字注》《古文尚書考》《廣雅疏證》等。

　　本單元選取《周易》三則、《洪範》《醫師》《秦醫緩和》《盡數》《藝文志》和《四庫提要》五則，共七篇作爲課文，引導讀者全面研習有關經典著作，豐富中國語言文化的知識與修養，進而深入研習中醫藥經典。

一、《周易》三則

　　【題解】　本課三則均選自《周易·繫辭上》，據中華書局 1980 年影印清阮元校刻《十三經注疏》本排印。《周易》又稱《易經》，簡稱《易》，儒經之一，是建立在太極和陰陽二元論的基礎上，對天地萬物的性質、特點及其規律予以論證和描述的一部中華文化元典。内容分爲"經""傳"兩部分。"經"主要是六十四卦的卦形符號與卦爻辭。"傳"由《彖辭》（上、下）《象辭》（上、下）《繫辭》（上、下）《文言》《説卦》《序卦》《雜卦》七種十篇構成，因其闡發經文大義猶如羽翼，故漢人稱之"十翼"。後世統稱《易傳》。作者舊傳爲伏羲（畫卦）、周文王（演爲六十四卦并作辭）、孔子（作傳），現基本確認爲多時多人共同完成。

　　第一則，以天人相應爲語境，闡述了天地乾坤在萬事萬物的産生和變化中的作用，旨在"廣明乾坤簡易之德，聖人法之能見天下之理"（唐代孔穎達疏）。第二則，旨在闡明《周易》中聖人之道的四個方面和據此窮盡事物的精微内涵，從而知人、做事并取得良效的道理。第三則，旨在闡述易道由太極而八卦的體系及其可定吉凶的作用，要求欲成大業的人們要像聖人那樣遵從并勤勉而爲。

（一）

　　天尊地卑，乾坤定矣[1]。卑高以陳[2]，貴賤位矣。動靜有常，剛柔斷矣[3]。方以類聚[4]，物以羣分，吉凶生矣。在天成象[5]，在地成形[6]，變化見矣。是故剛柔相摩，八卦相盪[7]，鼓之以雷霆，潤之以風雨，日月運行，一寒一暑。乾道成男，坤道成女。乾知大始[8]，坤作成物。乾以易知，坤以簡能。易則易知，簡則易從。易知則有親，易從則有功。有親則可久，有功則可大。可久則賢人之德，可大則賢人之業。易簡而天下之理得矣，天下之理得而成位乎其中矣。（《周易·繫辭上》）

　　[1] 乾坤：指乾卦和坤卦。卦象分別爲☰、☷。
　　[2] 以：由此。　　陳：陳列，羅列。

〔3〕剛柔：指"剛"（健運）和"柔"（靜伏）的特性。下文"剛柔相摩"之"剛柔"，指"剛"性與"柔"性的事物。

〔4〕方：品類。

〔5〕象：指日月星辰、風雨雷電等天象。

〔6〕形：指山河湖海、草木蟲魚等有形的事物。

〔7〕八卦：名稱、卦象及其所代表的基本物質，即：乾☰，天；坤☷，地；震☳，雷；巽☴，風；坎☵，水；離☲，火；艮☶，山；兌☱，澤。　盪：後作"蕩"。推移。

〔8〕大始：指开始形成萬物的混沌之氣。大，後作"太"。

<h2 style="text-align:center">（二）</h2>

《易》有聖人之道四焉：以言者尚其辭[1]，以動者尚其變，以制器者尚其象[2]，以卜筮者尚其占。是以君子將有爲也，將有行也，問焉而以言，其受命也如嚮[3]，無有遠近幽深，遂知來物。非天下之至精，其孰能與於此？參伍以變，錯綜其數[4]，通其變，遂成天下之文；極其數[5]，遂定天下之象。非天下之至變，其孰能與於此？易，無思也，無爲也[6]，寂然不動，感而遂通天下之故[7]。非天下之至神，其孰能與於此？夫易，聖人之所以極深而研幾也[8]。唯深也，故能通天下之志[9]；唯幾也，故能成天下之務；唯神也，故不疾而速，不行而至。子曰"《易》有聖人之道四焉"者，此之謂也。（《周易·繫辭上》）

〔1〕言：指施政施教之言。　　辭：指爻卦之辭。

〔2〕器：包括治國的法度與生活的器用。　　象：指爻卦之象。

〔3〕嚮：通"響"。回聲。

〔4〕參伍：謂將多種情況匯總起來進行考求。後"錯綜"與此同義。　　數：規律。

〔5〕極：窮盡。

〔6〕無思也無爲也：唐代孔穎達《周易正義》："任運自然，不關心慮，是無思也；任運自動，不須營造，是無爲也。"

〔7〕故：事。

〔8〕幾（jī）：精微之理。

〔9〕志：志趣，思想。

<h2 style="text-align:center">（三）</h2>

是故《易》有太極[1]，是生兩儀[2]，兩儀生四象[3]，四象生八卦，八卦定吉凶，吉凶生大業。是故法象莫大乎天地[4]，變通莫大乎四時，縣象著明莫大乎日月[5]，崇高莫大乎富貴[6]。備物致用，立成器以爲天下利，莫大乎聖

人。探賾索隱[7]，鈎深致遠，以定天下之吉凶，成天下之亹亹者[8]，莫大乎蓍龜[9]。是故天生神物，聖人則之。天地變化，聖人效之。天垂象，見吉凶，聖人象之[10]。河出圖，洛出書[11]，聖人則之。（《周易·繫辭上》）

　　[1]太極：指派生萬事萬物的本源。

　　[2]兩儀：指天地。

　　[3]四象：孔穎達疏：“謂金木水火，禀天地而有，故云兩儀生四象。土則分王四季，又地中之別，故唯云四象也。”

　　[4]法象：取法的對象。

　　[5]縣象：高懸於天的物象。縣，此義後作“懸”。繫。　　著明：光明。

　　[6]崇高莫大乎富貴：孔穎達疏：“以王者居九五富貴之位，力能齊一天下之動而道濟萬物，是崇高之極，故云。”

　　[7]探賾（zé）索隱：探究深奧的道理，搜索隱秘的事情。賾：幽深玄妙。

　　[8]亹亹（wěiwěi）：不斷演進的樣子。

　　[9]蓍（shī）龜：指占卜。蓍，蓍草；龜，龜甲，均爲占卜的工具。

　　[10]象：模擬；取象以推演。

　　[11]河出圖洛出書：相傳伏羲時代，洛陽東北孟津縣境的黃河中浮出龍馬，背負“河圖”，文如八卦。伏羲得之，據以創制八卦。又傳大禹時代，洛陽西洛寧縣洛河中浮出神龜，背馱“洛書”。大禹得之，據以治水成功，將天下劃爲九州，并據此定九章大法，治理天下。

句讀訓練

　　經曰治病必求於本本之爲言根也源也世未有無源之流無根之木澄其源而流自清灌其根而枝乃茂自然之經也故善爲醫者必責根本而本有先天後天之辨先天之本在腎腎應北方之水水爲天一之源後天之本在脾脾爲中宮之土土爲萬物之母腎何以爲先天之本蓋嬰兒未成先結胞胎其象中空一莖透起形如蓮蕊一莖即臍帶蓮蕊即兩腎也而命寓焉水生木而後肝成木生火而後心成火生土而後脾成土生金而後肺成五臟既成六腑隨之四肢乃具百骸乃全仙經曰借問如何是玄牝嬰兒初生先兩腎未有此身先有兩腎故腎爲臟腑之本十二脈之根呼吸之本三焦之源而人資之以爲始者也故曰先天之本在腎脾何以爲後天之本蓋嬰兒既生一日不再食則飢七日不食則腸胃涸絶而死經云安穀則昌絶穀則亡猶兵家之餉道也餉道一絶萬衆立散胃氣一敗百藥難施一有此身必資穀氣穀入於胃灑陳於六腑而氣至和調於五臟而血生而人資之以爲生者也故曰後天之本在脾上古聖人見腎爲先天之本故著之脈曰人之有尺猶樹之有根枝葉雖枯槁根本將自生見脾胃爲後天之本故著之脈曰有胃氣則生無胃氣則死所以傷寒必診太溪以察腎氣之盛衰必診沖陽以察胃氣之有無兩脈既在他脈可弗問也治先天根本則有水火之分水不足者用六味丸壯水

之主以制陽光火不足者用八味丸益火之源以消陰翳治後天根本則有飲食勞倦之分飲食傷者枳朮丸主之勞倦傷者補中益氣主之每見立齋治症多用前方不知者妄議其偏惟明於求本之說而後可以窺立齋之微耳王應震曰見痰休治痰見血休治血無汗不發汗有熱莫攻熱喘生毋耗氣精遺勿澀泄明得個中趣方是醫中傑此眞知本之言矣（明·李中梓《醫宗必讀·腎爲先天本脾爲後天本論》）

二、洪　範

【題解】　本文選自《尚書》，據中華書局 1980 年影印阮刻《十三經註疏》本排印。《尚書》又稱《書》《書經》。它是我國現存最早的關於上古典章制度的文獻匯編，保存了商及西周初期的一些重要史料，爲儒家經典之一。以其爲上古之書，故稱"尚書"。《尚書》有《古文尚書》《今文尚書》之別。漢代伏生所傳《尚書》29 篇，因用當時的隸書書寫，故稱《今文尚書》。在孔子故宅壁中發現的《尚書》用蝌蚪文書寫，故稱《古文尚書》，比《今文尚書》多出 16 篇。但經宋以後學者考證，認爲《古文尚書》係偽書。注本有漢代孔安國傳、唐代孔穎達《尚書正義》、清代孫星衍《尚書今古文注疏》等。

本文相傳爲周滅商後，箕子向周武王陳述"天地之大法"的記錄，提出了帝王治國安民必須遵守的九種根本大法，即"洪範九疇"，涉及自然、社會、人事等幾個方面。它還保存了古代五行學說的一些片段，對水、火、土、木、金五種物質形態的性質和作用作了概括説明。

惟十有三祀[1]，王訪于箕子[2]。王乃言曰："嗚呼，箕子！惟天陰騭下民[3]，相協厥居[4]，我不知其彝倫攸敍[5]。"箕子乃言曰："我聞在昔，鯀陻洪水[6]，汩陳其五行[7]，帝乃震怒，不畀洪範九疇[8]，彝倫攸斁[9]。鯀則殛死[10]，禹乃嗣興。天乃錫禹洪範九疇[11]，彝倫攸敍。初一曰五行，次二曰敬用五事，次三曰農用八政[12]，次四曰協用五紀[13]，次五曰建用皇極[14]，次六曰乂用三德[15]，次七曰明用稽疑[16]，次八曰念用庶徵[17]，次九曰嚮用五福[18]、威用六極[19]。

[1]惟：句首助詞。　　十有三祀：指文王建國後的第十三年，武王即位後的第四年，殷商滅亡後的第三年。祀，年。

[2]箕子：商紂王的叔父，官拜太師，封於箕（今山西太谷東北），故稱箕子。

[3]陰騭（zhì）：默定，暗中安定。孔安國傳："騭，定也。天不言而默定下民。"

[4]相：輔助。　　協：和諧。　　厥：其。指下民。

[5]彝倫：常道，常理。　　攸：所。　　敍：按照次序。

[6]陻（yīn）：同"堙"。堵塞。

[7]汩（gǔ）：亂，擾亂。　　陳：列。孔安國傳："治水失道，亂陳其五行。"

[8]畀（bì）：與，給予。　　洪範：大法。洪，大。範，法。　　九疇：九類。疇，種類。

[9]斁（dù）：敗，敗壞。

[10]殛（jí）：誅殺。

〔11〕錫：通"賜"。賜予。

〔12〕農用八政：努力做好八種政務。農，努力。

〔13〕協：和協。　　五紀：指五種記時法。

〔14〕建用皇極：建立使用君王的最高準則。皇：君王。極：最高準則。

〔14〕乂（yì）用三德：治理好天下要用三種政德。乂：治理。

〔16〕明用稽疑：明察運用卜筮考疑的辦法。孔安國傳："明用卜筮考疑之事。"

〔17〕念用庶徵：考慮問題要運用多種徵驗。念：考慮。庶：眾多。

〔18〕嚮用五福：指用五福勸導人民。嚮：引導。孔穎達疏："言天所以嚮望勸勉人用五福。"

〔19〕威：通"畏"。畏懼，警戒。　　六極：六種誅罰。極，通"殛"。誅罰。

一,五行：一曰水，二曰火，三曰木，四曰金，五曰土。水曰潤下，火曰炎上，木曰曲直，金曰從革[1]，土爰稼穡[2]。潤下作鹹[3]，炎上作苦，曲直作酸，從革作辛，稼穡作甘。

二,五事：一曰貌[4]，二曰言，三曰視，四曰聽，五曰思。貌曰恭，言曰從，視曰明，聽曰聰[5]，思曰睿。恭作肅[6]，從作乂，明作哲[7]，聰作謀，睿作聖。

三,八政：一曰食[8]，二曰貨[9]，三曰祀，四曰司空[10]，五曰司徒[11]，六曰司寇[12]，七曰賓，八曰師[13]。

四,五紀：一曰歲，二曰月，三曰日，四曰星辰[14]，五曰曆數[15]。

〔1〕從革：順從、變革。清代俞樾《古書疑義舉例》："《尚書·洪範篇》：'木曰曲直，金曰從革。'曲直對文，從革亦對文。從，因也。從革，即因革。"

〔2〕土爰稼穡（sè）：土地可耕種收穫。清代王引之《經傳釋詞》卷二："爰，'曰'與'爰'皆'為'也。互文耳。"稼，耕種。穡，收穫。

〔3〕潤下作鹹：水向下滋潤產生鹹味。作，產生。

〔4〕貌：容貌，儀表。

〔5〕聰：同"聰"。

〔6〕作：則，就。　　肅：恭敬。

〔7〕哲（zhé）：明智。

〔8〕食：管理糧食生產的官員。孔穎達疏："教民使勤農業也。"

〔9〕貨：管理民眾物用的官員。孔穎達疏："教民使求資用也。"

〔10〕司空：管理土地民居的官員。司：管理。

〔11〕司徒：管理教育的官員。孔穎達疏："司徒之官教民以禮儀也。"

〔12〕司寇：管理治安的官員。

［13］師：管理軍隊的官員。

［14］星辰：指二十八宿和十二時辰。

［15］厤（lì）數：日月運行經歷周天的度數。孔安國傳："厤數節氣之度以爲厤，敬授民時。"厤，後作"曆"。

　　五，皇極：皇建其有極。歛時五福[1]，用敷錫厥庶民[2]。惟時厥庶民于汝極[3]，錫汝保極[4]。凡厥庶民，無有淫朋[5]，人無有比德[6]，惟皇作極。凡厥庶民，有猷有爲有守[7]，汝則念之。不協于極[8]，不罹于咎[9]，皇則受之[10]。而康而色[11]，曰：予攸好德[12]。汝則錫之福，時人斯其惟皇之極[13]。無虐煢獨而畏高明[14]。人之有能有爲，使羞其行[15]，而邦其昌。凡厥正人，既富方穀[16]。汝弗能使有好于而家，時人斯其辜[17]。于其無好德，汝雖錫之福，其作汝用咎[18]。無偏無陂[19]，遵王之義；無有作好，遵王之道；無有作惡，遵王之路。無偏無黨，王道蕩蕩[20]；無黨無偏，王道平平[21]；無反無側[22]，王道正直。會其有極[23]，歸其有極[24]。曰：皇極之敷言[25]，是彝是訓[26]，于帝其訓[27]。凡厥庶民，極之敷言，是訓是行[28]，以近天子之光。曰：天子作民父母，以爲天下王。

［1］歛時五福：聚集這五福。歛，聚，集中。時，此，這。

［2］用：以，用來。　敷：普遍。

［3］"惟時"句：只有這樣庶民才會遵從你的最高法則。于，依照，遵從。

［4］錫汝保極：獻給你遵守最高法則的方法。保，保持，遵守。

［5］淫朋：邪惡之朋黨。

［6］比德：結黨營私的行爲。

［7］猷（yóu）：計謀。　爲：作爲。　守：操守。

［8］不協于極：謂行爲不合法則。

［9］不罹于咎：謂行爲不構成犯罪。罹：遭受，犯。

［10］受：受容，寬容。

［11］而康而色：您和顏悅色。而：你。康：和悅。孔安國傳："汝當安汝顏色，以謙下人。"

［12］予攸好德：我所愛好的是美德。攸：所。

［13］"時人"句：這樣人們就會想念最高法則。斯：就。惟：想。

［14］無虐煢獨：不要虐待那鰥寡孤獨無依無靠之人。煢：無兄弟之人。獨：無子之人。　畏高明：畏懼顯貴之人。高明，指顯貴。

［15］羞：貢獻，施展。　行：才能。

［16］既富方穀：享有禄位和富贵。穀：禄位。

［17］時人斯其辜：這樣人們就要怪罪他們。辜：罪，怪罪。

［18］其作汝用咎：他們就會把災禍帶給你。

［19］陂（pō）：偏邪，不正。

［20］蕩蕩：廣大，廣遠。

［21］平平：治理有序。

［22］側：不正。

［23］會其有極：意爲團結那些堅持最高法則的人。會：聚集，團結。

［24］歸：歸附。

［25］敷：陳述。　　言：言論。

［26］彝：常，常規。　　訓：準則。

［27］訓：通“順”。順從。

［28］行：執行。

六，三德：一曰正直，二曰剛克[1]，三曰柔克[2]。平康正直[3]，彊弗友剛克[4]，燮友柔克[5]。沈潛剛克[6]，高明柔克[7]。惟辟作福[8]，惟辟作威，惟辟玉食，臣無有作福作威玉食。臣之有作福作威玉食，其害于而家，凶于而國。人用側頗僻[9]，民用僭忒[10]。

七，稽疑[11]：擇建立卜筮人，乃命卜筮。曰雨，曰霽[12]，曰蒙[13]，曰驛[14]，曰克[15]，曰貞[16]，曰悔[17]，凡七。卜五，占用二，衍忒[18]。立時人作卜筮[19]，三人占，則從二人之言。汝則有大疑，謀及乃心[20]，謀及卿士，謀及庶人，謀及卜筮。汝則從，龜從，筮從，卿士從，庶民從，是之謂大同。身其康彊，子孫其逢，吉。汝則從，龜從，筮從，卿士逆，庶民逆，吉。卿士從，龜從，筮從，汝則逆，庶民逆，吉。庶民從，龜從，筮從，汝則逆，卿士逆，吉。汝則從，龜從，筮逆，卿士逆，庶民逆，作內吉[21]，作外凶。龜筮共違于人，用靜吉[22]，用作凶。

［1］剛克：以剛強取勝。克：勝，治。

［2］柔克：以柔弱取勝。

［3］平康正直：中正平和就以正直待之。

［4］彊弗友剛克：強硬不可親近者就以剛治之。彊：同“強”。友：親近。

［5］燮：柔和，和順。

［6］沈潛：性情深沉柔弱。沈：同“沉”。

［7］高明：性情高亢率直。

［8］辟：君主之稱。

［9］人：指官吏。　　用：以，因此。　　側頗僻：偏私邪僻。

［10］僭忒：謂越禮逾制，心懷異心。僭：超越本分。忒：邪惡。

［11］稽：考察。

［12］霽：雨過天晴。卜兆之一種。

［13］蒙：天氣昏暗。卜兆之一種。

［14］驛（yì）：通“圛”。時隱時現的雲氣。卜兆之一種。

［15］克：謂兆相交錯。

［16］貞：《易》卦下三爻，又稱內卦。

［17］悔：《易》卦上三爻，又稱外卦。

［18］衍忒：推演變化。

［19］時人：這種人，指卜筮官。時，此，是。

［20］謀及乃心：謂你自己用心謀慮。

［21］作內吉：謂對內行事就吉利。作，行事。

［22］用靜吉：謂寧靜不動就吉利。

八，庶徵［1］：曰雨，曰暘［2］，曰燠［3］，曰寒，曰風。曰時五者來備［4］，各以其敘，庶草蕃廡［5］。一極備［6］，凶；一極無，凶。曰休徵［7］：曰肅，時雨若［8］；曰乂，時暘若；曰晢，時燠若；曰謀，時寒若；曰聖，時風若。曰咎徵［9］：曰狂，恒雨若；曰僭［10］，恒暘若；曰豫［11］，恒燠若；曰急，恒寒若；曰蒙，恒風若。曰王省惟歲［12］，卿士惟月，師尹惟日。歲月日時無易，百穀用成，乂用明，俊民用章［13］，家用平康。日月歲時既易，百穀用不成，乂用昏不明［14］，俊民用微［15］，家用不寧。庶民惟星，星有好風［16］，星有好雨。日月之行，則有冬有夏。月之從星，則以風雨。

九，五福：一曰壽，二曰富，三曰康寧，四曰攸好德［17］，五曰考終命［18］。六極：一曰凶短折［19］，二曰疾，三曰憂，四曰貧，五曰惡［20］，六曰弱［21］。

［1］庶徵：各種徵兆。

［2］暘（yáng）：晴天。

［3］燠（yù）：溫暖。

［4］曰時五者來備：這五個方面按時到來。曰：句首助詞。

［5］蕃廡（wǔ）：茂盛。廡：通“蕪”。

［6］一：指雨、暘、燠、寒、風五種現象中的一種。　極：過分。

［7］休徵：美好的徵兆。

［8］若：順。

［9］咎徵：不祥的徵兆。

［10］僭：差錯，過失。

〔11〕豫：懈怠，安逸。

〔12〕省：省察。謂省職。

〔13〕俊民：才智出衆的人。　　用：因。　　章：顯揚。

〔14〕昬：同"昏"。

〔15〕微：卑微不顯。

〔16〕好：喜好，愛好。

〔17〕攸：句中助詞。　　好德：美德。

〔18〕考：老。　　終命：長壽善終。

〔19〕凶短折：没到換牙就死去的叫凶，未至冠禮就死去的叫短，没有結婚就死去的叫折。鄭玄云："未齔曰凶，未冠曰短，未婚曰折。"

〔20〕惡：醜惡。

〔21〕弱：怯弱。

句讀訓練

　　上古之人其知道者法於陰陽和於術數食飲有節起居有常不妄作勞故能形與神俱而盡終其天年度百歲乃去今時之人不然也以酒爲漿以妄爲常醉以入房以欲竭其精以耗散其真不知持滿不時御神務快其心逆於生樂起居無節故半百而衰也夫上古聖人之教下也皆謂之虛邪賊風避之有時恬惔虛無真氣從之精神内守病安從來是以志閑而少欲心安而不懼形勞而不倦氣從以順各從其欲皆得所願故美其食任其服樂其俗高下不相慕其民故曰朴是以嗜欲不能勞其目淫邪不能惑其心愚智賢不肖不懼於物故合於道所以能年皆度百歲而動作不衰者以其德全不危也（《素問·上古天真論》）

三、醫　師

【題解】　本文節選自《周禮·天官冢宰》，據中華書局 1980 年阮刻《十三經注疏》影印本排印。《周禮》，亦稱《周官》《周官經》，全書共分六篇，翔實地記載了周王室的官制、職掌與政令，是研究我國古代社會典章制度的重要文獻。舊傳作者爲周公姬旦，據今人考證爲東周時期作品。

本文具體記載了當時的醫事制度。醫師主掌醫藥政令，一者統領諸醫并將下級醫官分爲四類，即食醫、疾醫、瘍醫、獸醫，分別掌管王室的飲食配膳及邦中百姓内外科疾病與禽獸内外病證的診治；二者建立醫官的年終考核制度，確定其考核標準及等級；三者制定疾病的診治法度，并規定醫官需上報病者死亡的緣由。據此可知，早在兩千多年以前，我國醫藥學已達相當水準，其衛生行政組織亦頗具規模，體系縝密。

醫師掌醫之政令[1]，聚毒藥以共醫事[2]。凡邦之有疾病者、疕瘍者造焉[3]，則使醫分而治之。歲終則稽其醫事[4]，以制其食[5]。十全爲上[6]，十失一次之，十失二次之，十失三次之，十失四爲下。

[1] 醫師：衆醫之長，主管衛生行政。

[2] 毒藥：泛指藥物。　共：通“供”。供給。

[3] 邦：國家。　疾病：指内科疾病。　疕（bǐ）瘍：泛指瘡瘍外科疾病。疕，頭瘡。又指秃瘡。瘍，癰瘡。又指身體受傷。　造：到……去。

[4] 稽：考核。

[5] 食：俸禄。

[6] 全：病愈。此義後作“痊”。

食醫掌和王之六食、六飲、六膳、百羞、百醬、八珍之齊[1]。凡食齊眡春時[2]，羹齊眡夏時，醬齊眡秋時，飲齊眡冬時。凡和，春多酸，夏多苦，秋多辛，冬多鹹，調以滑甘[3]。凡會膳食之宜[4]，牛宜稌，羊宜黍，豕宜稷，犬宜粱，鴈宜麥[5]，魚宜苽。凡君子之食恒放焉[6]。

[1] 食醫：掌管調味和配食的醫生，類似於今營養師。　和：調配。　六食：指稌（tú，粳米）、黍（黍子，黏黄米）、稷（穀子，一説爲高粱）、粱（上等小米）、麥、苽（gū，菰米）等六種糧食製成的食材。　六飲：指水、漿（微酸飲料）、醴（甜酒）、涼（liáng，淡酒）、醫（粥加酒麯釀成的甜酒）、酏（yí，薄粥）等六种飲料。　六膳：指牛、羊、豕、犬、雁、魚等六種肉類。　百羞：指多種美味食材。羞，後作“饈”。　百醬：指多種精製的醬類食材。　八珍：指淳熬（用肉汁烹調并澆上油脂的米飯）、淳母（模仿淳熬而

製成的黍食）、炮豚（烤豬）、炮牂（zāng，烤母羊）、擣珍（用牛羊等脊側之肉錘擣精製而成的食材）、漬（用鮮牛羊肉的薄片浸入酒醋等調味品而製成的食材）、熬（用牛羊肉加薑、桂之末等調料并漬以鹽而製成的食材）、肝膋（liáo，用狗的腸網膜油蒙在狗肝上烤製成的食材）等。　　齊：指調配的食物。此義後作"劑"。

［2］眂：同"視"。比擬，仿照。

［3］滑：指堇、荁（huán，堇類，葉稍大）、枌（fén，白榆）、榆等佐料。　　甘：指棗、栗、飴、蜜等。

［4］會：合成。

［5］鴈：同"雁"。指鵝。《爾雅·釋鳥》宋代邢昺疏："李巡曰：野曰雁，家曰鵝。"

［6］君子：指貴族階層。　　放：通"仿"。效法。

疾醫掌養萬民之疾病[1]。四時皆有癘疾[2]：春時有痟首疾[3]，夏時有痒疥疾[4]，秋時有瘧寒疾[5]，冬時有漱上氣疾[6]。以五味、五穀、五藥養其病[7]。以五氣、五聲、五色眂其死生[8]；兩之以九竅之變[9]，參之以九藏之動[10]。凡民之有疾病者，分而治之。死終則各書其所以[11]，而入於醫師[12]。

［1］疾醫：相當於今內科醫生。　　養：指治療、調養。

［2］癘疾：指季節性的流行病。癘，癘疫。

［3］痟（xiāo）首疾：指有酸削感的頭痛病。

［4］痒疥疾：泛指瘡疥等皮膚病。

［5］瘧寒疾：指瘧疾及畏寒發冷的疾病。

［6］漱上氣疾：指咳嗽及氣喘的疾病。漱，同"嗽"。咳嗽。

［7］五味：指酸、苦、甘、辛、鹹。　　五穀：指麻、黍、稷、麥、豆。　　五藥：指草、木、蟲、石、穀五類藥物。

［8］五氣：指五臟所出之氣。《素問·陰陽應象大論》又指喜、怒、悲、憂、恐。　　五聲：指宮、商、角（jué）、徵（zhǐ）、羽。《素問·陰陽應象大論》又指呼、笑、歌、哭、呻。　　五色：指青、赤、黃、白、黑五種面色。　　眂：同"視"。診察。

［9］兩：比照。　　九竅：指頭面部耳、目、鼻、口七竅和下部前陰、後陰二竅。

［10］參：參驗。　　九藏：指心、肝、脾、肺、腎五臟和六腑中的胃、膀胱、大腸、小腸。

［11］死終：夭折曰死，老死曰終。　　所以：原因。

［12］入：呈報。

瘍醫掌腫瘍、潰瘍、金瘍、折瘍之祝藥、劀殺之齊[1]。凡療瘍，以五毒攻之[2]，以五氣養之[3]，以五藥療之，以五味節之[4]。凡藥[5]，以酸養骨，以辛養筋，以鹹養脉，以苦養氣，以甘養肉，以滑養竅。凡有瘍者，受其藥焉。

〔1〕瘍醫：相當於今外科、骨傷科醫生。 腫瘍：指未潰爛無膿血的癰瘡。 潰瘍：指已潰爛有膿血的癰瘡。 金瘍：指由刀箭等金屬利器造成的創傷。 折瘍：指骨折筋傷。 祝：通"注"。外敷。 劀（guā）殺之齊：指拔除膿血和銷蝕腐肉的藥劑。劀，後作"刮"，指刮去膿血。殺，指銷蝕惡肉。齊，藥劑。此義後作"劑"。

〔2〕五毒：指石膽、丹砂、雄黃、礜（yù）石、磁石等五種有毒藥物。

〔3〕五氣：據鄭玄注："五氣當爲五穀字之誤也。"

〔4〕節：指調節藥力。

〔5〕藥：名詞活用作動詞。投用藥物。

獸醫掌療獸病，療獸瘍。凡療獸病，灌而行之[1]，以節之[2]，以動其氣，觀其所發而養之[3]。凡療獸瘍，灌而劀之[4]，以發其惡[5]，然後藥之、養之、食之[6]。凡獸之有病者、有瘍者，使療之。死則計其數以進退之[7]。

〔1〕灌：指灌藥。

〔2〕節之：指調節病畜蹓行的速度。

〔3〕所發：指表現出來的病情。

〔4〕灌：指清洗創傷。

〔5〕發：發散。

〔6〕食（sì）：飼養。

〔7〕進退：指職位的升降和俸祿的增減。

句讀訓練

古之時庸醫殺人今之時庸醫不殺人亦不活人使其人在不死不活之間其病日深而卒至於死夫藥有君臣人有強弱有君臣則用有多少有強弱則劑有半倍多則專專則效速倍則厚厚則其力深今之用藥者大抵雜泛而均停既見之不明而又治之不勇病所以不能愈也而世但以不殺人爲賢豈知古之上醫不能無失周禮醫師歲終稽其醫事以制其食十全爲上十失一次之十失二次之十失三次之十失四爲下是十失三四古人猶用之而淳于意之對孝文尚謂時時失之臣意不能全也易曰裕父之蠱往見吝奈何獨取夫裕蠱者以爲其人雖死而不出於我之爲嗚呼此張禹之所以亡漢李林甫之所以亡唐也唐書許胤宗言古之上醫惟是別脈脈既精別然後識病夫病之與藥有正相當者惟須單用一味直攻彼病藥力既純病即立愈今人不能別脈莫識病源以情臆度多安藥味譬之於獵未知兔所多發人馬空地遮圍冀有一人獲之術亦疏矣假令一藥偶然當病他味相制氣勢不行所以難差諒由於此後漢書華佗精於方藥處齊不過數種夫師之六五任九二則吉參以三四則凶是故官多則亂將多則敗天下之事亦猶此矣（顧炎武《日知錄》卷五）

四、秦醫緩和

【題解】　本文節選自 1980 年中華書局《十三經注疏》影印本《左傳》成公十年和昭公元年。《左傳》亦稱《春秋左氏傳》《左氏春秋》，相傳爲魯國人左丘明所作，是一部敘事詳細的編年史。記載了自魯隱公元年（前 722）至魯哀公二十七年（前 468）間的史實，較真實地反映了春秋時代各國的政治、經濟、軍事、文化等方面的情況，具有很高的歷史文獻價值。《左傳》長於描繪戰爭，善於鋪敘辭令，爲後世歷史著作和叙事散文之典範。本文所選前一則提到的"膏肓""二豎"成爲後世廣泛應用的典故。後一則所述六氣和情志病因説，對中醫理論有一定影響。

晉侯夢大厲[1]，被髮及地[2]，搏膺而踊[3]，曰："殺余孫，不義，余得請於帝矣！"壞大門及寢門而入[4]。公懼，入于室[5]。又壞户[6]。公覺，召桑田巫[7]。巫言如夢。公曰："何如？"曰："不食新矣。"

［1］晉侯：晉景公姬獳（nòu），前 599—前 581 年在位。　　厲：惡鬼。

［2］被：披散。此義後作"披"。

［3］搏：拍打。　　膺：胸。　　踊：跳。

［4］大門：宮殿大門。　　寢門：寢宮之門。

［5］室：指寢宮內室。

［6］户：單扇的門。此指寢宮與內室相通的門。

［7］桑田：古地名，在今河南靈寶市北，春秋時屬虢國，晉滅虢後，歸并於晉。

公疾病[1]，求醫于秦。秦伯使醫緩爲之[2]。未至，公夢疾爲二豎子[3]。曰："彼良醫也。懼傷我，焉逃之？"其一曰："居肓之上，膏之下[4]，若我何？"醫至，曰："疾不可爲也，在肓之上，膏之下。攻之不可[5]，達之不及[6]，藥不至焉，不可爲也。"公曰："良醫也。"厚爲之禮而歸之。

［1］疾病：患重病。病，重病。

［2］秦伯：秦桓公，前 603—前 577 年在位。

［3］二豎子：兩個童子。後世稱疾病爲"二豎"本此。

［4］肓之上膏之下：肓，膈也。膏，心下。"肓之上，膏之下"即心下膈上，古人認爲這個部位是藥力所不及之處。此即成語"病入膏肓"的語源，常形容病情危重到了不可治療的程度，也比喻事態嚴重，無可挽救。

［5］攻：治療。這裏指灸治療法。

［6］達：通，貫通。這裏指針刺療法。

六月丙午[1]，晉侯欲麥[2]。使甸人獻麥[3]，饋人爲之[4]。召桑田巫，示而殺之。將食，張[5]。如廁[6]，陷而卒。小臣有晨夢負公以登天[7]，及日中，負晉侯出諸廁，遂以爲殉[8]。

[1] 六月：指周曆六月，相當於夏曆四月。　　丙午：丙午日。

[2] 麥：用作動詞。嘗新麥。

[3] 甸人：官名。負責爲天子諸侯管理藉田（由天子諸侯親自過問耕作的土地），并供給獵獲野物。甸，古時郭（外城）外曰郊，郊外曰甸。

[4] 饋（kuì）人：主管宮中飲食的庖人。

[5] 張（zhàng）：腹脹。此義後作“脹”。

[6] 如：到……去。

[7] 小臣：官名，宮中執役的太監。

[8] 殉：陪葬。此指陪葬的人。

晉侯求醫於秦[1]，秦伯使醫和視之[2]。曰：“疾不可爲也。是謂近女室，疾如蠱[3]。非鬼非食，惑以喪志。良臣將死，天命不祐。”公曰：“女不可近乎？”對曰：“節之[4]。先王之樂，所以節百事也，故有五節[5]。遲速本末以相及，中聲以降。五降之後，不容彈矣[6]。於是有煩手淫聲[7]，慆堙心耳[8]，乃忘[9]平和，君子弗聽也。物亦如之。至於煩，乃舍也已，無以生疾。君子之近琴瑟[10]，以儀節也[11]，非以慆心也。天有六氣，降生五味，發爲五色，徵爲五聲[12]。淫生六疾。六氣曰陰、陽、風、雨、晦、明也。分爲四時，序爲五節[13]，過則爲菑[14]。陰淫寒疾，陽淫熱疾，風淫末疾[15]，雨淫腹疾，晦淫惑疾[16]，明淫心疾[17]。女[18]，陽物而晦時，淫則生内熱惑蠱之疾。今君不節不時，能無及此乎？”

[1] 晉侯：晉平公姬彪，前557—前532年在位。

[2] 秦伯：秦景公，前576—前537年在位。

[3] “是謂”二句：謂，通“爲”，因爲。　　蠱：蠱疾，指因沉溺女色而導致的心志惑亂之病。清代王念孫認爲“室”爲“生”字之誤，此句應爲“是爲近女，生疾如蠱”（清代王引之《經義述聞》），可參。

[4] 節：節制。

[5] 五節：指宮、商、角、徵、羽五聲之節。

[6] “遲速”四句：指奏樂時，或快或慢，自始至終遞相連貫，達到和諧之聲，然後下降，至五聲下降之後，就停止奏樂。　　中聲：中正和諧之聲。

[7] 煩手：此指手法繁雜混亂。煩，繁雜。　　淫聲：過度的聲音。

[8] 慆（tāo）堙（yīn）心耳：即慆心堙耳，使心志惑亂，使耳朵堵塞。

〔9〕忘（wáng）：通"亡"。失去。

〔10〕琴瑟：古代樂器名。此指音樂，一説比喻女色。

〔11〕儀：禮儀。

〔12〕徵：迹象顯現。

〔13〕五節：五行之節。古人以五行之木、火、金、水配春、夏、秋、冬，每時 72 天。另將每季後之 18 天配屬於土，是謂五節。一説，五節指五聲之節。

〔14〕菑（zāi）：同"災"。

〔15〕末疾：四肢之病。

〔16〕晦淫惑疾：夜晚將息失宜，易患心神惑亂的疾病。

〔17〕明淫心疾：白天思慮過度，易患心神勞倦的疾病。

〔18〕女：此指"近女"之事。

出，告趙孟。趙孟曰："誰當良臣[1]？"對曰："主是謂矣[2]。主相晉國[3]，於今八年。晉國無亂，諸侯無闕，可謂良矣。和聞之，國之大臣，榮其寵禄，任其大節。有菑禍興而無改焉，必受其咎。今君至於淫以生疾，將不能圖恤社稷[4]，禍孰大焉？主不能禦[5]，吾是以云也。"趙孟曰："何謂蠱？"對曰："淫溺惑亂之所生也。於文，皿蟲爲蠱。穀之飛亦爲蠱[6]。在《周易》，女惑男，風落山謂之蠱[7]。皆同物也。"趙孟曰："良醫也。"厚其禮而歸之。

〔1〕當：稱得上。

〔2〕主是謂：即"謂主"。賓語前置。

〔3〕相（xiàng）：輔佐。

〔4〕圖恤：謀劃憂慮。

〔5〕禦：制止。

〔6〕穀之飛亦爲蠱：古人將穀物儲藏過久或受濕而生的飛蟲稱爲蠱。

〔7〕"在《周易》"三句：指在《周易》中，蠱卦的含義是長女迷惑少男，大風吹落樹葉到山下。　蠱：卦名。下卦爲巽卦，爲長女，爲風；上卦爲艮卦，爲少男，爲山。

句讀訓練

在昔黃帝之御極也以理身緒餘治天下坐於明堂之上臨觀八極考建五常以謂人之生也負陰而抱陽食味而被色外有寒暑之相盪内有喜怒之交侵夭昏札瘥國家代有將欲斂時五福以敷錫厥庶民乃與岐伯上窮天紀下極地理遠取諸物近取諸身更相問難垂法以福萬世於是雷公之倫授業傳之而内經作矣歷代寶之未有失墜蒼周之興秦和述六氣之論具明於左史厥後越人得其一二演而述難經西

漢倉公傳其舊學東漢仲景撰其遺論晉皇甫謐刺而爲甲乙及隋楊上善纂而爲太素時則有全元起者始爲之訓解闕第七一通迄唐寶應中太僕王冰篤好之得先師所藏之卷大爲次註猶是三皇遺文爛然可觀（宋·林億等《重廣補注黃帝內經素問·序》）

五、盡　數

【題解】　本文節選自《吕氏春秋·季春紀·盡數》，據 1983 年臺灣商務印書館影印文淵閣《四庫全書》本排印。《吕氏春秋》又稱《吕覽》，是戰國末期秦相吕不韋召集諸門客共同編寫的。全書共二十六卷，分爲十二紀、八覽、六論，凡一百六十篇。其内容以儒、道兩家思想爲主，兼采名、墨、法、農和陰陽各家之説，保存了有關醫學、農學、天文和曆數等許多有價值的資料。

　　盡數就是享盡天年的意思。作者認爲終其天年貴在“去害”“知本”。順應四時陰陽萬物的變化、安神定志、保養精氣、經常運動、選擇環境、調節飲食，是人體保健之本；而卜筮、禱祠、巫醫、藥物是人體保健之末。人們只有重本，才能盡享天年。指出“流水不腐，户樞不蝼”，强調“生命在於運動”的養生理念。

　　天生陰陽寒暑燥濕，四時之化，萬物之變，莫不爲利，莫不爲害。聖人察陰陽之宜，辨萬物之利以便生[1]，故精神安乎形[2]，而年壽得長焉。長也者，非短而續之也，畢其數也[3]。畢數之務，在乎去害。何謂去害？大甘、大酸、大苦、大辛、大鹹[4]，五者充形[5]，則生害矣。大喜、大怒、大憂、大恐、大哀，五者接神[6]，則生害矣。大寒、大熱、大燥、大濕、大風、大霖、大霧，七者動精[7]，則生害矣。故凡養生，莫若知本，知本則疾無由至矣。

　　[1]便：利。

　　[2]安：安守，守護。

　　[3]畢其數：盡其壽數，即活完自然的壽數。

　　[4]鹹：同“鹹”。

　　[5]充：充塞，充滿。

　　[6]接：觸動。

　　[7]動精：擾動體内的精氣。

　　精氣之集也[1]，必有入也。集於羽鳥與爲飛揚[2]，集於走獸與爲流行[3]，集於珠玉與爲精朗[4]，集於樹木與爲茂長，集於聖人與爲敻明[5]。精氣之來也，因輕而揚之[6]，因走而行之，因美而良之，因長而養之，因智而明之。

　　[1]精氣：指形成萬物的原始物質。

　　[2]“集於羽”句：精氣集於羽鳥則與羽鳥相與飛揚。

　　[3]流行：行走。流，行。

［4］精朗：明亮。

［5］敻（xiòng）明：大智慧。敻，大，遠。

［6］因輕而揚之：（精氣）依羽鳥之輕而使之飛揚。因，依，順。揚，使動用法。下文“行”“良”“養”“明”用法同此。

流水不腐，户樞不螻[1]，動也。形氣亦然。形不動則精不流，精不流則氣鬱[2]。鬱處頭則爲腫爲風[3]，處耳則爲挶爲聾[4]，處目則爲䁾[5]爲盲，處鼻則爲鼽爲窒[6]，處腹則爲張爲疛[7]，處足則爲痿爲蹷[8]。輕水所多禿與癭人，重水所多尰與躄人[9]，甘水所多好與美人[10]，辛水所多疽與痤人[11]，苦水所多尪與傴人[12]。

［1］螻：螻蛄，天螻。秦、晉之間謂之“蠹”。此用作動詞，指生蟲蛀蝕。

［2］氣鬱：氣機鬱結。

［3］處：留存。　　風：頭痛。

［4］挶（jū）：耳疾。陳奇猷校釋：“重聽之人曲其肘如戟，而以手置耳旁以聽人之言，故重聽之疾謂之挶也。”

［5］䁾（miè）：眼眶紅腫。一説爲眼屎凝目。

［6］鼽（qiú）：鼻塞不通。一説爲鼻流清涕。

［7］張：脹滿。此義後作“脹”。　　疛（zhǒu）：腹病。

［8］痿：足痿軟無力，不能行走。　　蹷：下肢逆冷，行走不便的疾病。

［9］尰（zhǒng）：腳腫。　　躄（bì）：足不能行。

［10］好：容貌美好。

［11］疽：癰瘡。　　痤：痤瘡。

［12］尪（wāng）：胸部凸出，雞胸一類的病。　　傴：脊背彎曲。

凡食無彊厚味[1]，無以烈味重酒，是以謂之疾首[2]。食能以時，身必無災。凡食之道，無飢無飽，是之謂五藏之葆[3]。口必甘味，和精端容[4]，將之以神氣[5]，百節虞歡[6]，咸進受氣。飲必小咽，端直無戾[7]。

［1］彊：同“强”。

［2］疾首：導致疾病的開端。

［3］葆：通“保”。安。

［4］和精：調和精神。　　端容：端正儀容。

［5］將：養。

［6］百節：指人體各個關節。　　虞：通“娛”。

［7］戾：彎曲。

今世上卜筮禱祠[1]，故疾病愈來。譬之若射者，射而不中，反修于招[2]，何益於中？夫以湯止沸[3]，沸愈不止，去其火則止矣。故巫醫毒藥，逐除治之，故古之人賤之也[4]，爲其末也。

[1] 上：通“尚”，崇尚。　　禱祠：向神祈求福謂禱，得福後祭祀謝神謂祠。
[2] 招：箭靶。
[3] 湯：熱水。
[4] 賤：輕視。

句讀訓練

　　始生之者天也養成之者人也能養天之所生而勿攖之謂之天子天子之動也以全天爲故者也此官之所自立也立官者以全生也今世之惑主多官而反以害生則失所爲立之矣譬之若修兵者以備寇也今修兵而反以自攻則亦失所爲修之矣夫水之性清土者抇之故不得清人之性壽物者抇之故不得壽物也者所以養性也非所以性養也今世之人惑者多以性養物則不知輕重也不知輕重則重者爲輕輕者爲重矣若此則每動無不敗以此爲君悖以此爲臣亂以此爲子狂三者國有一焉無幸必亡今有聲於此耳聽之必慊已聽之則使人聾必弗聽有色於此目視之必慊已視之則使人盲必弗視有味於此口食之必慊已食之則使人瘖必弗食是故聖人之於聲色滋味也利於性則取之害於性則舍之此全性之道也世之貴富者其於聲色滋味也多惑者日夜求幸而得之則遁焉遁焉性惡得不傷萬人操弓共射一招招無不中萬物章章以害一生生無不傷以便一生生無不長故聖人之制萬物也以全其天也天全則神和矣目明矣耳聰矣鼻臭矣口敏矣三百六十節皆通利矣若此人者不言而信不謀而當不慮而得精通乎天地神覆乎宇宙其於物無不受也無不裹也若天地然上爲天子而不驕下爲匹夫而不惛此之謂全德之人（《呂氏春秋·孟春紀·本生》）

六、藝文志

【題解】　本文節選自 1962 年中華書局校點本《漢書·藝文志》的序言和《方技略》。作者班固（32—92），字孟堅，扶風（今陝西咸陽）人，東漢著名史學家、文學家。他繼承父親班彪的遺願，著述《漢書》，記載了西漢兩百多年的歷史，開創了"包舉一代"的斷代史體例。《漢書·藝文志》在劉向、劉歆父子《別錄》和《七略》基礎上編纂而成，是我國現存第一部官修群書目錄，共收書 38 種，596 家，13200 餘卷。《方技略》著錄醫學類著作。

序

　　昔仲尼没而微言絶[1]，七十子喪而大義乖[2]。故《春秋》分爲五[3]，《詩》分爲四[4]，《易》有數家之傳[5]。戰國從衡[6]，真僞分爭，諸子之言紛然殽亂[7]。至秦患之[8]，乃燔滅文章[9]，以愚黔首。漢興，改秦之敗[10]，大收篇籍，廣開獻書之路。迄孝武世[11]，書缺簡脱，禮壞樂崩，聖上喟然而稱曰："朕甚閔焉[12]！"於是建藏書之策[13]，置寫書之官，下及諸子傳説，皆充祕府。至成帝時[14]，以書頗散亡，使謁者陳農求遺書於天下[15]。詔光禄大夫劉向校經傳、諸子、詩賦[16]，步兵校尉任宏校兵書[17]，太史令尹咸校數術[18]，侍醫李柱國校方技。每一書已，向輒條其篇目[19]，撮其指意[20]，録而奏之。會向卒，哀帝復使向子侍中奉車都尉歆卒父業[21]。歆於是總羣書而奏其《七略》[22]，故有《輯略》[23]，有《六藝略》，有《諸子略》，有《詩賦略》，有《兵書略》，有《術數略》，有《方技略》。今删其要[24]，以備篇籍。

　　[1] 没：死亡。此義後作"殁"。　　微言：含義深遠精要的言論。

　　[2] "七十子"句：謂孔子門下才德出衆的一部分學生。傳説孔子學生有三千人，其中七十二（一説七十七）人最優秀。七十子係舉其成數而言。　　大義：指有關六經的要義。

　　[3] 春秋分爲五：謂傳注《春秋》的有左丘明、公羊高、穀梁赤及鄒氏、夾氏五家，今存前三家。

　　[4] 詩分爲四：顔師古注引韋昭曰："謂毛氏、齊、魯、韓。"毛指毛亨，齊指齊人轅固生，魯指魯人申培，韓指燕人韓嬰。今存毛亨一家，世稱《毛詩》。

　　[5] "易有"句：據《漢書·藝文志·六藝略》，《易經》有施（讎）、孟（喜）、梁丘（賀）等數家傳注，今皆失佚。

　　[6] 從衡：合縱連橫。指戰國七雄之間縱橫錯雜的政治形勢。從，縱向。此義後作"縱"。

　　[7] 殽：後作"淆"。混雜。

　　[8] 患：憂慮。

［9］燔滅文章：《史記・秦始皇本紀》載秦始皇三十四年焚書，"非博士官所職，天下敢有藏《詩》《書》、百家語者，悉詣守尉雜燒之"。但醫藥卜筮農書除外。

［10］敗：弊病。

［11］孝武：漢武帝劉徹。前141—前87年在位。

［12］閔：憂慮。

［13］建：公布。　　策：古代君王發布的教令文書。

［14］成帝：漢成帝劉驁。前32—前7年在位。成帝河平三年（前26）八月，令陳農向天下求遺書。

［15］謁者：秦漢官名。主管接待賓客事宜。

［16］光禄大夫：官名。掌顧問應對。　　劉向：前77—前6年，字子政，沛人，西漢經學家、文學家及目録學家。奉命校閱群書，著成《別録》，有《新序》《説苑》等書。

［17］步兵校尉：漢代武官官名。管轄宮城衛隊。

［18］數術：又稱"術數"。《數術略》分天文、曆譜、五行、蓍龜、雜占、形法六類。

［19］條：名詞活用作動詞。指逐一登録。

［20］撮：摘取。　　指意：内容意義。劉向所著各書叙録匯集後名《別録》，相當於後世的書目解題，已佚。

［21］哀帝：漢哀帝劉欣。前25—前1年在位。　　侍中奉車都尉：漢代官名，皇帝近侍。掌御乘輿馬，皇帝出巡時要隨從奉侍。　　歆：劉歆，？—23年，字子駿，劉向之子。

［22］七略：我國最早的圖書分類目録，在《別録》的基礎上編成。已佚。

［23］輯略：各略大序的匯集。

［24］删：裁定，選取。

方技略

《黄帝内經》十八卷　　　《外經》三十七卷
《扁鵲内經》九卷　　　　《外經》十二卷
《白氏内經》三十八卷　　《外經》三十六卷
《旁篇》二十五卷

右醫經七家，二百一十六卷[1]。

醫經者，原人血脈、經落、骨髓、陰陽、表裏[2]，以起百病之本[3]，死生之分，而用度箴石湯火所施[4]，調百藥齊和之所宜[5]。至齊之得，猶慈石取鐵[6]，以物相使。拙者失理，以瘉爲劇[7]，以生爲死。

［1］二百一十六卷：所記爲175卷，少41卷。

［2］原：推究。　　落：通"絡"。

［3］起：闡發。

〔4〕用：用來。　　度（duó）：揣度。　　箴：同“針”。　　火：指灸法。

〔5〕齊（jì）和：指藥物的配伍劑量。齊，此義後作“劑”。

〔6〕慈石：磁石。慈，通“磁”。

〔7〕瘉：同“愈”。

《五藏六府痺十二病方》三十卷[1]

《五藏六府疝十六病方》四十卷

《五藏六府癉十二病方》四十卷[2]

《風寒熱十六病方》二十六卷

《泰始黃帝扁鵲俞拊方》二十三卷[3]

《五藏傷中十一病方》三十一卷

《客疾五藏狂顛病方》十七卷

《金創瘲瘛方》三十卷[4]

《婦人嬰兒方》十九卷

《湯液經法》三十二卷

《神農黃帝食禁》七卷

右經方十一家，二百七十四卷[5]。

經方者，本草石之寒溫[6]，量疾病之淺深，假藥味之滋[7]，因氣感之宜[8]，辯五苦六辛[9]，致水火之齊[10]，以通閉解結，反之於平。及失其宜者[11]，以熱益熱，以寒增寒，精氣內傷，不見於外，是所獨失也。故諺曰：“有病不治，常得中醫[12]。”

〔1〕痺：同“痹”。

〔2〕癉（dàn）：熱病。一說，“癉”通“疸”，黃疸病。

〔3〕俞拊：即俞跗。相傳爲黃帝時的良醫。

〔4〕瘲瘛（zòngchì）：癇病。清代王念孫《讀書雜志》：“（顏）師古注瘲音在前，瘛音在後，則瘲瘛當爲瘛瘲……諸書皆言瘛瘲，無言瘲瘛者。”

〔5〕二百七十四卷：所記爲295卷，多21卷。

〔6〕本：依據。

〔7〕滋：汁液。此指藥物的作用。

〔8〕因氣感之宜：依據四氣感應的適宜情況。如天熱要慎用熱藥，天寒當慎用寒藥之類。參見《素問·六元正紀大論》。因：依據。

〔9〕辯：通“辨”。　　五苦六辛：指五臟六腑所適用各種性味的藥物。

〔10〕水火之齊：指寒涼與溫熱的藥劑。

〔11〕及：至於。

［12］中（zhòng）醫：符合醫理。中：符合。

《容成陰道》二十六卷[1]

《務成子陰道》三十六卷[2]

《堯舜陰道》二十三卷

《湯盤庚陰道》二十卷[3]

《天老雜子陰道》二十五卷[4]

《天一陰道》二十四卷[5]

《黃帝三王養陽方》二十卷

《三家內房有子方》十七卷

　右房中八家，百八十六卷[6]。

　房中者，情性之極，至道之際。是以聖王制外樂以禁內情[7]，而爲之節文[8]。《傳》曰[9]："先王之作樂，所以節百事也。"樂而有節，則和平壽考[10]。及迷者弗顧，以生疾而隕性命[11]。

［1］容成：相傳爲黃帝的大臣，最早發明曆法。　　陰道：古代房中術。

［2］務成子：務成昭，舜的老師。

［3］湯盤庚：殷商君主。

［4］天老：相傳爲黃帝三公之一。

［5］天一：天乙。成湯之名。成湯是殷王朝的創建者。

［6］百八十六卷：所記爲 191 卷，多 5 卷。

［7］外樂：指外在的音樂。　　內情：指內在的情欲或情感。

［8］節文：指制定禮儀，使行之有度。

［9］傳：指《左傳》。語見《左傳·昭公元年》。

［10］和平壽考：氣血平和，壽命長久。考，老。

［11］隕：死亡。此義後作"殞"。

《宓戲雜子道》二十篇[1]

《上聖雜子道》二十六卷

《道要雜子》十八卷

《黃帝雜子步引》十二卷

《黃帝岐伯按摩》十卷

《黃帝雜子芝菌》十八卷

《黃帝雜子十九家方》二十一卷

《泰壹雜子十五家方》二十二卷[2]

《神農雜子技道》二十三卷

《泰壹雜子黄冶》三十一卷[3]

右神僊十家[4]，二百五卷[5]。

神僊者，所以保性命之真，而游求於其外者也[6]。聊以盪意平心[7]，同死生之域[8]，而無怵惕於胸中[9]。然而或者專以爲務，則誕欺怪迂之文彌以益多[10]，非聖王之所以教也。孔子曰："索隱行怪，後世有述焉，吾不爲之矣[11]。"

[1] 宓戲：即伏羲。　　雜子道：神仙家修真養性以求長生的方法。

[2] 泰壹：即泰一。天神名。

[3] 黄冶：煉丹之法。

[4] 神僊：指神仙家養生術。僊：同"仙"。

[5] 二百五卷：所記爲201卷，少4卷。

[6] 游求於其外：向身外大自然廣求養生之道。

[7] 盪意平心：净化意念，平定心境。盪：後作"蕩"。洗滌。

[8] 同死生之域：認爲死與生的境界相同。

[9] 怵惕：恐懼。

[10] 誕欺怪迂：欺詐，怪異。誕、欺義近，怪、迂義近。

[11] "索隱"三句：語見《禮記·中庸》。索隱行怪，謂求隱暗之事，行怪異之道。述：遵循。

凡方技三十六家，八百六十八卷[1]。

方技者，皆生生之具[2]，王官之一守也[3]。太古有岐伯、俞拊，中世有扁鵲、秦和，蓋論病以及國，原診以知政[4]。漢興有倉公。今其技術晻昧[5]，故論其書，以序方技爲四種[6]。

[1] "凡方技"二句：按四類書籍的實際統計，爲36家，862卷，少6卷。

[2] 生生之具：使生命生長不息的工具。

[3] 王官：天子之官。　　守：職守。

[4] "論病"二句：語本《國語·晉語》及《左傳·昭公元年》。

[5] 晻昧：湮没。　　晻：同"暗"。

[6] 序：依次排列。

句讀訓練

頃余之舊契讀孟堅漢書藝文志載五苦六辛之説而顔師古輩皆無注解渠特以問余余顧其内經諸書中亦不見其文既相别矣乘蹇且十里外颯然而悟欲復迴以告

予之舊契已歸且遠乃令載之以示來者夫五者五臟也臟者裏也六者六腑也腑者表也病在裏者屬陰分宜以苦寒之藥涌之泄之病在表者屬陽分宜以辛溫之劑發之汗之此五苦六辛之意也顏師古不註蓋闕其疑也乃知學不博而欲爲醫難矣余又徐思五積六聚其用藥亦不外于是夫五積在臟有常形屬裏宜以苦寒之藥涌之泄之六聚在腑無常形屬表宜以辛溫之藥發之汗之與前五苦六辛亦合亦有表熱而可用柴胡之涼者猶宜熱而行之裏寒而可用薑附之熱者猶宜寒而行之余恐來者不明內經發表攻裏之旨故併以孟堅五苦六辛之説附於卷末（金・張從正《儒門事親・攻裏發表寒熱殊途箋》）

七、《四庫提要》五則

【題解】　"提要"，又稱"題解""書録""書目提要"等。書目提要發端於西漢劉向、劉歆父子的《別録》《七略》，主旨是"條其篇目，撮其指意"，逐一簡要介紹書籍的有關情況，包括作者、年代、版本、主要内容、編寫體例、學術源流與評價等。古書提要往往内容高度概括，重點突出，簡洁明了。本課五則選自 1965 年中華書局影印浙江杭州本《四庫全書總目提要》卷一百零三子部十三醫家類一、二。《欽定四庫全書總目提要》，又稱《四庫全書總目》《四庫總目》《四庫提要》，共二百卷，由清代紀昀等編纂的一部大型題解書目，是中國古典目録學的集大成者。紀昀（1724—1805），字曉嵐，又字春帆，晚年自號石雲，河間（今屬河北）人。乾隆十九年進士，官至禮部尚書、協辦大學士，卒謚文達。由紀昀領導編纂的《四庫全書·子部·醫家類》收書 97 種（不含附），雖有收録漏失、版本不盡精良等缺憾，但是叢書中收入醫學典籍最多的。他在《濟衆新編·序》中言："余校録《四庫全書》，子部凡分十四家……而其五爲醫家。農者民命之所關，醫雖一技，亦民命之所關，故升諸他藝術上也。"此編排順序相對於"舊史多歸之末簡"的歷史事實，醫家類地位已經獲得極大提高。第二則提要誤《銅人針灸經》與《銅人腧穴針灸圖》爲一書，但説明了後者成書的過程，并嘗試描述所鑄針灸銅人的樣式功用。第三則提要主要概括《産寶諸方》一書的内容及書中方劑對後世的影響。第四則提要説明《湯液本草》的内容及其學術淵源，評其爲簡要實用的醫書。第五則提要説明《格致餘論》得名由來，簡要介紹作者朱丹溪的習醫之路，肯定朱氏學説的合理性。

（一）

《黄帝素問》，二十四卷，唐王冰註。《漢書·藝文志》載《黄帝内經》十八篇，無《素問》之名。後漢張機《傷寒論》引之，始稱《素問》。晉皇甫謐《甲乙經·序》稱《鍼經》九卷，《素問》九卷，皆爲《内經》，與《漢志》十八篇之數合。則《素問》之名起於漢晉間矣，故《隋書·經籍志》始著録也。然《隋志》所載祇八卷[1]，全元起所註已闕其第七[2]。冰爲寶應中人，乃自謂得舊藏之本，補足此卷。宋林億等校正，謂《天元紀大論》以下，卷帙獨多，與《素問》餘篇絶不相通，疑即張機《傷寒論·序》所稱《陰陽大論》之文，冰取以補所亡之卷，理或然也。其《刺法論》《本病論》，則冰本亦闕，不能復補矣。冰本頗更其篇次[3]，然每篇之下必註全元起本第幾字，猶可考見其舊第。所註排抉隱奥[4]，多所發明。其稱：大熱而甚，寒之不寒，是無水也；大寒而甚，熱之不熱，是無火也。無火者不必去水，宜益火之源，以消陰翳；無水者不必去火，宜壯水之主，以鎮陽光[5]。遂開明代薛己諸人探本命門之一法，其亦深於醫理者矣。冰名見《新唐書》，《宰相世系表》稱爲京兆府參軍[6]；林億等引《人物志》謂冰爲太僕令[7]，未知孰是。然醫家皆稱王太僕，習讀億書也。其名晁公武《讀書志》作“王砅”[8]，杜甫集有贈重表姪王砅詩[9]，亦復相合。然唐宋《志》皆作“冰”，而世傳宋槧本亦作“冰”字[10]，或公武因杜詩而誤歟[11]？

[1] 祇：同“衹”。僅。

[2] 全元起：南朝齊梁時期人，曾任侍郎，注釋《素問》八卷七十篇，失佚於南北宋之交。

[3] 頗：很，甚。

[4] 排：發掘。　　抉：擇取。

[5] 其稱大熱……以鎮陽光：語本《素問·至真要大論》王冰的兩條注文。

[6] 京兆：指京畿（jī）一帶，今陝西西安以東至華縣之間。　　參軍：官名，即參謀軍務，隋唐時兼爲郡官。

[7] “林億”句：林億等在今本王冰《黃帝内經素問·序》篇題下云：“按唐《人物志》，冰仕唐爲太僕令，年八十餘，以壽終。”太僕令，官名，掌輿馬畜牧之事。

[8] 晁公武：宋代著名藏書家，澶州清豐（今山東巨野）人，字子止。所撰《郡齋讀書志》爲私家藏書目録，按經、史、子、集四部分爲四十多類。

[9] “杜甫”句：指杜甫所作《送重表姪王砅評事使南海》一詩。

[10] 槧（qiàn）本：刻本。

[11] 因：沿襲。

（二）

《銅人鍼灸經》[1]，七卷，不著撰人名氏。案晁公武《讀書後志》曰：《銅人腧穴鍼灸圖》三卷[2]，皇朝王惟德撰[3]。仁宗嘗詔惟德考次鍼灸之法[4]，鑄銅人爲式，分臟腑十二經，旁註腧穴所會[5]，刻題其名，併爲圖法及主療之術，刻版傳於世。王應麟《玉海》曰[6]：天聖五年十月壬辰，醫官院上所鑄腧穴銅人式二。詔一置醫官院，一置大相國寺仁濟殿。先是，上以鍼砭之法傳述不同，命尚藥奉御王惟一考明堂氣穴經絡之會，鑄銅人式。又纂集舊聞，訂正譌謬，爲《銅人腧穴鍼灸圖經》三卷，至是上之，摹印頒行。翰林學士夏竦序。所言與晁氏略同[7]，惟王惟德作惟一，人名小異耳。此本卷數不符，而大致與二家所言合。疑或天聖之舊本而後人析爲七卷歟？周密《齊東野語》曰[8]：嘗聞舅氏章叔恭云，昔倅襄州日[9]，嘗獲試鍼銅人全像。以精銅爲之，腑臟無一不具，其外腧穴則錯金書穴名於旁，凡背、面二器相合，則渾然全身。蓋舊都用此以試醫者，其法外塗黃蠟，中實以水，俾醫工以分折寸[10]，案穴試鍼。中穴則鍼入而水出，稍差則鍼不可入矣。亦奇巧之器也。後趙南仲歸之內府[11]，叔恭嘗寫二圖[12]，刻梓以傳焉[13]。今宋銅人及章氏圖皆不傳，惟此書存其梗概爾。

［1］銅人鍼灸經：此係元代書商抄録《太平聖惠方》卷九十九《針經》全文，析爲六卷，另附《針灸禁忌》一卷而成。原書成於唐代，作者已不可考。書中記載了一些常用要穴的位置、針治經驗，并附十二幅腧穴圖。從内容上看，集合了《内經》《難經》《明堂經》《甲乙經》等與針灸相關的典籍，并結合了宋代王惟一所作《銅人腧穴針灸圖》的文字。

［2］銅人腧穴鍼灸圖：北宋王惟一撰。成書於天聖四年（1206），後人因稱《天聖針經》，即下文的"天聖之舊本"。次年，王惟一又鑄成"銅人"二座，與書配合，故全稱《新鑄銅人腧穴針灸圖經》，簡稱《銅人經》《銅人腧穴針灸圖經》《銅人腧穴針灸圖》。

［3］王惟德：即王惟一，987—1067 年，北宋著名醫家，集宋以前針灸學之大成。

［4］考次：考校編次。

［5］會：集。

［6］王應麟：1223—1296 年，字伯厚，號深寧居士。南宋經史學者。所撰《玉海》兩百卷，囊括各類知識。

［7］夏竦：985—1051 年，字子僑，北宋古文字學家、文學家。

［8］周密：1232—1298？年，字公謹，號草窗。所著《齊東野語》共 20 卷。該書所記多南宋舊事，可補史傳之闕失。

［9］倅（cuì）：副。此处指任副職。

［10］俾（bǐ）：使。

［11］内府：此處指皇宮中的府庫。

［12］寫：畫。

［13］梓：此處指雕刻印書的木板。

（三）

《産寶諸方》，一卷，不著撰人名氏。《宋史·藝文志》不載，惟陳振孫《書録解題》有之[1]。自明以來諸家書目，亦罕有著録者。今檢《永樂大典》所載，尚得七十餘方。又有十二月産圖一篇，與振孫所記併合，蓋即宋時之原本。又別有序論一首、王卿月序一首[2]，文皆殘闕，當亦原書之佚簡也。其方於保産之法頗爲賅備[3]，而原第爲《永樂大典》所亂[4]，已不可復考。謹詳加釐訂[5]，以類分排。首調經養血，次安胎，次胎中諸病，次催生，次產後，次雜病，仍爲一卷。其中所引各方，多爲後人所承用。如人參飲子一方，與朱震亨所制達生散，雖品味多寡不同，而以大腹皮爲君、人參爲輔，命意無異，知震亨實本此而增損之。又如張元素以枳殼、白术爲束胎丸，後人以爲不宜於藜藿之軀[6]，易以白术、黄芩，相沿至今，爲便産良方，不知亦本是書所載之枳殻湯。又今時治産後血風，有所謂舉卿古拜者[7]，核其所用，惟荆芥一味，即此書之青金散。蓋荆芥主治風，《素問》東方主風，而肝屬於木，平肝木即所以助肺金，故以青金爲名。後人竊用其方，而又翻切荆芥字音[8]，詭名以炫俗耳。凡此之類皆可以證古今傳授之由。惟所用多降氣破血之品，辛熱震動之劑，則古人稟厚[9]，可受攻伐，有未可概施於後來者。此則神而明之，存乎其人矣[10]。

［1］陳振孫：1183？—1262？年，曾名瑗，字伯玉，號直齋，浙江安吉縣梅溪鎮人。南宋藏書家、目録學家。他仿晁公武《郡齋讀書志》，編成《直齋書録解題》，二者被譽爲古代私家書目的“雙璧”。《直齋書録解題》創立了書目使用解題和記載版本資料的先例。

［2］王卿月：1138—1192年，字清叔，臨海（今浙江台州）人。

［3］賅（gāi）備：完備，完全。

［4］第：次序。

［5］釐訂：整理修訂。

［6］藜藿：野菜。此處借指百姓。

［7］舉卿古拜：別名愈風湯、舉卿古拜散、舉卿古拜飲。主治婦人新産血虛瘛者，汗後中風發搐。

［8］翻切荆芥字音：指以“舉卿”爲“荆”字注音，“古拜”爲“芥”字注音。翻切：反切，古漢語注音方法。

［9］則：連詞，表相反或對照。

［10］“神而”二句：出自《易·繫辭上》：“化而裁之，存乎變。推而行之，存乎通。神而明之，存乎其人。”指要真正明白某一事物的奧秘，在於個人的體悟。

（四）

《湯液本草》，三卷，元王好古撰[1]。曰湯液者，取《漢志》湯液經方義也[2]。上卷載東垣《藥類法象》《用藥心法》，附以五宜五傷七方十劑。中下二卷以本草諸藥配合三陽三陰十二經絡，仍以主病者爲首[3]，臣佐使應次之。每藥之下，先氣次味，次入某經。所謂象云者，《藥類法象》也；心云者，《用藥心法》也；珍云者，潔古《珍珠囊》也[4]。其餘各家雖有採輯，然好古受業於潔古，而講肄於東垣[5]，故於二家用藥尤多徵引焉。考《本草》藥味不過三品，三百六十五名。陶弘景《別録》以下，遞有增加，往往有名未用。即《本經》所云主治，亦或古今性異，不盡可從。如黄連今惟用以清火解毒，而經云厚腸胃，醫家有敢遵之者哉？好古此書所列，皆從名醫試驗而來，雖爲數無多，而條例分明，簡而有要，亦可云適乎實用之書矣。

［1］王好古：1200—1264 年，字進之，號海藏，元代趙州（今河北趙縣）人。曾與李杲一起學醫於張元素，後又從師於李杲，盡傳李氏之學。著作有《醫壘元戎》《陰證略例》《湯液本草》《此事難知》等。

［2］湯液經方：指《漢書·藝文志·方技略》中所載《湯液經法》32 卷。

［3］主病者：指君藥。

［4］潔古：即張元素，1131—1234 年，易州（今河北易縣）人，金代醫學家，易水學派創始人。

［5］講肄（yì）：學習，練習。

<h1 style="text-align:center">（五）</h1>

《格致餘論》，一卷，元朱震亨撰。震亨字彥修，金華人。受業於羅知悌[1]，得劉守真之傳[2]。其說謂陽易動陰易虧，獨重滋陰降火，創爲"陽常有餘，陰常不足"之論。張介賓等攻之不遺餘力[3]。然震亨意主補益，故諄諄以飲食色欲爲箴[4]。所立補陰諸丸，亦多奇效。孫一奎《醫旨緒餘》云[5]："丹溪生當承平，見人多酗酒縱欲，精竭火熾，復用剛劑，以至於斃，因爲此救時之說。後人不察，遂以寒涼殺人，此不善學丹溪者也。"其說可謂平允矣[6]。是編前有自序云："古人以醫爲吾儒格物致知之一事[7]，故特以是名書。"蓋震亨本儒者，受業於許謙之門[8]，學醫特其餘事。乃性之所近，竟不以儒名而以醫名。然究較方技者流[9]，爲能明其理，故其言如是。戴良《九靈山房集》有《丹溪翁傳》[10]，敘其始末甚詳云。

［1］羅知悌：1243 ？—1327 年，字子敬，號太無。宋末元初醫學家，錢塘（今浙江杭州）人。醫學宗劉完素，旁通張從正、李東垣之説。

［2］劉守真：即劉完素，1120 ？—1200 年，號河間居士。

［3］張介賓：1563—1640 年，字會卿，號景岳，別號通一子。原籍四川綿竹，後徙居浙江會稽（今紹興）。明代醫學家，著《類經》三十二卷，將《內經》分門別類，詳加闡釋。爲温補學派主要代表人物。

［4］箴（zhēn）：規勸，告誡。

［5］孫一奎：1522—1619 年，字文垣，號東宿，安徽休寧人。明代著名醫家。

［6］平允：公平適當。

［7］格物致知：語本《禮記·大學》："欲誠其意者，先致其知。致知在格物，物格而後知至。"格，推究。致，求得。

［8］許謙：1269—1337 年，字益之，號白雲山人，東陽縣（今浙江東陽）人。元代理學家。

［9］究較：探求考察。

［10］戴良：1317—1383 年，字叔能，號九靈山人，浦江建溪（今浙江諸暨）人，元代著名詩人。曾學醫於朱丹溪，博通經史，旁及諸子百家。

句讀訓練

證治準繩一百二十卷明王肯堂撰肯堂有尚書要旨已著録是編據肯堂自序稱先撰證治準繩八册專論雜證分十三門附以類方八册皆成於丁酉戊戌間其書採摭繁富而參驗脈證辨別異同條理分明具有端委故博而不雜詳而有要於寒温攻補無所偏主視繆希雍之餘派虛實不問但談石膏之功張介賓之末流診候未施先定人參之見者亦爲能得其平其諸傷門内附載傳尸勞諸蟲之形雖似涉乎語怪然觀北齊徐之才以死人枕療鬼疰則專門授受當有所傳未可概疑以荒誕也其傷寒準繩八册瘍醫準繩六册則成於甲辰幼科準繩九册女科準繩五册則成於丁未皆以補前書所未備故仍以證治準繩爲總名惟其方皆附各證之下與雜證體例稍殊耳史稱肯堂好讀書尤精於醫所著證治準繩該博精詳世競傳之其所著鬱岡齋筆塵論方藥者十之三四蓋於兹一藝用力至深宜其爲醫家圭臬矣（清·紀昀《四庫全書總目提要》卷一百零四子部十四醫家類二）

中醫經典

導　語

　　學習中醫經典，是中醫藥專業人才培養與成長的必由之路。中醫的學術特性，決定了傳承與創新是中醫學術發展不可或缺的兩大支柱。因此，在大學本科的專業學習中，中醫經典的學習尤顯重要。中醫四大經典，無論是指《黃帝内經》《傷寒雜病論》《難經》《神農本草經》，還是指《黃帝内經》《傷寒論》《金匱要略》《溫病條辨》，皆文辭古奧，旨趣深繁，均需借助古漢語語言學的理論與方法予以逐字逐句、原汁原味的現代闡釋，這是領悟中醫經典學術内涵、思辨歷代名家學術要義、扎實自身專業學術基礎的不二之選。尤其是其中的《黃帝内經》，作爲中醫四大經典之首，"醫家之宗"，全面闡述了"陰陽五行""藏象""經絡""病因病機""病證""診法""論治""養生"等學説，確立了中醫學的獨特理論體系，對後世中醫學術的發展與創新产生了深遠而持續的影響，理應字斟句酌，考釋推衍。然因"其文簡，其意博，其理奧，其趣深"，且傳抄日久，錯衍難免，兼歷代校注、發揮紛繁，故非有厚實的古文功底和學術造詣，實難研讀、領悟，化裁、應用。

　　本單元所選六文，四文選自《黃帝内經》原作，兩文選自後代名家校釋、衍義與考據。《黃帝内經》原文，文理、醫理皆屬深奧，學習此類文選，需在熟讀基礎上，借助教材注釋，精思細繹，文理、醫理互爲觀照，以期詞句準確理解，義理無所偏差。《黃帝内經》注文，重在醫理闡釋，學習此類文選，亦需熟讀，然重點應是領會文中所示對經文意蘊的思辨。《黃帝内經》校記，重在校勘上的釋義，學習此類文選，應重點把握中醫經典研習中的各類訓詁、校勘原則和方法。六篇文選，僅作範例，以示學習、研讀門徑。

一、四氣調神大論

【題解】　本文選自 1992 年人民衛生出版社出版、郭靄春主編的《黃帝内經素問校注》。

《黃帝內經》是我國中醫四大經典之首，構建了中醫學的理論體系，爲中醫學的發展奠定了厚實基礎。《素問》是《黃帝內經》的一部分，是以黃帝與岐伯等上古醫家問答形式撰寫的綜合性中醫經典文獻。《素問》并非出自一時一人之手，對於其成編年代歷來多有爭議，迄今尚無定論。除了古代部分學者認爲其成編於遠古黃帝時期之外，大都認爲成編於春秋戰國或者秦漢時期。該書以天人相應、陰陽學説、五行學説、藏象學説、經絡學説爲主綫，論述了攝生、臟腑、經絡、病因、病機、治則、藥物及養生防病等各方面內容。本篇名爲"四氣調神"，著重論述如何順應四季氣候變化以調攝精神，從而達到養生防病之效。

　　春三月[1]，此謂發陳[2]。天地俱生，萬物以榮。夜臥早起，廣步於庭[3]，被髮緩形[4]，以使志生，生而勿殺，予而勿奪，賞而勿罰[5]。此春氣之應，養生之道也。逆之則傷肝，夏爲寒變[6]，奉長者少[7]。

　　[1] 春三月：從立春起至立夏止，包括立春、雨水、驚蟄、春分、清明、穀雨六個節氣。

　　[2] 發陳：生發敷陳。王冰："春陽上升，氣潛發散，生育庶物，陳其姿容，故曰發陳也。所謂春三月者，皆因節候而命之，夏、秋、冬亦然。"一説，推陳出新。孫詒讓："陳，久也……發陳……謂啓發久故更生新者也。"

　　[3] 廣步：緩步。廣，寬緩，緩慢。

　　[4] 被髮緩形：將頭髮散開，使形體舒緩。被，披散。此義後作"披"。周慎齋："被髮緩形者，使陽升而氣舒也。"

　　[5] "生而"三句："生""予""賞"皆指人體活動順應春陽生發之氣，"殺""奪""罰"皆指人體活動違逆春陽生發之氣。

　　[6] 寒變：當爲病名，夏月因伏寒所生。喻昌："寒變者，夏月得病之總名也。緣肝木弗榮，不能生其心火，至夏心火當旺反衰……得食則飽悶，遇事則狐疑，下利奔迫，慘然不樂。甚者，戰慄如喪神守。"

　　[7] 奉長（zhǎng）者少：（春氣）對夏氣的供養不足。這句是説明上文"夏爲寒變"的原因，夏長以春生爲基礎，若春季生養不好，供給夏長之氣則不足，故易發生寒變之病。

　　夏三月[1]，此謂蕃秀[2]。天地氣交，萬物華實。夜臥早起，無厭於日[3]，使志無怒，使華英成秀[4]，使氣得泄，若所愛在外[5]。此夏氣之應，養長之道也。逆之則傷心，秋爲痎瘧[6]，奉收者少，冬至重病[7]。

　　[1] 夏三月：從立夏起至立秋止，包括立夏、小滿、芒種、夏至、小暑、大暑六個節氣。

　　[2] 蕃秀：茂盛，繁盛。蕃，秀，皆指草木繁茂滋盛。

　　[3] 厭：滿足。此義後作"饜"。一説，厭，厭惡。吳師機："無厭者，謂無日長生厭也。"

［4］華英：同義複詞，指人之容色。

［5］若所愛在外：形容體内陽氣宣發於外，好像是“所愛在外”。夏季陽盛發散於外，人与之相應，亦應如此。

［6］痎（jiē）瘧：瘧疾的總稱。張介賓：“心傷則暑氣乘之，至秋而金氣收斂，暑邪内鬱，於是陰欲入而陽拒之，故爲寒；火欲出而陰束之，故爲熱，金火相爭，故寒熱往來而爲痎瘧。”

［7］冬至重病：依照上下文例，此四字疑衍。

　　秋三月[1]，此謂容平[2]。天氣以急，地氣以明。早卧早起，與雞俱興[3]，使志安寧，以緩秋刑[4]，收斂神氣，使秋氣平，無外其志，使肺氣清。此秋氣之應，養收之道也。逆之則傷肺，冬爲飱泄[5]，奉藏者少。

［1］秋三月：從立秋起至立冬止，包括立秋、處暑、白露、秋分、寒露、霜降六個節氣。

［2］容平：從容而平定。楊上善：“夏氣盛長，至秋也不盛不長，以結其實，故曰容平也。”

［3］興：起身，起來。一說，“與雞俱興”蘊含“與雞俱卧”之意在内，乃早卧早起之義。高世栻：“與雞俱興者，雞卧則卧，雞起則起也。”

［4］秋刑：指秋日肅殺之氣的摧折。

［5］飱（sūn）泄：指大便泄瀉清稀，并有不消化的食物殘渣。多因肝鬱脾虛，清氣不升所致。張志聰：“秋收而後冬藏，陽藏於陰，而爲中焦釜底之燃，以腐化水穀。秋失其收，則奉藏者少，至冬寒水用事，陽氣下虛，則水穀不化而爲飱泄矣。”

　　冬三月[1]，此謂閉藏。水冰地坼[2]，無擾乎陽。早卧晚起，必待日光，使志若伏若匿[3]，若有私意，若已有得，去寒就温，無泄皮膚，使氣亟奪[4]。此冬氣之應，養藏之道也。逆之則傷腎，春爲痿厥[5]，奉生者少。

［1］冬三月：從立冬起至立春止，包括立冬、小雪、大雪、冬至、小寒、大寒六個節氣。

［2］坼（chè）：裂開。

［3］若匿：依上下文句，“若”字疑衍，《太素》《諸病源候論》《醫心方》俱無。伏匿，伏，靜。張志聰：“若伏若匿，使志無外也；若有私意、若已有得，神氣内藏也。”

［4］使氣亟奪：指使體中陽氣很快耗竭。亟（jí），疾速。奪，脱失，失去。

［5］痿厥：病名。四肢枯痿，軟弱不舉。

　　天氣，清淨光明者也，藏德不止[1]，故不下也。天明[2]，則日月不明，邪害空竅。陽氣者閉塞，地氣者冒明[3]。雲霧不精[4]，則上應白露不下，交通不表[5]，萬物命故不施。不施，則名木多死[6]。惡氣不發[7]，風雨不節，白露不下，則菀槁不榮[8]。賊風數至[9]，暴雨數起，天地四時不相保，與道相失，則未央絕滅[10]。唯聖人從之，故身無奇病[11]，萬物不失，生氣不竭。

　　[1]藏德不止：天行健，萬物因之生化不息，有此大德，却潛而不露，故云。張介賓："天德不露，故曰藏德。健運不息，故曰不止。"德，指化育萬物的德行。

　　[2]天明：指天不藏德。一說，當作"天不明"，言天氣不清明則日月失其光輝。

　　[3]冒：覆蔽，蔽障掩蓋。

　　[4]精：清朗，清明。

　　[5]交通：天之陽氣與地之陰氣交合融通。

　　[6]名：大。

　　[7]惡氣不發：指濁氣不散。

　　[8]菀（yùn）槁不榮：指四時之氣不行，則草木枯槁而不榮。菀，通"蘊"。蘊積，鬱結。槁，同"槁"，枯槁。

　　[9]數（shuò）：屢屢，頻繁。

　　[10]未央：不得盡其天年。央，盡，終。一說，央，久遠。

　　[11]奇病：重病，病之異於尋常者。一說，奇，當作"苛"，形似而誤。

　　逆春氣，則少陽不生[1]，肝氣內變[2]。逆夏氣，則太陽不長，心氣內洞[3]。逆秋氣，則太陰不收[4]，肺氣焦滿[5]。逆冬氣，則少陰不藏，腎氣獨沉[6]。

　　夫四時陰陽者，萬物之根本也，所以聖人春夏養陽，秋冬養陰，以從其根，故與萬物沉浮於生長之門。逆其根，則伐其本，壞其真矣。故陰陽四時者，萬物之終始也，死生之本也，逆之則災害生，從之則苛疾不起[7]，是謂得道。道者，聖人行之，愚者佩之[8]。從陰陽則生，逆之則死，從之則治，逆之則亂，反順爲逆，是謂內格[9]。是故聖人不治已病治未病，不治已亂治未亂，此之謂也。夫病已成而後藥之，亂已成而後治之，譬猶渴而穿井，鬪而鑄錐[10]，不亦晚乎。

　　[1]少陽：指肝。《漢書·律曆志》："太陰者北方……於時爲冬；太陽者南方……於時爲夏；少陰者西方……於時爲秋；少陽者東方……於時爲春。"《靈樞·陰陽繫日月》："心爲陽中之太陽，肺爲陽中之少陰，肝爲陰中之少陽，脾爲陰中之至陰，腎爲陰中之太陰。"此言五臟之應四時、五節，與十二經脉之太少陰陽無涉。下文"太陽""太陰""少陰"則分別指心、腎、肺。

　　[2]內變：謂肝氣不發生而內鬱爲變也。

　　[3]心氣內洞：指心氣內虛爲病。《外臺秘要》引《删繁論》作"內消"。

　　[4]太陰：據上下文意，此處"太陰"與下文"少陰"應爲誤倒。

［5］焦滿：謂肺氣焦枯煩懣。焦，"肺熱葉焦"之謂。滿，悶塞不暢。

［6］獨沉：當作"濁沉"。《甲乙經》卷一《五藏變腧》及《太素》卷二《順養》并作"濁沉"。

［7］苛疾：猶疾病。另，《太素》卷二《順養》作"奇"。

［8］佩：通"背"。違背，違逆。

［9］内格：指人體内部臟腑氣血活動與自然界的陰陽變化格拒而不相協調。楊上善："不順四時之養身，内有關格之病。"

［10］錐：古代兵器。《太素》卷二《順養》作"兵"。兵，兵械，武器。

句讀訓練

故善用鍼者從陰引陽從陽引陰以右治左以左治右以我知彼以表知裏以觀過與不及之理見微得過用之不殆善診者察色按脉先別陰陽審清濁而知部分視喘息聽音聲而知所苦觀權衡規矩而知病所主按尺寸觀浮沈滑濇而知病所生以治無過以診則不失矣故曰病之始起也可刺而已其盛可待衰而已故因其輕而揚之因其重而減之因其衰而彰之形不足者温之以氣精不足者補之以味其高者因而越之其下者引而竭之中滿者寫之於内其有邪者漬形以爲汗其在皮者汗而發之其慓悍者按而收之其實者散而寫之審其陰陽以別柔剛陽病治陰陰病治陽定其血氣各守其鄉血實宜決之氣虛宜掣引之（《素問·陰陽應象大論》）

二、寶命全形論

【題解】 本文選自 1992 年人民衛生出版社出版、郭靄春主編的《黃帝內經素問校注》。《黃帝內經素問》之簡介，參見上文《四氣調神大論》之 "題解"。本文題名 "寶命全形"，意謂 "珍重生命，保全形體"。文章著重論述以下三大內容：一者天地之間，萬物之中，惟人至貴；二者人體虛實，應合天地陰陽、五行生克，針道亦然；三者針刺之真，當先治神，虛實候氣，慎守勿失。

　　黃帝問曰：天覆地載，萬物悉備，莫貴於人。人以天地之氣生，四時之法成。君王衆庶[1]，盡欲全形[2]。形之疾病，莫知其情。留淫日深[3]，著於骨髓，心私慮之。余欲鍼除其疾病，爲之奈何？岐伯對曰：夫鹽之味鹹者，其氣令器津泄[4]；絃絕者，其音嘶敗[5]；木敷者[6]，其葉發[7]。病深者，其聲噦[8]。人有此三者，是謂壞府，毒藥無治，短鍼無取[9]。此皆絕皮傷肉[10]，血氣爭黑[11]。

　　[1]衆庶：百姓。

　　[2]全形：保全身體。

　　[3]留淫：停留浸淫。

　　[4]津泄：水液滲漏。津，物體內的水液。

　　[5]敗：毀壞，破損。

　　[6]敷：《太素・知針石》作 "陳"。陳，陳舊。

　　[7]發：通 "廢"。草木枝葉凋落。《左傳・定公三年》："邾子自投於牀，廢於爐炭。"《注》："廢，墮也。"

　　[8]噦（yuě）：呃逆。

　　[9]短鍼：泛指針具。　　取：刺取。

　　[10]絕皮：此謂皮膚損傷。

　　[11]血氣爭黑：血氣交瘁，膚色晦暗。

　　帝曰：余念其痛，心爲之亂惑，反甚其病，不可更代。百姓聞之，以爲殘賊[1]。爲之奈何？岐伯曰：夫人生於地，懸命於天，天地合氣，命之曰人。人能應四時者，天地爲之父母。知萬物者，謂之天子。天有陰陽，人有十二節[2]；天有寒暑，人有虛實。能經天地陰陽之化者[3]，不失四時[4]；知十二節之理者，聖智不能欺也；能存八動之變[5]，五勝更立[6]；能達虛實之數者[7]，獨出獨人[8]，呿吟至微，秋毫在目[9]。

[1]殘賊：殘害，傷害。

[2]"天有陰陽"二句：高士宗説："人有十二節者，人身手足十二骨節之氣，開闔運行，一如天晝開夜闔之陰陽也。"十二節，指人體左右兩側肩、肘、腕、髖、膝、踝十二處大關節。

[3]經：效法，遵循。

[4]不失四時：不会錯失四時之氣的滋養。

[5]存：省察。　　八動：八節之風變動。八節，泛指周身關節。《靈樞·九針論》云："八者，風也。風者，人之股肱八節也，八正之虛風。八風傷人，内舍於骨解腰脊節腠理之間，爲深痹也。"

[6]五勝更立：五行之氣相勝，或旺或衰，循環更替主時。五勝，謂五行之氣相勝。

[7]數：理。

[8]獨出獨入：此喻運用自如。

[9]"咷（qù）吟"二句：此指人體細微的病情變化和病機虛實，都能一一明察。張志聰集注："言其咷吟之至微，而虛實之秋毫，皆在吾目矣。"咷，張口貌。吟，呻吟。

帝曰：人生有形，不離陰陽。天地合氣，別爲九野[1]，分爲四時，月有小大，日有短長，萬物並至，不可勝量。虛實咷吟，敢問其方[2]。岐伯曰：木得金而伐，火得水而滅，土得木而達[3]，金得火而缺，水得土而絕，萬物盡然，不可勝竭。故鍼有懸布天下者五，黔首共餘食[4]，莫知之也。一曰治神，二曰知養身，三曰知毒藥爲真[5]，四曰制砭石小大，五曰知府藏血氣之診。五法俱立，各有所先[6]。今末世之刺也[7]，虛者實之，滿者泄之，此皆衆工所共知也。若夫法天則地，隨應而動，和之者若響[8]，隨之者若影。道無鬼神，獨來獨往[9]。

[1]九野：九州地域。據《尚書·禹貢》所載，中國古代設置冀、豫、雍、揚、兗、徐、梁、青、荊九個州。後泛指中國。

[2]方：道。

[3]達：貫穿。與上文"伐""滅"，下文"缺""絕"同一韻，義亦一類。

[4]餘食：飽食。"餘"爲"飽"的訛字。從章太炎説。

[5]爲：通"僞"，假。

[6]"五法"二句：意爲五種方法確立，選擇運用時，還應當根據需要分清先後，分別采用。

[7]末世：指近世。

[8]響：回聲。

[9]"道無"二句：意爲醫道并不神秘，只要掌握規律，就能得心應手，運用自如。

帝曰：願聞其道。岐伯曰：凡刺之真[1]，必先治神。五藏已定，九候已備，後乃存鍼[2]。衆脈不見，衆凶弗聞[3]，外内相得，無以形先[4]，可玩往來，乃施於人。人有虛實，五虛勿近，五實勿遠[5]，至其當發[6]，間不容瞚。手動若務[7]，鍼耀而勻[8]，静意視義，觀適之變[9]，是謂冥冥[10]，莫知其形。見其烏烏，見其稷稷[11]，從見其飛，不知其誰[12]。伏如橫弩，起如發機[13]。

[1] 真：此指真切的要領。

[2] 存鍼：存意於針刺之法。江有誥説，"存針"當作"針存"。真、神、存、聞、先、人六字押韻。可參。

[3] "衆脈"二句：意爲醫者進針須全神貫注，即使周圍衆目審視而如不見，衆口喧鬧而如無聞。脈（mò），通"眽"，審視。凶，通"詾"，喧鬧。

[4] "外内"二句：意爲心手相應，不使形體動作即針刺手法在"治神"前先行。

[5] "五虛"二句：意爲虛證多爲慢性，治勿求急；實證多爲急性，治宜忌緩。五虛，泛指虛證。五實，泛指實證。

[6] 發：謂施行針刺。

[7] 務：專一，專力。

[8] 鍼耀而勻：針具光潔，用力勻穩。

[9] "静意"二句：意爲平心静氣地觀察進針後病人經氣的適應情況。義，適宜。此用作名詞，指合宜的表現。

[10] 冥冥：渺茫貌。此言血氣變化之不可見。

[11] "見其"二句：意爲針刺得氣後，醫者手下會感覺到經氣之來。烏烏、稷稷，皆形容其氣有如飛鳥之往來。王冰注："烏烏，嘆其氣至；稷稷，嗟其已應。"

[12] "從見"二句：意爲醫者縱然感覺到經氣在針下如鳥之飛，却看不到具體的樣子。與前文"是謂冥冥，莫知其形"意同。從，通"縱"。縱然。

[13] "伏如"二句：意爲留針候氣時，當如彎弓待發；行針得氣時，則如撥機發箭。橫弩，當作"彉（guō）弩"，拉滿的弓弩。機，弓弩上的機括。

帝曰：何如而虛？何如而實？岐伯曰：刺虛者須其實，刺實者須其虛[1]。經氣已至，慎守勿失，深淺在志，遠近若一[2]。如臨深淵，手如握虎，神無營於衆物[3]。

[1] "刺虛"二句：意爲針刺虛證，須待陽氣隆至、正氣盛實乃可去針；針刺實證，必待陰氣隆至、邪氣消除乃可去針。須，待。

[2] "深淺"二句：意爲無論深刺淺刺、急取慢取，都要用心把握體會，而運針候氣的道理是不變的。此"遠""近"義與前文同。

[3] 營：謀求。

句讀訓練

問曰病人有氣色見於面部願聞其説師曰鼻頭色青腹中痛苦冷者死鼻頭色微黑者有水氣色黄者胸上有寒色白者亡血也設微赤非時者死其目正圓者痙不治又色青爲痛色黑爲勞色赤爲風色黄者便難色鮮明者有留飲師曰病人語聲寂然喜驚呼者骨節間病語聲喑喑然不徹者心膈間病語聲啾啾然細而長者頭中病師曰息搖肩者心中堅息引胸中上氣者咳息張口短氣者肺痿唾沫師曰吸而微數其病在中焦實也當下之即愈虛者不治在上焦者其吸促在下焦者其吸遠此皆難治呼吸動搖振振者不治師曰寸口脉動者因其王時而動假令肝王色青四時各隨其色肝色青而反色白非其時色脉皆當病（漢·張仲景《金匱要略·臟腑經絡先後病脉證第一》）

三、師　傳

【題解】　本文選自2015年7月人民衛生出版社影印明趙府居敬堂刊本《黄帝内經靈樞》。《黄帝内經靈樞》，最早稱爲《九卷》，見於張仲景《傷寒論·序》、王叔和《脉經·序》。至皇甫謐《甲乙經》又稱《針經》。《靈樞》之名始見於唐代王冰《黄帝内經素問·序》。約成書於西漢時期。現在通行的《靈樞》，爲南宋史崧家藏舊本。本文之主體内容有二：一者闡述了通過問診等方法以測知病人之情、治病需順應病人之情的原則；一者闡述了通過觀察外部形體變化以測知臟腑盛衰常變的方法。

黄帝曰：余聞先師，有所心藏，弗著於方[1]。余願聞而藏之，則而行之[2]，上以治民，下以治身，使百姓無病，上下和親，德澤下流[3]，子孫無憂，傳於後世，無有終時，可得聞乎？岐伯曰：遠乎哉問也！夫治民與自治，治彼與治此，治小與治大，治國與治家，未有逆而能治之也，夫惟順而已矣。順者，非獨陰陽脈論氣之逆順也[4]，百姓人民[5]，皆欲順其志也。

[1]方：古時書寫用的木板。

[2]則：效法。

[3]澤：惠及。　　下流：子孫後輩。

[4]"非獨"句：不僅是五臟六腑、陰陽、脉氣、營衛的順逆。楊上善注云："非獨陰陽之道、十二經脉、營衛之氣有逆有順，百姓之情皆不可逆。"

[5]百姓：百官。《書·堯典》："平章百姓。"孔安國傳："百姓，百官。"

黄帝曰：順之奈何？岐伯曰：入國問俗，入家問諱[1]，上堂問禮，臨病人問所便[2]。黄帝曰：便病人奈何？岐伯曰：夫中熱消癉則便寒[3]，寒中之屬則便熱。胃中熱則消穀，令人懸心善饑[4]，臍以上皮熱；腸中熱則出黄如糜[5]，臍以下皮寒[6]。胃中寒則腹脹，腸中寒則腸鳴飧泄[7]。胃中寒，腸中熱，則脹而且泄；胃中熱，腸中寒，則疾饑，小腹痛脹。

[1]諱：隱晦或避忌之事。

[2]便：適宜。

[3]消癉：内熱消食之病。　　便寒：宜寒調。

[4]懸心：因飢餓而感覺心中空虛貌。　　善：易。

[5]糜：爛粥。

[6]寒：據文義當作"熱"。

[7]飧（sūn）泄：穀物不化之泄痢。飧：同"飱"。

黄帝曰：胃欲寒飲[1]，腸欲熱飲，兩者相逆，便之奈何？且夫王公大人，血食之君[2]，驕恣從欲輕人[3]，而無能禁之。禁之則逆其志，順之則加其病，便之奈何？治之何先？岐伯曰：人之情，莫不惡死而樂生，告之以其敗，語之以其善，導之以其所便[4]，開之以其所苦，雖有無道之人，惡有不聽者乎？黄帝曰：治之奈何？岐伯曰：春夏先治其標，後治其本；秋冬先治其本，後治其標[5]。黄帝曰：便其相逆者奈何？岐伯曰：便此者，食飲衣服，亦欲適寒溫，寒無淒愴[6]，暑無出汗；食飲者，熱無灼灼[7]，寒無滄滄[8]。寒溫中適，故氣將持，乃不致邪僻也[9]。

[1] 飲：原作“飢”，據《黃帝內經太素》改。

[2] 血食：謂吃魚肉等葷腥食物。

[3] 從：通“縱”，放縱。　　輕：輕視。

[4] 所便：適宜做的事情。

[5] 先治其本後治其標：楊上善注云：“春夏之時，萬物之氣上升，在標；秋冬之時，萬物之氣下流，在本。候病所在，以行療法，故春夏取標，秋冬取本也。”

[6] 淒愴：寒甚徹骨貌。

[7] 灼灼：熱如燒灼貌。

[8] 滄滄：寒冷貌。

[9] 邪僻：邪氣。《集韻·昔韻》：“僻，邪也。”

黄帝曰：《本藏》以身形支節䐃肉[1]，候五藏六府之小大焉。今夫王公大人、臨朝即位之君而問焉，誰可捫循之而後答乎[2]？岐伯曰：身形支節者，藏府之蓋也，非面部之閱也。黄帝曰：五藏之氣閱於面者，余已知之矣，以肢節知而閱之奈何？岐伯曰：五藏六府者，肺爲之蓋，巨肩陷咽[3]，候見其外。黄帝曰：善。岐伯曰：五藏六府，心爲之主，缺盆爲之道，骺骨有餘[4]，以候𩩲骭[5]。黄帝曰：善。岐伯曰：肝者，主爲將，使之候外，欲知堅固，視目小大。黄帝曰：善。岐伯曰：脾者，主爲衛，使之迎糧，視唇舌好惡，以知吉凶[6]。黄帝曰：善。岐伯曰：腎者，主爲外，使之遠聽，視耳好惡，以知其性[7]。黄帝曰：善。願聞六府之候。岐伯曰：六府者，胃爲之海，廣骸、大頸、張胸，五穀乃容。鼻隧以長[8]，以候大腸。唇厚、人中長，以候小腸。目下果大[9]，其膽乃橫。鼻孔在外，膀胱漏泄。鼻柱中央起，三焦乃約[10]。此所以候六府者也。上下三等[11]，藏安且良矣。

[1] 䐃（jùn）：肌肉的凸起部分。《素問·玉機真藏論》王冰注：“謂肘膝後肉如塊者。”

[2] 捫循：按循，撫摸。

[3] 巨肩陷咽：謂肩脫下垂於咽。

〔4〕骺："骺（guā）"的訛字。《甲乙經》作"骺"。清代沈彤《釋骨》："此骺骨乃謂缺盆骨两旁之端，即肩端骨也。"

〔5〕髑骺（héyū）：胸骨下劍突部位，俗稱蔽心骨。

〔6〕"脾者"句：五臟六腑皆稟氣於胃納水穀，但必因於脾乃得稟。脾爲倉廩之官，故曰"使之迎糧"。　迎：接也。胃爲脾之腑，化生營衛之氣，故"主爲衛"。張介賓《類經》："脾主運化水穀以長肌肉，五藏六府皆賴其養，故脾主爲衛。衛者，藏府之護衛也。"

〔7〕"腎者"句：張介賓《類經》："腎爲作强之官，伎巧所出，故主成形而發露於外。其竅爲耳，故試使遠聽及耳之善惡，則腎藏之象可因而知之矣。"

〔8〕鼻隧：鼻道。

〔9〕目下果：下眼胞。

〔10〕約：固密。

〔11〕三：三停。人體及面部各分三部，稱上、中、下三停，三停齊等爲福相。等，齊等。

句讀訓練

黃帝曰余聞人有精氣津液血脈余意以爲一氣耳今乃辨爲六名余不知其所以願聞何謂精岐伯曰兩神相薄合而成形常先身生是謂精何謂氣岐伯曰上焦開發宣五穀味熏膚熏肉充身澤毛若霧露之溉是謂氣何謂津岐伯曰腠理發洩汗出腠理是謂津何謂液岐伯曰穀氣滿淖澤注於骨骨屬屈伸光澤補益腦髓皮膚潤澤是謂液何謂血岐伯曰中焦受血於汁變化而赤是謂血何謂脈岐伯曰壅遏營氣令毋所避是謂脈（《太素·六氣》）

四、百病始生

【題解】　本文選自 2015 年 7 月人民衛生出版社影印明趙府居敬堂刊本《黃帝内經靈樞》。《黃帝内經靈樞》之簡介，參見上文《師傳》之"題解"。本文主體論述疾病發生、傳變及治療的原則：疾病發生之原由，雖有風雨寒暑、清濕喜怒之不同，然其根本原因，則是人體正氣之虛衰。邪氣侵襲人體，滯留不去，則由淺入深，由表及裏，而成不同之積。同時亦述及五臟遭受損傷之發病特徵，并提出治療疾病之原則，應是"當補則補，當瀉則瀉"，還要"毋逆天時"。

黃帝問於岐伯曰：夫百病之始生也，皆生於風雨、寒暑、清濕、喜怒[1]。喜怒不節則傷藏[2]，風雨則傷上，清濕則傷下。三部之氣，所傷異類，願聞其會[3]。岐伯曰：三部之氣各不同，或起於陰，或起於陽[4]，請言其方。喜怒不節則傷藏，藏傷則病起於陰也。清濕襲虛，則病起於下。風雨襲虛，則病起於上。是謂三部。至於其淫泆[5]，不可勝數。

　　[1] 清：清冷，寒涼。

　　[2] 傷藏：五臟精舍五神，神傷則臟傷。五臟法地在内爲陰，故下文言"藏傷則病起於陰"。

　　[3] 會：會通。

　　[4] "或起"二句：賊風邪氣頭背受之，頭背在上爲陽；寒濕邪氣腳尻受之，腳尻在下爲陰；飲食喜怒不節傷於内，内爲陰。

　　[5] 淫泆（yì）：浸淫蔓延。泆，水奔突溢出。

黃帝曰：余固不能數[1]，故問先師，願卒聞其道[2]。岐伯曰：風雨寒熱不得虛[3]，邪不能獨傷人。卒然逢疾風暴雨而不病者，蓋無虛，故邪不能獨傷人。此必因虛邪之風與其身形[4]，兩虛相得[5]，乃客其形[6]。兩實相逢，衆人肉堅[7]。其中於虛邪也，因於天時與其身形，參以虛實[8]，大病乃成。氣有定舍[9]，因處爲名[10]，上下中外，分爲三員[11]。

　　[1] 固：確實。

　　[2] 卒：全部。

　　[3] 虛：虛體，虛人。

　　[4] 虛邪之風：邪風。

　　[5] 得：遇。

　　[6] 客：侵犯。

〔7〕"兩實"二句：風雨寒暑乃四時正氣，爲實風；肉堅體强爲形實。實風不遇虛體則不爲病。

〔8〕參以虛實：體虛邪實相合。參，雜合。虛實，體虛邪實。

〔9〕氣：指邪氣。

〔10〕處：邪氣客舍之處，即因所處而施以病名，如舍頭爲頭眩等。

〔11〕"上下"二句：賊風邪氣三陽受之，爲上爲外；清濕寒凉自足尻入之，爲下爲外；飲食七情内傷於中，爲内爲中。員，《説文·員部》："物數也。"三員，即三處。

是故虛邪之中人也，始於皮膚，皮膚緩則腠理開，開則邪從毛髮入，入則抵深，深則毛髮立，毛髮立則淅然[1]，故皮膚痛。留而不去，則傳舍於絡脈，在絡之時，痛於肌肉，其痛之時息[2]，大經乃代[3]。留而不去，傳舍於經，在經之時，洒淅喜驚[4]。留而不去，傳舍於輸[5]，在輸之時，六經不通[6]，四肢則肢節痛[7]，腰脊乃强[8]。留而不去，傳舍於伏衝之脈，在伏衝之時，體重身痛[9]。留而不去，傳舍於腸胃，在腸胃之時，賁響腹脹[10]，多寒則腸鳴飧泄，食不化，多熱則溏出糜。留而不去，傳舍於腸胃之外，募原之間[11]，留著於脈，稽留而不去，息而成積。或著孫脈，或著絡脈，或著經脈，或著輸脈，或著於伏衝之脈，或著於膂筋[12]，或著於腸胃之募原，上連於緩筋[13]。邪氣淫泆，不可勝論。

〔1〕淅然：寒慄貌。

〔2〕息：《太素》卷二十七《邪傳》無此字。

〔3〕大經乃代：大的經絡之氣就會流動滯澀不暢。代，《説文·人部》："更也。"《素問·脉要精微論》："代則氣衰，細則氣少。"王冰注："代脉者，動而中止，不能自還。"

〔4〕洒（xiǎn）淅：寒顫貌。　喜驚：善驚，易驚。經脉連於五臟，五臟爲邪氣所動，故善驚。

〔5〕輸：通"腧"。此指五臟二十五腧，六腑三十六腧。

〔6〕六經不通：三陰經發五臟氣，其腧二十五；三陽經發六腑氣，其腧三十六。邪留於腧，故三陰三陽六經爲之不通。

〔7〕四肢則肢節痛：《太素》作"四支節痛"。

〔8〕强（jiàng）：拘急僵硬。足太陽及督脈在腰脊，邪氣循之，故腰脊僵硬。

〔9〕"傳舍於伏衝之脈"句：衝脉爲十二經脉及諸絡脉之海，邪至伏衝之脉則體重身痛。

〔10〕賁（bēn）響：腸鳴聲。

〔11〕募原：按楊上善説，五臟六腑皆有募原，爲經絡起止之處。寒邪客於脉中，稽留不去而爲積。一説，指膈間及腸胃之外脂膜。募，亦作"膜"。《素問·舉痛論》："寒氣客於腸胃之間，膜原之下。"王冰注："膜，謂鬲間之膜；原，謂鬲肓之原。"

［12］膂（lǚ）筋：脊膂之筋。

［13］緩筋：指足陽明經脉。從楊上善説。

黄帝曰：願盡聞其所由然。岐伯曰：其著孫絡之脈而成積者，其積往來上下。臂手孫絡之居也[1]，浮而緩，不能句積而止之[2]，故往來移行腸胃之間，水湊滲注灌，濯濯有音。有寒則䐜䐜滿雷引，故時切痛[3]。其著於陽明之經，則挾臍而居[4]，飽食則益大，饑則益小。其著於緩筋也，似陽明之積，飽食則痛，饑則安。其著於腸胃之募原也，痛而外連於緩筋，飽食則安，饑則痛。其著於伏衝之脈者，揣之應手而動，發手則熱氣下於兩股[5]，如湯沃之狀。其著於膂筋，在腸後者，饑則積見，飽則積不見，按之不得。其著於輸之脈者，閉塞不通，津液不下，孔竅乾壅。此邪氣之從外入内，從上下也。

［1］臂手孫絡之居也：著於手臂孫絡的邪氣。手三陽内屬六腑之大小腸、三焦，故邪不能止，則移行腸胃間，濯濯有聲。

［2］“浮而緩”句：謂手三陽之孫絡浮於腠理之表且弱軟。句（gōu），《太素》作“勾”，《甲乙經》作“拘”。句、勾、拘三字互通。句積，牽引聚集。

［3］䐜䐜（chēn）滿：腹部脹滿貌。　　雷引：雷動，形容腸鳴。引，通“殷”，雷聲。　　切痛，急劇疼痛。切，急迫。

［4］挾：《太素》作“俠”。挾、俠通。《正字通·人部》：“俠，傍也。”

［5］發手：舉手。

黄帝曰：積之始生，至其已成，奈何？岐伯曰：積之始生，得寒乃生，厥乃成積也[1]。黄帝曰：其成積奈何？岐伯曰：厥氣生足悗[2]，悗生脛寒，脛寒則血脈凝濇[3]，血脈凝濇則寒氣上入於腸胃，入於腸胃則䐜脹，䐜脹則腸外之汁沫迫聚不得散，日以成積。卒然多食飲，則腸滿。起居不節，用力過度，則絡脈傷。陽絡傷則血外溢，血外溢則衄血。陰絡傷則血内溢，血内溢則後血[4]。腸胃之絡傷，則血溢於腸外。腸外有寒，汁沫與血相搏，則并合凝聚不得散，而積成矣。卒然外中於寒，若内傷於憂怒[5]，則氣上逆；氣上逆，則六輸不通[6]，温氣不行，凝血蘊裏而不散，津液濇滲[7]，著而不去，而積皆成矣。黄帝曰：其生於陰者奈何[8]？岐伯曰：憂思傷心；重寒傷肺；忿怒傷肝；醉以入房，汗出當風，傷脾；用力過度，若入房，汗出浴，則傷腎。此内外三部之所生病者也。黄帝曰：善。治之奈何？岐伯答曰：察其所痛，以知其應，有餘不足，當補則補，當寫則寫，毋逆天時，是謂至治。

［1］厥乃成積：《太素》作“厥上乃成積”。厥，邪氣。邪客於肌表，孫絡浮而緩不能止，則上行入於腸胃，積於募原，積乃得成。

〔2〕悗（mán）：滯重不利。

〔3〕濇：同"澀"。澀滯。

〔4〕後血：便血。

〔5〕若：或者。下文"若入房汗出"句中"若"義同此。

〔6〕六輸：六腑陽經三十六腧。《太素》楊上善注："六府陽經六輸皆不得通，衛氣不行，寒血凝泣，蘊裹不散，著而成積。"

〔7〕濇滲：凝澀不能滲灌。

〔8〕陰：五臟法地在內爲陰。

句讀訓練

厥陰司天風淫所勝則太虛埃昏雲物以擾寒生春氣流水不冰民病胃脘當心而痛上支兩脅鬲咽不通飲食不下舌本強食則嘔冷泄腹脹溏泄瘕水閉蟄蟲不去病本于脾衝陽絕死不治少陰司天熱淫所勝怫熱至火行其政民病胷中煩熱嗌乾右胠滿皮膚痛寒熱欬喘大雨且至唾血血泄鼽衄嚏嘔溺色變甚則瘡瘍胕腫肩背臂臑及缺盆中痛心痛肺䐜腹大滿膨膨而喘欬病本于肺尺澤絕死不治太陰司天濕淫所勝則沉陰且布雨變枯槁胕腫骨痛陰痹陰痹者按之不得腰脊頭項痛時眩大便難陰氣不用飢不欲食欬唾則有血心如懸病本于腎大谿絕死不治少陽司天火淫所勝則温氣流行金政不平民病頭痛發熱惡寒而瘧熱上皮膚痛色變黃赤傳而爲水身面胕腫腹滿仰息泄注赤白瘡瘍欬唾血煩心胸中熱甚則鼽衄病本于肺天府絕死不治陽明司天燥淫所勝則木迺晚榮草迺晚生筋骨內變民病左胠脅痛寒清於中感而瘧大涼革候欬腹中鳴注泄鶩溏名木斂生菀於下草焦上首心脅暴痛不可反側嗌乾面塵腰痛丈夫癩疝婦人少腹痛目昧眥瘡瘡痤癰蟄蟲來見病本于肝太衝絕死不治太陽司天寒淫所勝則寒氣反至水且冰血變於中發爲癰瘍民病厥心痛嘔血血泄鼽衄善悲時眩仆運火炎烈雨暴迺雹胸腹滿手熱肘攣掖腫心澹澹大動胸脅胃脘不安面赤目黃善噫嗌乾甚則色炲渴而欲飲病本于心神門絕死不治（《素問·至真要大論》）

五、《素問》注文四則

【解題】 本文編選古代學者對《素問》的四則注文。第一則選自日本影印仁和寺本《太素》卷二十四《虛實補瀉》，叙述神氣與感染外邪的關係。作者楊上善唐初高宗時人，其《黄帝内經太素》對醫學思想和語言文字的注釋達到一定高度。第二則選自人民衛生出版社影印明代顧從德翻刻宋本王冰次注《黄帝内經素問·至真要大論》，根據《素問》"諸寒之而熱者取之陰，諸熱之而寒者取之陽"之説，提煉出"益火之源，以消陰翳；壯水之主，以制陽光"的精闢名言。第三則選自明萬曆十四年天寶堂初刻本《黄帝内經素問注證發微·生氣通天論》，注解經文音義，并以申講方式論述陽氣不固所生各種病患及其機理。作者馬蒔，字仲化，號玄臺，會稽（今浙江紹興）人，明代醫家。第四則選自1959年上海科技出版社《黄帝内經素問集注·腹中論》，以中醫獨特的理論及取類比象的思維方式解釋《素問·腹中論》中治血枯病方的方義，并對方中"藘茹"一藥加以辨正。作者張志聰（約1619—1674），字隱庵，錢塘（今浙江杭州）人，清代醫家。

（一）

《太素》卷二十四《虛實補瀉》[1]：神有餘則笑不休，神不足則憂。血氣未并[2]，五藏安定，神不定則耶客於形[3]，泅泝起於豪毛[4]，未入於經胳也[5]，故命曰神之微。

神有餘不足憂笑者，神病候也。以下言神病微也。夫神者，身之主也，故神順理而動，則其神必安，神安則百體和適，和則腠理周密，周密則風寒暑濕無如之何，故終天年而無不道者也[6]。若忘神任情，則哀樂妄作，妄作則喜怒動形，動則腠理開發，腠理開則耶氣競入，競入爲災，遂成百病，夭喪天年也。既不能善攝而病生者[7]，可除於晚微[8]。故耶之初客，外則始在皮毛，未入經絡；内則血氣未得相并，五藏安定。泅泝起於豪毛，名曰神之微病也。泅，謂毛孔也。水逆流曰泝，謂耶氣也。耶氣入於腠理時，如水逆流於泅也。

[1] 虛實補瀉：文見於《素問·调經論》。但"神不定則"四字無，"泅泝"二字作"洒淅"。洒淅，王冰注"寒貌也"。

[2] 血氣未并：謂血氣正常運行，未至錯亂。《素問·調經論》王冰注謂血氣"未與邪合，故曰未并也"。

[3] 耶："邪"的訛字。

[4] 泅：水道。泝：同"溯"。　　豪毛：即"毫毛"。豪，通"毫"。

[5] 胳：同"絡"。脉絡。

〔6〕道：規律。此指符合自然規律。

〔7〕生：原書"生"字旁似有點刪記號，表示已刪除。

〔8〕晚微：謂已發病但尚輕淺之時。

（二）

《素問·至真要大論》：諸寒之而熱者取之陰[1]，熱之而寒者取之陽[2]，所謂求其屬也[3]。

言益火之源，以消陰翳[4]；壯水之主，以制陽光[5]：故曰求其屬也。夫粗工褊淺，學未精深，以熱攻寒，以寒療熱。治熱未已，而冷疾已生；攻寒日深，而熱病更起。熱起而中寒尚在，寒生而外熱不除；欲攻寒則懼熱不前，欲療熱則思寒又止。進退交戰，危亟已臻。豈知藏府之源，有寒熱溫涼之主哉？取心者不必齊以熱，取腎者不必齊以寒，但益心之陽，寒亦通行，强腎之陰，熱之猶可[6]。觀斯之故，或治熱以熱，治寒以寒，萬舉萬全，孰知其意[7]，思方智極[8]，理盡辭窮。嗚呼！人之死者豈謂命，不謂方士愚昧而殺之耶[9]？

〔1〕"寒之"八字：意爲若用苦寒藥治熱病而熱象仍在，應當用補陰法治療。

〔2〕"熱之"八字：意爲若用辛熱藥治寒病而寒象仍在，應當用補陽法治療。

〔3〕屬：類。此指疾病的歸類，或陰虛而熱，或陽虛而寒。

〔4〕"益火"八字：意爲用溫養心陽法消除陰寒之氣。火之源，指心陽。陰翳（yì），指陰寒之氣。翳，遮蔽之物。

〔5〕"壯水"二句：意爲用滋補腎陰法抑制陽亢之象。水之主，指腎陰。陽光，指陰虛內熱。

〔6〕"取心者"六句：意爲溫養陽氣不必全用熱藥，只要扶助心陽，寒藥也可用；滋補陰液不必全用寒藥，只要扶助腎陰，熱藥也可用。

〔7〕孰：深入。此義後作"熟"。

〔8〕方：法。謂有規則可循。

〔9〕方士：此指醫生。

（三）

《素問·生氣通天論》：陽氣者，大怒則形氣絕，而血菀於上[1]，使人薄厥[2]。有傷於筋，縱，其若不容[3]。汗出偏沮[4]，使人偏枯。汗出見濕，乃生痤痱[5]。高梁之變，足生大丁，受如持虛。勞汗當風，寒薄爲皶[6]，鬱乃痤。（菀，音鬱。《詩·小弁》有"菀者柳"[7]，亦注爲鬱。沮，子魚切。痤，作和反。痱，方昧反。高，當作膏。梁，當作粱。丁，後世作疔。皶，織加反。)

此又言陽氣不固者，有爲厥、爲脹、爲偏枯、爲痤痱、爲大丁、爲皶痤諸證也。陽氣者，貴於清淨，若大怒而不清淨，則形氣、經絡阻絕不通，而血積於心胸之間。(《奇病論》："岐伯曰：胞之絡脈絕[8]。"亦阻絕之義，非斷絕之謂。《舉痛論》："岐伯曰：怒則氣逆，甚則嘔血。")其氣有升而無降，使人依薄下上而厥逆矣[9]。然而血不營筋，筋將就傷，縱緩無束，胸膈䐜脹[10]，真若有不能容物者矣，所謂鼓張而有粗筋見於腹者是也。又人當汗出之時，或左或右，一偏阻塞而無汗，則無汗之半體他日必有偏枯之患，所謂半身不隨者是也。又人當汗出之時，玄府未閉[11]，乃受水濕，則陽氣方泄，寒水制之，熱鬱皮內，濕邪凝結，遂爲痤痱。痤則較痱爲大，其形類癤；痱則較痤爲小，即所謂風癔是也[12]。又人有嗜用膏粱美味者，肥厚內熱，其變饒生大丁。足之爲言饒也，非手足之足。蓋中熱既甚，邪熱易侵，如持空虛之器以受彼物者矣。又人於勞苦汗出之時，當風取涼，使寒氣薄於玄府之中，始則爲皶（俗云粉刺）。鬱久則爲痤，較皶則稍大矣。凡若此者，皆陽氣不固使然也。

［1］菀：鬱結，蘊積。

［2］薄厥：即"暴厥"。

［3］"有傷於筋"三句：王冰注曰："怒而過用，氣或迫筋，筋絡內傷，機關縱緩，形容痿廢，若不維持。"不容，不能。

［4］沮（jù）：濕潤。

［5］痤（cuó）：皮膚上的汗疹或癤瘤。　痱：同"痹"。

［6］薄（bó）：逼迫，近。　皶（zhā）：亦作"皻""齇""齄"等。王冰注："皶刺長於皮中，形如米，或如針，久者上黑，長一分餘，色白黃而瘦，於玄府中，俗曰粉刺。"

［7］菀者柳：《詩經·小雅·小弁》原句作"菀彼柳斯"。

［8］胞：原作"抱"，據《素問·奇病論》改。

［9］依薄：同"倚薄"。交迫。

［10］䐜（chēn）脹：腫脹。

［11］玄府：汗孔。

［12］風癔：即風癔疹，亦即蕁麻疹。

（四）

《素問·腹中論》：以四烏鰂骨、一藘茹[1]，二物并合之，丸以雀卵，大如小豆，以五丸爲後飯[2]，飲以鮑魚汁，利腸中及傷肝也[3]。

鰂，賊同。藘茹當作茹藘[4]。烏鰂骨，烏賊魚之骨也。鰂魚狀若胞囊，腹中有墨，脊上止生一骨，清脆如通草。蓋烏者腎之色，骨乃腎所生，主補益腎藏之精血者也。茹蘆一名茜草，又名地血，汁可染絳，其色紫赤，延蔓空通，乃生血通經之草也。夫魚乃水中動物，屬陰中之陽，血中之氣，故用烏鰂骨四者，以布散於四支也。血乃中焦所生，用茹蘆一者，主生聚於中焦也。夫飛者主氣，潛者主血；卵白主氣，卵黃主血。雀乃羽蟲，丸以雀卵者，因氣竭肝虛，補血而補氣也。豆乃腎之穀，五者土之數。氣血皆中焦所生，故宜飯後而服五豆許也。鮑魚味鹹氣臭，主利下行，此飲鮑魚汁以利腸中，而後補及於肝之傷也。又按，《甲乙經》蘆茹作"藺茹"[5]。

〔1〕四烏鰂骨一蘆茹：謂烏鰂骨與蘆茹二物配用比例爲四比一。鰂，《太素》卷三十《血枯》作"賊"。《神農本草經》："烏賊魚骨，味鹹微溫，主女子漏下、赤白經汁、血閉、陰蝕、腫痛、寒熱、癥瘕、無子。"蘆，音 lú。

〔2〕後飯：張志聰釋爲"飯後而服"，楊上善注亦謂"食後服之"，王冰注則謂"飯後藥先，謂之後飯"。

〔3〕腸：《太素》作"脅"，與所治之病起證"病胸脅支滿者妨於食"較合。

〔4〕茹蘆：即茜根。《神農本草經》："茜根，味苦，寒，主寒濕、風痹、黃疸，補中。"

〔5〕藺（lú）茹：《神農本草經》："味辛，寒，有小毒。主蝕惡肉、敗瘡、死肌，殺疥蟲，排膿、惡血，除大風、熱氣、善忘、不樂。"《吳普本草》："一名屈居，一名離婁。"《廣雅》："屈居，蘆茹也。"

句讀訓練

故大要曰謹守病機各司其屬有者求之無者求之盛者責之虛者責之必先五勝疎其血氣令其調達而致和平此之謂也（深乎聖人之言理宜然也有無求之虛盛責之言悉由也夫如大寒而甚熱之不熱是無火也熱來復去晝見夜伏夜發晝止時節而動是無火也當助其心又如大熱而甚寒之不寒是無水也熱動復止倏忽往來時動時止是無水也當助其腎內格嘔逆食不得入是有火也病嘔而吐食久反出是無火也暴速注下食不及化是無水也溏泄而久止發無恒是無水也故心盛則生熱腎盛則生寒腎虛則寒動於中心虛則熱收於內又熱不得寒是無火也寒不得熱是無水也夫寒之不寒責其無水熱之不熱責其無火熱之不久責心之虛寒之不久責腎之少有者寫之無者補之虛者補之盛者寫之居其中閒疎者壅塞令上下無礙氣血通調則寒熱自和陰陽調達矣是以方有治熱以寒寒之而水食不入攻寒以熱熱之而昏躁以生此則氣不疎通壅而爲是也紀於水火餘氣可知故曰有者求之無者求之盛者責之虛者責之令氣通調妙之道也五勝謂五行更勝也先以五行寒暑溫涼濕酸鹹甘辛苦相勝爲法也）（《素問·至真要大論》王冰注）

六、《素問》校記四則

【題解】　校記是對原書進行核對校勘、訂正差錯所作的記録，一般兼有注釋。本文所選《素問》校記四則，均爲清儒所作。考證嚴密，行文簡樸，信實有據，大致體現了清儒校釋古籍的風格和方法。第一則選自清光緒九年刊本《春在堂全書·讀書餘録》，指出王冰注“隱曲”二字有四失，并引《左傳》證明“隱曲”義爲“小便”。作者俞樾（1821—1907），字蔭甫，號曲園，浙江德清人，清末著名樸學家。著有《群經平議》《諸子平議》《古書疑義舉例》等，全部著作匯刻爲《春在堂全書》。《讀書餘録》（又稱《內經辯言》）是清代研治《素問》的考據名著，其中有《素問》校記四十餘則。第二則選自清光緒五年世澤樓刊本《黄帝内經素問校義》。對“汗出偏沮，使人偏枯”之“沮”加以考釋，反映胡氏知識的淵博和論證的縝密。作者胡澍（1825—1872），字荄甫，一字甘伯，號石生，安徽績溪人，清末學者。有《黄帝内經素問校義》凡39則。第三則選自清光緒二十年瑞安孫氏刊本《札迻（yí）·素問王冰注校》。就“臣治疏愈，説意而已”一句王冰斷句錯誤，指出其誤斷的根本原因在於誤解“愈”字。作者孫詒讓（1848—1908），字仲容，號籀庼（zhòuqǐng），浙江瑞安人，清末經學家、樸學家。著有《周禮正義》《墨子間詁》《札迻》等。《札迻》爲清代子書校勘名著，全書十二卷，校書77種。其中卷十一爲《素問王冰注校》，共校釋《素問》13則。第四則選自1963年中華書局本《香草續校書·内經素問》。對“木敷者，其葉發”的“敷”與“發”加以辨析。作者于鬯（chàng）（1854—1910），字醴尊，號香草，南匯（今屬上海市）人，清末經學家。著有《香草校書》《香草續校書》《戰國策注》等。《香草續校書》凡二十二卷。其中卷二爲《内經素問》，載有《素問》校記102條。

（一）

《陰陽別論》：“曰二陽之病發心脾[1]，有不得隱曲，女子不月[2]。”王注曰：“隱曲謂隱蔽委曲之事也[3]。夫腸胃發病，心脾受之。心受之則血不流，脾受之則味不化。血不流故女子不月，味不化則男子少精，是以隱蔽委曲之事不能爲也。”

樾謹按：王氏此注有四失焉。本文但言女子不月，不言男子少精，增益其文，其失一也。本文先言不得隱曲，後言女子不月，乃增出男子少精，而以不得隱曲總承男女而言，使經文到置，其失二也。女子不月既著其文，又申以不得隱曲之言[4]，而男子少精必待注家補出，使經文詳略失宜，其失三也。《上古天真論》曰：“丈夫八歲，腎氣實，髮長齒更；二八腎氣盛，天癸至[5]，精氣溢寫。”是男子之精與女子月事並由腎氣，少精與不月應是同病。乃以女子不月屬之心，而以男子少精屬之脾，其失四也。今按下文云：“三陰三陽俱搏[6]，心腹滿，發盡[7]，不得隱曲，五日死。"注云："隱曲謂便寫也。"然則，不得隱曲，謂不得便寫。王注前後不照，當以後注爲長。便寫，謂之隱曲，蓋古語如此。《襄十五年左傳》："師慧過宋朝私焉。"杜注曰[8]："私，小便。"便寫謂之隱曲，猶小便謂之私矣。不得隱曲爲一病，女子不月爲一病，二者不得并爲一談。不得隱曲從下注，訓爲不得便寫，正與脾病相應矣。

［1］二陽：指手陽明大腸經與足陽明胃經。

［2］不月：謂女子月經病。

［3］委曲：曲折含蓄。

［4］申：説明清楚。

［5］天癸：乃男女生殖之精。

［6］搏：指脉至搏指。

［7］發盡：未詳。張琦《素問釋義》注曰："有誤。"

［8］杜：指西晉學者杜預，字元凱，著有《春秋左氏傳集解》，是今傳《左傳》注解中最早的一種。

（二）

《生氣通天論》："汗出偏沮，使人偏枯。"王注曰："夫人之身常偏汗出而潤溼者，（宋本作溼潤，此從熊本、藏本[1]。）久之偏枯，半身不隨。"林校曰[2]："按'沮'，《千金》作'祖'，全元起本作'恒'[3]。"

澍案：王本并注是也。《一切經音義》卷十引《倉頡篇》曰[4]："沮，漸也。"《廣雅》曰[5]："沮、潤、漸、泑，濕也。"《魏風》[6]："彼汾沮洳[7]。"毛傳曰[8]："沮洳，其漸洳者。"《王制》[9]："山川沮澤[10]。"何氏《隱義》曰[11]："沮澤，下濕地也。"是"沮"爲潤濕之象。曩澍在西安縣署，見侯官林某[12]，每動作飲食，左體汗泄，濡潤透衣，雖冬月猶爾，正如經注所云。則經文本作"沮"字無疑。且"沮"與"枯"爲韻也。孫本作"祖"[13]，乃偏旁之譌（《説文》古文"示"作"𥘆"，與篆書"𡶜"字相似，故"沮"誤爲"祖"）。全本作"恒"，則全體俱誤矣。（"沮"之左畔譌從心，《小雅·采薇》正義引鄭氏《易》注，所謂古書篆作立心，與水相近者也。其右畔譌作"亘"，"亘"與"且"今字亦相近，故合譌而爲"恒"[14]。）

［1］"宋本"二句：爲本篇作者的自注語。原書以小字雙行夾注的形式插入正文。宋本，指宋刊本《素問》。熊本，指明成化十年熊氏種德堂刻本《素問》。藏本，指明正統道藏本《素問》。

［2］林校：即宋代林億等《新校正》。

　　[3] 全元起：南朝時齊梁間人，曾訓解《素問》，其書今亡佚。

　　[4] 一切經音義：書名。唐·釋慧琳撰。一百卷。以古代字書釋佛經字義，共釋佛經一千三百部。一切經，佛教經書的總稱。　　倉頡篇：古代字書。秦·李斯等人著。包括李斯等《倉頡篇》、趙高《爰歷篇》、胡毋敬《博學篇》，合稱"三蒼"。

　　[5] 廣雅：古代訓詁書。三國魏·張揖著。引文見該書卷一《釋詁》。

　　[6] 魏風：《詩經》十五國風之一。

　　[7] 汾（fén）：水名。汾河。　　沮洳（rù）：低濕之地。下文"漸洳"義同。

　　[8] 毛傳：即《毛詩故訓傳》。西漢毛亨爲《詩經》所作的注解。

　　[9] 王制：《禮記》篇名。

　　[10] 沮澤：水草叢生的沼澤地帶。

　　[11] 何氏隱義：指南朝梁·何胤《禮記隱義》。

　　[12] 侯官：舊縣名。今福建福州。

　　[13] 孫本：即孫思邈《千金方》。

　　[14] "沮之"七句：意在說明"沮"訛爲"恒"的原委。正義，即《毛詩正義》，唐·孔穎達爲《詩經》所作的疏證。鄭氏，指鄭玄，東漢經學家。畔，邊側。

<h2 style="text-align:center">（三）</h2>

　　《著至教論》："雷公曰：臣治疏愈，說意而已。"注云："雷公言，臣之所治，稀得痊愈，請言深意而已疑心。已，止也，謂得說則疑心乃止。"

　　案：王讀"臣治疏愈"句斷，非經意也。此當以"臣治疏"三字爲句，"愈說意而已"五字爲句。"愈"即"愉"字之變體。《說文·心部》云："愉，薄也。"假借爲"媮"，俗又作"偷"。《詩·唐風·山有樞》篇："他人是愉。"鄭箋云[1]："愉，讀爲偷[2]。"《周禮·大司徒》："以俗教安則民不愉。"《公羊·桓七年》何註[3]："則民不愉。"《釋文》云[4]："愉本作偷。"是其證也。此"愈"亦當讀爲"偷"。《禮記·表記》鄭注云："偷，苟且也。"《史記·蘇秦傳》云："臣聞飢人所以飢而不食烏喙者[5]，爲其愈充腹，而與餓死同患也。"《戰國策·燕策》"愈"作"偷"。《淮南子·人間訓》云："焚林而獵，愈多得獸，後必無獸。"《韓非子·難一》篇"愈"亦作"偷"。《國策》《淮南》"愈"字之義，與此正同。蓋雷公自言，臣之治疾，爲術疏淺，但苟且取說己意而已。王氏失其句讀，而曲爲之說[6]，不可通矣。

　　[1] 鄭箋：即東漢經學家鄭玄的箋。箋，古代注釋的一種體例。

　　[2] 讀爲：訓詁術語，以本字解釋通假字。

　　[3] 公羊：《公羊傳》之簡稱。舊題戰國齊人公羊高著。　　何：指東漢經學家何休。字邵公，撰有《春秋公羊解詁》。

[4] 釋文：即唐代經學家陸德明的《經典釋文》。

[5] 烏喙：烏頭。

[6] 曲：迂曲。

（四）

《寶命全形論》："木敷者，其葉發。"

邑案："敷"與"陳"義本相通。《漢書·宣帝紀》顏注引應劭云[1]："敷，陳也。"《韋玄成傳》注云："陳，敷也。"敷爲陳布之陳，亦爲久舊之陳。凡一字之有分別義，悉由一義之通轉而得[2]。訓詁之法，頗無泥滯。然則，"木敷者，其葉發"，即林校引《太素》云"木陳者，其葉落"也。木陳，謂木久舊也。《漢書·文帝紀》顏注云"陳，久舊也"是也，則木敷亦若是義矣。"發"當讀爲"廢"。《論語·微子篇》陸釋引鄭本"廢"作"發"[3]。《莊子·列禦寇篇》陸釋引司馬本"發"作"廢"[4]。《文選·江文通雜體詩》李注云[5]："凡草木枝葉彫傷謂之廢。"此其義也。故"其葉發"者，其葉廢也。"其葉廢"，即其葉落矣。王注云："敷，布也。言木氣散布，外榮於所部者，其病當發於肺葉之中。"此說甚戾。木既敷榮，何爲病發？（《靈樞·五變篇》云："夫木之蚤花先生葉者，遇春霜烈風，則花落而葉萎。"是謂蚤花先生葉。今止一"敷"字，亦不足以盡此義。）且《素問》止言"其葉發"，不言其葉發病，安得增設而爲是說也？林校正謂《太素》三字與此經不同，而注意大異。不知字雖不同，而意實無別也。（林言三字不同，"陳"與"敷"也，"落"與"發"也。其一乃指上文"嘶敗"之"敗"字，王本原作"嗄"。說見俞蔭甫太史《餘錄》[6]。今浙局本於下文"血氣爭黑"之"黑"字作"異"[7]，當屬刊誤[8]，不得爲林指三字之一也。）

[1] 顏：指顏師古。名籀，字師古，唐初經學家、訓詁學家。曾奉詔校五經，又注《漢書》。　應劭：字仲遠，漢末經學家、訓詁學家。所著《漢書集解音義》，顏氏注《漢書》時徵引頗多。

[2] 通轉：訓詁學術語，多用於古韻通假。此指字義的轉訓。

[3] 陸釋：指唐·陸德明《經典釋文》。　鄭本：指東漢鄭玄《論語》注本。

[4] 司馬本：指司馬彪《莊子》注本。司馬彪，字紹統，西晉史學家。

[5] 文選：書名。南朝梁·昭明太子蕭統編撰，世稱《昭明文選》，是我國現存最早的文學總集。　李：指李善。唐代著名學者，著有《文選注》。

[6] 餘錄：即《讀書餘錄》，爲清末經學家俞樾所著。

[7] 浙局本：浙江官書局刻本。清同治、光緒年間，在江蘇、浙江、廣東、湖北等省設立官書局，刻板印書，通稱局版或局本。

［8］刊誤：刻印造成的文字訛誤。

句讀訓練

　　陰陽別論篇第七三陽三陰發病爲偏枯痿易四支不舉注云易爲變易常用而痿弱無力也又大奇論篇跛易偏枯注云若血氣變易爲偏枯也案易竝當讀爲施湯液醪醴論篇云是氣拒於内而形施於外施亦作弛生氣通天論篇云大筋緛短小筋弛長緛短爲拘弛長爲痿又云筋脈沮弛注云弛緩也痿論篇云宗筋弛縱刺要論篇云肝動則春病熱而筋弛皮部論篇云熱多則筋弛骨消蓋痿跛之病皆由筋骨解弛故云痿易跛易易即弛也王如字釋之非經恉也毛詩何人斯篇我心易也釋文易韓詩作施爾雅釋詁弛易也釋文弛本作施是易施弛古通之證（清·孫詒讓《札迻》卷十一）

醫籍序文

導 語

　　序，又稱叙，一般可分爲分書序和贈序兩種。書序是對一篇文章或一部著作内容的介紹和評述，可分爲自序和他序兩种。序的内容涉及著作作者意趣、寫作緣由、創作意圖、編寫體例、資料來源和作者情況，也可以包括對作家作品的評論，或者對其中有關問題的研究和闡發。"自序"一般多介紹作者寫書的目的及成書經過，"他序"多側重評論該書的思想内容、藝術特色等内容。蕭統《昭明文選》將序跋單獨列爲一種文類，與賦、詩并列。時代不同，序文在書中的位置也有變化，東漢以前常常置於文後。如《史記·太史公自序》《漢書·叙傳》《説文解字·叙》等都是在書的後面。到了南北朝時期，蕭統編《昭明文選》，"文選序"已經移到書文之首了。

　　本單元節選了七部重要醫學典籍的序文，旨在通過閱讀序文了解這些醫學著作的寫作背景、原因、成書的經過，以及在中國醫學史上所起的重要作用。

一、傷寒雜病論序

　　【題解】 本文選自明趙開美本《傷寒論》。作者張機（約150—219），字仲景，南陽郡涅陽（今河南南陽鄧州市）人，東漢末年著名醫學家。相傳曾任長沙太守，世稱"張長沙"。《傷寒雜病論》奠定了中醫學辨證論治的原則，被後世尊奉爲"方書之祖"。序文批評當世讀書人輕醫重利的錯誤傾向，説明自己撰寫《傷寒雜病論》的原因、經過和願望。

　　余每覽越人入虢之診、望齊侯之色，未嘗不慨然歎其才秀也[1]。怪當今居世之士，曾不留神醫藥，精究方術[2]，上以療君親之疾，下以救貧賤之厄[3]，中以保身長全，以養其生。但競逐榮勢，企踵權豪[4]，孜孜汲汲[5]，惟名利是務，崇飾其末，忽棄其本，華其外而悴其内。皮之不存，毛將安附焉[6]？

卒然遭邪風之氣^[7]，嬰非常之疾，患及禍至，而方震慄。降志屈節，欽望巫祝^[8]，告窮歸天，束手受敗。賫百年之壽命^[9]，持至貴之重器，委付凡醫，恣其所措。咄嗟嗚呼！厥身已斃，神明消滅，變爲異物，幽潛重泉，徒爲啼泣。痛夫！舉世昏迷，莫能覺悟，不惜其命，若是輕生，彼何榮勢之云哉？而進不能愛人知人，退不能愛身知己。遇災值禍，身居厄地，蒙蒙昧昧，憃若游魂^[10]。哀乎！趨世之士，馳競浮華，不固根本，忘軀徇物^[11]，危若冰谷^[12]，至於是也！

［1］秀：出衆，優秀。

［2］方術：醫、卜、星、相之術。此指醫術。

［3］厄：窮困，災難。此指病困。

［4］企踵：踮起腳跟。形容急切仰望。

［5］孜孜：勤勉不怠。　　汲汲：急切貌。

［6］"皮之不存"二句：語出《左傳·僖公十四年》。

［7］卒然：突然。卒，此義後作"猝"。

［8］巫祝：古代從事占卜祭祀的人。

［9］賫（jī）：同"齎"。持。

［10］憃（chōng）：愚笨。

［11］徇物：謀求身外之物。

［12］冰谷：薄冰和深谷，喻險境。語出《詩·小雅·小宛》。

余宗族素多，向餘二百。建安紀年以來^[1]，猶未十稔^[2]，其死亡者，三分有二，傷寒十居其七。感往昔之淪喪，傷橫夭之莫救^[3]，乃勤求古訓^[4]，博采衆方，撰用《素問》《九卷》《八十一難》《陰陽大論》《胎臚藥録》^[5]，並平脉辨證^[6]，爲《傷寒雜病論》，合十六卷。雖未能盡愈諸病，庶可以見病知源。若能尋余所集，思過半矣^[7]。

［1］建安：漢獻帝劉協的年號（196—219）。

［2］稔（rěn）：年。

［3］橫夭：意外地早死。

［4］古訓：古代留傳的典籍。

［5］撰：同"選"。擇取。　　九卷：指《靈樞》的早期傳本。　　八十一難：指《黃帝八十一難經》。　　陰陽大論：古醫書名，已佚。　　胎臚藥録：古醫書名，已佚。

［6］平："辨"古作"采"，訛作"平"。

［7］思過半：大部分領悟。語出《周易·繫辭下》。

　　夫天布五行，以運萬類。人稟五常[1]，以有五藏。經絡府俞[2]，陰陽會通，玄冥幽微，變化難極。自非才高識妙[3]，豈能探其理致哉[4]？上古有神農、黃帝、岐伯、伯高、雷公、少俞、少師、仲文[5]，中世有長桑、扁鵲，漢有公乘陽慶及倉公。下此以往，未之聞也。觀今之醫，不念思求經旨，以演其所知[6]，各承家技，終始順舊。省疾問病，務在口給[7]，相對斯須，便處湯藥。按寸不及尺，握手不及足；人迎趺陽[8]，三部不參[9]；動數發息，不滿五十[10]。短期未知決診[11]，九候曾無髣髴[12]。明堂、闕、庭[13]，盡不見察。所謂窺管而已。夫欲視死別生[14]，實爲難矣！

　　孔子云：生而知之者上，學則亞之[15]。多聞博識，知之次也[16]。余宿尚方術，請事斯語。

　　[1] 五常：五行。

　　[2] 府俞：腧穴。俞，通“腧”。

　　[3] 自非：如果不是。

　　[4] 理致：義理情趣。

　　[5]“上古”句：岐伯等六人，相傳皆爲黃帝論醫之臣。

　　[6] 演：推衍。

　　[7] 口給（jǐ）：口才敏捷。

　　[8] 人迎：切脉部位名。位於喉結兩旁頸動脉搏動處。　　趺（fū）陽：切脉部位名。位於足背脛前動脉搏動處。趺：同“跗”。

　　[9] 三部：古代脉診方法之一。全身遍診法，指人體頭部、上肢、下肢三部。寸口診法，指寸、關、尺三部。

　　[10]“動數”二句：謂醫生診脉時依據自己的均勻呼吸以測定病人脉搏跳動次數，不滿五十動。古代認爲診脉不滿五十動爲失診。參見《靈樞·根結》。

　　[11] 短期：病危將死之期。

　　[12] 九候：古代脉診方法之一。全身遍診法，以頭部、上肢、下肢各分天、地、人三部，合爲九候；寸口診法，以寸、關、尺三部各分浮、中、沉，合爲九候。　　髣髴：亦作彷彿、仿佛。謂模糊印象。

　　[13] 明堂：鼻子。　　闕：兩眉間。　　庭：前額。

　　[14] 視：辨別。

　　[15]“生而”二句：語出《論語·季氏》。

　　[16]“多聞”二句：語出《論語·述而》。　　識（zhì）：記。

句讀訓練

夫傷於寒有即病者焉有不即病者焉即病者發於所感之時不即病者過時而發

於春夏也即病謂之傷寒不即病謂之溫與暑夫傷寒溫暑其類雖殊其所受之原則不殊也由其原之不殊故一以傷寒而爲稱由其類之殊故施治不得以相混以所稱而混其治宜乎貽禍後人以歸咎於仲景之法而委廢其太半也吁使仲景之法果貽禍於後人傷寒論不作可也使仲景之法果不貽禍於後人傷寒論其可一日缺乎後人乃不歸咎於己見之未至而歸咎於立法之大賢可謂溺井怨伯益失火怨燧人矣夫仲景法之祖也後人雖移易無窮終莫能越其矩度由莫能越而觀之則其法其方果可委廢太半哉雖然立言垂訓之士猶不免失於此彼碌碌者固無足誚矣夫惟立言垂訓之士有形乎著述之間其碌碌者當趑趄猶豫之餘得不靡然從令爭先快睹而趨簡略之地乎夫其法其方委廢太半而不知返日惟簡便是趨此民生之所以無籍而仲景之心之所以不能別白矣嗚呼法也方也仲景專爲即病之傷寒設不兼爲不即病之溫暑設也後人能知仲景之書本爲即病者設不爲不即病者設則尚恨其法散落所存不多而莫能禦夫粗工妄治之萬變果可憚煩而或廢之乎是知委廢太半而不覺其非者由乎不能得其所以立法之意故也（元·王履《醫經溯洄集·張仲景傷寒立法考》）

二、新修本草序

【題解】 本文選自 1981 年安徽科學技術出版社輯復本《新修本草》，據影印金刻本《證類本草》覈校。作者孔志約，唐初人，曾任禮部郎中兼弘文館學士，參加《新修本草》的編纂工作，并著有《本草音義》20 卷，已佚。《新修本草》又稱《唐本草》，唐高宗於顯慶二年（657）詔蘇敬等 20 多人，歷時兩年編成。全書 54 卷，包括藥圖、圖經、本草三部分，共收藥 850 種，是我國第一部藥典，也是世界上最早的國家藥典。至北宋時漸散佚，但基本内容保存於宋代唐慎微的《證類本草》中。序言簡述藥物學的起源、發展及其重要作用，闡明重修的意義，説明本書的編寫原則及其過程。

　　蓋聞天地之大德曰生[1]，運陰陽以播物[2]；含靈之所保曰命，資亭育以盡年[3]。蟄穴棲巢[4]，感物之情蓋寡[5]；範金揉木[6]，逐欲之道方滋。而五味或爽[7]，時昧甘辛之節；六氣斯沴[8]，易愆寒燠之宜[9]。中外交侵，形神分戰。飲食伺釁[10]，成腸胃之眚[11]；風濕候隙，構手足之災。幾纏膚腠[12]，莫知救止；漸固膏肓[13]，期於夭折。暨炎暉紀物[14]，識藥石之功；雲瑞名官[15]，窮診候之術。草木咸得其性，鬼神無所遁情。刳麝剚犀[16]，驅洩邪惡[17]；飛丹煉石[18]，引納清和。大庇蒼生，普濟黔首。功侔造化[19]，恩邁裁成[20]。日用不知，於今是賴。岐、和、彭、緩[21]，騰絶軌於前[22]；李、華、張、吳[23]，振英聲於後。昔秦政煨燔，兹經不預[24]，永嘉喪亂[25]，斯道尚存。

　　［1］天地之大德曰生：語見《周易·繫辭下》。生：化生萬物。

　　［2］播物：化育萬物。

　　［3］亭育：養育。　　年：指人的自然壽數。

　　［4］蟄穴棲巢：指上古時期。蟄穴：指穴居。棲巢：指巢居。

　　［5］感物之情：謂對物質生活的需求。

　　［6］範金揉木：指中古時期。範金：熔化金屬注入模型以鑄造器皿。範，鑄造金屬器皿的模子。揉木：使木材彎曲以製造器具。

　　［7］五味或爽：謂飲食失節。爽：損傷。

　　［8］六氣斯沴（lì）：即"六沴"，謂六氣不和。沴，氣不和而相傷。

　　［9］愆（qiān）：喪失。　　燠（yù）：熱。

　　［10］釁（xìn）：間隙。

　　［11］眚（shěng）：疾苦。

　　［12］幾：微。

［13］漸：加劇。　　固：凝結。

［14］暨：及。　　炎暉：指神農。　　紀物：記録藥物。紀，通“記”。

［15］雲瑞名官：相傳黄帝出，有祥雲相應，遂以雲命名百官。語見《左傳·昭公十七年》及《史記·五帝本紀》。雲瑞，指黄帝。

［16］刳麝劗（tuán）犀：割取麝香，截斷犀角。泛指收集、炮製藥物。劗，截斷。

［17］洩：同“泄”。

［18］飛丹煉石：水飛丹砂，火煉金石。泛指炮製藥物。

［19］侔（móu）：等同。　　造化：指創造化育萬物的自然界。

［20］邁：超越。　　裁成：謂裁度以成之。指籌謀成就萬物的帝王。語見《易·泰卦》。

［21］彭：指傳説中的神醫巫彭。相傳他曾創製丸藥。

［22］騰：傳播。　　絶軌：猶遠迹。先賢的事迹。

［23］李：疑指東漢蜀醫李助，通經方本草。　　華：指華佗。　　張：指張仲景。　　吳：指吳普。

［24］預：牽涉。

［25］永嘉：西晉懷帝司馬熾的年號。永嘉五年（311）匈奴貴族劉聰、石勒等舉兵攻破晉都洛陽，俘懷帝，燒掠宮殿和圖籍，史稱“永嘉之亂”。

　　梁陶宏景雅好攝生[1]，研精藥術。以爲《本草經》者，神農之所作，不刊之書也[2]。惜其年代浸遠，簡編殘蠹，與桐、雷衆記[3]，頗或踳駁[4]。興言撰緝[5]，勒成一家[6]，亦以珊琢經方[7]，潤色醫業。然而時鍾鼎峙[8]，聞見關於殊方[9]；事非僉議[10]，詮釋拘於獨學[11]。至如重建平之防己[12]，弃槐里之半夏[13]；秋採榆人[14]，冬收雲實[15]；謬粱米之黄、白[16]，混荆子之牡、蔓[17]；異虋蔂於雞腸[18]，合由跋於鳶尾[19]；防葵、狼毒妄曰同根[20]，鉤吻、黄精引爲連類[21]；鉛、錫莫辨，橙、柚不分。凡此比例[22]，蓋亦多矣。自時厥後[23]，以迄於今，雖方技分鑣[24]，名醫繼軌，更相祖述[25]，罕能釐正[26]。乃復採杜蘅於及已[27]，求忍冬於絡石[28]；捨陟釐而取莂藤[29]，退飛廉而用馬薊[30]。承疑行妄，曾無有覺，疾瘵多殆[31]，良深慨歎。

［1］雅好：平素愛好。

［2］不刊：不容改動。刊，削去。

［3］桐雷衆記：指桐君、雷公等人的著述。相傳桐、雷兩人均爲黄帝時醫官，著有《桐君藥録》《雷公藥對》，實爲後人託名，書已失佚。

［4］踳駁：錯誤雜亂。踳：同“舛”。

［5］興言：立言。　　緝：通“輯”。

［6］勒：編纂。

〔7〕琱：後作“雕”。

〔8〕鍾：當，遇到。　　鼎峙：指南北朝時天下不統一。

〔9〕殊方：異域。當時陶弘景處江南，不諳北方的藥物。

〔10〕僉（qiān）議：共同商議。僉，衆人。

〔11〕獨學：指個人有限的學識。語出《禮记·學记》：“独學無友，則孤陋而寡聞。”

〔12〕建平：郡名。今四川巫山。　　防己：藥名。有漢防己、木防己之分。此指木防己，因陶氏未見産於漢中郡的防己。

〔13〕槐里：地名。今陝西興平東南。

〔14〕榆人：榆樹的果實榆仁。榆實三月成熟即墜落，陶氏誤爲八月采實。人，此義後作“仁”。

〔15〕雲實：豆科植物。晚秋采摘，陶氏誤爲冬收。

〔16〕謬粱米之黃白：弄錯黃粱與白粱。黃粱米食之香美，人稱竹根黃，而陶氏誤將襄陽竹根黃認作白粱米。

〔17〕混荊子之牡蔓：牡荊實和蔓荊實的功效不同，而陶氏誤認爲牡荊子即小的蔓荊子。

〔18〕異蘩蔞於雞腸：蘩蔞又名雞腸草，即鵝兒不食草，民間通謂雞腸，而文士總稱蘩蔞。陶氏誤分爲两種。

〔19〕合由跋於鳶尾：意謂把天南星科的由跋，混入鳶尾科的鳶尾。

〔20〕防葵狼毒妄曰同根：把傘形科的防葵和瑞香科的狼毒胡亂説成同根。又説置水中沉者爲狼毒，浮者是防葵。

〔21〕鉤吻黃精引爲連類：把百合科的黃精和馬錢科的鉤吻説成同類。二者初生時葉子、莖、花都不同。

〔22〕比例：近似的事例。

〔23〕時：此。

〔24〕方技分鑣（biāo）：此謂醫學與本草學的研究分頭進行。

〔25〕祖述：效法前人加以陳述。

〔26〕釐正：訂正。

〔27〕杜蘅：屬馬兜鈴科植物，別名馬蹄香。　　及己：屬金粟蘭科植物。《新修本草》指出二者差異。

〔28〕忍冬：即金銀花藤。　　絡石：指夾竹桃科藤本植物絡石藤。二者科屬、性能不同，而當時混用。

〔29〕陟釐：蕨類植物，生水中，又名石髮，可止痢。　　蒳（bié）藤：不詳。

〔30〕飛廉：菊科植物，形似薊。一名漏蘆。　　馬薊（jì）：今又名大薊。

〔31〕瘵（zhài）：病。

　　既而朝議郎行右監門府長史騎都尉臣蘇敬[1]，摭陶氏之乖違[2]，辨俗用之
紕紊，遂表請修定[3]，深副聖懷。乃詔太尉揚州都督監修國史上柱國趙國公臣
無忌、太中大夫行尚藥奉御臣許孝崇等二十二人[4]，與蘇敬詳撰。竊以動植形
生[5]，因方舛性[6]；春秋節變，感氣殊功[7]。離其本土，則質同而效異；乖
於採摘，乃物是而時非。名實既爽，寒溫多謬。用之凡庶[8]，其欺已甚；施之
君父，逆莫大焉。於是上稟神規[9]，下詢眾議，普頒天下，營求藥物。羽、毛、
鱗、介[10]，無遠不臻；根、莖、花、實，有名咸萃。遂乃詳探秘要，博綜方
術。《本經》雖闕，有驗必書；《別錄》雖存，無稽必正。考其同異，擇其去取。
鉛翰昭章[11]，定群言之得失；丹青綺煥[12]，備庶物之形容[13]。撰本草并圖
經、目錄等，凡成五十四卷。庶以網羅今古，開滌耳目，盡醫方之妙極，拯生
靈之性命，傳萬祀而無昧，懸百王而不朽[14]。

　　[1] 朝議郎：唐代官名，正六品上。　　　　行：唐代官制，凡官員身份級別高於其職事品
級時，在官名前加"行"字，反之則加"守"字。　　右監門府長史：唐代官名。從七品上。
協助管理宮殿門衛等事務。　　騎都尉：唐代第八等的軍功勳號。　　蘇敬：唐代藥物學家。
宋代因避宋太祖趙匡胤祖父趙敬諱，改稱"蘇恭"。

　　[2] 摭（zhí）：摘取。

　　[3] 表：上表。給皇帝呈上奏章。

　　[4] 太尉：官名。唐代優禮大臣的最高官銜。　　都督：官名。唐初掌管州內兵馬等的
官吏。　　監修國史：領銜編修史書，實際上不參與具體編寫。　　上柱國：唐代第一等功
勳的稱號。　　趙國公：唐代開國大臣長孫無忌的封爵。後因反對高宗立武則天爲皇后，被
放逐黔州（今四川黔江一帶），旋又賜死。　　太中大夫：唐代從四品下的文官。　　尚藥
奉御：唐代中央官署殿中省下尚藥局設尚藥奉御二人（正五品下），主管御醫。　　許孝崇：
唐代醫藥學家，著有《篋中方》三卷，已佚。

　　[5] 形生：形態稟性。生，後作"性"。

　　[6] 方：地方。指産地。

　　[7] 感氣：感受不同氣候。

　　[8] 凡庶：百姓。

　　[9] 神規：指皇帝的意圖。

　　[10] 羽毛鱗介：分別指鳥類、獸類、魚類、甲殼類。

　　[11] 鉛翰：此指文字。鉛，鉛粉，古人以鉛粉點校書文。翰，毛筆。

　　[12] 丹青：古代繪畫所用顏料。此指所繪藥物的彩色圖譜。　　綺煥：美好鮮明。

　　[13] 庶物：萬物。此指衆多藥物。　　形容：外貌、模樣。

　　[14] 懸：傳布。　　百王：歷代帝王。

句讀訓練

　　隱居先生在乎茅山巖嶺之上以吐納餘暇頗游意方技覽本草藥性以爲盡聖人之心故撰而論之舊說皆稱神農本經余以爲信然昔神農氏之王天下也畫八卦以通鬼神之情造耕種以省殺生之弊宣藥療疾以拯夭傷之命此三道者歷衆聖而滋彰文王孔子象象繫辭幽贊人天后稷伊尹播厥百穀惠被群生岐黃彭扁振揚輔導恩流含氣並歲逾三千民到於今賴之但軒轅以前文字未傳如六爻指垂畫象稼穡即事成迹至於藥性所主當以記識相因不爾何由得聞至於桐雷乃著在編簡此書應與素問同類但後人多更修飾之爾秦皇所焚醫方卜術不預故猶得全録而遭漢獻遷徙晉懷奔迸文籍焚靡千不遺一今之所存有此四卷是其本經所出郡縣乃後漢時制疑仲景元化等所記又有桐君採藥録說其花葉形色藥對四卷論其佐使相須魏晉已來吳普李當之等更復損益或五百九十五或四百四十一或三百一十九或三品混糅冷熱舛錯草石不分蟲獸無辨且所主治互有得失醫家不能備見則識智有淺深今輒苞綜諸經研括煩省以神農本經三品合三百六十五爲主又進名醫別品亦三百六十五合七百三十種精粗皆取無復遺落分別科條區畛物類兼注銘時用土地所出及仙經道術所須並此序録合爲七卷雖未足追踵前良蓋亦一家撰製吾去世之後可貽諸知音爾（梁·陶弘景《本草經集注·序》）

三、外臺秘要序

【題解】　本文選自 1955 年人民衛生出版社影印崇禎十三年新安程衍道重刊本。《外臺秘要》又名《外臺秘要方》，40 卷。全書共 1104 門，載方近七千首，成書於天寶十一年（752）。所收資料，上自先秦，下迄唐代，使得許多亡佚的文獻得以保存。是繼孫思邈《千金方》後，匯集歷代驗方的巨著。作者王燾（約 670—755），郿（今陝西郿縣）人，出身仕宦，曾在臺閣供職二十餘年。“外臺”意謂作者撰成此書時“出守在外，非任京官”。“秘要”是秘密樞要之義。本序文爲作者自序，説明了編撰《外臺秘要》的原因、經過及願望。

　　昔者農皇之治天下也，嘗百藥，立九候，以正陰陽之變沴，以救性命之昏札[1]，俾厥土宇用能康寧[2]，廣矣哉！泊周之王[3]，亦有冢卿[4]，格于醫道[5]，掌其政令，聚毒藥以供其事焉。歲終稽考而制其食，十全爲上，失四下之[6]。我國家率由兹典[7]，動取厥中[8]，置醫學，頒良方，亦所以極元氣之和也[9]。夫聖人之德，又何以加于此乎[10]？故三代常道[11]，百王不易，又所從來者遠矣。自雷、岐、倉、緩之作，彭、扁、華、張之起，迨兹厥後[12]，仁賢間出，歲且數千，方逾萬卷，專車之不受[13]，廣廈之不容。然而載祀綿遠[14]，簡編虧替[15]，所詳者雖廣，所略者或深。討簡則功倍力煩[16]，取捨則論甘忌苦[17]。永言筆削[18]，未暇尸之[19]。

［1］昏札：夭折。昏，同“昬”。

［2］土宇：領土。　　用：由此。

［3］泊（jì）：等到。　　王（wàng）：成就王業。

［4］冢卿：指冢宰。周代官名，爲六卿（冢宰、司徒、宗伯、司馬、司寇、司空）之首。

［5］格：探究。

［6］“掌其政令”五句：語本《周禮·天官·冢宰》。食：俸禄。

［7］率由：遵循。

［8］動：常常。

［9］極：使……達到最佳境界。

［10］加：超過。

［11］三代：指夏、商、周三个朝代。

［12］迨：從。

［13］專車：滿載一車。　　受：容納。

［14］載祀：年代。《爾雅·釋天》：“載，歲也。夏曰歲，商曰祀，周曰年，唐虞曰載。”

[15] 虧替：殘缺不全。替，廢棄。

[16] 簡：察閱。

[17] 論：通"掄"。選擇。　　忌：顧忌。

[18] 筆削：在簡牘上書寫時，遇有訛誤則以刀削去再用筆改正。此指整理訂正古籍。

[19] 尸：主持。

余幼多疾病，長好醫術，遭逢有道[1]，遂躋亨衢[2]。七登南宫[3]，兩拜東掖[4]，便繁臺閣二十餘載[5]，久知弘文館圖籍方書等[6]。繇是覩奧升堂[7]，皆探其秘要。以婚姻之故，貶守房陵[8]，量移大寧郡[9]。提携江上[10]，冒犯蒸暑，自南徂北[11]，既僻且陋，染瘴嬰痾[12]，十有六七。死生契闊[13]，不可問天，賴有經方，僅得存者。神功妙用，固難稱述，遂發憤刊削，庶幾一隅。凡古方纂得五六十家，新撰者向數千百卷[14]，皆研其總領，覈其指歸。近代釋僧深、崔尚書、孫處士、張文仲、孟同州、許仁則、吳昇等十數家[15]，皆有編録，並行於代，美則美矣，而未盡善。何者？各擅風流[16]，遞相矛盾，或篇目重雜，或商較繁蕪。今並味精英[17]，鈔其要妙[18]，俾夜作晝，經之營之[19]。捐衆賢之砂礫[20]，掇群才之翠羽[21]，皆出入再三，伏念旬歲。上自炎昊[22]，迄於聖唐，括囊遺闕，稽考隱秘，不愧盡心焉。

[1] 有道：指政治清明。

[2] 躋：登。　　亨衢：四通八達的大道。此喻官運亨通。

[3] 南宫：尚書省的別稱。尚書省負責執行國家的重要政令。

[4] 拜：授官。　　東掖：門下省的別稱。掖，宮殿正門兩旁小門"掖門"的簡稱。唐時門下、中書兩省在宫中左右掖（即東西兩側旁門），故稱門下省爲東掖。

[5] 便（pián）繁：屢次。　　臺閣：漢時指尚書臺。後泛指中央政府機構。

[6] 知：主持，執掌。　　弘文館：歸屬門下省。設置學士，掌管校正圖書、教授生徒，并參議朝廷制度禮儀的沿革。

[7] 繇：通"由"。　　覩奧升堂：即升堂覩奧。登堂入室之意。此喻深入了解醫書的奧理。覩：同"睹"。奧：室內西南角。

[8] 貶守房陵：貶任房陵太守。房陵：今湖北房縣。

[9] 量移：唐宋時被貶謫遠方的官吏，遇赦酌情移近安置稱"量移"。　　大寧郡：今屬山西。

[10] 提携：牽扶。指扶老携幼。

[11] 徂（cú）：至，到。

[12] 痾：同"疴"。病。

[13] 契闊：聚散。偏指離散。

［14］向：接近。

［15］釋僧深：僧名。即深師。南朝宋齊間人，善醫，著《僧深藥方》30 卷，已佚。　崔尚書：指崔知悌。唐高宗時官至户部尚書，著有《産圖》《纂要方》《骨蒸病灸方》等，均佚。　孫處士：即孫思邈。因多次不接受隋唐王朝的任命，故稱孫處士。　張文仲：武后時御醫，著有《隨身備急方》等。　孟同州：即唐代醫家孟詵（shēn），曾任同州刺史，著有《食療本草》《必效方》等，均佚。　許仁則：唐代醫家，著有《子母秘録》，已佚。　吴昇：唐代醫家，著有《新修鍾乳論》等，已佚。

［16］擅：獨占。　風流：特異的風采。

［17］味：研究。

［18］鈐（qián）：把握。　紗：同“妙”。

［19］經之營之：量度，籌劃。語見《詩·大雅·靈臺》。此謂對各家文獻進行分析、整理和編纂。

［20］捐：舍棄。

［21］掇（duō）：選取。　翠羽：翠色的鳥羽。喻精華。

［22］炎昊：炎帝和太昊。即神農氏和伏羲氏。

　　客有見余此方曰：“嘻，博哉！學乃至於此邪！”余答之曰：“吾所好者壽也，豈進於學哉[1]！至於遁天倍情[2]，懸解先覺[3]，吾常聞之矣[4]。投藥治疾，庶幾有瘳乎！”又謂余曰：“稟生受形，咸有定分[5]，藥石其如命何？”吾甚非之。請論其目：“夫喜怒不節，飢飽失常，嗜慾攻中，寒溫傷外，如此之患，豈由天乎？夫爲人臣，爲人子，自家刑國[6]，由近兼遠，何談之容易哉？則聖人不合啓金縢，賢者曷爲條玉版[7]？斯言之玷，竊爲吾子羞之[8]。”客曰：“唯唯[9]。”

［1］豈進於學哉：或許比學問更進一步吧。豈：表揣度語氣的副詞。

［2］遁天倍情：違背天性與真情。倍：違反。此義後作“背”。語出《莊子·養生主》。

［3］懸解：謂哀樂得失無動於心。　先覺：事先覺察。

［4］常：通“嘗”。曾經。

［5］定分：一定的氣數。

［6］刑：取法。

［7］“則聖人”二句：如果聖人（周成王）不該打開金縢，那麼賢者（周公）爲何把祝文刻在玉版上呢？此寓後人定會閱讀《外臺秘要》之意。《尚書·周書·金縢》記載武王患重病，周公作册書向先王祈禱，願以身代死。史官把册書放在金縢中。武王死，成王繼位，周公攝政。因管叔、蔡叔流言，周公不得不避居東都。後來成王打開金縢，看到祝文，知道了周公的忠心，遂出郊親迎周公。則：如果。合：應該。金縢（téng）：用金屬製的帶子封

存收藏書契的櫃子。玉版：用以刻字的玉片。

　　[8]吾子：對人表示敬愛的稱呼。

　　[9]唯唯（wěiwěi）：恭敬而順從的應答詞。

　　嗚呼！齊梁之間，不明醫術者不得爲孝子。曾閔之行[1]，宜其用心。若不能精究病源，深探方論，雖百醫守疾，衆藥聚門，適足多疑[2]，而不能一愈之也。主上尊賢重道[3]，養壽祈年。故張、王、李等數先生繼入[4]，皆欽風請益[5]，貴而遵之，故鴻寶金匱、青囊綠帙往往而有[6]，則知日月所照者遠，聖人所感者深[7]。至於嗇神養和、休老補病者[8]，可得聞見也。余敢採而録之，則古所未有，今並繕緝，而能事畢矣。若乃分天地至數[9]，別陰陽至候[10]，氣有餘則和其經渠以安之[11]，志不足則補其復溜以養之[12]，溶溶液液[13]，調上調下，吾聞其語矣，未遇其人也。不誣方將[14]，請俟來哲。其方凡四十卷，名曰《外臺秘要方》。非敢傳之都邑，且欲施於後賢。如或詢謀，亦所不隱。

　　是歲天寶十一載，歲在執徐，月之哉生明者也[15]。

　　[1]曾閔：指曾參、閔損，二人都是孔子弟子，均以孝行著稱。

　　[2]適（chì）：通“啻”。只是。

　　[3]主上：指唐玄宗李隆基。

　　[4]張王李：具體所指不詳。因玄宗尚老莊，疑指當時的方士。　　入：指入朝。

　　[5]欽風：仰慕風範。　　請益：泛指向人請教。語出《禮記·曲禮》。

　　[6]鴻寶金匱青囊綠帙：泛指養生、醫術之書。鴻寶：也作“洪寶”，道術書篇名，語出《漢書·劉向傳》，後泛指道經。金匱：以金屬製成的藏書櫃。青囊：古代醫家存放醫書的布袋。綠帙（zhì）：布製書套。

　　[7]感：感化。

　　[8]嗇（sè）：愛惜。

　　[9]天地至數：指天地運行的根本規律。

　　[10]陰陽至候：陰陽變化的極細微的徵象。

　　[11]氣有餘：指肺邪有餘，屬實證。　　經渠：手太陰肺經穴位名。

　　[12]志不足：指腎氣不足，屬虛證。因腎藏志，故云。　　復溜：足少陰腎經穴位名。

　　[13]溶溶液液：也作“溶溶洩洩”。晃動貌，蕩漾貌。此處比喻經絡氣血變化的狀況。

　　[14]誣：欺騙。　　方將：未來。

　　[15]執徐：執徐爲十二地支中辰的別稱。752年爲壬辰年。　　哉生明：指初三日。夏曆每月初三，月亮開始有光。哉，通“才”。

句讀訓練

余沐休林下習程公敬通公之里先有玠公者成進士於軒岐之術靡不精公尤博學補諸生以餘閒從事於養生家言遂抉其奧得禁方參伍而用之活人甚衆業擅一時四方造廬而請者車填咽門公以次按行東之西怨南之北怨病者望之如望歲焉間與余論方技言人秉陰陽既薄蝕於寒暑風霾又侵奪於饑飽嗜慾復戕伐於喜怒女謁身非木石何得不病巨室力易於致醫若夫甕牖繩樞之子與逆旅遷客不幸惹恙於時倉皇則簡之笥中而醫師自足是方書重矣外臺秘要已驗之良法不下於肘後百一欲廣布之海內藉余弁首而行余謂病之需良醫猶治之待良相美哉越人之言曰上醫醫國其次醫家其次醫身夫和靜則壽域戾擾則亡徵藥有養命者有養性者察其虛實審其寒熱時其補洩能防於未然導養得理性命自盡何夭枉之有觀於身而知國未有不均於哲士而償於庸人者公妙於上池而推重司馬之書因知秘要蓋方署之善者也推端見委證治較然卓越群識與素問靈樞合轍推公之志欲使人人得以盡年其仁心爲質乎雖然神而明之存乎其人有不泥於秘要也者斯善讀秘要者也（《外臺秘要》明·吳士奇序）

四、黄帝内經素問序

【題解】　本文選自 1956 年人民衛生出版社影印明代顧從德翻刻宋本《黄帝内經素問》。作者王冰，號啓玄子，唐代中期醫學家，生平不詳。據宋代林億等新校正引《唐人物志》云："冰仕唐爲太僕令，年八十餘以壽終。"後世尊稱"王太僕"。《素問》傳至唐代，錯誤甚多，影响使用。王冰用十二年時間，多方搜集整理，注釋編排，增補缺文，撰成《重廣補注黄帝内經素問》，共 24 卷，81 篇。這是繼南朝全元起後對《素問》所做的又一次重要整理注釋，經王冰次注的《素問》，成爲流傳至今的定型本。序文盛讚《内經》的價值及作用，説明整理《素問》的過程、目的、方法。

　　夫釋縛脱艱，全真導氣，拯黎元於仁壽[1]，濟贏劣以獲安者[2]，非三聖道則不能致之矣。孔安國序《尚書》曰[3]："伏羲、神農、黄帝之書，謂之三墳[4]，言大道也。"班固《漢書·藝文志》曰："《黄帝内經》十八卷。"《素問》即其經之九卷也，兼《靈樞》九卷，迺其數焉[5]。雖復年移代革，而授學猶存。懼非其人[6]，而時有所隱。故第七一卷，師氏藏之[7]，今之奉行，惟八卷爾。然而其文簡，其意博，其理奥，其趣深。天地之象分，陰陽之候列[8]，變化之由表，死生之兆彰。不謀而遐邇自同[9]，勿約而幽明斯契[10]。稽其言有徵，驗之事不忒[11]。誠可謂至道之宗[12]，奉生之始矣[13]。

　　[1] 黎元：百姓。　　仁壽：長壽。語見《論語·雍也》。

　　[2] 贏劣：瘦弱多病。

　　[3] 孔安國：西漢經學家，孔子後裔，以研究《尚書》而爲漢武帝時博士。　　序：爲……作序。

　　[4] 三墳：指最古老的典籍。

　　[5] 迺：同"乃"。

　　[6] 其人：指適合的人。語出司馬遷《報任安書》："藏之名山，傳之其人。"

　　[7] 師氏：《周禮》官名，掌管貴族子弟的教育。

　　[8] 候：徵兆。

　　[9] 遐邇：遠近。此指遠近的事物。

　　[10] 幽明：此指無形的事物和有形的事物。

　　[11] 之：其。　　忒（tè）：差誤。

　　[12] 宗：根本，本源。

　　[13] 奉生：養生。

假若天機迅發[1]，妙識玄通，蒇謀雖屬乎生知[2]，標格亦資於詁訓[3]，未嘗有行不由遙[4]，出不由户者也。然刻意研精[5]，探微索隱，或識契真要，則目牛無全[6]。故動則有成，猶鬼神幽贊[7]，而命世奇傑[8]，時時閒出焉。則周有秦公，漢有淳于公，魏有張公、華公，皆得斯妙道者也。咸日新其用，大濟蒸人[9]，華葉遞榮，聲實相副。蓋教之著矣，亦天之假也[10]。

［1］天機：謂天賦靈機。

［2］蒇（chǎn）謀："蒇"爲"臧"的訛字。高明的計謀。臧，善。　　生知："生而知之"的省稱。

［3］標格：楷模。　　詁訓：古訓。古人的教導。

［4］行不由遙：語見《論語·雍也》。遙，同"徑"。

［5］刻意：專心致志。

［6］目牛無全：也作"目無全牛"。比喻技藝精熟。語出《莊子·養生主》："始臣之解牛之時，所見無非牛者。三年之後，未嘗見全牛也。"

［7］贊：幫助。

［8］命世：聞名於世。

［9］蒸人：衆人。蒸，通"烝"，衆多。

［10］假：借助。

冰弱齡慕道[1]，夙好養生，幸遇真經，式爲龜鏡[2]。而世本紕繆[3]，篇目重疊，前後不倫，文義懸隔，施行不易，披會亦難[4]。歲月既淹[5]，襲以成弊。或一篇重出，而別立二名；或兩論併吞，而都爲一目；或問答未已，別樹篇題；或脱簡不書，而云世闕。重《合經》而冠《鍼服》，併《方宜》而爲《欬篇》，隔《虚實》而爲《逆從》，合《經絡》而爲《論要》，節《皮部》爲《經絡》，退《至教》以先《鍼》。諸如此流，不可勝數。且將升岱嶽[6]，非遙奚爲？欲詣扶桑[7]，無舟莫適。乃精勤博訪，而并有其人。歷十二年，方臻理要，詢謀得失[8]，深遂夙心。時於先生郭子齋堂[9]，受得先師張公秘本，文字昭晰，義理環周[10]，一以參詳，群疑冰釋。恐散於末學，絶彼師資[11]，因而撰注，用傳不朽。兼舊藏之卷，合八十一篇，二十四卷，勒成一部。冀乎究尾明首，尋注會經，開發童蒙[12]，宣揚至理而已。

［1］弱齡：弱冠之年。

［2］式：用。　　龜鏡：也作"龜鑒"，喻借鑒。古人卜龜甲以占吉凶，照鏡子以見美醜。

［3］紕（pī）繆：錯誤。繆，通"謬"。

［4］披會：翻閲領會。

［5］淹：久。

［6］岱嶽：泰山的別稱。嶽，同“岳”。

［7］扶桑：古代神話中海上日出之處。

［8］詢謀：咨詢商議。　　得失：義偏於“得”。收穫。

［9］齋堂：書房。

［10］環周：周密，嚴密。

［11］師資：此指授學的依據。

［12］童蒙：此指初學的人。

其中簡脱文斷、義不相接者，搜求經論所有，遷移以補其處；篇目墜缺、指事不明者，量其意趣，加字以昭其義；篇論吞并、義不相涉、闕漏名目者，區分事類，別目以冠篇首；君臣請問禮儀乖失者，考校尊卑，增益以光其意；錯簡碎文[1]、前後重疊者，詳其指趣，削去繁雜，以存其要；辭理秘密、難粗論述者，別撰《玄珠》[2]，以陳其道。凡所加字，皆朱書其文[3]，使今古必分，字不雜糅。庶厥昭彰聖旨[4]，敷暢玄言[5]。有如列宿高懸[6]，奎張不亂[7]，深泉净瀅，鱗介咸分[8]。君臣無夭枉之期，夷夏有延齡之望。俾工徒勿誤[9]，學者惟明，至道流行，徽音累屬[10]，千載之後，方知大聖之慈惠無窮。

時大唐寶應元年歲次壬寅序[11]。

［1］錯簡：書簡次第錯亂。後指古書中文字次序錯亂。

［2］玄珠：指《玄珠密語》。王冰撰，已佚。

［3］朱書：用紅色書寫。

［4］聖旨：聖人的意旨。

［5］敷暢：廣爲傳播。　　玄言：深奧的理論。

［6］列宿：衆星宿。此指二十八宿。

［7］奎張：二十八宿中的奎宿和張宿。奎，西方白虎七宿的第一宿，由十六顆小星組成。張，又稱鶉尾，南方朱雀七宿的第五宿，由六顆小星組成。

［8］鱗介：有鱗的和有甲殼的水生動物。

［9］工徒：指醫生。

［10］徽音：德音。徽：美，善。　　累屬（zhǔ）：連續。

［11］寶應元年：762年。寶應，唐肅宗李亨的年號。

句讀訓練

昔黄帝作内經十八卷靈樞九卷素問九卷迺其數焉世所奉行惟素問耳越人得

其一二而述難經皇甫謐次而爲甲乙諸家之說悉自此始其間或有得失未可爲後世法則謂如南陽活人書稱欬逆者噦也謹按靈樞經曰新穀氣入於胃與故寒氣相爭故曰噦舉而並之則理可斷矣又如難經第六十五篇是越人標指靈樞本輸之大略世或以爲流注謹按靈樞經曰所言節者神氣之所遊行出入也非皮肉筋骨也又曰神氣者正氣也神氣之所遊行出入者流注也井滎輸經合者本輸也舉而並之則知相去不啻天壤之異但恨靈樞不傳久矣世莫能究夫爲醫者在讀醫書耳讀而不能爲醫者有矣未有不讀而能爲醫者也不讀醫書又非世業殺人尤毒於梃刃是故古人有言曰爲人子而不讀醫書由爲不孝也僕本庸昧自髫迄壯潛心斯道頗涉其理輒不自揣參對諸書再行校正家藏舊本靈樞九卷共八十一篇增修音釋附於卷末勒爲二十四卷庶使好生之人開卷易明了無差別除已具狀經所屬申明外准使府指揮依條申轉運司選官詳定具書送秘書省國子監今崧專訪請名醫更乞參詳免誤將來利益無窮功實有自時宋紹興乙亥仲夏望日錦官史崧題（《靈樞》南宋·史崧序）

五、本草綱目序

【題解】　本文選自人民衛生出版社 1957 年影印本《本草綱目》。作者王世貞（1526—1590），字元美，號鳳洲，又號弇州山人，太倉（今屬江蘇）人。明代著名文學家、戲曲理論家，官至南京刑部尚書。著有《弇州山人四部稿》174 卷、《弇州山人四部續稿》207 卷、《弇山堂別集》100 卷、《藝苑巵言》12 卷等。序文説明《本草綱目》的寫作動機、過程和概貌，高度讚揚其價值。

　　紀稱：望龍光知古劍[1]，覘寶氣辯明珠[2]。故萍實商羊[3]，非天明莫洞[4]。厥後博物稱華[5]，辯字稱康[6]，析寶玉稱倚頓[7]，亦僅僅晨星耳[8]。

　　[1]望龍光知古劍：據《晉書·張華傳》載：張華望見牛斗二星間常有紫氣，雷煥認爲是豫章豐城之劍氣上通於天的緣故。後果從豐城監獄地基中掘得石匣，内有龍泉、太阿雙劍。龍光，寶劍的光芒。

　　[2]覘（chān）寶氣辯明珠：據唐代蘇鶚《杜陽雜編》卷上載：唐肅宗李亨即位後，國庫中出現神異的光氣，肅宗認爲是自己兒時玄宗所賜上清珠發出的，檢出果然。覘：觀察。

　　[3]萍實：水萍的果實。此物大如斗，直觸楚昭王所乘之船，惟孔子可識。事見漢代劉向《説苑·辯物》。　　商羊：傳説中的鳥名。常在大雨前屈一足起舞。事見《孔子家語·辯政》。

　　[4]天明：天賦智慧。　　洞：洞察。

　　[5]華：指西晉張華。著有《博物志》十卷，《晉書·張華傳》稱其“博物洽聞，世無與比”。

　　[6]辯字稱康：善於辨別文字要首推嵇康。事見《藝文類聚》卷七十八引《神仙傳》。

　　[7]倚頓：亦作“猗頓”。春秋時魯國富豪，以能識別珠寶著稱。載《淮南子·氾論訓》。

　　[8]晨星：晨見之星，此喻人才稀少。

　　楚蘄陽李君東璧[1]，一日過予弇山園謁予[2]，留飲數日。予窺其人，睟然貌也[3]，癯然身也[4]，津津然譚議也[5]，真北斗以南一人[6]。解其裝，無長物[7]，有《本草綱目》數十卷。謂予曰：“時珍，荆楚鄙人也[8]。幼多羸疾，質成鈍椎[9]，長耽典籍，若啖蔗飴。遂漁獵羣書[10]，搜羅百氏，凡子、史、經、傳、聲韻、農圃、醫卜、星相、樂府諸家，稍有得處，輒著數言。古有《本草》一書，自炎皇及漢、梁、唐、宋，下迨國朝，註解羣氏舊矣。第其中舛謬差譌遺漏，不可枚數。迺敢奮編摩之志[11]，僭纂述之權[12]。歲歷三十稔，書攷八百餘家，稿凡三易。複者芟之[13]，闕者緝之，訛者繩之[14]。舊本一千五百一十八種，今增藥三百七十四種[15]，分爲一十六部，著成五十二卷。雖非集成，亦粗大備，僭名曰《本草綱目》。願乞一言，以託不朽。”

[1]楚：指湖北。湖北爲古代楚地，故稱。 蘄（qí）陽：今蘄春縣。

[2]弇（yǎn）山園：園名。爲王世貞所築，在江蘇太倉隆福寺西。

[3]晬（suì）然：潤澤貌。

[4]癯（qú）然：清瘦貌。

[5]津津然：興味濃厚貌。 譚：通“談”。

[6]北斗以南：指普天之下。

[7]長（zhàng）物：多餘的東西。語出南朝宋劉義慶《世説新語·德行》。

[8]荆楚：楚國。此指楚地。荆，楚國的別稱，因楚國原建於荆山（今湖北南章西）一帶，故名。

[9]鈍椎（chuí）：愚鈍。

[10]漁獵：喻泛覽博涉。

[11]編摩：猶編集。

[12]僭（jiàn）：超越身份，冒用在上者的職權行事。

[13]芟（shān）：除去。

[14]繩：糾正。

[15]三百七十四種：據人民衛生出版社劉衡如校勘本，實有377種。

予開卷細玩[1]，每藥標正名爲綱，附釋名爲目，正始也；次以集解、辯疑、正誤，詳其土産形狀也；次以氣味、主治、附方，著其體用也[2]。上自墳典[3]，下及傳奇[4]，凡有相關，靡不備采。如入金谷之園[5]，種色奪目[6]；如登龍君之宮，寶藏悉陳；如對冰壺玉鑑，毛髮可指數也。博而不繁，詳而有要，綜核究竟，直窺淵海。兹豈僅以醫書觀哉[7]？實性理之精微[8]，格物之通典[9]，帝王之秘錄[10]，臣民之重寶也。李君用心嘉惠何勤哉[11]！噫！碔玉莫剖[12]，朱紫相傾[13]，弊也久矣。故辯專車之骨，必俟魯儒[14]；博支機之石，必訪賣卜[15]。予方著《弇州巵言》[16]，恚博古如《丹鉛巵言》後乏人也[17]，何幸覩兹集哉！兹集也，藏之深山石室無當，盍鍥之以共天下後世味《太玄》如子雲者[18]？

時萬曆歲庚寅春上元日[19]，弇州山人鳳洲王世貞拜撰。

[1]玩：研讀。

[2]體用：指藥物的性質和功用。

[3]墳典：三墳、五典的并稱。

〔4〕傳奇：古代短篇小説。此指一般的文藝作品。

〔5〕金谷之園：指晉代富豪石崇在洛陽所築的金谷園。

〔6〕色：種類。

〔7〕覯（gòu）：遇見。此謂看待。

〔8〕性理：人性與天理。指宋儒的性理之學。

〔9〕通典：普遍的法則。

〔10〕秘籙（lù）：秘籍。

〔11〕嘉惠：指施予他人恩惠。

〔12〕碔（wǔ）：似玉之石。　　剖：分辨。

〔13〕朱紫相傾：謂紫色排斥朱色。喻以邪亂正，真偽混淆。古代以朱爲正色，紫爲雜色。傾，排斥。

〔14〕"故辯"二句：因此要辨別占滿一車的巨骨，必定要等待孔子。事見《國語·魯語下》。專車之骨，獨占一車的巨骨。竢，同"俟"。等待。魯儒，指孔子。

〔15〕"博支機"二句：要通曉織女的支機石，必定要詢問賣卜的嚴君平。事見《太平御覽》卷八引劉義慶《集林》。博，通曉。支機之石，指織女墊織機的石塊。賣卜，指漢代嚴君平。

〔16〕卮（zhī）言：自然隨意之言。

〔17〕恚（huì）：怨恨。此謂遺憾。　　丹鉛卮言：指明代楊慎所著《丹鉛餘録》《丹鉛續録》《丹鉛摘録》等考據學著作，其門人將此三書刪輯爲《丹鉛總録》。

〔18〕盍：何不。　　鍥（qiè）：刻。此謂刻版印刷。　　共：供給。此義後作"供"。太玄：西漢學者揚雄（字子雲）模仿《周易》所作的《太玄經》。

〔19〕萬曆歲庚寅：1590 年。萬曆，明神宗朱翊鈞的年號。　　上元日：農曆正月十五。

句讀訓練

牽牛治水氣在肺喘滿腫脹下焦鬱遏腰背脹重及大腸風祕氣祕卓有殊功但病在血分及脾胃虛弱而痞滿者則不可取快一時及常服暗傷元氣也一宗室夫人年幾六十平生苦腸結病旬日一行甚於生產服養血潤燥藥則泥膈不快服消黃通利藥則若罔知如此三十餘年矣時珍診其人體肥膏粱而多憂鬱日吐酸痰盌許乃寬又多火病此乃三焦之氣壅滯有升無降津液皆化爲痰飲不能下滋腸腑非血燥比也潤劑留滯消黃徒入血分不能通氣俱爲痰阻故無效也乃用牽牛末皂莢膏丸與服即便通利自是但覺腸結一服就順亦不妨食且復精爽蓋牽牛能走氣分通三焦氣順則痰逐飲消上下通快矣（明·李時珍《本草綱目》卷十八《牽牛子》"發明"）

六、類經序

【題解】　本文選自《四庫全書》本《類經》。作者張介賓（1563—1640），字會卿，號景岳，山陰（今浙江紹興）人，明代著名醫學家，温補學派代表人物之一。代表作有《景岳全書》及《類經》《類經圖翼》等。《類經》是張氏歷時三十年整理編著而成的。全書共三十二卷，將《素問》與《靈樞》兩書的原文根據内容依類編輯，分爲十二大類，各立標題，詳加注釋闡述。序文高度讚揚《内經》的價值，指出歷代醫家注釋《内經》的得失，闡明編撰《類經》的指導思想和緣起經過，詳述分類方法，説明編著目的。

　　《内經》者，三墳之一。蓋自軒轅帝同岐伯、鬼臾區等六臣互相討論，發明至理，以遺教後世。其文義高古淵微，上極天文，下窮地紀，中悉人事。大而陰陽變化[1]，小而草木昆蟲，音律象數之肇端[2]，藏府經絡之曲折[3]，靡不縷指而臚列焉[4]。大哉至哉！垂不朽之仁慈，開生民之壽域。其爲德也，與天地同，與日月并，豈直規規治疾方術已哉[5]？

　　[1]而：如。　　陰：同“陰”。

　　[2]象數：指卜筮。

　　[3]曲折：詳細情況。

　　[4]縷指：一一指出。　　臚（lú）列：羅列。

　　[5]直：只，僅僅。　　規規：淺陋拘泥貌。

　　按晉皇甫士安《甲乙經·叙》曰：“《黄帝内經》十八卷。今《鍼經》九卷，《素問》九卷，即《内經》也。”而或者謂《素問》《鍼經》《明堂》三書非黄帝書，似出於戰國。夫戰國之文能是乎？宋臣高保衡等叙[1]，業已闢之[2]。此其億度無稽[3]，固不足深辨。而又有目醫爲小道，并是書且弁髦置之者[4]，是豈巨慧明眼人歟？觀坡僊《楞伽經》跋云[5]：“經之有《難經》，句句皆理，字字皆法。”亦豈知《難經》出自《内經》，而僅得其什一[6]？《難經》而然，《内經》可知矣。夫《内經》之生全民命，豈殺於《十三經》之啓植民心[7]？故玄晏先生曰：“人受先人之體，有八尺之軀，而不知醫事，此所謂游魂耳！雖有忠孝之心，慈惠之性，君父危困，赤子塗地[8]，無以濟之。此聖賢所以精思極論盡其理也。”由此言之，儒其可不盡心是書乎？奈何今之業醫者，亦置《靈》《素》於罔聞，昧性命之玄要，盛盛虛虛，而遺人夭殃[9]，致邪失正，而絕人長命。所謂業擅專門者如是哉！此其故正以經文奥衍[10]，研閱誠難。其於至道未明，而欲冀夫通神運微，仰大聖上智於千古之邈，斷乎不能矣！

〔1〕高保衡：北宋醫家，熙寧年間爲朝奉郎國子博士。他和林億等奉詔校正《素問》。

〔2〕闢（pì）：駁斥。

〔3〕億：同"臆"。揣測。

〔4〕弁（biàn）髦：喻無用之物。弁，黑色布帽。髦，古代童子的垂髮。古代男子行加冠之禮，三次加冠後，即棄弁不用，并剃去垂髦。

〔5〕坡僊：指蘇軾。僊，同"仙"。　楞伽（qié）經：佛經名。全稱《楞伽阿跋多羅寶經》。

〔6〕什（shí）一：十分之一。

〔7〕殺（shài）：減少。　十三經：從先秦到南宋逐漸形成的十三部儒家經典總稱，分別是《詩經》《尚書》《周禮》《儀禮》《禮記》《周易》《左傳》《公羊傳》《穀梁傳》《論語》《孝經》《爾雅》《孟子》。

〔8〕赤子：指百姓。　塗地：喻慘死。

〔9〕夭殃：短命。

〔10〕奧衍：謂文章内容精深博大。

　　自唐以來，雖賴有啓玄子之註，其發明玄秘儘多[1]，而遺漏亦復不少。蓋有遇難而默者，有於義未始合者，有互見深藏而不便檢閲者[2]。凡其闡揚未盡，《靈樞》未註，皆不能無遺憾焉。及乎近代諸家，尤不過順文敷演[3]，而難者仍未能明，精處仍不能發，其何裨之與有？

　　初余究心是書[4]，嘗爲摘要，將以自資。繼而繹之久久[5]，則言言金石，字字珠璣，竟不知孰可摘而孰可遺。因奮然鼓念，冀有以發隱就明，轉難爲易，盡啓其秘而公之於人。務俾後學了然，見便得趣，由堂入室[6]，具悉本原，斯不致誤己誤人，咸臻至善。於是乎詳求其法，則惟有盡易舊制，顛倒一番，從類分門，然後附意闡發，庶晰其韞[7]。然懼擅動聖經，猶未敢也。

　　粵稽往古[8]，則周有扁鵲之摘《難》，晉有玄晏先生之類分，唐有王太僕之補削，元有滑攖寧之撮鈔[9]，鑒此四君子而後意決。且此非《十三經》之比，蓋彼無須類，而此欲醒瞶指迷則不容不類[10]，以求便也。由是徧索兩經[11]，先求難易，反復更秋，稍得其緒[12]。然後合兩爲一，命曰《類經》。"類"之者，以《靈樞》啓《素問》之微，《素問》發《靈樞》之秘，相爲表裏，通其義也。

〔1〕儘（jǐn）：本作"盡"。雖然。

〔2〕互見：相互參見。

〔3〕敷演：叙述引申。

〔4〕究心：專心研究。

〔5〕繹：探究。

［6］由堂入室：喻學問逐步深入。語出《論語·先進》：“由也升堂矣，未入於室也。”

［7］韞（yùn）：指含義。

［8］粵：語首助詞，無義。

［9］滑攖（yīng）寧：元末明初醫家滑壽，字伯仁，號攖寧生。著有《讀素問鈔》等。

［10］瞶：“瞶（kuì）”的訛字。昏瞶。

［11］徧：同“遍”。

［12］稍：逐漸。　　緒：頭緒。

　　兩經既合，廼分爲十二類[1]：夫人之大事，莫若死生，能葆其真[2]，合乎天矣，故首曰攝生類。生成之道，兩儀主之[3]，陰陽既立，三才位矣[4]，故二曰陰陽類。人之有生，藏氣爲本，五内洞然[5]，三垣治矣[6]，故三曰藏象類。欲知其内，須察其外，脉色通神，吉凶判矣，故四曰脉色類。藏府治内[7]，經絡治外，能明終始，四大安矣[8]，故五曰經絡類。萬事萬殊，必有本末，知所先後，握其要矣，故六曰標本類。人之所賴，藥食爲天，氣味得宜，五宫强矣[9]，故七曰氣味類。駒隙百年[10]，誰保無恙？治之弗失，危者安矣，故八曰論治類。疾之中人，變態莫測，明能燭幽，二竪遁矣[11]，故九曰疾病類。藥餌不及，古有鍼砭，九法搜玄，道超凡矣，故十曰鍼刺類。至若天道茫茫，運行今古，苞無窮[12]，協惟一，推之以理，指諸掌矣[13]，故十一曰運氣類[14]。又若經文連屬[15]，難以强分，或附見於別門，欲求之而不得，分條索隱，血脉貫矣，故十二曰會通類。彙分三十二卷[16]。此外復附著《圖翼》十五卷。蓋以義有深邃，而言不能該者[17]，不拾以圖，其精莫聚；圖像雖顯，而意有未達者，不翼以説[18]，其奥難窺。自是而條理分，綱目舉，晦者明，隱者見，巨細通融，歧貳畢徹[19]，一展卷而重門洞開，秋毫在目[20]。不惟廣裨乎來學，即凡志切尊生者，欲求兹妙，無不信手可拈矣。

［1］廼：同“乃”。

［2］葆：通“保”。

［3］兩儀：指陰陽。

［4］三才：指天、地、人。語本《易·説卦》。

［5］五内：指五臟。　　洞然：清楚明了貌。

［6］三垣：我國古代將天體恒星分爲三垣、二十八宿等。即太微垣、紫薇垣、天市垣。此指人體上、中、下三焦。

［7］治：司，主管。

［8］四大：此指身體。佛教以地、水、火、風爲四大，認爲四者分別包含堅、濕、暖、動四種性能，人體即由此構成，故代稱人體。

〔9〕五宮：指五臟。

〔10〕駒隙百年：謂人生短暫如同白駒過隙。語本《莊子·知北游》。此謂人的一生。

〔11〕二豎：指病。語見本教材《秦醫緩和》。

〔12〕苞：通"包"。

〔13〕指諸掌：喻事情非常明了。

〔14〕運氣：五運六氣。古代的醫家根據五行的運行和六氣的流轉，以推斷氣候變化和疾病發生的關係。

〔15〕連屬（zhǔ）：連接，連續。

〔16〕彙：同"彙"。聚合。

〔17〕該：具備。

〔18〕翼：輔助。

〔19〕歧貳：分歧。

〔20〕秋毫：鳥獸在秋天新長出來的細毛。比喻細微之物。

　　是役也[1]，余誠以前代諸賢註有未備，間有舛錯，掩質埋光，俾至道不盡明於世者，迨四千餘祀矣[2]。因敢忘陋效顰[3]，勉圖蚊負[4]，固非敢弄斧班門，然不屑沿街持鉢[5]。故凡遇駁正之處，每多不諱。誠知非雅，第以人心積習既久，訛以傳訛，即決長波猶虞難滌[6]，使辨之不力，將終無救正日矣。此余之所以載思而不敢避也[7]。

　　吁！余何人斯，敢妄正先賢之訓？言之未竟，知必有闕余之謬而隨議其後者[8]。其是其非[9]，此不在余，而在乎後之明哲矣。雖然，他山之石，可以攻玉[10]；斷流之水，可以鑑形；即壁影螢光[11]，能資志士；竹頭木屑[12]，曾利兵家。是編者倘亦有千慮之一得[13]，將見擇於聖人矣，何幸如之！獨以應策多門[14]，操觚隻手[15]。一言一字，偷隙毫端[16]。凡歷歲者三旬，易稿者數四，方就其業。所謂河海一流，泰山一壤[17]，蓋亦欲共掖其高深耳[18]。後世有子雲其憫余勞而錫之斤正焉[19]，豈非幸中又幸？而相成之德，謂孰非後進之吾師云。

　　時大明天啓四年[20]，歲次甲子黃鍾之吉[21]，景岳子自序於通一齋。

〔1〕役：事。

〔2〕迨：到。　　祀：同"祀"，年。《爾雅·釋天》："夏曰歲，商曰祀，周曰年。"

〔3〕效顰：喻不善模仿，弄巧成拙。語見《莊子·天運》。顰，同"矉"，皺眉。

〔4〕蚊負：蚊子負山。此喻擔任不堪勝任的使命。語見《莊子·應帝王》。

〔5〕持鉢：拿著飯鉢乞討。此謂一味依賴他人。

〔6〕虞：憂慮。

〔7〕載：通"再"。

〔8〕闞（kàn）：視，望。

〔9〕其是其非：是對還是錯。其……其……，是……還是……，表示選擇。

〔10〕他山之石可以攻玉：喻人可借助外力完善自己。語見《詩經·小雅·鶴鳴》。攻，治。

〔11〕壁影：《西京雜記》卷二："匡衡字稚圭，勤學而無燭，鄰舍有燭而不逮。衡乃穿壁引其光，以書映光而讀之。" 螢光：典出《晉書·車胤傳》："車胤家貧不常得油，夏月則練囊盛數十螢火以照書，以夜繼日焉。"

〔12〕竹頭木屑：喻尚可利用的廢置之材。《世說新語·政事》："（陶公）作荊州時，敕船官悉錄鋸木屑……值積雪始晴，聽事前除雪後猶濕，於是悉用木屑覆之……官用竹皆令錄厚頭，積之如山，後桓宣武伐蜀裝船，悉以作釘。"

〔13〕千慮之一得：謙稱自己的見解。語本《晏子春秋·雜下》："愚人千慮，必有一得。"

〔14〕應策：猶"對策"。古代科舉考試時就政事、經義等設問，由應試者對答，稱爲對策。這裏指需要解決的問題。

〔15〕操觚（gū）：執簡。謂寫作。

〔16〕毫端：筆下。

〔17〕河海一流泰山一壤：語本李斯《諫逐客書》："是以泰山不讓土壤，故能成其大；河海不擇細流，故能就其深。"

〔18〕掖：助成。

〔19〕錫：通"賜"。 斤正：猶"斧正"。請人修改詩文的敬辭。語本《莊子·徐無鬼》。

〔20〕天啓四年：1624年。天啓：明熹宗朱由校的年號。

〔21〕黃鍾：農曆十一月。 吉：每月初一。

句讀訓練

　　景岳名介賓別號通一子越之山陰人也其父爲定西侯客介賓年十四即從遊於京師天下承平奇才異士集於侯門介賓幼而潁齊遂徧交其長者是時金夢石工醫術介賓從之學盡得其傳以爲凡人陰陽但以血氣臟腑寒熱爲言此特後天之有形者非先天之無形者也病者多以後天戕先天治病者但知有形邪氣不顧無形元氣自劉河間以暑火立論專用寒涼其害已甚賴東垣論脾胃之火必務溫養救正實多丹溪出立陰虛火動之論寒涼之弊又復盛行故其註本草獨詳參附之用又慨世之醫者茫無定見勉爲雜應之術假兼備以倖中借和平以藏拙虛而補之又恐補之爲害復制之以消實而消之又恐消之爲害復制之以補若此者以藥治藥尚未遑又安望其及於病耶幸而偶愈亦不知其補之之力攻之之力耶及其不愈亦不知其補之爲害消之爲害耶是以爲人治病沈思病原單方重劑莫不應手霍然一時謁病者輻輳其門沿邊大帥皆遣金幣致之（明·黃宗羲《南雷文定前集·張景岳傳》）

七、温病條辨序

【題解】　本文選自清同治庚午（1870）六安求我齋重刻本《温病條辨》。作者汪廷珍（1757—1827），字玉粲，號瑟庵，山陽（今江蘇淮安）人，乾隆五十四年進士，官至禮部尚書，卒謚文端，著有《實事求是齋詩文集》。《温病條辨》的作者吳瑭（1758—1836），字鞠通，淮陰（今屬江蘇）人，清代著名温病學家。《温病條辨》除"卷首"外共六卷，完稿於1798年，由於"藏諸笥者久之"，直到1813年方才出版。該書采集前人有關温病的論述，結合個人的臨證經驗，按照三焦立論，分列上焦、中焦、下焦疾病的辨證和治法，同時兼顧葉天士的衛氣營血學説。方藥除來自《臨證指南醫案》等書外，多爲自已創設，叙述亦較分明。叙文分析温病"病多而方少"的原因，概述歷代"以傷寒之法療六氣之疴"所造成"輕者以重，重者以死"的嚴重後果，贊揚吳瑭"嗜學不厭，研理務精"的鑽研精神。

　　昔淳于公有言[1]：人之所病，病病多；醫之所病，病方少。夫病多而方少，未有甚於温病者矣。何也？六氣之中[2]，君相二火無論已[3]，風淫與燥無不兼温，惟寒水與温相反，然傷寒者必病熱。天下之病孰有多於温病者乎？方書始於仲景，仲景之書專論傷寒，此六氣中之一氣耳。其中有兼言風者，亦有兼言温者，然所謂風者，寒中之風，所謂温者，寒中之温。以其書本論傷寒也，其餘五氣概未之及，是以後世無傳焉。雖然，作者謂聖，述者謂明[4]。學者誠能究其文，通其義，化而裁之，推而行之[5]，以治六氣可也，以治内傷可也。亡如世鮮知十之才士[6]，以闕如爲恥[7]，不能舉一反三，惟務按圖索驥。

　　[1] 淳于公：即淳于意。西漢醫家。參見本教材《扁鵲倉公列傳》。

　　[2] 六氣：此指五運六氣之六氣，即太陽寒水、陽明燥金、少陽相火、太陰濕土、少陰君火、厥陰風木。

　　[3] 已：表確定語氣。相當於"了"。

　　[4] "作者"二句：語見《禮記·樂記》。創作的人稱聖人（指張仲景），闡述的人稱賢明的人（指注釋張仲景著作的人）。

　　[5] "化而裁之"二句：意爲加以變通。《周易·繫辭上》有"化而裁之謂之變，推而行之謂之通"句。

　　[6] 亡如：無奈。亡，通"無"。　　知十："聞一以知十"的略語。語見《論語·公冶長》。意爲觸類旁通。

　　[7] 闕（quē）如：謂存疑不言。語見《論語·子路》。

　　蓋自叔和而下，大約皆以傷寒之法療六氣之痾，禦風以絺[1]，指鹿爲馬，迨試而輒困，亦知其術之疏也[2]。因而沿習故方，略變藥味，沖和、解肌諸湯紛然著録[3]。至陶氏之書出[4]，遂居然以杜撰之傷寒，治天下之六氣。不獨仲景之書所未言者不能發明，竝仲景已定之書盡遭竄易。世俗樂其淺近，相與宗之，而生民之禍亟矣[5]。又有吳又可者，著《温疫論》，其方本治一時之時疫，而世誤以治常候之温熱[6]。最後若方中行、喻嘉言諸子，雖列温病於傷寒之外，而治法則終未離乎傷寒之中。惟金源劉河間守真氏者[7]，獨知熱病，超出諸家，所著六書分三焦論治[8]，而不墨守六經，庶幾幽室一鐙[9]，中流一柱[10]。惜其人樸而少文，其論簡而未暢，其方時亦雜而不精。承其後者又不能闡明其意，裨補其疏。而下士聞道若張景岳之徒[11]，方且怪而訾之。於是其學不明，其説不行。而世之俗醫遇温熱之病，無不首先發表，雜以消導，繼則峻投攻下，或妄用温補，輕者以重，重者以死，倖免則自謂己功，致死則不言己過。即病者亦但知膏肓難挽，而不悟藥石殺人。父以授子，師以傳弟，舉世同風，牢不可破。肺腑無語，冤鬼夜嗥[12]，二千餘年，略同一轍，可勝慨哉！

　　[1]絺（chī）：細葛布的衣服。

　　[2]疏：同“疏”。

　　[3]沖和：方劑名。指加減沖和湯。爲明代陶華在金朝張元素九味羌活湯的基礎上加減而成。　　解肌：方劑名。即柴葛解肌湯，又名乾葛解肌湯。陶華《傷寒六書·殺車捶法》方。

　　[4]陶氏之書：指陶華所著《傷寒六書》，又名《陶氏傷寒全書》。

　　[5]亟（qì）：屢次，一再。

　　[6]常候：常年的季候。

　　[7]金源：金朝的別稱。

　　[8]六書：指《河間六書》。包括劉完素所撰《黄帝素問宣明論方》《素問玄機原病式》《素問病機氣宜保命集》《傷寒直格論方》《傷寒標本心法類萃》及馬宗素所撰《傷寒醫鑒》。

　　[9]鐙：同“燈”。油燈。

　　[10]中流一柱：即中流砥柱。河南三門峽東有一石島，屹立於黄河激流中。比喻能擔當大事、支撐危局的人。語出《晏子春秋·內篇諫下》。

　　[11]下士聞道：謂下愚之人聽了高明的理論。語見《老子》第四十一章。

　　[12]嗥（háo）：哭叫。

　　我朝治治學明，名賢輩出，咸知泝原《靈》《素》[1]，問道長沙。自吳人葉天士氏《温病論》《温病續論》出[2]，然後當名辨物[3]。好學之士，咸知向方[4]；而貪常習故之流，猶且各是師説[5]，惡聞至論；其粗工則又略知疏節，未達精旨，施之於用，罕得十全。吾友鞠通吳子，懷救世之心，秉超悟之哲[6]，嗜學不厭[7]，研理務精，抗志以希古人[8]，虚心而師百氏，病斯世之貿貿也[9]。述先賢之格言，攄生平之心得[10]，窮源竟委，作爲是書。然猶未敢自信，且懼世之未信之也，藏諸笥者久之[11]。予謂學者之心固無自信時也，然以天下至多之病，而竟無應病之方，幸而得之，亟宜出而公之[12]。譬如拯溺救焚，豈待整冠束髮？況乎心理無異，大道不孤，是書一出，子雲其人必當旦暮遇之，且將有闡明其意，裨補其疎，使夭札之民咸登仁壽者[13]。此天下後世之幸，亦吳子之幸也。若夫《折楊》《皇荂》[14]，听然而笑[15]，《陽春》《白雪》，和僅數人，自古如斯。知我罪我[16]，一任當世，豈不善乎？吳子以爲然，遂相與評騭而授之梓[17]。

　　嘉慶十有七年壯月既望[18]，同里愚弟汪廷珍謹序。

［1］泝：後作“溯”。

［2］“自吳人”句：《温病論》《温病續論》，未詳。有葉桂門人顧景文記録整理而成的《温熱論》行世。

［3］當名辨物：指名實相符。語見《周易·繫辭下》。

［4］向方：遵循正確方向。

［5］是：認爲正確。

［6］超悟：徹悟。　　哲：明智。

［7］厭：滿足。

［8］抗志：高尚其志。抗：高。　　希：仰慕。

［9］貿貿（móumóu）：目不明貌。引申爲昏庸。

［10］攄（shū）：抒發。

［11］笥（sì）：指書箱。

［12］亟（jí）：疾速。

［13］夭札：遭疫病而早死。

［14］若夫：至於。　　折楊、皇荂：皆古代通俗樂曲名。語見《莊子·天地》。荂，同“華”。

［15］听（yǐn）然：笑貌。語見《史記·司馬相如列傳上》。

［16］知我罪我：語本《孟子·滕文公下》。罪，責怪。

［17］評騭（zhì）：評定。同義詞複用。　　梓：雕書印刷的木板。指印刷。

［18］嘉慶十有七年：1812 年。　　壯月：農曆八月的別稱。

句讀訓練

夫立德立功立言聖賢事也瑭何人斯敢以自任緣瑭十九歲時父病年餘至於不起瑭愧恨難名哀痛欲絕以爲父病不知醫尚復何顏立天地閒遂購方書伏讀於苫塊之餘至張長沙外逐榮勢内忘身命之論因慨然棄舉子業專事方術越四載猶子巧官病温初起喉痺外科吹以冰硼散喉遂閉又徧延諸時醫治之大抵不越雙解散人參敗毒散之外其於温病治法茫乎未之聞也後至發黃而死瑭以初學未敢妄贊一詞然於是證亦未得其要領蓋張長沙悲宗族之死作玉函經爲後世醫學之祖奈玉函中之卒病論亡於兵火後世學者無從傚效遂至各起異説得不償失又越三載來游京師檢校四庫全書得明季吳又可温疫論觀其議論宏闊實有發前人所未發遂專心學步焉細察其法亦不免支離駁雜大抵功過兩不相掩蓋用心良苦而學術未精也又徧考晉唐以來諸賢議論非不珠璧琳琅求一美備者蓋不可得其何以傳信於來兹瑭進與病謀退與心謀十閲春秋然後有得然未敢輕治一人癸丑歲都下温疫大行諸友强起瑭治之大抵已成壞病倖存活數十人其死於世俗之手者不可勝數嗚呼生民何辜不死於病而死於醫是有醫不若無醫也學醫不精不若不學醫也因有志採輯歷代名賢著述去其駁雜取其精微間附己意以及考驗合成一書名曰温病條辨然未敢輕易落筆又歷六年至於戊午吾鄉汪瑟庵先生促瑭曰來歲己未濕土正化二氣中温屬大行子盍速成是書或者有益於民生乎瑭愧不敏未敢自信恐以救人之心獲欺人之罪轉相傚效至於無窮罪何自贖哉然是書不出其得失終未可見因不揣固陋黽勉成章就正海内名賢指其疵謬歷爲駁正將萬世賴之無窮期也淮陰吳瑭自序（清·吳瑭《温病條辨·自序》）

單元四

人物傳記

導　語

　　人物傳記是指專門記載人物生平事迹的文章，是一種重要的歷史性文體。古代人物傳記大抵分爲兩大類，一是史傳，二是通行傳記。史傳是由史官編寫的載入正史中的人物傳記，凡二十四史中的人物傳記均屬此類。一般認爲人物傳記創始於漢代司馬遷的《史記》。《史記》開創了我國紀傳體的史學，同時也開創了我國的傳記文學，魯迅稱讚其爲“史家之絶唱，無韻之離騷”。“以傳代史”是司馬遷以降史書的一大特征，大多數人物傳記都是研究當時政治、軍事、經濟和文化的重要史料。傳記在形式上多仿效《史記》，并形成了一定的模式。司馬遷以本紀、世家、列傳三種體例寫人物傳記，成爲後世人物傳記在體裁上的範例，後世正史都保留紀和傳這兩種體裁。人物傳記在篇章結構上有一個相對固定的敘述模式。一般開頭寫傳主的姓字籍貫，再敘其生平事迹，最後寫傳主的死及其子孫的情況。篇末另有一段作者的話，或就傳主一生發表評論，或補充一些有關材料。這段話《史記》稱“太史公曰”，《漢書》用“贊曰”，《後漢書》有“論曰”“贊曰”，《三國志》則叫“評曰”。

　　史傳之外的通行傳記包括別傳和自傳。別傳是文人士大夫所寫的未載入史册的一般人物的傳記。這些傳記的立傳對象主要是社會下層人物，其目的是褒揚他們的品德情操和奇節異行，補史之缺。自傳是作者自敘生平事迹的傳記。此外，還有一些文章雖不以傳記名篇，但實際上也應屬於傳記之列，如行狀、碑傳、誄文之類，它們都要記述死者的世系、名字、爵里、行治、壽年，都具有傳記性質。一般行狀是爲死去的人向朝廷請求謚號之用，也可爲寫碑志和史官寫史傳提供素材。碑傳包括碑文和墓志，是記載死者生前事迹的文章，主要是爲了稱頌死者的功業德行，或表達敬仰之情或同情之心。誄文也是寫死者生平事迹的文章，一般是累列死者生前行迹，以表功績并確定謚号，但要受禮節約束，只能上對下、尊對卑，長對幼。誄文一般用韻文寫成，而且要求“榮始而哀終”。

　　醫家傳記資料見於正史、地方志、筆記、詩文集、族譜、類書等書籍中。正史中醫家傳記名稱不一，諸如《方術傳》《藝術傳》《方技傳》《處士傳》《隱逸傳》等。民間醫家多見諸方志、文集、族譜或類書中。醫家傳記主要記述的是醫家的生平和其醫學成就兩個方面，内容廣泛，涉及社會家庭背景、蒙童求學、個性、喜惡、特長、游歷、醫德和醫學成就等，并且都把醫家的醫學成就、醫術傳承和有價值的醫案放在突出的位置，以此來反映醫學的發展，介紹醫學流派的形成，評述個人對推動醫學發展所起的作用，確立醫家在醫學史上的地位。

一、扁鵲倉公列傳

【題解】 本文節選自 1959 年中華書局校點本《史記·扁鵲倉公列傳》。作者司馬遷（前 145—前 86？），字子長，西漢夏陽（今陝西韓城）人，杰出的史學家和文學家。《史記》原名《太史公書》，是我國第一部紀傳體通史，記述了上自黃帝下至漢武帝時長達三千多年的歷史，共一百三十篇，包括十二本紀、十表、八書、三十世家、七十列傳，不僅是歷史巨著，也是文學名著。本篇是一篇合傳，在扁鵲傳中，作者綜合歷代傳聞，塑造了一位頗具傳奇色彩的古代名醫扁鵲的形象。倉公傳記載了西漢名醫淳于意一生重要的醫事活動，著重記錄其診病的醫案（診籍），這是我國最早的醫案，也是研究醫史的珍貴資料。

扁鵲者[1]，勃海郡鄭人也[2]，姓秦氏[3]，名越人。少時為人舍長。舍客長桑君過，扁鵲獨奇之，常謹遇之[4]。長桑君亦知扁鵲非常人也。出入十餘年，乃呼扁鵲私坐，閒與語曰[5]：“我有禁方，年老，欲傳與公，公毋泄。”扁鵲曰：“敬諾[6]。”乃出其懷中藥予扁鵲：“飲是以上池之水三十日[7]，當知物矣。”乃悉取其禁方書盡與扁鵲。忽然不見，殆非人也。扁鵲以其言飲藥三十日，視見垣一方人[8]。以此視病，盡見五藏癥結，特以診脈為名耳[9]。為醫或在齊，或在趙。在趙者名扁鵲。

[1] 扁鵲：傳說為黃帝時名醫。後世尊稱良醫為扁鵲。此指秦越人。

[2] 勃海郡：古代郡名，今魯西北與冀東南一帶。 鄭：地名。

[3] 姓秦氏：姓秦。氏族部落時期，姓為族號，氏為分支。秦以後姓氏合二為一，氏即是姓。

[4] 謹遇：恭敬地接待。

[5] 閒（jiàn）：私下。

[6] 諾：應答辭。表示認可、遵從。

[7] 上池之水：舊指未沾及地面的水，如露水及竹木上的水。

[8] 垣（yuán）：矮牆。 一方：另一面。

[9] 特：只。

當晉昭公時[1]，諸大夫彊而公族弱[2]。趙簡子爲大夫[3]，專國事[4]。簡子疾，五日不知人。大夫皆懼，於是召扁鵲。扁鵲入，視病[5]。出，董安于問扁鵲[6]。扁鵲曰："血脈治也[7]，而何怪！昔秦穆公嘗如此，七日而寤。今主君之病與之同，不出三日必閒[8]。"居二日半，簡子寤。

［1］晉昭公：春秋時晉國國君姬夷，前531—前526年在位。

［2］公族：指國君的家族。

［3］趙簡子：即趙鞅，？—前475，嬴姓，趙氏，又名趙孟，謚號簡子。春秋後期晉國六卿之一。

［4］專：獨掌。

［5］扁鵲入視病：扁鵲診趙簡子疾，又見《史記·趙世家》《淮南子·齊俗訓》高誘注。時爲晉定公十一年，即前501年。

［6］董安于：又作"董安閼"。趙簡子的家臣。

［7］治：安定，正常。

［8］閒（jiàn）：病愈。

其後扁鵲過虢[1]。虢太子死。扁鵲至虢宮門下，問中庶子喜方者曰[2]："太子何病，國中治穰過於衆事[3]？"中庶子曰："太子病血氣不時，交錯而不得泄。暴發於外，則爲中害。精神不能止邪氣，邪氣畜積而不得泄，是以陽緩而陰急[4]，故暴蹷而死[5]。"扁鵲曰："其死何如時？"曰："雞鳴至今[6]。"曰："收乎[7]？"曰："未也，其死未能半日也。""言臣齊勃海秦越人也，家在於鄭，未嘗得望精光[8]，侍謁於前也。聞太子不幸而死，臣能生之。"中庶子曰："先生得無誕之乎[9]？何以言太子可生也？臣聞上古之時，醫有俞跗[10]，治病不以湯液醴灑[11]、鑱石撟引[12]、案扤毒熨[13]。一撥見病之應[14]，因五藏之輸[15]，乃割皮解肌，訣脈結筋[16]，搦髓腦[17]，揲荒爪幕[18]，湔浣腸胃[19]，漱滌五藏，練精易形。先生之方能若是，則太子可生也。不能若是，而欲生之，曾不可以告咳嬰之兒[20]。"終日[21]，扁鵲仰天歎曰："夫子之爲方也，若以管窺天，以郄視文[22]。越人之爲方也，不待切脈、望色、聽聲、寫形[23]言病之所在。聞病之陽，論得其陰；聞病之陰，論得其陽。病應見於大表[24]，不出千里，決者至衆，不可曲止也[25]。子以吾言爲不誠，試入診太子，當聞其耳鳴而鼻張。循其兩股，以至於陰，當尚温也。"中庶子聞扁鵲言，目眩然而不瞚[26]，舌撟然而不下[27]，乃以扁鵲言入報虢君。

［1］虢：古國名。前655年爲晉所滅。

［2］中庶子：官名，主管諸侯卿大夫的庶子的教育。

［3］治穰（ráng）：舉行除惡祛邪的祭祀。穰：通"禳"。

［4］陽緩而陰急：陽氣衰微，陰邪熾盛。

［5］厥（jué）：同"蹶"。暈倒。

［6］雞鳴：古代時辰之名，即丑時，相當於凌晨 1 ～ 3 時。

［7］收：收殮，裝棺。

［8］精光：儀容神采。

［9］誕：欺騙。

［10］俞跗（fū）：黃帝時的名醫。又寫作俞拊、俞柎、榆柎、臾跗等。

［11］醴灑（shī）：指酒劑。醴，甜酒。灑，通"釃"，濾過的酒。

［12］鑱（chán）石：石針。　　撟（jiǎo）引：導引。

［13］案扤（wù）：按摩。案，通"按"。扤，搖動。　　毒熨（wèi）：指用藥物加熱
熨貼。

［14］撥：治理。指診察。

［15］輸：通"腧（shù）"。腧穴。

［16］訣：通"決"，疏通。

［17］搦（nuò）：按壓。

［18］揲（shé）：取。　　荒：通"肓"。　　爪：抓取。此義後作"抓"。　　幕：通"膜"。

［19］湔（jiān）浣：清洗。

［20］咳（hái）嬰：剛會笑的嬰兒。咳：後作"孩"，嬰兒笑。

［21］終日：許久，良久。

［22］郄：同"隙"。

［23］寫形：指描述病況。寫，摹寫。

［24］大表：體表。

［25］曲止：詳盡。止：助詞。

［26］眩然：眼睛昏花的樣子。　　瞚：同"瞬"，眨眼。

［27］撟然：舉起貌。

　　虢君聞之大驚，出見扁鵲於中闕[1]。曰："竊聞高義之日久矣，然未嘗
得拜謁於前也。先生過小國，幸而舉之，偏國寡臣幸甚。有先生則活，無先
生則弃捐填溝壑[2]，長終而不得反[3]。"言未卒，因噓唏服臆[4]，魂精泄
橫[5]，流涕長潸[6]，忽忽承睞[7]，悲不能自止，容貌變更。扁鵲曰："若太子
病，所謂尸厥者也[8]。夫以陽入陰中，動胃繵緣[9]，中經維絡[10]，別下於三
焦、膀胱。是以陽脈下遂[11]，陰脈上爭，會氣閉而不通，陰上而陽內行[12]，
下內鼓而不起，上外絕而不爲使。上有絕陽之絡，下有破陰之紐，破陰絕陽，
色廢脈亂，故形靜如死狀。太子未死也。夫以陽入陰支蘭藏者生[13]，以陰入陽

支蘭藏者死。凡此數事，皆五藏蹷中之時暴作也。良工取之，拙者疑殆[14]。"

　　扁鵲乃使弟子子陽厲鍼砥石[15]，以取外三陽五會，有閒，太子蘇。乃使子豹爲五分之熨[16]，以八減之齊和煑之[17]，以更熨兩脅下，太子起坐。更適陰陽，但服湯二旬而復故。故天下盡以扁鵲爲能生死人。扁鵲曰："越人非能生死人也，此自當生者，越人能使之起耳[18]。"

　　[1]中闕（què）：即"闕中"。指宮門下。闕，宮門前兩側對稱的門樓。

　　[2]弃捐填溝壑："死"的婉稱。溝壑，山溝，借指野死之處。

　　[3]反：同"返"。

　　[4]服（bì）臆：心氣鬱結，悲傷貌。服：通"愊"。

　　[5]魂精：精神。　　泄橫：紛雜。

　　[6]涕：泪。　　潜：流泪。

　　[7]睞：同"睫"。

　　[8]尸蹷：古病名。突然昏倒，其狀如尸。

　　[9]纒（chán）緣：纏繞。纒：同"纏"。

　　[10]中經維絡：經脉受傷，絡脉被阻。維，結。

　　[11]遂：通"墜"。

　　[12]陰上而陽內行：陰氣上逆而陽氣下陷內行。

　　[13]支：抵抗。一說，脉絡的縱向枝節。　　蘭：通"闌"。阻隔。一說，脉絡的橫向枝節。

　　[14]殆：危險。一說，疑、殆同義。

　　[15]厲鍼砥石：打磨針石。厲，此義後作"礪"。礪、砥，皆爲磨刀石，此爲"磨"義。

　　[16]五分之熨：使藥力深入人體五分的熨法。

　　[17]八減之齊：指配伍、劑量相對於成人用量有所減少的藥劑。齊，此義後作"劑"。煑，同"煮"。

　　[18]起：治愈。

　　扁鵲過齊，齊桓侯客之[1]。入朝見，曰："君有疾在腠理[2]，不治將深。"桓侯曰："寡人無疾。"扁鵲出，桓侯謂左右曰："醫之好利也，欲以不疾者爲功。"後五日，扁鵲復見，曰："君有疾在血脈，不治恐深。"桓侯曰："寡人無疾。"扁鵲出，桓侯不悅。後五日，扁鵲復見，曰："君有疾在腸胃閒，不治將深。"桓侯不應。扁鵲出，桓侯不悅。後五日，扁鵲復見，望見桓侯而退走。桓侯使人問其故。扁鵲曰："疾之居腠理也，湯熨之所及也；在血脈，鍼石之所及也；其在腸胃，酒醪之所及也；其在骨髓，雖司命無奈之何[3]。今在骨髓，臣是以無請也。"後五日，桓侯體病，使人召扁鵲，扁鵲已逃去。桓侯遂死。

〔1〕齊桓侯：據裴駰《集解》認爲是戰國時的齊桓公田午，前375—前367年在位。但上距趙簡子已一百餘年，距虢太子時間更長，疑記載有誤。《韓非子·喻老》作蔡桓公。　　客之：以客禮相待，禮遇。

〔2〕腠理：皮膚、肌肉的紋理。

〔3〕司命：傳説中掌管生命的神。

使聖人預知微，能使良醫得蚤從事[1]，則疾可已，身可活也。人之所病，病疾多；而醫之所病，病道少。故病有六不治：驕恣不論於理，一不治也；輕身重財，二不治也；衣食不能適，三不治也；陰陽并[2]，藏氣不定，四不治也；形羸不能服藥，五不治也；信巫不信醫，六不治也。有此一者，則重難治也。

扁鵲名聞天下。過邯鄲，聞貴婦人[3]，即爲帶下醫[4]；過雒陽[5]，聞周人愛老人，即爲耳目痹醫；來入咸陽，聞秦人愛小兒，即爲小兒醫，隨俗爲變。秦太醫令李醯自知伎不如扁鵲也[6]，使人刺殺之。至今天下言脈者，由扁鵲也[7]。

〔1〕蚤：通"早"。

〔2〕陰陽并：指血氣不和。并，偏盛。一説，通"屏"，屏斥，排斥。

〔3〕貴：看重。

〔4〕帶下醫：婦科醫生。婦科病多在帶脈之下，故名。

〔5〕雒陽：即洛陽。東周王都所在地，故下文言"周人"。

〔6〕醯：音 xī。　　伎：通"技"。

〔7〕由：遵從。

太倉公者，齊太倉長[1]，臨菑人也，姓淳于氏，名意。少而喜醫方術。高后八年[2]，更受師同郡元里公乘陽慶[3]。慶年七十餘，無子，使意盡去其故方，更悉以禁方予之。傳黃帝、扁鵲之脈書，五色診病，知人死生，決嫌疑，定可治，及藥論，甚精。受之三年，爲人治病，決死生多驗。然左右行游諸侯，不以家爲家，或不爲人治病，病家多怨之者。

文帝四年中[4]，人上書言意，以刑罪當傳西之長安[5]。意有五女，隨而泣。意怒，罵曰："生子不生男，緩急無可使者[6]！"於是少女緹縈傷父之言，乃隨父西。上書曰："妾父爲吏，齊中稱其廉平，今坐法當刑[7]。妾切痛死者不可復生而刑者不可復續，雖欲改過自新，其道莫由，終不可得。妾願入身爲官婢，以贖父刑罪，使得改行自新也。”書聞，上悲其意，此歲中亦除肉刑法[8]。

[1]太倉：國家儲糧的大倉。

[2]高后：漢高祖劉邦之妻呂雉。高后八年即前180年。

[3]元里：地名。　　公乘（shèng）：複姓。

[4]文帝四年：前176年。

[5]傳（chuán）：遞解。

[6]緩急：指“急”。偏義複合詞。

[7]坐法當刑：犯法而判處肉刑。

[8]肉刑：指傷殘肉體的刑罰，如墨、劓（yì）、刖（fèi）、宮、大辟（pì）等。

　　意家居，詔召問所爲治病死生驗者幾何人也，主名爲誰[1]。

　　臣意對曰：齊郎中令循病，衆醫皆以爲蹙入中而刺之[2]。臣意診之，曰：“湧疝也[3]，令人不得前後溲。”循曰：“不得前後溲三日矣。”臣意飲以火齊湯[4]，一飲得前溲，再飲大溲，三飲而疾愈。病得之內[5]。所以知循病者，切其脈時，右口氣急[6]，脈無五藏氣，右口脈大而數。數者中下熱而湧，左爲下，右爲上，皆無五藏應，故曰湧疝。中熱，故溺赤也。

　　陽虛侯相趙章病，召臣意。衆醫皆以爲寒中，臣意診其脈曰：“迵風[7]。”迵風者，飲食下嗌而輒出不留[8]。法曰五日死，而後十日乃死。病得之酒。所以知趙章之病者，臣意切其脈，脈來滑，是內風氣也[9]。飲食下嗌而輒出不留者，法五日死，皆爲前分界法。後十日乃死，所以過期者，其人嗜粥，故中藏實，中藏實故過期。師言曰：“安穀者過期，不安穀者不及期。”

[1]主名：指當事人。

[2]蹙：通“厥”，逆氣。

[3]湧：同“涌”。

[4]火齊（jì）湯：一種主清火的湯藥。

[5]內：指房事。

[6]口：指寸口。

[7]迵（dòng）風：風邪遍入五臟之病。迵，透過。

[8]嗌（yì）：咽喉。

[9]內（nà）：受納。此義後作“納”。

　　齊中大夫病齲齒，臣意灸其左大陽明脈[1]，即爲苦參湯，日嗽三升[2]，出入五六日，病已。得之風及臥開口，食而不嗽。

　　菑川王美人懷子而不乳[3]，來召臣意。臣意往，飲以莨蔼藥一撮[4]，以酒飲之，旋乳[5]。臣意復診其脈，而脈躁。躁者有餘病，即飲以消石一齊[6]，出血，血如豆比五六枚[7]。

　　[1] 左大陽明脈：即左手陽明經，經齒中。

　　[2] 嗽：同"漱"。

　　[3] 美人：漢代嬪妃的稱號。　　不乳：難產。乳，產子。

　　[4] 莨蕩（làngdàng）：藥名，有解痙鎮靜作用。

　　[5] 旋：立刻。

　　[6] 消石：即火硝。有破瘀通滯作用。

　　[7] 豆比：即豆粒。《顏氏家訓·勉學》作"豆逼"。參徐復《通假字質疑》。

　　齊王黃姬兄黃長卿家有酒召客，召臣意。諸客坐，未上食。臣意望見王后弟宋建，告曰："君有病，往四五日，君要脅痛不可俛仰[1]，又不得小溲。不亟治，病即入濡腎[2]。及其未舍五藏[3]，急治之。病方今客腎濡[4]，此所謂'腎痺'也[5]。"宋建曰："然，建故有要脊痛[6]。往四五日，天雨，黃氏諸倩見建家京下方石[7]，即弄之。建亦欲效之，效之不能起，即復置之。暮，要脊痛，不得溺，至今不愈。"建病得之好持重。所以知建病者，臣意見其色，太陽色乾[8]，腎部上及界要以下者枯四分所，故以往四五日知其發也。臣意即爲柔湯使服之[9]，十八日所而病愈。

　　[1] 要：此義後作"腰"。　　俛：同"俯"。

　　[2] 濡（rú）：浸染。

　　[3] 舍：居。

　　[4] 客腎濡：指病邪自外侵入腎。

　　[5] 腎痺：病名。指腎氣閉塞不通。參見《素問·五藏生成篇》。

　　[6] 故：確實。

　　[7] 倩（qìng）：女婿。　　京：穀倉。

　　[8] 太陽：指足太陽膀胱經。

　　[9] 柔湯：指藥性溫和的湯劑。與"剛劑"相對。

　　問臣意："所診治病，病名多同而診異，或死或不死，何也？"對曰："病名多相類，不可知，故古聖人爲之脈法，以起度量，立規矩，縣權衡[1]，案繩墨[2]，調陰陽[3]，別人之脈，各名之，與天地相應，參合於人[4]。故乃別百病以異之，有數者能異之[5]，無數者同之。然脈法不可勝驗，診疾人以度異之，乃可別同名，命病主在所居。今臣意所診者，皆有診籍[6]。所以別之者，臣意所受師方適成，師死，以故表籍所診[7]，期決死生，觀所失所得者合脈法，以故至今知之。"

　　太史公曰：女無美惡，居宮見妒；士無賢不肖，入朝見疑。故扁鵲以其伎見殃，倉公乃匿迹自隱而當刑。緹縈通尺牘[8]，父得以後寧。故老子曰：美好者不祥之器[9]。豈謂扁鵲等邪？若倉公者，可謂近之矣。

　　[1] 縣（xuán）權衡：指公布標準。縣，此義後作"懸"。

　　[2] 案繩墨：指設立準繩。案，通"按"。

　　[3] 調（diào）陰陽：指辨察陰陽的屬性。調，測度、辨察。

　　[4] 參：檢驗，驗證。

　　[5] 數：技術。

　　[6] 診籍：診病的記錄，類似醫案。

　　[7] 表籍：記載。籍，記。

　　[8] 尺牘（dú）：書信。本指用以書寫的木片。

　　[9] 美好者不祥之器：語本《老子·三十一章》。

句讀訓練

　　扁鵲過趙趙王太子暴疾而死鵲造宮門曰吾聞國中卒有壞土之事得無有急乎中庶子之好方者應之曰然王太子暴疾而死扁鵲曰入言鄭醫秦越人能活太子中庶子難之曰吾聞上古之爲醫者曰苗父苗父之爲醫也以菅爲席以芻爲狗北面而祝發十言耳諸扶而來者舉而來者皆平復如故子之方能如此乎扁鵲曰不能又曰吾聞中古之爲醫者曰俞柎俞柎之爲醫也搦腦髓束肓莫炊灼九竅而定經絡死人復爲生人故曰俞柎子之方能若是乎扁鵲曰不能中庶子曰子之方如此譬若以管窺天以錐刺地所窺者甚大所見者甚少鈞若子之方豈足以變駭童子哉扁鵲曰不然物故有昧掭而中蛟頭掩目而別白黑者太子之疾所謂尸厥者也以爲不然入診之太子股陰當溫耳中焦焦如有嘯者聲然者皆可治也中庶子入報趙王趙王跣而趨出門曰先生遠辱幸臨寡人先生幸而有之則糞土之息得蒙天履地而長爲人矣先生不有之則先犬馬填溝壑矣言未已涕泣沾襟扁鵲遂爲診之先造軒光之竈八成之湯砥鍼礪石取三陽五輸子容擣藥子明吹耳陽儀反神子越扶形子游矯摩太子遂得復生天下聞之皆曰扁鵲能生死人鵲辭曰予非能生死人也特使夫當生者活耳夫死者猶不可藥而生也悲夫亂君之治不可藥而息也詩曰多將熇熇不可救藥甚之之辭也（漢·劉向《說苑·辨物》）

二、華佗傳

【題解】 本文節選自1959年中華書局校點本《三國志·魏書·華佗傳》。作者陳壽（233—297），字承祚，巴西安漢（今四川南充）人。曾在蜀漢和晉初擔任觀閣令史和著作郎，撰有《三國志》。《三國志》反映漢末魏蜀吳三國鼎立的錯綜複雜的政治形勢，是一部紀傳體的分國史，也是一部著名的歷史散文著作。後有南朝宋人裴松之爲《三國志》作注，援引魏晉之際的有關著作達兩百餘種，注文超過原文數倍。本文記載東漢末年傑出醫學家華佗的醫學成就。華佗發明的"麻沸散"早於歐洲使用麻醉劑1600年，在養生學方面創造了"五禽戲"。

華佗字元化，沛國譙人也[1]，一名旉[2]。游學徐土[3]，兼通數經[4]。沛相陳珪舉孝廉[5]，太尉黃琬辟[6]，皆不就[7]。曉養性之術[8]，時人以爲年且百歲，而貌有壯容[9]。又精方藥，其療疾，合湯不過數種，心解分劑[10]，不復稱量，煮熟便飲，語其節度[11]，舍去輒愈。若當灸，不過一兩處，每處不過七八壯[12]，病亦應除[13]。若當針，亦不過一兩處，下針言"當引某許[14]，若至，語人"，病者言"已到"，應便拔針，病亦行差[15]。若病結積在内，針藥所不能及，當須刳割者，便飲其麻沸散，須臾便如醉死，無所知，因破取。病若在腸中，便斷腸湔洗，縫腹膏摩，四五日差，不痛，人亦不自寤，一月之間即平復矣。

[1] 沛國：漢代分封的王國，在今安徽、江蘇、河南三省交界地區，以宿州市爲中心。　　譙（qiáo）：沛國縣名。今安徽亳（bó）州市譙城區。

[2] 旉（fū）：同"敷"。

[3] 游學：離開本鄉到外地求學。　　徐土：今徐州一帶。

[4] 數經：多種經書。經，指《易》《書》《詩》《禮》《春秋》等儒家經典著作。

[5] 沛相：沛國的最高行政長官。漢景帝平定吳、楚等"七國之亂"後，改封國的丞相爲相，由中央直接委派，掌握實權。　　孝廉：漢代選舉人才的科目。孝指孝子，廉指廉潔之士，後合稱孝廉。

[6] 太尉：官名。漢代掌握軍權的最高長官。　　辟（bì）：徵召。

[7] 就：就職，就任。

[8] 養性：養生。

[9] 且：將。

[10] 心解分劑：掌握合湯的藥物分量和藥物配伍比例。

[11] 節度：服藥的方法和注意事項。

〔12〕壯：量詞。一灸爲一壯。

〔13〕應：立即。

〔14〕引某許：謂針感循經絡延引到某處。許：處所。

〔15〕行：輒，即。　　差（chài）：病癒。此義後作"瘥"。

　　故甘陵相夫人有娠六月[1]，腹痛不安。佗視脈，曰："胎已死矣。"使人手摸知所在，在左則男，在右則女。人云"在左"，於是爲湯下之，果下男形，即愈。

　　府吏兒尋、李延共止[2]，俱頭痛身熱，所苦正同。佗曰："尋當下之，延當發汗。"或難其異[3]。佗曰："尋外實，延內實[4]，故治之宜殊。"即各與藥，明旦並起。

　　鹽瀆嚴昕與數人共候佗[5]，適至。佗謂昕曰："君身中佳否？"昕曰："自如常[6]。"佗曰："君有急病見於面，莫多飲酒。"坐畢歸，行數里，昕卒頭眩墮車[7]。人扶將還，載歸家，中宿死[8]。

　　故督郵頓子獻得病已差[9]，詣佗視脈。曰："尚虛，未得復，勿爲勞事[10]，御內即死。臨死，當吐舌數寸。"其妻聞其病除，從百餘里來省之，止宿交接。中間三日發病[11]，一如佗言。

　　彭城夫人夜之廁[12]，蠆螫其手[13]，呻呼無賴[14]。佗令溫湯近熱，漬手其中，卒可得寐，但旁人數爲易湯，湯令煖之[15]。其旦即愈。

　　軍吏梅平得病，除名還家[16]。家居廣陵[17]，未至二百里，止親人舍。有頃，佗偶至主人許，主人令佗視平。佗謂平曰："君早見我，可不至此。今疾已結，促去可得與家相見[18]，五日卒。"應時歸，如佗所刻[19]。

〔1〕故：過去，從前。　　甘陵：縣名，清河國都。故址在今河北清河縣。

〔2〕兒（ní）：姓。　　止：來到。

〔3〕難（nàn）：質問。

〔4〕尋外實延內實：據文義及《太平御覽》引文，當作"尋內實，延外實"。

〔5〕鹽瀆：縣名。故址在今江蘇鹽城西北。

〔6〕自：仍然。

〔7〕卒（cù）：通"猝"，突然。

〔8〕中宿（xiǔ）：半夜。

〔9〕督郵：官名。漢置。爲郡守佐吏，掌督察糾舉所領縣違法之事。

〔10〕勞事：房勞之事。下文"御內""交接"同此。

〔11〕間：間隔。

〔12〕彭城：東漢封國。故址在今江蘇徐州境內。

［13］蠆（chài）：蝎類毒蟲。　　螫（shì）：刺。

［14］無賴：無奈。

［15］煖：同"暖"。

［16］除名：除去名籍，取消原有身份。

［17］廣陵：郡名。即今江蘇揚州。

［18］促：速，趕快。

［19］刻：限定。

佗行道，見一人病咽塞，嗜食而不得下，家人車載欲往就醫。佗聞其呻吟，駐車往視，語之曰："向來道邊有賣餅家[1]，蒜虀大酢[2]，從取三升飲之，病自當去。"即如佗言，立吐蛇一枚[3]，縣車邊[4]，欲造佗[5]。佗尚未還，小兒戲門前，逆見[6]，自相謂曰："似逢我公，車邊病是也[7]。"疾者前入坐，見佗北壁縣此蛇輩約以十數。

又有一郡守病，佗以為其人盛怒則差，乃多受其貨而不加治，無何棄去[8]，留書罵之。郡守果大怒，令人追捉殺佗。郡守子知之，屬使勿逐[9]。守瞋恚既甚[10]，吐黑血數升而愈。

又有一士大夫不快[11]。佗云："君病深，當破腹取。然君壽亦不過十年，病不能殺君，忍病十歲，壽俱當盡，不足故自刳裂[12]。"士大夫不耐痛癢，必欲除之。佗遂下手，所患尋差[13]，十年竟死[14]。

廣陵太守陳登得病，胸中煩懣，面赤不食。佗脈之曰："府君胃中有蟲數升，欲成內疽，食腥物所為也。"即作湯二升，先服一升，斯須盡服之。食頃[15]，吐出三升許蟲，赤頭皆動，半身是生魚膾也[16]，所苦便愈。佗曰："此病後三期當發[17]，遇良醫乃可濟救。"依期果發動，時佗不在，如言而死。

太祖聞而召佗[18]，佗常在左右。太祖苦頭風，每發，心亂目眩。佗針鬲[19]，隨手而差。

李將軍妻病甚，呼佗視脈。曰："傷娠而胎不去。"將軍言："聞實傷娠，胎已去矣。"佗曰："案脈[20]，胎未去也。"將軍以為不然。佗舍去，婦稍小差。百餘日復動，更呼佗。佗曰："此脈故事有胎[21]。前當生兩兒，一兒先出，血出甚多，後兒不及生。母不自覺，旁人亦不寤，不復迎，遂不得生。胎死，血脈不復歸，必燥著母脊，故使多脊痛。今當與湯，並針一處，此死胎必出。"湯針既加，婦痛急如欲生者。佗曰："此死胎久枯，不能自出，宜使人探之。"果得一死男，手足完具，色黑，長可尺所[22]。

佗之絕技，凡此類也。

［1］向：剛才。　　餅：麵食的統稱。

〔2〕蒜齏（jī）：蒜泥。　　酢（cù）：後作“醋”。

〔3〕虵：同“蛇”。此指寄生蟲。

〔4〕縣：懸掛。此義後作“懸”。

〔5〕造：到，往。

〔6〕逆：迎面。

〔7〕車邊病：指車邊懸掛物反映的病。

〔8〕無何：不久。

〔9〕屬（zhǔ）：囑咐。此義後作“囑”。

〔10〕瞋恚（chēnhuì）：憤怒。

〔11〕不快：指身體不适。

〔12〕不足故自刳裂：不值得特地剖腹手術。故：特地。

〔13〕尋：隨即。

〔14〕竟：終究。

〔15〕食頃：吃一頓飯的時間。

〔16〕膾（kuài）：切細的肉絲。

〔17〕期（jī）：一周年。

〔18〕太祖：指曹操。曹丕稱帝後，追尊曹操爲武皇帝，其孫曹叡又定曹操的廟號爲太祖。

〔19〕鬲（gé）：膈俞穴。此義後作“膈”。

〔20〕案：通“按”。依據。

〔21〕故事：先例。此謂按照先例。

〔22〕可：大約。　　所：表示約數。

　　然本作士人，以醫見業[1]，意常自悔。後太祖親理[2]，得病篤重，使佗專視。佗曰：“此近難濟，恒事攻治，可延歲月。”佗久遠家思歸，因曰：“當得家書[3]，方欲暫還耳。”到家，辭以妻病，數乞期不反[4]。太祖累書呼，又敕郡縣發遣[5]。佗恃能厭食事[6]，猶不上道。太祖大怒，使人往檢：若妻信病[7]，賜小豆四十斛[8]，寬假限日；若其虛詐，便收送之[9]。於是傳付許獄[10]，考驗首服[11]。荀彧請曰[12]：“佗術實工，人命所縣[13]，宜含宥之[14]。”太祖曰：“不憂，天下當無此鼠輩耶？”遂考竟佗[15]。佗臨死，出一卷書與獄吏，曰：“此可以活人。”吏畏法不受，佗亦不彊，索火燒之。佗死後，太祖頭風未除。太祖曰：“佗能愈此。小人養吾病，欲以自重，然吾不殺此子，亦終當不爲我斷此根原耳。”及後愛子倉舒病困[16]，太祖歎曰：“吾悔殺華佗，令此兒彊死也[17]。”

初，軍吏李成苦欬嗽，晝夜不寤[18]，時吐膿血，以問佗。佗言："君病腸臃[19]，欬之所吐，非從肺來也。與君散兩錢[20]，當吐二升餘膿血訖，快[21]。自養，一月可小起，好自將愛[22]，一年便健。十八歲當一小發，服此散，亦行復差。若不得此藥，故當死[23]。"復與兩錢散，成得藥去。五六歲，親中人有病如成者，謂成曰："卿今彊健，我欲死，何忍無急去藥以待不祥[24]？先持貸我，我差，爲卿從華佗更索。"成與之。已故到譙[25]，適值佗見收，忽忽不忍從求[26]。後十八歲，成病竟發，無藥可服，以至於死。

［1］以醫見業：謂把從事醫療當成職業。

［2］親理：親自處理國事。

［3］當：剛剛。

［4］數（shuò）：多次。

［5］敕（chì）：命令。　　發遣：使離去。

［6］食事：爲事。指侍奉曹操之事。

［7］信：確實。

［8］斛（hú）：宋以前以十斗爲一斛。

［9］收：拘捕。

［10］傳：遞解，遞送。　　許：許昌。漢獻帝建安元年（196），曹操將東漢都城由洛陽遷至許昌。

［11］考驗：審訊驗實。　　首服：同"首伏"。坦白服罪。

［12］荀彧（yù）：曹操的謀士。字文若。

［13］縣：維繫。此義後作"懸"。

［14］含宥：寬恕。

［15］考竟：刑訊致死。《釋名·釋喪制》："獄死曰考竟。考得其情，竟其命於獄也。"

［16］倉舒：曹冲（196—208）之字。

［17］彊死：謂死於非命。

［18］寤：當作"寐"。入睡。《後漢書·方術列傳》作"寐"，是。

［19］臃：同"癰"。毒瘡。

［20］錢：指錢匕。古代量取藥末的器具。用漢代的五銖錢量取藥末至不散落爲一錢匕，約今兩克餘。

［21］快：舒暢。

［22］將愛：保養。

［23］故：必定。

［24］去（jǔ）：藏。此義後作"弆"。

［25］已：隨後，隨即。　　故：特地。

〔26〕怱怱：匆促。

　　廣陵吳普、彭城樊阿皆從佗學。普依準佗治[1]，多所全濟。佗語普曰："人體欲得勞動[2]，但不當使極爾[3]。動搖則穀氣得消，血脈流通，病不得生，譬猶戶樞不朽是也。是以古之仙者爲導引之事，熊頸鴟顧[4]，引輓腰體[5]，動諸關節，以求難老。吾有一術，名五禽之戲[6]：一曰虎，二曰鹿，三曰熊，四曰猨[7]，五曰鳥。亦以除疾，並利蹄足，以當導引。體中不快，起作一禽之戲，沾濡汗出，因上著粉[8]，身體輕便，腹中欲食。"普施行之，年九十餘，耳目聰明，齒牙完堅。阿善針術。凡醫咸言背及胸藏之間不可妄針，針之不過四分，而阿針背入一二寸，巨闕胸藏針下五六寸[9]，而病輒皆瘳[10]。阿從佗求可服食益於人者，佗授以漆葉青黏散。漆葉屑一升，青黏屑十四兩，以是爲率[11]。言久服去三蟲[12]，利五藏，輕體，使人頭不白。阿從其言，壽百餘歲。漆葉處所而有[13]，青黏生於豐、沛、彭城及朝歌云[14]。

〔1〕依準：依照。

〔2〕勞動：運動，活動。

〔3〕極：疲憊。

〔4〕熊頸鴟（chī）顧：像熊那樣直立，像鴟鳥那樣左右回顧。《後漢書・方術列傳》作"經"。

〔5〕引輓：伸展。輓，同"挽"。

〔6〕五禽之戲：華佗模仿五種動物的動作而創造的保健體操。禽，鳥獸總稱。

〔7〕猨：同"猿"。

〔8〕因：就，於是。　　上：體表。

〔9〕巨闕：穴位名。在臍上6寸。

〔10〕瘳（chōu）：病愈。

〔11〕率（lǜ）：比例。

〔12〕三蟲：多種寄生蟲。

〔13〕處所：處處。

〔14〕豐：今江蘇豐縣。　　沛：今江蘇沛縣東。　　朝（zhāo）歌：今河南淇縣。　　云：句末語氣詞。

句讀訓練

　　史稱華佗以恃能厭事爲曹公所怒苟文若請曰佗術實工人命係焉宜議能以宥曹公曰憂天下無此鼠輩邪遂考竟佗至蒼舒病且死見醫不能生始有悔之之歎嗟乎以操之明略見幾然猶輕殺材能如是文若之智力地望以的然之理攻之然猶不能返

其恚執柄者之恚真可畏諸亦可慎諸原夫史氏之書於册也是使後之人寬能者之刑納賢者之論而懲暴者之輕殺故自恃能至有悔悉書焉後之惑者復用是爲口實悲哉夫賢能不能無過苟置於理矣或必有寬之之請彼壬人皆曰憂天下無材邪曾不知悔之日方痛材之不可多也或必有惜之之歎彼壬人皆曰譬彼死矣將若何曾不知悔之日方痛生之不可再也可不謂大哀乎（唐·劉禹錫《劉賓客文集·華佗論》）

三、郭玉費長房傳

【題解】　本文選自 1965 年中華書局校點本《後漢書·方術列傳》。作者范曄（398—445），字蔚宗，順陽（今河南淅川）人，南朝宋時著名史學家。《後漢書》凡一百二十卷，分紀、志和列傳三部分，記載了上自漢光武帝劉秀、下迄漢獻帝劉協 196 年的歷史。《郭玉傳》記述了東漢名醫郭玉的醫學淵源及其在針術和脉學方面的成就。《費長房傳》記述了神話人物費長房學藝的神奇經歷。"懸壺"典故即出于此篇。

郭玉者，廣漢雒人也[1]。初，有老父不知何出[2]，常漁釣於涪水[3]，因號涪翁[4]。乞食人閒，見有疾者，時下針石，輒應時而效。乃著《針經》《診脉法》傳於世。弟子程高尋求積年，翁乃授之。高亦隱跡不仕。玉少師事高，學方診六微之技[5]、陰陽隱側之術。和帝時[6]，爲太醫丞[7]，多有效應。帝奇之，仍試令嬖臣美手腕者與女子雜處帷中[8]，使玉各診一手，問所疾苦。玉曰："左陽右陰，脉有男女，狀若異人。臣疑其故。"帝歎息稱善[9]。

　[1] 廣漢：郡名，漢高祖置。治所在乘鄉（一作"繩鄉"，今四川金堂東），東漢移治雒縣。　雒：東漢縣名，今四川廣漢市北。

　[2] 老父：對男性老者的尊稱。

　[3] 涪（fú）水：即四川涪江，源出於四川松潘縣東北雪欄山，至合川入嘉陵江。

　[4] 涪翁：約爲光武時人，其姓名已不可考。精於針術。

　[5] 方診六微：處方、診斷和三陰三陽脉候。

　[6] 和帝：指東漢和帝劉肇，89—105 在位。

　[7] 太醫丞：太醫令的下屬醫官，協助太醫令掌管醫事。

　[8] 嬖（bì）臣：皇帝寵幸的近臣。

　[9] 歎息：贊歎。

玉仁愛不矜[1]，雖貧賤廝養[2]，必盡其心力，而醫療貴人，時或不愈。帝乃令貴人羸服變處[3]，一針即差。召玉詰問其狀，對曰："醫之爲言意也。腠理至微，隨氣用巧[4]，針石之閒，毫芒即乖[5]。神存於心手之際，可得解而不可得言也。夫貴者處尊高以臨臣，臣懷怖懾以承之。其爲療也，有四難焉：自用意而不任臣[6]，一難也；將身不謹[7]，二難也；骨節不彊，不能使藥，三難也；好逸惡勞，四難也。針有分寸，時有破漏[8]；重以恐懼之心，加以裁慎之志[9]，臣意且猶不盡，何有於病哉！此其所爲不愈也。"帝善其對。年老卒官。

[1]矜：驕傲，自負。

[2]厮養：干粗雜活的仆役。

[3]羸服：穿貧賤人的衣服。　變處：改變其居處。

[4]巧：指針刺技巧。

[5]乖：差錯。

[6]任：信任。

[7]將：養，調養。

[8]破漏：指用針之時日有禁忌，不可衝破。漏，古代滴水計時的用具。

[9]裁慎：決斷病情小心謹慎。裁，裁斷。

　　費長房者，汝南人也[1]。曾爲市掾[2]。市中有老翁賣藥，懸一壺於肆頭[3]，及市罷，輒跳入壺中。市人莫之見，惟長房於樓上覩之[4]。異焉，因往再拜奉酒脯[5]。翁知長房之意其神也[6]，謂之曰：“子明日可更來。”長房旦日復詣翁[7]，翁乃與俱入壺中。惟見玉堂嚴麗[8]，旨酒甘肴盈衍其中[9]，共飲畢而出。翁約不聽與人言之[10]。後乃就樓上候長房曰：“我神仙之人，以過見責，今事畢當去，子寧能相隨乎？樓下有少酒，與卿爲別。”長房使人取之，不能勝。又令十人扛之，猶不舉。翁聞，笑而下樓，以一指提之而上。視器如一升許，而二人飲之終日不盡。

[1]汝南：河南省駐馬店市東部，古屬豫州。

[2]市掾（yuàn）：管理市場的小官。

[3]肆頭：街頭，指市集上。

[4]覩：同“睹”。

[5]酒脯：酒肉。脯，乾肉。

[6]意：認爲。

[7]旦日：明日。

[8]嚴麗：莊嚴華麗。

[9]旨酒甘肴：美味佳餚。旨，味美。　盈衍：充滿。

[10]聽：允許。

　　長房遂欲求道，而顧家人爲憂。翁乃斷一青竹，度與長房身齊，使懸之舍後。家人見之，即長房形也，以爲縊死，大小驚號，遂殯葬之。長房立其傍[1]，而莫之見也。於是遂隨從入深山，踐荆棘於羣虎之中，留使獨處，長房不恐。又臥於空室，以朽索懸萬斤石於心上，衆蛇競來齧索且斷，長房亦不移。翁還，撫之曰：“子可教也。”復使食糞，糞中有三蟲，臭穢特甚，長房意惡之。翁曰：“子幾得道，恨於此不成[2]，如何！”

［1］傍：通“旁”。

［2］恨：遺憾。

　　長房辭歸，翁與一竹杖，曰：“騎此任所之，則自至矣。既至，可以杖投葛陂中也[1]。”又爲作一符，曰：“以此主地上鬼神。”長房乘杖，須臾來歸[2]，自謂去家適經旬日[3]，而已十餘年矣。即以杖投陂，顧視則龍也。家人謂其久死，不信之。長房曰：“往日所葬，但竹杖耳。”乃發冢剖棺[4]，杖猶存焉。遂能醫療衆病，鞭笞百鬼，及驅使社公[5]。或在它坐，獨自恚怒。人問其故，曰：“吾責鬼魅之犯法者耳。”

［1］陂（bēi）：池塘湖泊。

［2］須臾：片刻。

［3］適：剛剛。　　旬日：十天。亦指較短的時日。

［4］發冢：挖開墳墓。

［5］社公：土地神。

句讀訓練

　　范曄字蔚宗順陽人車騎將軍泰少子也母如廁產之額爲磚所傷故以磚爲小字出繼從伯弘之襲封武興縣五等侯少好學博涉經史善爲文章能隸書曉音律年十七州辟主簿不就高祖相國掾彭城王義康冠軍參軍隨府轉右軍參軍入補尚書外兵郎出爲荊州別駕從事史尋召爲秘書丞父憂去職服終爲征南大將軍檀道濟司馬領新蔡太守道濟北征曄憚行辭以腳疾上不許使由水道統載器仗部伍軍還爲司徒從事中郎頃之遷尚書吏部郎元嘉元年冬彭城太妃薨將葬祖夕僚故並集東府曄弟廣淵時爲司徒祭酒其日在直曄與司徒左西屬王深宿廣淵許夜中酣飲開北牖聽挽歌爲樂義康大怒左遷曄宣城太守不得志乃刪衆家後漢書爲一家之作在郡數年遷長沙王義欣鎮軍長史加寧朔將軍兄暠爲宜都太守嫡母隨暠在官十六年母亡報之以疾曄不時奔赴及行又攜妓妾自隨爲禦史中丞劉損所奏太祖愛其才不罪也服闋爲始興王濬後軍長史領南下邳太守及濬爲揚州未親政事悉以委曄尋遷左衛將軍太子詹事曄長不滿七尺肥黑禿眉須善彈琵琶能爲新聲上欲聞之屢諷以微旨曄僞若不曉終不肯爲上彈上嘗宴飲歡適謂曄曰我欲歌卿可彈曄乃奉旨上歌既畢曄亦止弦（《宋書·范曄傳》）

四、皇甫謐傳

【題解】　本文節選自 1974 年中華書局校點本《晉書·皇甫謐傳》。《晉書》爲唐代房玄齡等人編撰，凡 130 卷，記載了兩晉封建王朝的興亡史。本文記述了魏晉時期醫學家和文史學家皇甫謐的生平事迹。他將《素問》《針經》《明堂孔穴針灸治要》三書分類合編，撰成《針灸甲乙經》一書，是我國現存最早、內容較完整的一部針灸學專著。

　　皇甫謐，字士安，幼名靜，安定朝那人[1]，漢太尉嵩之曾孫也[2]。出後叔父[3]，徙居新安[4]。年二十，不好學，游蕩無度，或以爲癡。嘗得瓜果，輒進所後叔母任氏。任氏曰：《孝經》云：'三牲之養，猶爲不孝[5]，'汝今年餘二十，目不存教[6]，心不入道，無以慰我。"因歎曰："昔孟母三徙以成仁[7]，曾父烹豕以存教[8]，豈我居不卜鄰[9]，教有所闕[10]？何爾魯鈍之甚也！修身篤學，自汝得之，於我何有！"因對之流涕。謐乃感激[11]，就鄉人席坦受書，勤力不怠。居貧，躬自稼穡，帶經而農，遂博綜典籍百家之言。沈靜寡欲，始有高尚之志[12]，以著述爲務，自號玄晏先生。著《禮樂》《聖眞》之論[13]。後得風痹疾，猶手不輟卷。

　　[1]朝那（zhū nuó）：漢置，安定郡朝那縣。在今寧夏彭陽縣西。

　　[2]漢太尉嵩：皇甫嵩。東漢靈帝時爲北地太守，以破黃巾功，領冀州牧，拜太尉。

　　[3]出後：出繼，過繼給他人爲後代。

　　[4]新安：古郡名，在今浙江淳安西。

　　[5]"三牲"二句：即使天天用三牲美味佳餚奉養，還是不孝之子。見《孝經·紀孝行章》："事親者，居上不驕，爲下不亂，在醜不爭。居上而驕則亡，爲下而亂則刑，在醜而爭則兵。三者不除，雖日用三牲之養，猶爲不孝也。"醜，衆。三牲，牛、羊、豕。舊俗一牛、一羊、一豕稱爲"太牢"，是最高等級的宴會或祭祀的標準。

　　[6]存：留意、關注。

　　[7]孟母三徙：相傳孟軻幼年時，孟母爲選擇良好的環境來教育他，多次遷居。事見西漢劉向《列女傳·母儀傳》和東漢趙岐《孟子題辭》。

　　[8]曾父烹豕：曾參妻欲往集市，其子隨之啼哭，其妻哄子讓其回去，説等自己回來後殺豬給他吃。等她自集市歸來，曾參欲殺豬，其妻説與兒戲言，曾參認爲不能失信於子，終殺豬以取信。事見《韓非子·外儲説左上》。

　　[9]卜：選擇。

　　[10]闕：缺誤，疏失。

　　[11]感激：內心受到感動與激發。

［12］高尚之志：志守高潔，不願曲節求仕。《易·蠱》："不事王侯，高尚其事。"

［13］禮樂聖眞：皇甫謐早年著作，已佚。清代吳士鑒《補晉書·經籍志》有載。

　　或勸謐修名廣交[1]，謐以爲非聖人孰能兼存出處[2]，居田里之中亦可以樂堯舜之道，何必崇接世利[3]，事官鞅掌[4]，然後爲名乎？作《玄守論》以答之，曰：

　　或謂謐曰："富貴人之所欲，貧賤人之所惡，何故委形待於窮而不變乎[5]？且道之所貴者，理世也[6]；人之所美者，及時也[7]。先生年邁齒變，饑寒不贍[8]，轉死溝壑[9]，其誰知乎？"謐曰："人之所至惜者，命也；道之所必全者，形也；性形所不可犯者，疾病也。若擾全道以損性命[10]，安得去貧賤存所欲哉？吾聞食人之祿者懷人之憂，形强猶不堪，況吾之弱疾乎！且貧者士之常，賤者道之實，處常得實，沒齒不憂[11]，孰與富貴擾神耗精者乎[12]？又生爲人所不知，死爲人所不惜，至矣！喑聾之徒[13]，天下之有道者也。夫一人死而天下號者，以爲損也；一人生而四海笑者，以爲益也，然則號笑非益死損生也。是以至道不損，至德不益。何哉？體足也[14]。如迴天下之念以追損生之禍[15]，運四海之心以廣非益之病，豈道德之至乎！夫唯無損，則至堅矣；夫唯無益，則至厚矣。堅故終不損，厚故終不薄。苟能體堅厚之實，居不薄之眞，立乎損益之外，游乎形骸之表[16]，則我道全矣。"

　　遂不仕。耽翫典籍[17]，忘寢與食，時人謂之"書淫"。或有箴其過篤[18]，將損耗精神。謐曰："朝聞道，夕死可矣，況命之修短分定懸天乎[19]！"

　　叔父有子既冠，謐年四十喪所生後母，遂還本宗。

［1］修名：追求名譽。

［2］出處：謂出仕和隱退。

［3］崇接世利：崇尚追求功名利祿。

［4］鞅掌：謂職事紛擾繁忙。

［5］委形：置身。

［6］理世：治理天下。

［7］及時：逢時，謂得到有利時機。

［8］贍：富足。

［9］轉死溝壑：謂棄屍於山溝。

［10］擾全道：擾亂保全身體之道。

［11］沒齒：終身。

［12］孰與：與……相比，哪一種更好？　　耗：同"耗"。消耗。

［13］喑（yīn）聾之徒：啞巴和聾子。喻對事物不聞不問、閉目塞聽之人。

［14］體：本體，本性。

［15］迴：運轉。下句“運”義同。

［16］表：外。

［17］耽翫：專心研習。翫，同“玩”。研習。

［18］箴：規勸，告誡。

［19］分（fèn）定：命定。

　　城陽太守梁柳，謐從姑子也[1]，當之官[2]，人勸謐餞之。謐曰：“柳爲布衣時過吾，吾送迎不出門，食不過鹽菜[3]，貧者不以酒肉爲禮。今作郡而送之[4]，是貴城陽太守而賤梁柳，豈中古人之道[5]，是非吾心所安也。”

　　［1］從姑：父親的堂姊妹。

　　［2］之官：上任，前往任所。

　　［3］鹽菜：鹽漬的蔬菜。

　　［4］作郡：指擔任一郡長官。

　　［5］中（zhòng）：符合。

　　其後武帝頻下詔敦逼不已[1]，謐上疏自稱草莽臣，曰：“臣以尪弊[2]，迷於道趣[3]，因疾抽簪[4]，散髮林皋，人綱不閑[5]，鳥獸爲羣。陛下披榛採蘭[6]，並收蒿艾[7]，是以皋陶振褐，不仁者遠[8]。臣惟頑蒙[9]，備食晉粟，猶識唐人擊壤之樂[10]，宜赴京城，稱壽闕外[11]。而小人無良，致災速禍[12]，久嬰篤疾[13]，軀半不仁，右腳偏小[14]，十有九載。又服寒食藥，違錯節度，辛苦荼毒[15]，于今七年。隆冬裸袒食冰，當暑煩悶，加以咳逆，或若溫瘧，或類傷寒，浮氣流腫，四肢酸重。於今困劣，救命呼噏[16]，父兄見出[17]，妻息長訣。仰迫天威，扶輿就道[18]，所苦加焉，不任進路，委身待罪，伏枕歎息。臣聞韶衛不並奏，雅鄭不兼御，故郤子入周，禍延王叔[19]；虞丘稱賢，樊姬掩口[20]。君子小人，禮不同器，況臣穅糩[21]，糅之彫胡[22]？庸夫錦衣，不稱其服也。竊聞同命之士[23]，咸以畢到，唯臣疾疢[24]，抱釁牀蓐[25]，雖貪明時，懼斃命路隅。設臣不疾，已遭堯舜之世，執志箕山[26]，猶當容之。臣聞上有明聖之主，下有輸實之臣[27]；上有在寬之政，下有委情之人。唯陛下留神垂恕，更旌瓌俊[28]，索隱於傅巖[29]，收釣於渭濱[30]，無令泥滓久濁清流。”謐辭切言至，遂見聽許。

　　太康三年卒，時年六十八。謐所著詩賦誄頌論難甚多，又撰《帝王世紀》《年曆》，《高士》《逸士》《列女》等傳，《玄晏春秋》，並重於世。門人摯虞、張軌、牛綜、席純，皆爲晉名臣。

〔1〕敦逼：敦促逼迫。

〔2〕尪（wāng）弊：衰病疲困。尪，同“尩”。羸弱。

〔3〕道趣：修道的意趣。

〔4〕抽簪：謂棄官引退。古時官員須束髮整冠，用簪連冠於髮，故稱引退爲“抽簪”。

〔5〕閑：通“嫻”。熟悉。

〔6〕披榛採蘭：喻選拔人才。

〔7〕蒿艾：此處指草野之士。

〔8〕“皋陶（gāoyáo）”二句：意指選拔仁者爲官，不仁者就會遠離。皋陶，傳說爲舜之臣，掌刑獄之事。皋，同“皐”。振褐，即“振於褐”，得以從社會底層起用。振，舉拔，起用。褐，卑賤的人。語見《論語·顏淵》：“舜有天下，選於衆，舉皋陶，不仁者遠矣。湯有天下，選於衆，舉伊尹，不仁者遠矣。”

〔9〕惟：雖然。

〔10〕擊壤之樂：相傳唐堯時老人擊壤歌詠於道，是當時太平盛世的表現。擊壤，古代的一種游戲。把一塊鞋狀的木片當靶子，在一段距離之外用另一塊木片去投擲它，擊中的就算得勝。漢代王充《論衡·藝增》：“傳曰：有年五十擊壤於路者。”《藝文類聚》卷十一引晉代皇甫謐《帝王世紀》：“（帝堯之世）天下大和，百姓無事，有五十老人擊壤於道。”後因以“擊壤”爲頌太平盛世的典故。

〔11〕稱壽：祝長壽。

〔12〕速：招致。

〔13〕嬰：遭受。

〔14〕偏小：謂偏癱萎縮。

〔15〕辛苦荼毒：謂身體因遭受寒食散的毒害而痛苦難受。

〔16〕呼噏（xī）：形容時間極其短暫，指情勢危急。噏，同“吸”。

〔17〕見出：謂離棄我。

〔18〕扶輿：勉强扶持。　就道：上路。

〔19〕“郤子”二句：魯成公十六年（前575）晉師在鄢陵大敗楚軍。晉厲公委派郤至入周報功。郤至歸功於己，并重賂周大夫王叔簡公。王叔即唆使在朝公卿上言簡王擢升郤至爲上卿。郤至返晉，即於次年被晉厲公處死。王叔因此而受到牽累。事見《國語·周語中》。

〔20〕“虞丘”二句：春秋虞丘子任楚相十餘年，從未舉賢良斥不肖，楚莊王卻稱其爲賢相，遂遭致夫人樊姬嘲笑。事見西漢劉向《列女傳·賢明傳·楚莊樊姬》。

〔21〕糠麷（kuàng）：指粗劣的食糧。此用作自謙之辭。糠，同“糠”。麷，麥麩。

〔22〕糅：混雜。　彫胡：菰米。古代六穀之一。

〔23〕同命：一同受命。

［24］疾疢（chèn）：泛指疾病。

［25］抱釁（xìn）：負罪。釁，罪。

［26］箕（jī）山：相傳堯欲讓天下於許由，許由不受而避隱於箕山。後遂以箕山爲退隱不仕的典故。

［27］輸實：竭盡忠誠。

［28］旌（jīng）：識別，辨明。　　瓌俊：指才俊之士。瓌，同"瑰"。

［29］索隱於傅巖：到傅巖訪求隱士。傅巖，古地名，在今山西省平陸縣東。相傳商王武丁的大臣傅説爲奴隸時曾從事版築於此，後世常用來指賢者隱遁之處。

［30］收釣於渭濱：到渭河之濱訪求釣者。傳説姜子牙曾垂釣於渭濱，周文王訪賢得之。

<h2 style="text-align:center">句讀訓練</h2>

按七略藝文志黃帝内經十八卷今有鍼經九卷素問九卷二九十八卷即内經也亦有所亡失其論遐遠然稱述多而切事少有不編次比按倉公傳其學皆出於素問論病精微九卷是原本經脉其義深奧不易覽也又有明堂孔穴鍼灸治要皆黃帝岐伯遺事也三部同歸文多重複錯互非一甘露中吾病風加苦聾百日方治要皆淺近乃撰集三部使事類相從删其浮辭除其重複論其精要至爲十二卷易曰觀其所聚而天地之情事見矣況物理乎事類相從聚之義也夫受先人之體有八尺之軀而不知醫事此所謂遊魂耳若不精通於醫道雖有忠孝之心仁慈之性君父危困赤子塗地無以濟之此固聖賢所以精思極論盡其理也由此言之焉可忽乎其本論其文有理雖不切於近事不甚删也若必精要俟其閒暇當撰覈以爲教經云爾（晉·皇甫謐《針灸甲乙經·序》）

五、錢仲陽傳

【題解】　本文選自清康熙起秀堂影宋刻本《錢氏小兒藥證直訣》，并參校清光緒十七年內閣中書周學海刻本。作者劉跂（qǐ），字斯立，號學易老人，河北東光人。宋神宗元豐二年進士，宋徽宗政和末年卒，著有《學易集》八卷。錢乙《小兒藥證直訣》一書，爲其弟子閻季忠（又作孝忠）整理編纂而成，爲幼科專書。本文記述錢乙的身世，以諸多病案説明他不僅有豐富的臨床經驗，而且在辨證施治理論上多有創見。

　　錢乙，字仲陽。上世錢塘人，與吳越王有屬[1]。俶納土[2]，曾祖贇隨以北，因家於鄆[3]。父顥，善針醫，然嗜酒喜游。一旦匿姓名[4]，東游海上，不復返。乙時三歲，母前亡，父同產嫁醫吕氏[5]，哀其孤，收養爲子。稍長讀書，從吕君問醫。吕將歿[6]，乃告以家世。乙號泣，請往跡父[7]。凡五六返，乃得所在。又積數歲，乃迎以歸。是時乙年三十餘。鄉人驚嘆，感槩爲泣下[8]，多賦詩詠其事。後七年，父以壽終，喪葬如禮。其事吕君，猶事父。吕君歿，無嗣，爲之收葬行服[9]，嫁其孤女，歲時祭享[10]，皆與親等。

　　[1]吳越王：指錢鏐（liú）。吳越，五代十國之一，在今浙江及江蘇西南部，福建東北部。唐末，鎮海軍節度使錢鏐被封爲吳越王。　　有屬：有宗屬關係。

　　[2]俶（chù）：錢俶。錢鏐之孫，是吳越第五個國王。　　納土：獻出土地。指宋平江南時，錢俶獻出所管十三州地方歸宋。

　　[3]鄆（yùn）：鄆州。今山東東平。

　　[4]一旦：有一天。

　　[5]父同產：與父親同父母所生。指錢乙的姑母。《宋史·錢乙傳》：“姑嫁吕氏。”

　　[6]吕將歿：姑母將死。吕，當指姑母，非指吕君。《聚珍本》作“姑將歿”。

　　[7]跡：同“迹”。追蹤。

　　[8]槩：通“慨”。感慨。

　　[9]行服：服喪，守孝。

　　[10]祭享：陳列祭品祀神供祖。

　　乙始以顱顖方著山東[1]。元豐中[2]，長公主女有疾，召使視之，有功，奏授翰林醫學[3]，賜緋[4]。明年，皇子儀國公病瘛瘲[5]，國醫未能治。長公主朝，因言錢乙起草野、有異能，立召入，進黃土湯而愈[6]。神宗皇帝召見褒諭[7]，且問黃土所以愈疾狀。乙對曰：“以土勝水，木得其平，則風自止[8]。且諸醫所治垂愈[9]，小臣適當其愈[10]。”天子悦其對，擢太醫丞[11]，賜紫衣金魚[12]。自是戚里貴室逮士庶之家[13]，願致之[14]，無虛日。其論醫，諸老宿莫能持難[15]。俄以病免[16]。哲宗皇帝復召宿直禁中[17]。久之，復辭疾賜告[18]，遂不復起。

　　[1]顖顱（xìn）方：小兒方。顖顱，指嬰兒頭頂骨未合縫的地方。後用以指稱與小兒相關的事物，如《顖顱經》及顖顱醫等。顱，同"囟"。

　　[2]元豐：宋神宗趙頊（xū）年號，1078—1085年。

　　[3]翰林醫學：宋代醫官職稱。隸屬於翰林醫官院，官階從九品。

　　[4]賜緋（fēi）：賜給赤色絲帛官服。神宗時，官至六品才能服緋，因錢乙未至六品，特賜緋服。

　　[5]瘛瘲：指手足痙攣。瘛，同"瘛"。

　　[6]黃土湯：《金匱要略》方。功能温陽健脾，養陰止血。

　　[7]褒諭：皇帝詔令表彰。

　　[8]"以土"三句：瘛瘲病多屬風，須平肝木。黃土湯補脾陽，脾屬土，土旺則制水，水受制，則肝木自平而風止。

　　[9]垂：將近，將及。

　　[10]適當：恰逢。

　　[11]擢（zhuó）：提拔。　　　　太醫丞：宋代醫官職稱。隸屬太醫局，官階從七品。

　　[12]紫衣：官服之一種。宋制，官至四品始服紫衣，不及者則賜紫。　　　金魚：金飾的魚符。又稱金魚袋，又名魚符。

　　[13]戚里：帝王外戚聚居之處，此借指帝王外戚。

　　[14]致：邀請。

　　[15]老宿（sù）：指老成有名望的人。　　　　持難（nàn）：對抗問難。

　　[16]俄：不久。

　　[17]宿直：夜間值班。　　　禁中：指帝王所居宮內。

　　[18]賜告：賜予休假。告，古代官吏休假。

　　乙本有羸疾，性簡易[1]，嗜酒，疾屢攻，自以意治之，輒愈。最後得疾，憊甚，乃嘆曰："此所謂周痹也[2]，周痹入藏者死，吾其已夫！"已而曰："吾能移之，使病在末[3]。"因自製藥，日夜飲之。人莫見其方。居亡何[4]，左手足攣不能用，乃喜曰："可矣！"又使所親登東山，視菟絲所生，秉火燭其下，火滅處斸之[5]，果得茯苓，其大如斗，因以法噉之[6]，閲月而盡[7]。繇此雖偏廢[8]，而氣骨堅悍如無疾者。退居里舍，杜門不冠屨[9]，坐卧一榻上，時時閲史書雜說。客至，酌酒劇談[10]。意欲之適[11]，則使二僕夫輿之[12]，出没間巷。人或邀致之，不肯往也。病者日造門，或扶携襁負[13]，纍纍滿前[14]。

近自隣井，遠或百數十里，皆授之藥，致謝而去。

　　〔1〕簡易：怠慢輕率。

　　〔2〕周痺：病名。症見周身疼痛，上下游行，或沉重麻木，項背拘急，脉濡澀等。

　　〔3〕末：四肢。

　　〔4〕亡何：不久。

　　〔5〕斸（zhú）：掘，挖。

　　〔6〕噉：同“啖”。吃。

　　〔7〕閱月：經過一個月。閱，經歷。

　　〔8〕繇：通“由”。從。

　　〔9〕杜門：閉門。　　不冠屨（jù）：不戴帽不穿鞋。

　　〔10〕劇談：暢談。

　　〔11〕之適：前往。

　　〔12〕輿：抬。

　　〔13〕襁負：用襁褓背負。

　　〔14〕纍纍：連續不斷貌。

　　初，長公主女病泄利[1]，將殆。乙方醉，曰：“當發疹而愈。”駙馬都尉以爲不然[2]，怒責之，不對而退。明日，疹果出。尉喜，以詩謝之。

　　廣親宗室子病[3]，診之曰：“此可無藥而愈。”顧其幼，曰：“此兒旦夕暴病驚人，後三日過午無恙。”其家恚曰：“幼何疾？醫貪利動人乃如此[4]！”明日果發癇甚急，復召乙治之，三日愈。問何以無疾而知。曰：“火急直視[5]，心與肝俱受邪。過午者，心與肝所用時當更也[6]。”

　　宗室王子病嘔泄，醫以藥溫之，加喘。乙曰：“病本中熱，脾且傷，奈何以剛劑燥之？將不得前後溲。”與石膏湯[7]。王與醫皆不信，謝罷。乙曰：“毋庸[8]，復召我！”後二日，果來召，適有故不時往。王疑且怒，使人十數輩趣之至[9]。曰：“固石膏湯證也。”竟如言而效。

　　〔1〕利：後作“痢”。

　　〔2〕駙馬都尉：官名。魏晉以後，凡與公主婚配的人，皆拜駙馬都尉。

　　〔3〕廣親宗室子：指《小兒藥證直訣》一書中所載廣親宅二大王的兒子七太尉。廣親，宅名，宋代皇親秦王德芳子孫的府第，見《續資治通鑒長編》卷一百六十一。宗室，皇族。

　　〔4〕動人：引人注意。

　　〔5〕火急：指面部所現赤色甚重。心屬火，此係心受邪。　　直視：謂兩眼發直，不能正常轉動。肝主目，此係肝受邪。

　　〔6〕“過午者”二句：過午以後，肝心旺盛之時已經推移，病勢即可漸退。所用時，指

寅卯屬木，巳午屬火，故自寅至午，皆肝心所用時。

　　[7]石膏湯：《外臺秘要》引《深師方》方，又名三黃石膏湯。功用清熱瀉火，發汗解表。

　　[8]庸：採用。

　　[9]趣（cù）：促使，逼使。

　　有士人病欬，面青而光，其氣哽哽[1]。乙曰："肝乘肺，此逆候[2]。若秋得之可治，今春不可治[3]。"其家祈哀，彊之與藥。明日，曰："吾藥再瀉肝而不少卻[4]，三補肺而益虛，又加脣白，法當三日死。然安穀者過期，不安穀者不及期。今尚能粥，居五日而絶。"

　　有妊婦得疾，醫言胎且墮。乙曰："娠者五藏傳養，率六旬乃更[5]，誠能候其月，偏補之[6]，何必墮？"已而子母皆得全。

　　又乳婦因大恐而病，病雖愈，目張不得瞑。人不能曉，以問乙。乙曰："煑郁李酒飲之，使醉則愈。所以然者，目系内連肝膽，恐則氣結，膽衡不下[7]，惟郁李去結，隨酒入膽，結去膽下，目則能瞑矣。"如言而效。

　　一日過所善翁，聞兒嗁[8]，愕曰："何等兒聲？"翁曰："吾家孿生二男子。"乙曰："謹視之，過百日乃可保。"翁不懌[9]。居月餘，皆斃。

　　[1]哽哽：呼吸阻塞不暢貌。

　　[2]"肝乘肺"二句：肝乘肺，是木侮金，故稱逆候。乘，欺凌。

　　[3]"若秋得之"二句：肺屬金，旺於秋，肺金能克肝木，故"若秋得之可治"；肝屬木，旺於春，肝木侮肺金，使金更虛，故言"春不可治"。

　　[4]再：兩次。　　卻：減退。

　　[5]"娠者"二句：謂胎兒在母腹，由母親的五臟遞相滋養，大抵六十天更換一臟。説見孫思邈《千金要方》引徐之才《逐月養胎方》。　　率（shuài）：大抵。

　　[6]偏補之：按胎兒月數和五臟傳養次序，偏補母體某一臟。

　　[7]膽衡不下：膽氣偏盛，橫逆不下。衡，橫。

　　[8]嗁：同"啼"。

　　[9]懌（yì）：高興。

　　乙爲方博達，不名一師[1]，所治種種皆通，非但小兒醫也，於書無不閱[2]。他人靳靳守古[3]，獨度越縱舍[4]，卒與法合。尤邃本草[5]，多識物理，辨正闕誤。人或得異藥，或持疑事問之，必爲言出生本末、物色名貌，退而考之，皆中。末年攣痹浸劇[6]，其嗜酒喜寒食，皆不肯禁。自診知不可爲，召親戚訣別，易衣待盡，享年八十二，終於家。所著書有《傷寒論指微》五卷、《嬰孺論》百篇。一子早世[7]，二孫今見爲醫。

　　［1］名：專占。指專守。

　　［2］闋：同“窺”。看。

　　［3］靳靳：固執、拘泥貌。

　　［4］度越：超過。　　縱舍：追蹤與捨棄。舍：後作“捨”。

　　［5］邃：精通。

　　［6］浸：逐漸。

　　［7］世：死亡。

　　劉跂曰：乙非獨其醫可稱也，其篤行似儒[1]，其奇節似俠[2]，術盛行而身隱約[3]，又類夫有道者。數謂余言：“曩學六元五運[4]，夜宿東平王冢巔觀氣象[5]，至逾月不寐。今老且死，事誠有不在書者，肯以三十日暇從我，當相授。”余笑謝弗能，是後遂不復言。嗚呼！斯人也，如欲復得之，難哉！没後，余聞其所治驗尤衆，東州人人能言之，剟其章章者著之篇[6]，異時史家序方術之士[7]，其將有考焉。

　　［1］篤行：行爲淳厚。

　　［2］奇節：奇特的節操。

　　［3］隱約：潛藏。指不願爲官顯名。

　　［4］曩（nǎng）：從前。　　六元五運：五運六氣學説。

　　［5］東平王：漢光武帝第八子劉蒼封爲東平王。

　　［6］剟（duō）：摘取。　　章章：顯著貌。

　　［7］序：爲……作傳。

句讀訓練

　　醫之爲藝誠難矣而治小兒爲尤難自六歲以下黃帝不載其説始有顱顖經以占壽夭死生之候則小兒之病雖黃帝猶難之其難一也法雖曰八至爲和平十至爲有病然小兒脈微難見醫爲持脈又多驚啼而不得其審其難二也脈既難憑必資外證而其骨氣未成形聲未正悲啼喜笑變態不常其難三也問而知之醫之工也而小兒多未能言言亦未足取信其難四也臟腑柔弱易虛易實易寒易熱又所用多犀珠龍麝醫苟難辨何以已疾其難五也種種隱奧其難固多余嘗致思于此又目見庸醫妄施方藥而殺之者十常四五良可哀也蓋小兒治法散在諸書又多出于近世臆説汙漫難據求其要妙豈易得哉太醫丞錢乙字仲陽汶上人其治小兒該括古今又多自得著名于時其法簡易精審如指諸掌（宋·閻孝忠《小兒藥證直訣·原序》）

六、丹溪翁傳

【題解】 本文節選自四部叢刊初編縮印本《九靈山房集》卷十。作者戴良（1317—1383），字叔能，號九靈山人，浦江（今屬浙江，與義烏相鄰）人，元代學者。他的《九靈山房集》載有醫學著作多篇。本文全面記述朱丹溪的生平事迹和醫學理論，詳細介紹他拜師學醫，繼承和發展劉完素、張從正、李杲三家學説的經過，并提出“相火論”和“陽常有餘，陰常不足”的滋陰學派觀點。文章還讚揚他尊崇倫理道德、誨人不倦等品質。

　　丹溪翁者，婺之義烏人也[1]，姓朱氏，諱震亨，字彦修，學者尊之曰丹溪翁。翁自幼好學，日記千言。稍長，從鄉先生治經，爲舉子業。後聞許文懿公得朱子四傳之學[2]，講道八華山，復往拜焉。益聞道德性命之説[3]，宏深粹密，遂爲專門。一日，文懿謂曰：“吾卧病久，非精於醫者不能以起之。子聰明異常人[4]，其肯遊藝於醫乎[5]？”翁以母病脾，於醫亦粗習，及聞文懿之言，即慨然曰：“士苟精一藝，以推及物之仁[6]，雖不仕於時，猶仕也。”乃悉焚棄向所習舉子業，一於醫致力焉[7]。

　　[1] 婺（wù）：婺州。今浙江金華地區。

　　[2] 許文懿：元代理學家許謙，金華人，自號白雲山人，著有《讀書叢説》《白雲集》等。　　朱子四傳之學：朱子指宋代理學家朱熹。他的學説初傳其婿黄榦，再傳於何基，三傳於王柏，四傳於金履祥。許文懿雖爲金履祥的學生，亦曾受業於王柏，故云。

　　[3] 益：逐漸。　　道德性命之説：指朱熹的“性理之學”。認爲人與物之性都是天生的，人性是天道在人身上的體現。

　　[4] 聡：同“聰”。

　　[5] 肯：同“肯”。　　遊藝：指修習學問或技藝。語出《論語·述而》：“子曰，志於道，據於德，遊於藝。”

　　[6] 以推及物之仁：把仁愛之心推及眾人。

　　[7] 一：專一。

　　時方盛行陳師文、裴宗元所定大觀二百九十七方[1]，翁窮晝夜是習。既而悟曰：“捃古方以治今病[2]，其勢不能以盡合。苟將起度量，立規矩，稱權衡[3]，必也《素》《難》諸經乎！然吾鄉諸醫鮮克知之者[4]。”遂治裝出遊，求他師而叩之。乃渡浙河[5]，走吳中[6]，出宛陵[7]，抵南徐[8]，達建業，皆無所遇。及還武林[9]，忽有以其郡羅氏告者。羅名知悌，字子敬，世稱太無先生，宋理宗朝寺人[10]，學精於醫，得金劉完素之再傳[11]，而旁通張從正、李杲二家之說。然性褊甚[12]，恃能厭事，難得意。翁往謁焉，凡數往返，不與接。已而求見愈篤，羅乃進之，曰：“子非朱彥修乎？”時翁已有醫名，羅故知之。翁既得見，遂北面再拜以謁，受其所教。羅遇翁亦甚懽，即授以劉、張、李諸書，爲之敷揚三家之旨[13]，而一斷於經[14]，且曰：“盡去而舊學，非是也[15]。”翁聞其言，渙焉無少凝滯於胸臆[16]。居無何[17]，盡得其學以歸。

[1] 大觀二百九十七方：指北宋徽宗大觀年間（1107—1110），由太醫陳師文、裴宗元等校正的《和劑局方》。

[2] 捴：同“操”。

[3] “起度量”三句：謂確立診治疾病之法度、規矩、準則。語見《史記·扁鵲倉公列傳》。 䂓：同“規”。

[4] 克：能。

[5] 浙河：錢塘江。又名之江。

[6] 吳中：今江蘇省蘇州市吳中區。春秋時爲吳國都城，故稱吳中。

[7] 宛陵：今安徽宣城。

[8] 南徐：今江蘇鎮江。

[9] 武林：杭州的別稱，以武林山得名。

[10] 宋理宗：南宋皇帝趙昀，1224—1264 年在位。 寺人：宮中近侍。

[11] 再傳：羅知悌從荊山浮屠學醫，荊山浮屠又從劉完素學醫，故云。

[12] 褊（biǎn）：謂心胸狹隘。

[13] 敷揚：陳述其義并發揮之。

[14] 一：完全。

[15] “盡去”二句：全部拋棄你過去所學，因爲那些是不正確的。

[16] 渙焉：消散貌。 凝滯：猶困阻。指疑難。

[17] 無何：不久。

鄉之諸醫泥陳、裴之學者，聞翁言，即大驚而咲且排[1]，獨文懿喜曰：“吾疾其遂瘳矣乎！”文懿得末疾，醫不能療者十餘年，翁以其法治之，良驗。於是諸醫之笑且排者，始皆心服口譽。數年之間，聲聞頓著[2]。翁不自滿足，益以三家之說推廣之。謂劉、張之學，其論臟腑氣化有六[3]，而於濕熱相火三氣致病爲最多，遂以推陳致新瀉火之法療之，此固高出前代矣。然有陰虛火動，或陰陽兩虛濕熱自盛者，又當消息而用之[4]。謂李之論飲食勞倦內傷脾胃，則胃脘之陽不能以升舉，並及心肺之氣，陷入中焦，而用補中益氣之劑治之，此亦前人之所無也。然天不足於西北，地不滿於東南[5]。天，陽也；地，陰也。西北之人，陽氣易於降；東南之人，陰火易於升。苟不知此，而徒守其法，則氣之降者固可愈，而於其升者亦從而用之，吾恐反增其病矣。乃以三家之論，去其短而用其長，又復參之以太極^[6]之理，《易》《禮記》《通書》《正蒙》^[7]諸書之義，貫穿《內經》之言，以尋其指歸^[8]。而謂《內經》之言火，蓋與太極動而生陽、五性感動之説有合^[9]；其言陰道虛^[10]，則又與《禮記》之養陰意同。因作《相火》及《陽有餘陰不足》二論，以發揮之。

［1］咲：同"笑"。

［2］聲聞：聲譽。

［3］其論臟腑氣化有六：劉完素、張從正論述臟腑感受致病之氣，有風、寒、暑、濕、燥、火六種。

［4］消息：一消一長，更替變化。

［5］"天不足"十二字：古人以天爲陽，地爲陰。西北地方氣候寒冷，陰盛而陽不足；東南地區氣候溫熱，陽盛而陰不足。語見《素問·陰陽應象大論》。

［6］太極之理：北宋周敦頤《太極圖説》對朱丹溪有直接影響。

［7］通書：北宋周敦頤所著《周子通書》，闡發《太極圖説》的理論。　　正蒙：書名。北宋張載所著，認爲宇宙萬物皆源於氣。

［8］尋：探求。　　指歸：主旨。

［9］五性感動：語出周敦頤《太極圖説》。原意指五行各有屬性，變化而生萬物。丹溪引用爲人的五臟之性，認爲凡動皆屬火。

［10］陰道虛：指人身的精血陰氣最易耗損。語見《素問·太陰陽明論》。

　　於是，翁之醫益聞。四方以病來迎者，遂輻湊於道^[1]，翁咸往赴之。其所治病凡幾^[2]，病之狀何如，施何良方，飲何藥而愈，自前至今驗者何人，何縣里，主名，得諸見聞，班班可紀^[3]。

　　浦江鄭義士病滯下，一夕忽昏仆，目上視，溲注而汗瀉。翁診之，脉大無倫^[4]，即告曰："此陰虛陽暴絶也，蓋得之病後酒且內^[5]，然吾能愈之。"急命治人參膏，而且促灸其氣海。頃之手動，又頃而唇動。及參膏成，三飲之甦矣。其後服參膏盡數斤，病已。

　　天台周進士病惡寒^[6]，雖暑亦必以綿蒙其首，服附子數百^[7]，增劇。翁診之，脉滑而數，即告曰："此熱甚而反寒也。"乃以辛涼之劑，吐痰一升許，而蒙首之綿減半；仍用防風通聖飲之^[8]，愈。周固喜甚，翁曰："病愈後須淡食以養胃，內觀以養神^[9]，則水可生，火可降；否則附毒必發，殆不可救。"彼不能然，後告疽發背死。

　　一男子病小便不通，醫治以利藥，益甚。翁診之，右寸頗弦滑，曰："此積痰病也，積痰在肺。肺爲上焦，而膀胱爲下焦，上焦閉則下焦塞，辟如滴水之器[10]，必上竅通而後下竅之水出焉。」乃以法大吐之，吐已，病如失。

一婦人產後有物不上如衣裾[11]，醫不能喻[12]。翁曰：「此子宮也，氣血虛，故隨子而下。」即與黃芪當歸之劑，而加升麻舉之，仍用皮工之法[13]，以五倍子作湯洗濯，皺其皮[14]。少選[15]，子宮上。翁慰之曰：「三年後可再生兒，無憂也。」如之。

一貧婦寡居病癩，翁見之惻然，乃曰：「是疾世號難治者，不守禁忌耳。是婦貧而無厚味，寡而無欲，庶幾可療也。」即自具藥療之，病愈。後復投四物湯數百[16]，遂不發動。

翁之爲醫，皆此類也。

［1］輻湊：亦作「輻輳」。車輻集中於軸心。喻聚集。

［2］凡幾：共計多少。

［3］班班：明顯貌。　　紀：通「記」，記載。

［4］倫：次序。

［5］內：謂行房事。

［6］天台：縣名。屬浙江。

［7］百：《格致餘論》作「日」。

［8］仍：於是。　　防風通聖：即劉完素所製防風通聖散。功用爲清熱解毒，通裏解表。

［9］內觀：即內視。此指排除干擾，靜心修養。

［10］辟：通「譬」，譬喻。　　滴水之器：注水以供磨墨用的文具。亦稱水滴。

［11］衣裾（jū）：衣服的大襟。

［12］喻：知曉，明白。

［13］皮工之法：皮匠以五倍子浸水鞣製生皮，使其性柔。

［14］皺其皮：使子宮收縮。

［15］少選：一會兒。

［16］四物湯：方劑名。功用爲補血、和氣、調經。　　百：「日」之訛字。

蓋其遇病施治，不膠於古方，而所療皆中；然於諸家方論，則靡所不通。他人靳靳守古[1]，翁則操縱取舍，而卒與古合。一時學者咸聲隨影附，翁教之亹亹忘疲[2]。

翁春秋既高，乃詢張翼等所請[3]，而著《格致餘論》《局方發揮》《傷寒辨疑》《本草衍義補遺》《外科精要新論》諸書，學者多誦習而取則焉。

翁簡愨貞良[4]，剛嚴介特[5]，執心以正，立身以誠，而孝友之行，實本乎天質。奉時祀也[6]，訂其禮文而敬泣之[7]。事母夫人也，時其節宣以忠養之[8]。寧歉於己，而必致豐於兄弟。寧薄於己子，而必施厚於兄弟之子。非其友不友[9]，非其道不道。好論古今得失，慨然有天下之憂。世之名公卿多折節下之[10]，翁爲直陳治道，無所顧忌。然但語及榮利事，則拂衣而起[11]。與人交，一以三綱五紀爲去就[12]。嘗曰："天下有道，則行有枝葉；天下無道，則辭有枝葉[13]。夫行，本也；辭，從而生者也。"苟見枝葉之辭，去本而末是務，輒怒溢顔面，若將浼焉[14]。翁之卓卓如是[15]，則醫又特一事而已[16]，然翁講學行事之大方[17]，已具吾友宋太史濂所爲翁墓誌[18]，兹故不録，而竊録其醫之可傳者爲翁傳，庶使後之君子得以互考焉。

[1]靳靳：固執、拘泥貌。

[2]亹亹（wěiwěi）：勤奮不倦貌。

[3]詢："徇"之訛字。順從。

[4]愨（què）：恭謹。

[5]介特：介立特行，即特立獨行。

[6]時祀：四時的祭祀。

[7]訂：效法。　禮文：指禮樂儀制。　泣："涖"之訛字。

[8]時：指按時（調節）。　節宣：指或裁制或布散以調適。此指生活起居。

[9]非其友不友：不是那種可做朋友的人不結交。語見《孟子·公孫丑上》。

[10]折節：屈身。　下：指謙恭對待。

[11]拂衣：提衣。表示憤怒。

[12]三綱五紀：三綱五常，封建社會的倫理道德準則。君臣、父子、夫婦爲三綱，仁、義、禮、智、信爲五常。　去就：取捨。

[13]"天下"四句：意爲天下行正道時，人們的行爲美好；天下不行正道時，人們的言辭虛華。語見《禮記·表記》。

[14]浼（měi）：玷污。

[15]卓卓：超群不凡貌。

[16]特：單獨。

[17]大方：猶大略。

[18]宋太史濂：宋濂，元明之際著名文學家。曾任編修《元史》總裁，故稱宋太史。生平與丹溪友善，作墓誌《故丹溪先生朱公石表辭》。

論曰：昔漢嚴君平[1]，博學無不通，賣卜成都，人有邪惡非正之問，則依著龜爲陳其利害[2]。與人子言，依於孝；與人弟言，依於順；與人臣言，依於忠。史稱其風聲氣節[3]，足以激貪而厲俗[4]。翁在婺得道學之源委[5]，而混迹於醫。或以醫來見者，未嘗不以葆精毓神開其心[6]。至於一語一默，一出一處[7]，凡有關於倫理者，尤諄諄訓誨，使人奮迅感慨激屬之不暇。左丘明有云：「仁人之言，其利博哉[8]！」信矣。若翁者，殆古所謂直諒多聞之益友[9]，又可以醫師少之哉[10]！

［1］嚴君平：西漢蜀郡（今成都）人。賣卜於成都街頭，以忠孝信義教人，終身不仕。下文所述事迹，見《漢書·王貢兩龔鮑宣傳》。

［2］利害：義偏於「害」。禍害。

［3］風聲：聲望。

［4］激貪：抑制貪婪。　　厲俗：激勵世俗。厲：激勵。此義後作「勵」。

［5］源委：指水的發源與歸宿。引申爲事情的本末。

［6］葆精毓神：保全精氣，養育神氣。葆，通「保」。毓，養育。

［7］一語一默一出一處：語見《周易·繫辭上》：「君子之道，或出或處，或默或語。」

［8］仁人之言其利博哉：仁德之人的教誨，它的益處廣大呀！語見《左傳·昭公三年》。

［9］直諒多聞之益友：正直、誠信、博學的良師益友。語見《論語·季氏》。

［10］少（shǎo）：輕視。

句讀訓練

素問載道之書也詞簡而義深去古漸遠衍文錯簡仍或有之故非吾儒不能讀學者以易心求之宜其茫若望洋淡如嚼蠟遂直以爲古書不宜於今厭而棄之相率以爲局方之學間有讀者又以濟其方技漫不之省醫道隱晦職此之由可嘆也震亨三十歲時因母之患脾疼衆工束手由是有志於醫遂取素問讀之三年似有所得又二年母氏之疾以藥而安因追念先子之内傷伯考之瞀悶叔考之鼻衄幼弟之腿痛室人之積痰一皆殁於藥之誤也心膽摧裂痛不可追然猶慮學之未明至四十歲復取而讀之顧以質鈍遂朝夕鑽研缺其所可疑通其所可通又四年而得羅太無諱知悌者爲之師因見河間戴人東垣海藏諸書始悟濕熱相火爲病甚多又知醫之爲書非素問無以立論非本草無以立方有方無論無以識病有論無方何以模仿夫假説問答仲景之書也而詳於外感明著性味東垣之書也而詳於内傷醫之爲書至是始備醫之爲道至是始明由是不能不致疑於局方也局方流行自宋迄今罔間南北翕然而成俗豈無其故哉徐而思之濕熱相火自王太僕注文已成湮沒至張李諸老始有發明人之一身陰不足而陽有餘雖諄諄然見於素問而諸老猶未表章是宜局方之盛行也震亨不揣蕪陋陳於編册並述金匱之治法以證局方之未備間以己意附之於後古人以醫爲吾儒格物致知一事故目其篇曰格致餘論未知其果是否耶後之君子幸改而正諸（元·朱丹溪《格致餘論·序》）

醫論 醫案 醫話 藥論 方論

導 語

　　醫論、醫案、醫話等是深受習醫者喜愛的中醫文體，具有篇幅短小、内容廣博、寓意深刻的特點。一般認爲醫經、經方、本草爲中醫"學術規矩之宗"，而醫案、醫話等則起"靈悟變通之用"。

　　醫論是闡明個人學術見解、問題看法與醫學理論的專題性論文，具有一論一題、觀點鮮明、論辯清晰的特點。醫論内容十分廣泛，"或闡明經旨，或辨别是非，或提出新論，或質疑舊説"，涉及經典理論、醫家評價、處方藥品、異法方宜、疾病論治、病因治法、病前預防、病後調攝等。歷代醫論對於推動中醫學術的發展起了極爲重要的作用。醫論含廣義與狹義兩種。歷代方書、藥論、方論大都可歸入廣義醫論。狹義醫論有三：一是醫論專著，如清代徐大椿的《醫學源流論》；二是散見於各類醫著中的醫論，如《丹溪心法》中的"不治已病治未病論"；三是歷代醫案、藥論、方論、醫經注釋著作中夾雜著不少精彩醫論。如《臨證指南醫案》各類病證後有大量屬於醫論的按語，有些醫論起著將臨床經驗升華爲理論的作用。

　　醫案是診斷、辨證、立法、處方、用藥的集中體現与真實記録，又稱"病案""診籍""脉案""方案"，既有學術規矩可循，又含靈悟變通，名家工巧悉萃於此。據此可以探究醫家辨證論治、遣方用藥的經驗，亦可汲取誤治教訓。"醫之有案，如國之有史"，欲探求醫家之經驗心得，讀醫案最有線索可尋。現存最早的醫案載於經史典籍。宋代許叔微的《傷寒九十論》被認爲是最早的醫案專著。清代醫案在質量與數量上較前代有顯著提高。研讀醫案的目的在於學習、借鑒名家的經驗，以提高自己的臨證水平。選讀何種醫案不應按難易與否，而應按臨床價值。

　　醫話是醫生或知醫文士記録臨證、讀書、爲人、爲學等心得體會或見聞閱歷的隨筆短文，"醫家之醫話，猶儒家之筆記，最能益人神明"。内容"或話所聞，或話所見""或話所心得，或轉述師友之見聞，或指摘醫家之利弊，或憲章先聖之名言"。醫話具有真實性、趣味性、知識性、可讀性。讀醫話可汲取醫家經驗、增長見識、拓寬視野。著名的醫話專著有陸定圃的《冷廬醫話》、毛祥麟的《對山醫話》、趙晴初的《存存齋醫話稿》、魏之琇的《柳州醫話》、計楠的《客塵醫話》、王孟英的《潛齋醫話》與《歸硯録》等。

　　藥論是論述藥物種植、采摘、炮製、氣味、顏色、升降、歸經、功效、主治等內容的文體。藥論多匯於本草，或散於方書醫話，內容涉及考方域之異宜、辨藥品之真偽、分其形質氣味、辨其經絡臟腑、表其證治功能。《藥徵跋》強調醫生研究藥論應成爲終身之業，"藥論者，醫之大本，究其精良，終身之業也"的論斷是對藥論價值的高度概括。

　　方論是針對方劑名稱、配伍、加減、主治、功效等進行考證、解析、評價的文體，又稱"方解""醫方考"。後世認爲方論這一中醫文體肇始於金代成無己。吳昆的《醫方考》將方論內容概括爲"考其方藥，考其見證，考其名義，考其事迹，考其變通，考其得失，考其所以然之故"。方論闡述古人製方用藥法度、緣由，旨在示人以規矩，授人以活法。其價值正如吳儀洛所言"方以立法，法以制宜，譬之工倕，匠心獨創，斷未有倘規矩而爲之者。特神而明之，存乎其人焉耳"。

一、秋燥論

　　【題解】　本文選自《四庫全書》本《醫門法律》。作者喻昌（1585—1664），字嘉言，別號西昌老人，新建（今江西南昌）人，明末清初醫學家。另著有《尚論篇》《寓意草》等書。本文對燥邪性質、致病特點與治療方法等作了比較全面的論述，闡明了秋令主氣應爲燥氣的新觀點。

　　喻昌曰：燥之與濕，有霄壤之殊。燥者，天之氣也；濕者，地之氣也。水流濕，火就燥[1]，各從其類。此勝彼負，兩不相謀[2]。春月地氣動而濕勝，斯草木暢茂。秋月天氣肅而燥勝[3]，斯草木黃落。故春分以後之濕，秋分以後之燥，各司其政[4]。今指秋月之燥爲濕，是必指夏月之熱爲寒然後可。奈何《內經》病機一十九條獨遺燥氣？他凡秋傷於燥，皆謂秋傷於濕[5]。歷代諸賢，隨文作解，弗察其訛。昌特正之。

　　[1]就：靠近，趨向於。

　　[2]謀：合。

　　[3]肅：肅殺。

　　[4]司：主管。

　　[5]秋傷於濕：所指爲《素問·生氣通天論》："秋傷於濕，上逆而欬，發爲痿厥。"《陰陽應象大論》："秋傷於濕，冬生欬嗽。"

　　大意謂春傷於風，夏傷於暑，長夏傷於濕，秋傷於燥，冬傷於寒，覺六氣配四時之旨，與五運不相背戾，而千古之大疑始一抉也[1]。然則，秋燥可無論乎？夫秋不遽燥也[2]，大熱之後，繼以涼生，涼生而熱解，漸至大涼，而燥令乃行焉。《經》謂"陽明所至，始爲燥，終爲涼"者[3]，亦誤文也。豈有新秋月華露湛[4]，星潤淵澄，天香遍野[5]，萬寶垂實，歸之燥政，迨至山空月小[6]，水落石出，天降繁霜，地凝白鹵[7]，一往堅急勁切之化[8]，反謂涼生，不謂燥乎？或者疑燥從火化，故先燥而後涼，此非理也。深乎！深乎！

[1]抉：挑出，揭示。

[2]遽（jù）：迅速。

[3]"陽明所至"三句：語本《素問·六元正紀大論》。陽明，即陽明燥金之氣，爲六氣之一。

[4]月華：月明。　　湛（zhàn）：濃。

[5]天香：指花草的香氣。

[6]山空月小：樹木凋零而山空，天高氣爽而月小。

[7]白鹵：鹽鹼地上凝結的白色鹵鹼。此喻白霜。

[8]一往：一概。

上古《脈要》曰[1]："春不沈，夏不弦，秋不數，冬不濇，是謂四塞[2]。"謂脈之從四時者，不循序漸進，則四塞而不通也。所以春、夏、秋、冬孟月之脈[3]，仍循冬、春、夏、秋季月之常[4]，不改其度。俟二分二至以後[5]，始轉而從本令之王氣[6]，乃爲平人順脈也。故天道春不分不溫，夏不至不熱，自然之運，悠久無疆。使在人之脈，方春即以弦應，方夏即以數應，躁促所加，不三時而歲度終矣[7]，其能長世乎？即是推之，秋月之所以忌數脈者，以其新秋爲燥所勝，故忌之也。若不病之人，新秋而脈帶微數，乃天真之脈[8]，何反忌之耶？且夫始爲燥，終爲涼，涼已即當寒矣，何至十月而反溫耶？涼已反溫，失時之序，天道不幾頓乎？不知十月之溫，不從涼轉，正從燥生。蓋金位之下，火氣承之[9]，以故初冬常溫，其脈之應，仍從乎金之濇耳。由濇而沈，其濇也，爲生水之金[10]，其沈也，即爲水中之金矣[11]。珠輝玉映，傷燥云乎哉？

[1]脈要：古書名。已佚。

[2]"春不沈"五句：語見《素問·至真要大論》。沈，同"沉"。四塞，四時之氣格阻不通。

[3]孟：每季第一個月。

[4]季：每季第三個月。

[5]二分：春分、秋分。　　二至：夏至、冬至。

〔6〕王（wàng）氣：主氣。

〔7〕"躁促所加"二句：（四季之氣）急促加身，匆忙到了歲尾。躁促，急促。三時：指春、夏、秋三季農作之時。

〔8〕天真：謂天然本性。

〔9〕金位之下火氣承之：語見《素問·六微旨大論》。

〔10〕生水之金：五行相生，金生水。秋爲金，故曰生水之金。仍在金位，故脉見澀象。

〔11〕水中之金：冬爲水，其脉沉，故曰水中之金。已進入水位，故脉見沉象。

　　然新秋之涼，方以却暑也[1]，而夏月所受暑邪，即從涼發。《經》云："當暑汗不出者，秋成風瘧[2]。"舉一瘧，而凡當風取涼，以水灌汗，迺至不復汗而傷其內者，病發皆當如瘧之例治之矣。其內傷生冷成滯下者，并可從瘧而比例矣[3]。以其原來皆暑濕之邪，外內所主雖不同，同從秋風發之耳。若夫深秋燥金主病，則大異焉。《經》曰"燥勝則乾[4]。"夫乾之爲害，非遽赤地千里也[5]。有乾於外而皮膚皺揭者[6]，有乾於內而精血枯涸者，有乾於津液而榮衛氣衰、肉爍而皮著於骨者[7]，隨其大經小絡所屬上下中外前後，各爲病所。燥之所勝，亦云熯矣[8]。至所傷則更屬。燥金所傷，本摧肝木，甚則自戕肺金。蓋肺金主氣，而治節行焉。此惟土生之金，堅剛不撓，故能生殺自由，紀綱不紊。

〔1〕却：退。

〔2〕"當暑汗"二句：語見《素問·金匱真言論》。風瘧，瘧疾的一種，多由夏季貪涼受風，又感瘧邪所致。症見先寒後熱、寒少熱多、頭痛煩躁等。

〔3〕比例：比照。

〔4〕燥勝則乾：語見《素問·陰陽應象大論》。

〔5〕赤地：指旱災造成遍地不生五穀。比喻燥邪導致周身表裏津液受損。

〔6〕皺（cūn）揭：皮膚皸裂。

〔7〕肉爍：肌肉消削。爍，通"鑠"，消削。

〔8〕熯（hàn）：乾燥。

　　若病起於秋而傷其燥，金受火刑，化剛爲柔，方圓且隨型埴[1]，欲仍清肅之舊[2]，其可得耶？《經》謂"欬不止而出白血者死[3]"。白血，謂色淺紅而似肉似肺者。非肺金自削，何以有此？試觀草木菁英可掬[4]，一乘金氣，忽焉改容，焦其上首，而燥氣先傷上焦華蓋[5]，豈不明耶？詳此，則病機之"諸氣膹鬱，皆屬於肺""諸痿喘嘔，皆屬於上"二條[6]，明指燥病言矣。《生氣通天論》謂"秋傷於燥，上逆而欬，發爲痿厥"，燥病之要，一言而終，與病機二條適相脗合[7]。祇以誤傳"傷燥"爲"傷濕"，解者競指燥病爲濕病，遂至經旨不明。今一論之，而燥病之機，了無餘義矣[8]。其"左胠脅痛，不能轉側，嗌乾面塵，身無膏澤，足外反熱，腰痛，驚駭，筋攣，丈夫癩疝，婦人少腹痛，目眛眥瘡[9]"，則燥病之本於肝，而散見不一者也。

　　[1]型埴（zhí）：鑄造器物的土模。　　埴：黏土。

　　[2]仍：因襲。

　　[3]"欬不止"九字：語見《素問·至真要大論》。欬，同"咳"。

　　[4]菁（jīng）英：精華。　　可掬（jū）：可以用手捧住。形容情狀明顯。

　　[5]華蓋：指肺。

　　[6]"諸氣"十六字：語見《素問·至真要大論》。　　膹（fèn）鬱：鬱結。膹，通"憤"。

　　[7]脗：同"吻"。

　　[8]了：完全。

　　[9]"左胠"十一句：語本《素問·至真要大論》。胠，腋下脅上。面塵，面色灰暗。驚駭：震驚。癩疝，病名，亦作"㿉疝"，陰腫之疝。眥（zì）：眼眶。

　　《內經》燥淫所勝[1]，其主治必以苦溫者，用火之氣味而制其勝也。其佐以或酸或辛者，臨病制宜，宜補則佐酸，宜寫則佐辛也。其下之亦以苦溫者，如清甚生寒，留而不去，則不當用寒下，宜以苦溫下之。即氣有餘，亦但以辛寫之，不以寒也。要知金性畏熱，燥復畏寒。有宜用平寒而佐以苦甘者[2]，必以冷熱和平爲方，制乃盡善也[3]。又六氣凡見下承之氣，方制即宜少變。如金位之下，火氣承之，則苦溫之屬宜減，恐其以火濟火也。即用下，亦當變苦溫而從寒下也。此《內經》治燥淫之旨，可贊一辭者也[4]。至於肺氣膹鬱，痿喘嘔欬，皆傷燥之劇病，又非制勝一法所能理也。茲併入燥門，細商良治，學者精心求之，罔不獲矣。若但以潤治燥，不求病情，不適病所，猶未免涉於麄疏耳[5]。

　　[1]內經：以下文意本《素問·至真要大論》及王冰注。

　　[2]平：《素問校詆》引古抄本作"辛"。

　　[3]制：法度。此指方藥組成的法度。

　　[4]贊一辭：指添加一句話。語出司馬遷《史記·孔子世家》。

　　[5]麄疏：粗忽疏慢。麄，同"粗"。疏，同"疏"。

句讀訓練

天地以五行更迭衰旺而成四時人之五臟六腑亦應之而衰旺四月屬巳五月屬

午爲火大旺火爲肺金之夫火旺則金衰六月屬未爲土大旺土爲水之夫土旺則水衰
況腎水常藉肺金爲母以補助其不足故內經諄諄於資其化源也古人於夏必獨宿而
淡味兢兢業業於愛護也保養金水二臟正嫌火土之旺爾內經曰冬不藏精者春必病
温十月屬亥十一月屬子正火氣潛伏閉藏以養其本然之眞而爲來春發生升動之本
若於此時恣嗜欲以戕賊至春升之際下無根本陽氣輕浮必有温熱之病夫夏月火
土之旺冬月火氣之伏此論一年之虛耳（元·朱丹溪《格致餘論·陽有餘陰不
足論》）

二、醫案五則

【題解】 第一則選自 1959 年中華書局校點本《史記·扁鵲倉公列傳》。作者司馬遷，介紹見本教材《扁鵲傳》。該案記述倉公診斷齊王侍醫遂 “病中熱” 的過程與服用五石的危害，揭示了中醫診治疾病大法。第二則選自 2014 年湖南科學技術出版社《中醫古籍珍本集成》影印日本享保二十年（1735）向井八三郎刻本《普濟本事方·傷寒時疫上》。作者許叔微（1080—1154），字知可，曾任集賢院學士，故稱許學士，真州白沙（今江蘇儀征）人，宋代醫學家。該案強調辨證上須顧及表裏虛實、治療上須遵循先後次序。第三則選自 1959 年人民衛生出版社《醫貫·痢疾論》。作者趙獻可（1567—1628），字養葵，號醫巫閭子，鄞縣（今浙江寧波）人，明代著名醫學家。該案爲徐陽泰所撰，記述自己原屬火熱體質、趙氏却用温補藥治愈所患痢疾及妻子喘逆便血諸症的過程。第四則選自 1957 年人民衛生出版社影印信述堂藏版《續名醫類案·吐血》。編者魏之琇（xiù，1722—1772），字玉璜，號柳洲，錢塘（今浙江杭州）人，清代醫學家。沈明生，名時譽，華亭（今上海松江）人，明末清初醫家。該案叙述沈氏以健脾攝血法治愈患者吐血的經過，揭示了病家要信真醫、任真醫的觀點。該案可爲處理好醫患關係提供有益借鑒。第五則選自 1923 年上海世界書局石印本《薛生白醫案·遺精》。作者薛雪（1681—1770），字生白，號一瓢，吳縣（今江蘇蘇州）人，清代著名醫學家。該案論述不用常規的回陽返本之法而以清肝膽濕熱之法治療遺精，體現 “急則治其標” 的權變思想。

（一）

　　齊王侍醫遂病[1]，自練五石服之[2]。臣意往過之[3]，遂謂意曰：“不肖有病[4]，幸診遂也。” 臣意即診之，告曰：“公病中熱[5]。論曰[6]：‘中熱不溲者[7]，不可服五石。’ 石之爲藥精悍，公服之不得數溲，亟勿服。色將發臃[8]。” 遂曰：“扁鵲曰：‘陰石以治陰病[9]，陽石以治陽病[10]。’ 夫藥石者，有陰陽水火之齊[11]。故中熱，即爲陰石柔齊治之；中寒，即爲陽石剛齊治之。” 臣意曰：“公所論遠矣[12]。扁鵲雖言若是，然必審診[13]，起度量，立規矩，稱權衡，合色脈、表裏、有餘不足、順逆之法，參其人動靜與息相應[14]，乃可以論。論曰：‘陽疾處内，陰形應外者[15]，不加悍藥及鑱石。’ 夫悍藥入中，則邪氣辟矣[16]，而宛氣愈深[17]。診法曰：‘二陰應外，一陽接内者[18]，不可以剛藥。’ 剛藥入則動陽，陰病益衰[19]，陽病益著[20]，邪氣流行，爲重困於俞[21]，忿發爲疽[22]。” 意告之後百餘日，果爲疽發乳，上入缺盆[23]，死。此謂論之大體也[24]，必有經紀[25]。拙工有一不習，文理陰陽失矣[26]。
　　[1] 侍醫：王侯的保健醫官。　　遂，人名。

〔2〕練：通“煉”。煉制。　　五石：五種石藥。有不同説法。《抱朴子·金丹》謂丹砂、雄黄、白礬、曾青、磁石。

〔3〕意：倉公淳于意，西漢名醫。　　過：拜訪。

〔4〕不肖：自謙之詞。

〔5〕中熱：内熱。

〔6〕論：此指古代醫學論著。

〔7〕不溲：不能順暢排泄大小便。

〔8〕癃：同“癃”。

〔9〕陰石：寒性礦物藥。　　陰病：陰虚内熱之證。即下文所言“中熱”。

〔10〕陽石：熱性礦物藥。　　陽病：陽虚形寒之證。即下文所言“中寒”。

〔11〕水火：指寒涼與温熱的藥劑。即下文所言“柔劑”“剛劑”。　　齊：後作“劑”。

〔12〕遠：謂差錯大。

〔13〕審：詳細。

〔14〕息：脉息。

〔15〕陽疾處内陰形應外者：謂裏有真熱，表有假寒。

〔16〕辟（bì）：通“襞”。聚会。

〔17〕宛（yù）氣：鬱結之氣。宛，通“鬱”，鬱結。

〔18〕二陰應外一陽接内者：裏有真熱，表有假寒。

〔19〕衰：虚衰。

〔20〕著：亢盛。

〔21〕俞：後作“腧”。

〔22〕忿發：暴發。

〔23〕缺盆：人體部位名。在兩側前胸壁的上方，鎖骨上緣的凹陷處。

〔24〕大體：大法。

〔25〕經紀：綱纪。

〔26〕文理陰陽：謂診斷辨證。

<h1 style="text-align:center">（二）</h1>

　　昔有鄉人丘生者病傷寒[1]，予爲診視。發熱頭疼煩渴，脈雖浮數而無力，尺以下遲而弱。予曰：雖麻黄證[2]，而尺遲弱。仲景云：尺中遲者，榮氣不足，血氣微少，未可發汗[3]。予於建中湯加當歸、黄芪令飲。翌日脈尚爾[4]，其家煎迫[5]，日夜督發汗藥，言幾不遜矣[6]。予忍之，俱只用建中調榮而已[7]。至五日尺部方應。遂投麻黄湯，啜第二服，發狂，須臾稍定，略睡，已得汗矣。信知此事是難是難。仲景雖云不避晨夜，即宜便治[8]，醫者亦須顧其表

裏虛實，待其時日。若不循次第，暫時得安，虧損五臟，以促壽限[9]，何足貴也[10]！《南史》記范雲初爲梁武帝屬官[11]，武帝將有九錫之命[12]，有旦夕矣[13]。雲忽感傷寒之疾，恐不得預慶事，召徐文伯診視，以實懇之曰："可便得愈乎？"文伯曰："便差甚易。政恐二年後可復起矣[14]。"雲曰："朝聞道，夕死猶可[15]，況二年乎！"文伯以火燒地，布桃葉，設席，置雲於上。頃刻汗解，撲以溫粉。翌日果愈。雲甚喜。文伯曰："不足喜也。"後二年果卒。夫取汗先期[16]，尚促壽限，況不顧表裏，不待時日，便欲速効乎[17]？每見病家不耐，病未三四日，晝夜促汗，醫者隨情順意，鮮不敗事。故予書此爲醫者之戒。

[1] 丘生：據許叔微《傷寒九十論·麻黃湯證第四》記載，其人姓邱，名忠臣。

[2] 麻黃證：即麻黃湯證。

[3]"尺中"四句：語本《傷寒論·辨太陽病脉證并治》。榮，通"營"。

[4] 翌日：第二天。

[5] 煎迫：逼迫。

[6] 幾：接近。

[7] 俱：都。

[8] 不避晨夜即宜便治：語本《傷寒論·傷寒例》。

[9] 促：縮短。

[10] 貴：重視。

[11] 南史：以下所載事見《南史·范雲傳》。　范雲：字彥龍，曾任梁吏部尚書、太子中庶子等職。　梁武帝：姓蕭，名衍，502—549 年在位。

[12] 九錫：傳説古代帝王賜給大臣的九種器物。

[13] 旦夕：喻短時間内。

[14] 政：通"正"。只。　可：當爲"不"。

[15] 朝聞道夕死猶可：語本《論語·里仁》。

[16] 先期：早於正確的治療時期。

[17] 効：同"效"。

（三）

不肖體素豐，多火善渴[1]，雖盛寒，床頭必置茗碗，或一夕盡數甌[2]，又時苦喘急。質之先生[3]，爲言此屬鬱火證[4]，常令服茱連丸[5]，無恙也。丁巳之夏[6]，避暑檀州[7]，酷甚，朝夕坐冰盤間，或飲冷香薷湯[8]，自負清暑良劑[9]。孟秋痢大作，初三晝夜下百許次，紅白相雜，絕無渣滓，腹脹悶，絞痛不可言。或謂宜下以大黃。先生弗顧也，竟用參、术、薑、桂，漸愈。猶白積不止，服感應丸而痊[10]。後少嘗蟹螯[11]，復瀉下委頓[12]，仍服八味湯及補劑中重加薑、桂而愈[13]。夫一身歷一歲間耳，黃連苦茗，曩不輟口[14]，而今病以純熱瘥。向非先生[15]，或投大黃涼藥下之，不知竟作何狀。又病室孕時[16]，喘逆不眠，用逍遙散立安[17]，又患便血不止，服補中黑薑立斷[18]，不再劑。種種奇妙，未易殫述。噫！先生隔垣見人，何必飲上池水哉？聞之善贈人者以言[19]，其永矢勿諼者亦以言[20]。不肖侏儒未足爲先生重[21]，竊以識明德云爾[22]。

　　四明弟子徐陽泰頓首書狀[23]。

[1]善：多。

[2]甌（ōu）：盆盂類瓦器。

[3]質：詢問。

[4]鬱火證：肝鬱化火證。

[5]茱連丸：方名。《仁齋直指》方。《丹溪心法》稱左金丸，由吳茱萸、黃連組成。功用清肝瀉火，降逆止嘔。

[6]丁巳：明萬曆四十五年，1617 年。

[7]檀州：地名。今北京密雲。

[8]香薷湯：方名。《太平惠民和劑局方》方。由香薷、白扁豆、厚朴組成。功用祛暑解表，化濕和中。

[9]自負：自恃。

[10]感應丸：方名。《太平惠民和劑局方》方。由百草霜、杏仁、木香、丁香、乾薑、肉豆蔻、巴豆組成。功用溫補脾胃，消積導滯。

[11]螯（áo）：螃蟹等節肢動物變形的第一對腳，形狀像鉗子，能開合。

[12]委頓：疲乏困頓。

[13]八味湯：方名。《楊氏家藏方》方。由吳茱萸、炮薑、木香、橘紅、肉桂、丁香、人參、當歸組成。功用溫補脾腎，順氣固澀。

[14]曩（nǎng）：從前。

[15]向：從前。

[16]室：妻子。

[17]逍遙散：方名。《太平惠民和劑局方》方。由柴胡、當歸、白芍、白术、茯苓、甘草、薄荷組成。功用疏肝解鬱，健脾和營。

[18]黑薑：即炮薑。

[19]善贈人者以言：語本《荀子·非相》。

[20]永矢勿諼者亦以言：語本《詩·衛風·考槃》。矢，約誓。諼（xuān），忘記。

[21]侏儒：本指身材特別矮小的人，此用爲自謙之詞。

[22]識（zhì）：記住。　　明德：美德。

[23] 四明：寧波府的別稱。

（四）

沈明生治孫子南媳，賦質瘦薄，脈息遲微，春末患吐紅。以爲脾虛不能攝血，投歸脾數劑而止[1]。慮後復作，索丸方調理，仍以歸脾料合大造丸中數味與之[2]。復四五日後，偶值一知醫者談及[3]，乃駭曰："諸見血爲熱，惡可用參、耆、河車溫補耶？血雖止，不日當復來矣。"延診，因亟令停服，進以花粉、知母之屬。五六劑後，血忽大來，勢甚危篤。此友遂斂手不治[4]，以爲熱毒已深，噬臍無及[5]。子南晨詣[6]，慍形於色[7]，咎以輕用河車，而盛稱此友先識，初不言曾服涼藥[8]，且欲責效於師[9]，必愈乃已。沈自訟曰[10]："既係熱症，何前之溫補如鼓應桴[11]，今祇增河車一味，豈遂爲屬如是？且斤許藥中，乾河車僅用五錢，其中地黃、龜板滋陰之藥反居大半，纔服四五日[12]，每服三錢，積而計之，河車不過兩許耳。"遂不復致辨[13]。往診其脈，較前轉微，乃笑曰："無傷也，仍當大補耳。"其家咸以爲怪，然以爲繫鈴解鈴[14]，姑聽之。因以歸脾料倍用參、耆，一劑而熟睡，再劑而紅止。於是始悟血之復來，由於寒涼速之也[15]。

因歎曰：醫道實難矣。某固不敢自居識者[16]，然舍症從脈，得之先哲格言；血脫益氣，亦非妄逞臆見。今人胸中每持一勝算，見前人用涼，輒曰："此寒症也，宜用熱。"見前人用熱，則曰："此火症也，應用涼。"因攻之不靈，從而投補；因補者不效，隨復用攻。立意翻新，初無定見。安得主人、病人一一精醫察理，而不爲簧鼓動搖哉[17]？在前人，蒙謗之害甚微；在病者，受誤之害甚鉅。此張景岳"不失人情"之論所由作也。

[1] 歸脾：指歸脾湯。方名。《濟生方》方。由白术、茯神、黃芪、龍眼肉、酸棗仁、人參、木香、甘草、當歸、遠志組成。功用健脾益氣，補血養心。

[2] 大造丸：方名。又名河車大造丸。《景岳全書》方。由紫河車、熟地黃、杜仲、天冬、麥冬、龜甲、黃柏、牛膝組成。功用滋陰養血，補益肺腎。

[3] 值：遇。

[4] 斂手：縮手，表示不敢恣意妄爲。

[5] 噬（shì）臍無及：自咬腹臍够不到，喻後悔不及。語本《左傳·莊公六年》。噬，咬。

[6] 詣：到。

[7] 慍（yùn）：惱怒。

[8] 初：副詞。與"不""無"連用，强調否定。

[9] 責：要求。

［10］訟：辯解。

［11］如鼓應桴：喻效驗迅捷。桴，鼓槌。

［12］纔（cái）：僅僅。

［13］辨：通“辯”。

［14］繫鈴解鈴：佛教禪宗語。謂虎項金鈴惟繫者能解。比喻誰做的事出了問題，仍須由誰去解決。亦作“解鈴繫鈴”。語本明代瞿汝稷《指月錄》卷二十三。

［15］速：招致。

［16］某：自稱之詞。

［17］簧鼓：此指動聽的言語。

（五）

素來擾虧根本[1]，不特病者自嫌，即操醫師之術者，亦跋前疐後之時也[2]。值風木適旺之候[3]，病目且黃，已而遺精淋濁，少間則又膝脛腫痛不能行。及來診時，脈象左弦數，右搏而長，面沉紫，而時時作嘔。靜思其故，從前紛紛之病，同一邪也，均爲三病[4]，次第纏綿耳[5]，由上而下，由下而至極下。因根本久撥之體[6]，復蒸而上爲胃病，是腎胃相關之故也[7]。倘不稍爲戢除一二[8]，但取回陽返本，竊恐劍關苦拒，而陰平非復漢有也[9]。謹擬一法，畧劾丹溪[10]，未識如何。

羚羊角　木瓜　酒炒黃柏　伏龍肝　生米仁　橘紅　馬料豆

［1］擾虧：損傷。

［2］跋前疐（zhì）後：比喻進退兩難。語本《詩·豳風·狼跋》。跋，踩。疐，同“躓”，絆倒。

［3］風木適旺之候：謂農曆二月，厥陰風木正旺，肝膽受病之時。

［4］均：分。

［5］纏綿：糾纏。

［6］撥：擾動。

［7］腎胃相關：語本《素問·水熱穴論》：“腎者，胃之關也。”

［8］戢（jí）：止息。　　一二：此謂肝膽濕熱病邪。

［9］“劍關”十一字：魏景元四年（263），蜀帥姜維固守劍閣，魏鎮西將軍鄧艾自陰平道，經江油、綿竹，直趨成都滅蜀。以此比喻單純治本之不當。

［10］畧，同“略”。　　劾：仿效。

句讀訓練

予荆人娩後惡露不行或勸服生化湯適孟英枉顧診曰陰虛內熱天令炎蒸雖赤

沙糖不可服也以生地丹參丹皮豆卷茺蔚子茯苓桃仁山查厄子澤蘭琥珀投之即效且無別恙而易健可見體質不齊藥難概用況其致病之因不一病機傳變無窮語云量體裁衣而治病者可不辨證而施治耶孟英嘗曰凡產後世俗多尚生化湯是以一定之死方療萬人之活病體寒者固爲妙法若血熱之人或兼感溫熱之氣者而一概投之驟則變證蜂起緩則蓐損漸成人但知產後之常有而不知半由生化湯之厲階此風最勝於越方本傳於越之錢氏自景岳采入八陣遂致流播四海人之陰受其害者數百年矣從無一人能議其非今特爲此長夜之燈冀後人不致永遠冥行或可稍補於世但景岳最偏于溫補而獨于產後一門力辨丹溪大補氣血爲主之非可謂此老之一隙微明惜猶泥于產後宜溫之謬說蓋由未入仲聖之宮牆也（清・王孟英《王氏醫案》卷二）

三、醫話四則

【題解】　第一則選自 2003 年上海古籍出版社《續修四庫全書》影印乾隆五十七年唐氏問心草堂刻本《吳醫匯講》卷一。《吳醫匯講》由清代乾隆年間醫家唐大烈主編，爲國內最早具有刊物性質的醫學文獻。作者顧文烜，字雨田，號西疇，吳縣（今江蘇蘇州）人，乾隆年間醫家。文章對醫生開處方喜用古怪藥名、寫草體字提出批評，提出“凡書方案，字期清爽，藥期共曉”的倡議。第二則選自清代嘉慶十七年刊本《醫經餘論》。作者羅浩，字養齋，新安（今安徽黄山）人，清代醫家。《醫經餘論》一卷，成書於 1812 年，共有醫論 24 篇，内容多爲研讀醫籍的心得與臨證的體會，被稱爲“新安醫派之代表作”。第三則選自 2003 年上海古籍出版社《續修四庫全書》影印光緒二十三年烏程龐元澂刻本《冷廬醫話》卷二。作者陸以湉，字薪安，一字定圃，桐鄉（今浙江嘉興）人，晚清醫家。《冷廬醫話》五卷，成書於 1858 年，内容涉及名醫醫案、見聞心得、醫家醫著評述，在醫話著作中素負盛譽。文章通過崔默庵診證一事，説明醫生診病必須周詳細致，找出病因是治愈疾病的關鍵。第四則選自 1990 年上海科學技術出版社《中國醫學大成》影印本《對山醫話》卷一。作者毛對山，字祥麟，上海人，清末醫家。《對山醫話》四卷，成書於 1902 年，爲作者平時研究心得。文章説明若對脉象僅憑主觀臆斷，則難免失誤。

（一）

國家徵賦，單曰易知[1]；良將用兵，法云貴速[2]。我儕之治病亦然。嘗見一醫方開小草，市人不知爲遠志之苗，而用甘草之細小者。又有一醫方開蜀漆，市人不知爲常山之苗，而令加乾漆者。凡此之類，如寫玉竹爲菱蕤、乳香爲薰陸、天麻爲獨搖草、人乳爲蟠桃酒、鴿糞爲左蟠龍、竈心土爲伏龍肝者，不勝枚舉。但方書原有古名，而取用宜乎通俗。若圖立異矜奇[3]，致人眼生不解，危急之際，保無誤事？

又有醫人工於草書者[4]，醫案人或不識，所係尚無輕重[5]，至於藥名，則藥舖中人豈能盡識草書乎[6]？孟浪者約畧撮之而貽誤[7]，小心者往返詢問而羈延[8]。可否相約同人，凡書方案，字期清爽[9]，藥期共曉？

［1］易知：即易知由單。古代交納田賦的通知書。單上寫明田地等級、人口多少、應征款項和起交存留等。亦稱由貼、由單。

［2］貴速：以神速爲貴。語本《孫子·九地》。

［3］立異矜奇：標異於衆，誇耀奇特。

［4］工：擅長。　　書：字。

［5］輕重：義偏於“重”。緊要。

[6] 舖：同"鋪"。

[7] 畧：同"略"。

[8] 羈（jī）延：羈絆拖延。

[9] 期：必定。

（二）

古今醫書，汗牛充棟[1]。或矜一得之長，或爲沽名之具，其書未必盡善，學者亦難博求。然其中果有精義，則不容以不閱矣。然讀醫書者，每有四病：一在於畏難。《内》《難》經爲醫書之祖，而《内》《難》經之理精妙入神，則舍去而覽易解之方書，以求速於自見[2]。即讀《内經》，或取删節之本，文義不貫，或守一家之説，至道難明。其病一也。一在於淺嘗。畧觀書之大意，自負理明[3]，不知醫道至微至奧。前賢之書，闡明其理，博大精深，不獨義非膚廓[4]，即其辭亦古茂[5]。若草率以觀，既不能識其精妙，且誤記誤會，遂有毫釐千里之失[6]。其病二也。一在於篤嗜古人，不知通變。執《傷寒》《金匱》之説，不得隨時應變之方，不考古今病情之異，膠柱鼓瑟，以爲吾能法古，治之不愈，即咎古人之欺我也。甚至讀張子和書而用大攻大伐，讀薛立齋書而用大溫大補，不知二公南北殊途，施治各異，且其著書之意，亦不過指示後人見證之有宜大攻大伐、大溫大補者，非以此即可概天下病也，乃不能深求其意而妄守之。其病三也。一在於不能持擇。廣覽羣書[7]，胸無定見，遇症即茫然莫之適從[8]。寒熱溫凉之見交橫於前，遲疑恐懼之心一時莫定。甚至用不經之語[9]，以爲有據，而至當不易之理，反致相遺，其誤人若此。其病四也。有此四病，則醫書讀與不讀等。然不讀書，其心必虛，尚可即病以推求；讀書者自必言大而夸，據書以爲治，而害人之患伊於胡底矣[10]。可不懼哉！

[1] 汗牛充棟：書籍存放時可堆至屋頂，運輸時可使牛馬累得出汗。形容書籍之多。語本柳宗元《文通先生陸給事墓表》。

[2] 自見（xiàn）：顯示自己。

[3] 自負：自恃。

[4] 膚廓：謂文辭空泛而不切實際。

[5] 古茂：古雅美盛。

[6] 毫釐千里：謂由於極微小的失誤而造成巨大的差錯。語本《禮記·經解》。

[7] 羣：同"群"。

[8] 適從：依從。

[9] 不經：荒誕不合常理。

　　[10]伊於胡底：謂不知將弄到什麼地步，即不堪設想的意思。語本《詩·小雅·小旻》。

（三）

　　太平崔默庵醫多神驗[1]。有一少年新娶，未幾出痘，徧身皆腫[2]，頭面如斗。諸醫束手[3]，延默庵診之。默庵診症，苟不得其情，必相對數日沈思[4]，反覆診視，必得其因而後已。診此少年時，六脈平和，惟稍虛耳，驟不得其故[5]。時因肩輿道遠腹餓[6]，即在病者榻前進食。見病者以手擘目[7]，觀其飲啖，蓋目眶盡腫，不可開合也[8]。問：「思食否？」曰：「甚思之，奈爲醫者戒余勿食何？」崔曰：「此症何礙於食？」遂命之食。飲啖甚健，愈不解。

　　久之，視其室中，牀榻桌椅漆器薰人[9]，忽大悟，曰：「余得之矣！」亟命別遷一室，以螃蟹數觔生搗[10]，徧敷其身。不一二日，腫消痘現，則極順之症也。蓋其人爲漆所咬[11]，他醫皆不識云。

　　[1]太平：地名。今安徽當塗。

　　[2]徧：同「遍」。

　　[3]束手：比喻無能爲力。

　　[4]沈：同「沉」。

　　[5]驟：急切間。

　　[6]肩輿：轎子。此謂坐轎。

　　[7]擘（bò）：分開。

　　[8]開合：義偏於「開」。睜開。

　　[9]薰：熏灼。

　　[10]蟹：同「蟹」。　　觔：同「斤」。

　　[11]咬：侵蝕。

（四）

　　余初讀《靈》《素》諸書，覺其經義淵深，脈理錯雜，每若望洋意沮[1]。繼復併心壹志[2]，徧覽前賢註釋，有所疑，則鎮日默坐苦思而力索之[3]，乃漸通五運六氣、陰陽應象之理[4]。每調氣度脈，浪決人生死[5]，亦時或有驗。

　　憶昔避兵鄉里，對巷有吳某晨起方灑掃，忽仆地不語，移時始醒[6]。延余診視，仍能起坐接談。按脈則勢急而銳，真有發如奪索者[7]，蓋腎氣敗也，危期當不越宿[8]。遽辭以出[9]。人咸不之信。詎日未昃[10]，而氣絕矣。又布商周某，偶感微疾，就余診視。余曰：「今所患勿藥可愈。惟按心脈獨堅[11]，濕痰阻氣，氣有餘即是火[12]，火鬱不散當發癰。"時周腦後生細瘡，累累若貫珠[13]。余曰："君以此無所苦，一旦勃發，爲害非淺，亟宜慎之。"彼終不爲意。及明春，果以腦後毒發而死。據此，則憑脈決症，似乎如響斯應矣[14]。

豈知脈理微茫[15]，又有不可臆斷者。余有戚某過余齋，形色困憊，詢知患咳經月[16]，行動氣喘，故來求治。診其脈至而不定，如火薪然[17]。竊訝其心精已奪[18]，草枯當死[19]。戚固寒士，余以不便明言，特贈二金，惟令安養。時已秋半，及霜寒木落，往探之，而病已痊。細思其故，得毋來診時日已西沉，行急而咳亦甚，因之氣塞脈亂，乃有此象歟？然惟於此而愈不敢自信矣[20]。

［1］望洋：仰視貌。比喻力不從心，無可奈何。語本《莊子·秋水》。

［2］併心壹志：專心致志。

［3］鎮日：猶整日。

［4］陰陽應象：謂人體臟腑陰陽與四時五行陰陽現象的對應聯繫。

［5］浪：隨便。

［6］移時：一段時間。

［7］奪索：爭奪之繩索。喻引長而堅勁之死腎脈。語本《素問·平人氣象論》。

［8］危期：死期。

［9］遽（jù）：急忙。

［10］詎（jù）：豈料。　　昃（zè）：日西斜。

［11］心脈：左手寸脈。

［12］氣有餘即是火：語本《丹溪心法》卷一。

［13］累累：連貫成串貌。

［14］如響斯應：如同回聲應和。比喻效驗迅速。斯，句中助詞。

［15］微茫：隱約模糊。

［16］經月：一個月。

［17］如火薪然：如同剛燃燒的火焰搖晃不定。《素問·大奇論》有"脈至如火薪然，是心精之予奪也，草乾而死"句。薪，《太素》《甲乙經》并作"新"，當是。然，此義後作"燃"。

［18］奪：喪失。

［19］草枯：指草枯的季節。

［20］惟：思。

句讀訓練

　　無病服藥之流弊久矣而今爲甚此皆執前人服藥於未病與上工治未病之説而謬焉者也不知服藥於未病者即致治於未亂保邦於未危也善致治者尊賢使能振綱肅紀則政修民和苞桑萬世在茲矣若無故興師則内生反側外兆邊塵不反自貽伊戚哉然則保國保身無二理用藥用兵無二術善衛生者能於平時節飲食慎起居少嗜欲寡縈慮使五官安職百體清和將遊華胥而躋喬松矣苟思患預防審醫可也問藥性可也讀岐黃書可也若以草木偏攻則寒者戕賊脾元熱者煎熬血脈是猶小人陰柔巽順似乎有德而國家元氣鮮不爲之潛移者古人謂壁中用柱壁中添鼠不可不深長思也至若不治已病治未病則又是有説如肝邪旺恐傳變於脾當先瀉肝以平之心邪旺恐傳變於肺當先瀉心以平之之類是也是則治未病者治病之未傳也非治人之未病也服藥於未病者調攝於未病也非未病而先服藥也二説各有所指皆非無病服藥之謂也夫何貪生者假爲棲真玄牝之丹縱慾者泥爲嬰兒姹女之術岐黃詣戒視若弁髦伐性斧斤恬如衽席是以疴端呈現種種乖嘗蒂固根深卒難期効而猶咎刀圭無補毋乃愚乎（明·裴一中《裴子言醫》）

四、藥論四則

【題解】 本文第一則選自 1957 年人民衛生出版社影印晦明軒金刊本《重修政和經史證類備用本草》（簡稱《證類本草》）。選文爲《證類本草》所引《炮炙論》，作者雷斅（xiào），南朝宋藥學家，生活在公元 5 世紀，《炮炙論》是我國最早的製藥專著。選文介紹礦物藥礬石的加工炮製法。第二則選自 1957 年古典文學出版社《夢溪筆談校證》。作者沈括（1031—1095），字存中，晚年自號夢溪老人，北宋杰出科學家。選文從不同角度提出湯、散、丸三種不同劑型的選用原則。第三則選自 1993 年上海科學技術出版社影印明萬曆二十四年金陵初刻本《本草綱目》卷十五《菊》的 "發明"。作者李時珍（1518—1593），明代著名醫藥學家。選文叙述菊的生長習性及其多方面的作用。第四則選自清光緒五年月河莫氏刻本《研經言》。作者莫文泉（1862—1933），字枚士，精於文字、訓詁之學，《研經言》爲其研治醫經的醫論專著。選文對不正確的炮製法提出批評。

（一）白礬

凡使，須以瓷瓶盛，於火中煅，令内外通赤，用鉗揭起蓋，旋安石蜂窠於赤瓶子中[1]，燒蜂窠盡爲度。將鉗夾出，放冷，敲碎，入鉢中，研如粉。後於屋下掘一坑，可深五寸，却以紙裹[2]，留坑中一宿，取出，再研。每修事十兩[3]，用石蜂窠六兩，盡爲度。

又云：凡使，要光明如水精[4]，酸、鹹、澀味全者，研如粉，於瓷瓶中盛。其瓶盛得三升已來[5]，以六一泥泥[6]，於火畔炙之令乾。置研了白礬於瓶内[7]，用五方草、紫背天葵二味自然汁各一鎰[8]，旋旋添白礬於中[9]，下火逼令藥汁乾[10]，用蓋子并瓶口[11]，更以泥泥，上下用火一百斤煅[12]，從巳至未[13]。去火，取白礬瓶出，放冷，敲破，取白礬。若經大火一煅，色如銀，自然伏火[14]，銖絫不失[15]。搗細，研如輕粉[16]，方用之。

[1] 石蜂窠：蜂窠的一種。大如拳，色青黑，内居青色蜂 14 ~ 21 只。

[2] 却：再。

[3] 修事：炮製，意同 "修合" "修治"。

[4] 水精：即水晶。又稱石英。

[5] 已來：上下。

[6] 六一泥：道家煉丹時用以封爐的一種泥。用牡礪、赤石脂、滑石、胡粉等配製而成。　　後一 "泥（nì）"：塗抹。

[7] 了：畢。

[8] 五方草：馬齒莧的全草。　　自然汁：搗鮮藥所取未摻水之純汁。　　鎰（yì）：

古代重量單位，一般重二十兩或二十四兩，但據雷斅《論合藥分劑料理法則》爲十二兩。

　　〔9〕旋旋：緩緩。　　　添白礬於中：據文意，當作“添於白礬中”。

　　〔10〕熚：通“熚”。用火烘乾。《玉篇》：“熚，火乾也。”

　　〔11〕并：合上。

　　〔12〕火：指木炭。

　　〔13〕巳：時辰名。9～11時。　　未：時辰名。13～15時。

　　〔14〕伏火：指降除石藥中的火毒之氣。

　　〔15〕銖絫：古代重量單位。《漢書·律曆志》顏師古注：“十黍爲絫，十絫爲銖。”此喻極細小的分量。絫，後作“累”。

　　〔16〕輕粉：汞粉。由汞、白礬等升煉而成。

（二）論湯、散、丸

　　湯、散、丸各有所宜。古方用湯最多，用丸、散者殊少。煮散[1]，古方無用者，唯近世人爲之。大體欲達五臟四肢者莫如湯，欲留膈胃中者莫如散，久而後散者莫如丸。又無毒者宜湯，小毒者宜散，大毒者須用丸。又欲速者用湯，稍緩者用散，甚緩者用丸。此其大概也。近世用湯者全少，應湯者皆用煮散。大率湯劑氣勢完壯，力與丸、散倍蓰[2]。煮散者一啜不過三五錢極矣，比功較力，豈敵湯勢？然湯既力大，則不宜有失消息[3]。用之全在良工，難可以定論拘也。

　　〔1〕煮散：藥物加工的方法之一。即散劑加水煮湯，去渣服用。

　　〔2〕倍蓰（xǐ）：謂增加幾倍。蓰，五倍。

　　〔3〕消息：斟酌。

（三）菊

　　菊春生夏茂，秋花冬實，備受四氣，飽經露霜，葉枯不落，花槁不零[1]，味兼甘苦，性禀平和。昔人謂其能除風熱，益肝補陰，蓋不知其得金水之精英尤多[2]，能益金水二臟也。補水所以制火，益金所以平木；木平則風息，火降則熱除。用治諸風頭目[3]，其旨深微。黃者入金水陰分，白者入金水陽分，紅者行婦人血分，皆可入藥。神而明之，存乎其人。其苗可蔬，葉可啜，花可餌，根實可藥，囊之可枕[4]，釀之可飲，自本至末，罔不有功。宜乎前賢比之君子[5]，神農列之上品，隱士采入酒斝[6]，騷人餐其落英[7]。費長房言九日飲菊酒，可以辟不祥[8]。《神仙傳》言康風子、朱孺子皆以服菊花成仙[9]。《荆州記》言胡廣久病風羸，飲菊潭水多壽[10]。菊之貴重如此，是豈群芳可伍哉[11]？

[1]零：凋落。

[2]金水：指秋、冬。

[3]諸風頭目：指因各種風邪所致頭目疾患。

[4]囊：裝入口袋。用作動詞。

[5]前賢比之君子：三國魏鍾會所撰《菊花賦》有“早植晚發，君子德也”句，故云。

[6]隱士采入酒斝：晉代陶淵明詩文常并言菊與酒，故云。斝（jiǎ）：古代銅製酒器，似爵而較大。

[7]騷人餐其落英：屈原《離騷》有“夕餐秋菊之落英”句，故云。騷人：詩人，指屈原。英：花。

[8]“費長房”二句：據南朝梁吳均《續齊諧記》，江南桓景隨費長房游學，長房告之：“九月九日汝家中當有災，急去，令家人各作絳囊，盛茱萸以繫臂，登高飲菊花酒，此禍可除。”費長房：東漢方士，《後漢書·方術列傳》載其事。九日：指農曆九月初九，亦稱重九、重陽。

[9]神仙傳：書名。晉代葛洪撰。康風子、朱孺子未見於該書。唐代李汾《續神仙傳》卷上言朱孺子爲三國時人，服餌黃精十餘年，後煮食根形如犬、堅硬如石之枸杞，遂升雲而去。

[10]“荊州記”二句：據《荊州記》載，胡廣之父患風羸，飲菊潭水而愈。荊州記，晉代盛弘之撰。胡廣：東漢太尉，封育陽安樂鄉侯。

[11]伍：排爲同列。

（四）製藥論

自雷斆著炮製之論，而後世之以藥製藥者[1]，愈出而愈奇，但因此而失其本性者亦不少。藥之有利必有弊，勢也；病之資利不資弊[2]，情也；用之去弊勿去利，理也。古方能使各遂其性[3]，如仲景小半夏湯類，凡生薑、半夏並用者，皆一時同入之，非先時專製之，正欲生半夏之得盡其長，而復藉生薑以隨救其短。譬諸用人，自有使貪、使詐之權衡，不必胥天下之菲材而盡桎梏之[4]，使不得動也。各遂之妙如此。若後世專製之法，在臨時修合丸散而即服者猶可，倘預製備售，則被製者之力已微，甚而至再、至三、至十餘製，則取其質而汩其性[5]，其能去病也幾何？近見人治痰瘰，於肆中求半貝丸服之無效，取生半夏、貝母爲末，和薑汁服之即效，但微有煩狀耳。於此可類推已。或薄古法爲疏，盍思之[6]！

[1]以藥製藥：以某些藥物參與其他藥物的炮製，意在增強藥效或減輕毒副作用。

[2]資：取用。

[3]遂：順應。

〔4〕胥：通"須"。等待。　　菲材：也作"菲才"，才能淺薄之人。　　桎梏：束縛。

〔5〕汩（gǔ）：淹没，湮灭。

〔6〕盍：何不。

句讀訓練

聖人之所以全民生也五穀爲養五果爲助五畜爲益五菜爲充而毒藥則以之攻邪故雖甘草人參誤用致害皆毒藥之類也古人好服食者必生奇疾猶之好戰勝者必有奇殃是故兵之設也以除暴不得已而後興藥之設也以攻疾亦不得已而後用其道同也故病之爲患也小則耗精大則傷命隱然一敵國也以草木之偏性攻藏府之偏勝必能知彼知己多方以制之而後無喪身殞命之憂是故傳經之邪而先奪其未至則所以斷敵之要道也橫暴之疾而急保其未病則所以守我之巖疆也挾宿食而病者先除其食則敵之資粮已焚合舊疾而發者必防其併則敵之內應既絕辨經絡而無泛用之藥此之謂向導之師因寒熱而有反用之方此之謂行間之術一病而分治之則用寡可以勝衆使前後不相救而勢自衰數病而合治之則併力搗其中堅使離散無所統而衆悉潰病方進則不治其太甚固守元氣所以老其師病方衰則必窮其所之更益精銳所以搗其穴若夫虛邪之體攻不可過本和平之藥而以峻藥補之衰敝之日不可窮民力也實邪之傷攻不可緩用峻厲之藥而以常藥和之富強之國可以振威武也然而選材必當器械必良赳期不愆布陣有方此又不可更僕數也孫武子十三篇治病之法盡之矣（清·徐大椿《醫學源流論·用藥如用兵論》）

五、方論三則

【题解】　本文第一則選自清康熙十四年古懷堂刻本《古今名醫方論》卷四。作者羅美，字澹生，又字東美，號東逸，新安（今安徽黃山）人，清代醫家。《古今名醫方論》四卷，共選輯歷代名方一百五十餘首，方末載錄自金朝成無己後二十餘位名醫的有關方論。腎氣丸爲《金匱要略》方。文章闡明腎氣丸命名的含義及“納桂、附於滋陰劑中”的道理。第二則選自文淵閣《四庫全書》本《御纂醫宗金鑒》卷一。作者吳謙，字六吉，安徽歙縣人，清代醫學家。生活於雍正、乾隆年間，供奉內廷，官至太醫院院判。《醫宗金鑒》凡九十卷。內容豐富，簡明扼要，尤切合實用。桂枝湯爲《傷寒論》方。文章解釋桂枝湯命名的含義，揭示配伍的奧妙，指出服後“啜熱稀粥”“溫覆”等機理。第三則選自上海千頃堂書局石印本《成方便讀》卷二。作者張秉成，字兆嘉，江蘇武進人，清代醫家。《成方便讀》是方劑學專著，全書四卷，匯編古今常用方 290 餘首，分 21 門。每方撰有歌訣，并詳釋方義。蘇合香丸爲《太平惠民和劑局方》方。文章闡明各種“卒中”昏迷有虛實、閉脫之不同，指出蘇合香丸適宜救治邪中氣閉。

（一）腎氣丸

柯韻伯曰：命門之火，乃水中之陽。夫水體本靜，而川流不息者，氣之動，火之用也，非指有形者言也。然火少則生氣，火壯則食氣[1]，故火不可亢，亦不可衰。所云火生土者，即腎家之少火，游行其間，以息相吹耳[2]。若命門火衰，少火幾於熄矣[3]。欲煖脾胃之陽，必先溫命門之火。此腎氣丸納桂、附於滋陰劑中，是“藏心於淵，美厥靈根”也[4]。命門有火，則腎有生氣矣。故不曰“溫腎”，而名“腎氣”，斯知腎以氣爲主，腎得氣而土自生也。且形不足者，溫之以氣[5]，則脾胃因虛寒而致病者固痊，即虛火不歸其部而失血亡陽者，亦納氣而歸封蟄之本矣[6]。

崔氏加減八味丸[7]，以五味之酸收，易附子之辛熱，腎虛而不甚寒者宜之也。《千金方》於八味外，更加玄參之鹹寒，以助熟地而滋腎，加芍藥之酸寒，助丹皮以滋肝，總之爲桂、附加瑣耳[8]。以之壯水則有餘，以之益陽恐不足也。《濟生方》加牛膝、車前以治水腫，倍茯苓以輔地黃、山藥、茱萸，與澤、丹、車、牛等列[9]，隨證加減，允爲得法[10]。益陰腎氣丸，於六味外加當歸、五味、柴胡[11]，以治目暗不見，化裁之妙矣[12]。

[1]“火少（shào）”十字：謂陽氣溫和正常則使真氣生發，陽氣亢盛則使真氣受損。語本《素問·陰陽應象大論》。壯，謂亢盛。食，後作“蝕”，消損。

[2]以息相吹：本謂自然界的塵埃等微細物質因風而動。語本《莊子·逍遙游》。此指

脾胃運化有賴腎之陽氣溫煦推動。息，氣息，此指腎之陽氣。

〔3〕幾：接近。

〔4〕藏心於淵美厥靈根：原指涵養心性，使道德完美。語見西漢揚雄《太玄·養》。此指寓溫陽於滋陰之中，以壯其生化之源。靈根，植物根苗的美稱，此喻生化之源即命門之火。

〔5〕形不足者溫之以氣：語本《素問·陰陽應象大論》。

〔6〕封蟄之本：指腎。語本《素問·六節藏象論》。

〔7〕崔氏加減八味丸：《肘後方》方，名見《朱氏集驗方》卷二"八味丸"。因該方組成與《金匱》腎氣丸僅一味藥物之異，爲免混淆，故冠名"崔氏"。

〔8〕瑣：通"鎖"。鎖鏈。

〔9〕"濟生方"三句：所述即加味腎氣丸。《濟生方》方。功用溫腎化氣，利水消腫。《濟生方》又名《嚴氏濟生方》，宋嚴用和撰。

〔10〕允：確實。

〔11〕六味：即地黃丸。《小兒藥證直訣》方。功用滋補肝腎。

〔12〕化裁：謂隨事物的變化而相裁節。語本《周易·繫辭》："化而裁之謂之變。"

（二）桂枝湯

名曰桂枝湯者，君以桂枝也。桂枝辛溫，辛能散邪，溫從陽而扶衛；芍藥酸寒，酸能斂汗，寒走陰而益榮。桂枝君芍藥[1]，是於發散中寓斂汗之意；芍藥臣桂枝，是於固表中有微汗之道焉。生薑之辛，佐桂枝以解肌表；大棗之甘，佐芍藥以和榮裏。甘草甘平，有安內攘外之能，用以調和中氣，即以調和表裏，且以調和諸藥矣。以桂、芍之相須[2]，薑、棗之相得[3]，藉甘草之調和陽表陰裏，氣衛血榮，並行而不悖，是剛柔相濟以爲和也。而精義在"服後須臾歠熱稀粥，以助藥力"。蓋穀氣內充，不但易爲釀汗[4]，更使已入之邪不能少留，將來之邪不得復入也。又妙在"溫服令一時許[5]，漐漐微似有汗[6]"，是授人以微汗之法也。"不可令如水流漓，病必不除"，禁人以不可過汗之意也。此方爲仲景羣方之冠，乃解肌、發汗、調和榮衛之第一方也。凡中風、傷寒，脈浮弱、汗自出而表不解者[7]，皆得而主之。其他但見一二證即是，不必悉具。

〔1〕君芍藥：爲芍藥之君。君，用如動詞。下文"臣"用法同此。

〔2〕相須：兩種性能相類的藥物同用，能互相增強作用。

〔3〕相得：相互配合。

〔4〕釀：造成。

〔5〕服：当作"覆"。　一時：一個時辰。

［6］漐漐（zhízhí）：汗浸出不止貌。　　似：通"嗣"。持續。

［7］眽：同"脉"。

（三）蘇合香丸

治諸中卒暴昏迷[1]，痰壅氣閉，不省人事，以及鬼魅惡氣、時行瘴癘等證[2]。夫"中"之爲病，有中風、中寒、中暑、中濕、中痰、中氣、中食、中惡種種不同[3]，其病狀大都相似。其治法，且無論其何邪所中，務須先辨其閉、脫兩途。其閉者，雖亦見肢厥脈伏，而其兩手必握固，二便必閉塞，口瘛不開[4]，兩目直視。此爲邪氣驟加，正氣被遏，不得不用芳香開竅之品以治其標，或蘇合、牛黃、至寶、紫雪之類[5]，審其寒熱、別其邪正而擇用之，庶幾經隧通而正氣復[6]，然後再治其致病之由、所因之病[7]。若脫證，則純屬乎虛，雖病狀亦與諸"中"相似，但手撒、口開、眼合、汗出如珠、小便不禁，全見五絕之候[8]。此爲本實先撥[9]，故景岳有"非風"之名[10]。若一辨其脫證，無論其爲有邪無邪，急以人參、桂、附之品回陽固本，治之尚且不暇，何可再以開泄之藥耗散真氣乎？須待其根本漸固，正氣漸回，然後再察其六淫七情，或內或外而緩調之，則庶乎可也。此方彙集諸香以開其閉，而以犀角解其毒，白术、白蜜匡其正[11]，硃砂辟其邪。性偏於香，似乎治邪中氣閉者爲宜耳。

［1］諸中（zhòng）：各類卒中病。中，卒中，病名。此指猝然如死而氣不絕之證。　　卒暴：突然。卒：通"猝"。

［2］瘴癘：又稱瘴氣、瘴毒。指南方山嵐霧露烟瘴濕熱惡氣。

［3］中氣：又名"氣中"，類中風之一。多由情志因素引起。　　中惡：指中鬼祟邪惡之氣。

［4］口瘛：即"口噤"。牙關緊閉。

［5］牛黃：即安宮牛黃丸，《温病條辨》方。功用豁痰開竅，清熱解毒。　　至寶：即至寶丹，《太平惠民和劑局方》方。功用開竅安神，清熱解毒。　　紫雪：即紫雪丹。《千金翼方》方。功用清熱解毒，鎮痙開竅。

［6］隧：指人體氣血津液等通道。

［7］所因之病：指兼證或後遺症。因，隨。

［8］五絕：指五臟衰竭，爲心絕、肝絕、脾絕、肺絕、腎絕的合稱。語見《中藏經》卷上。

［9］本實先撥：指樹根先自斷絕。語見《詩·大雅·蕩》。此指人體元氣先已衰竭。撥，斷絕。

［10］非風：病名，即"類中風"。語見《景岳全書》卷十一。

［11］匡：輔助。

句讀訓練

傷寒邪氣在表者必漬形以爲汗邪氣在裏者必蕩滌以爲利其於不外不内半表半裏既非發汗之所宜又非吐下之所對是當和解則可矣小柴胡爲和解表裏之劑也柴胡味苦平微寒黄芩味苦寒内經曰熱淫於内以苦發之邪在半表半裏則半成熱矣熱氣内傳攻之不可則迎而奪之必先散熱是以苦寒爲主故以柴胡爲君黄芩爲臣以成徹熱發表之劑人參味甘温甘草味甘平邪氣傳裏則裏氣不治甘以緩之是以甘物爲之助故用人參甘草爲佐以扶正氣而復之也半夏味辛微温邪初入裏則裏氣逆辛以散之是以辛物爲之助故用半夏爲佐以順逆氣而散邪也裏氣平正則邪氣不得深入是以三味佐柴胡以和裏生薑味辛温大棗味甘温内經曰辛甘發散爲陽表邪未已迤邐内傳既未作實宜當兩解其在外者必以辛甘之物發散故生薑大棗爲使輔柴胡以和表七物相合兩解之劑當矣（金·成無己《傷寒明理論·小柴胡湯》卷四）

六、《理瀹駢文》三則

【題解】　本文選自 1955 年人民衛生出版社影印本《理瀹駢文》。作者吳尚先（約 1806—1886），原名安業，字師機，錢塘（今浙江杭州）人，清代著名中醫外治法專家。創內病外治法，以膏藥、熏洗等法治療內、外、婦、兒科諸病，世稱外治之宗。《外治醫説》成書於 1864 年，易名爲《理瀹駢文》，蓋取 "醫者理也，藥者瀹也" 之意。書中提出 "外治之理即內治之理" 的觀點，闡述外治法的理論依據以及膏藥的製法、用法和治療範圍、作用等。第一則叙述作者用膏藥治病的盛況。第二則説明外治法古已有之。第三則駁斥人們對外治法的種種非難。

（一）

干戈未靖[1]，鄉村尚淹[2]。瞻望北斗，懷想西湖[3]。愁聞庚子《哀賦》[4]，怕覽陶公《歸辭》[5]。案有醫書，庭多藥草。幸晨夕之閒暇，借方技以銷磨。地去一二百里，人來五六十船[6]。未挹上池之水[7]，空懸先天之圖[8]。笑孟浪而酬塞[9]，愧不良而有名。徒以肺腑無言，且託毫毛是視。浮沉遲數之不明，汗吐下和之弗問[10]。或運以手[11]，或點其背[12]。膏既分傳[13]，藥還數裹。愛我者見而訝之，忌我者聞而議之。然而非蕭敵魯之明醫[14]，詎能知病[15]？比羊叔子之饋藥，要不酖人[16]！寄諸遠道，偶同段齮之緘封[17]；平以數旬，非必陳珪之縫合[18]。時無上工十全，聊作窮鄉一劑。

[1] 干戈未靖：指咸豐三年（1853）太平天國起義軍攻占南京、揚州。干戈，代指戰爭。靖，安定。

[2] 淹：此謂淹沒於戰火。

[3] 瞻望北斗懷想西湖：咸豐三年吳尚先一家從揚州遷往泰州（今江蘇境內），客居他鄉，故云。

[4] 庚子《哀賦》：指庾信的《哀江南賦》。庾信，字子山，南陽新野（今屬河南）人，北周文學家，善詩賦、駢體文，有《庚子山集》。

[5] 陶公《歸辭》：指陶淵明《歸去來兮辭》。陶淵明，一名潛，字元亮，世稱靖節先生，潯陽柴桑（今江西九江）人，東晉著名文學家，長於詩文辭賦，有《陶淵明集》。

[6] "地去" 二句：據作者自述，到他那裏就診的患者，方圓一二百里，每天有五六十船，最多時候一個月曾診治兩萬多人次。

[7] 未挹（yì）上池之水：謂自己未飲上池之水，因而沒有扁鵲隔垣見人的才能。挹，舀取。

[8] 空：徒然。　　先天之圖：即八卦，語見明代李梴《醫學入門》。喻診脉如觀先天

之圖，非心清氣定者不能明察。

〔9〕酬塞：敷衍搪塞。

〔10〕"浮沉"二句：意謂看病毋須切脉，也不必講究汗下吐等治病之法。《理瀹駢文》有"余不切脉""余不處劑"語。

〔11〕運以手：用手按摩。

〔12〕點其背：在背部點明（貼膏藥的）部位。

〔13〕傅：通"敷"。擦，塗。

〔14〕蕭敵魯：即遼朝的耶律敵魯。耶律爲複姓，遼以後改爲漢姓蕭。《遼史·方技傳》言耶律敵魯"精於醫，察形色即知病原，雖不診候，有十全功"。

〔15〕詎：豈。

〔16〕"比羊叔子"二句：意爲比作羊叔子贈送藥物，總不會毒害人。羊叔子，名祜（hù），晉泰山郡南城（今山東費縣）人，以清德聞於世，其饋藥事見《晉書·羊祜傳》。酖（zhèn），通"鴆"。毒害。

〔17〕"寄諸"二句：意爲贈送給長途跋涉的人，其作用或許與段翳的書信相同。段翳預爲一書生合膏藥，并藏於筒中，事見《後漢書·段翳傳》。段翳，字元章，廣漢新都（今屬四川）人。緘封，書信。

〔18〕"平以"二句：意爲用膏藥治愈疾病雖然療程較長，但不必像陳珪那樣開刀縫合。陳珪縫合事，未詳。

（二）

嗟呼！金液徒聞[1]，玉版空在[2]。三醫之謁[3]，誰是神手？一藥之悞[4]，每欲噬臍[5]。夙披古籍，仰企前脩[6]。李元忠研習積年[7]，高若訥兼通諸部[8]。慨此事之難知[9]，覺而方之非是[10]。昌陽、豨苓，欲反韓公之論[11]；楮實、薑豆，恨乏廷紹之才[12]。因思合歡蠲忿，萱草忘憂，博物者詎必應病投藥？艾炷灸額，瓜蒂歊鼻[13]，知名者何曾診脉處湯？是以慕元化之術，傳神膏於漢季；不復避韓皋之諱，嫌膏硬於天寒[14]。今夫懾於勢者，必不能盡其意；狃於習者[15]，亦無以得於心。是以郭玉治病，多在賤貧[16]；元素處方，自爲家法[17]。

〔1〕金液：古代方士所煉丹液。謂服之可以成仙。

〔2〕玉版：自注："《素問》有《玉版篇》。"

〔3〕三醫之謁：事見《列子·力命》。三醫，指矯氏衆醫、俞氏良醫、盧氏神醫。

〔4〕悞：同"誤"。

〔5〕噬臍：自嚙腹臍，喻後悔不及。

〔6〕仰企：仰慕企望。　　前脩：前代賢人。脩：通"修"。

　　［7］李元忠：北齊趙郡柏人（今屬河北）人。據《北齊書·李元忠傳》，李元忠因母老多病，乃專心醫學，研習數年，遂精通方技，爲人仁恕，見有疾者，不問貴賤，皆爲救療。

　　［8］高若訥：北宋并州榆次（今屬山西）人。《宋史·高若訥傳》："若訥强學善記，自秦漢以來諸傳記無不該通。因母病遂兼通醫書，雖國醫皆屈伏。"

　　［9］此事之難知：暗含《此事難知》書名。元代王好古撰《此事難知》，編集其師李杲的醫學論述。此事，指醫學。

　　［10］而方之非是：《史記·扁鵲倉公列傳》："慶（公乘陽慶）謂意（淳于意）曰'盡去而方書，非是也'。"

　　［11］"昌陽"二句：意爲自己用膏藥治病，不怕被人譏諷爲服豨苓延年。韓愈《進學解》："訾醫師以昌陽引年，欲進其豨苓也。"昌陽，即菖蒲，久服可以延年。豨（xī）苓，即豬苓，主滲泄。

　　［12］"楮實"二句：意爲自恨缺乏吳廷紹的才識。《十國春秋》載廷紹用楮實湯治李昪（biàn）喉噎、甘豆湯治馮延巳腦痛。廷紹，即吳廷紹，五代南唐醫家。薑豆，疑"甘豆"之誤。

　　［13］瓜蒂歕鼻：用瓜蒂散嗅鼻取嚏。歕，同"噴"。

　　［14］"不復"二句：韓皋，字仲聞，唐代人。據説韓皋有疾，請醫診治，醫曰天寒膏硬，皋不悦。因爲寒膏與韓皋同音，醫生冒犯了他的名諱。

　　［15］狃（niǔ）：習慣。

　　［16］"郭玉"二句：范曄《後漢書·郭玉傳》："玉仁愛不矜，雖貧賤廝養，必盡其心力。"

　　［17］"元素"二句：《金史·張元素傳》："平素治病不用古方，其説曰'運氣不齊，古今異軌，古方新病，不相能也'。自爲家法云。"張元素，字潔古，金朝著名醫家。

（三）

　　有譏外治爲詭道以欺世者，不知其道即近在人耳目前也。人生惟飲食屬內耳，其餘有益於身者無非身外物也。夏之箑[1]，冬之裘，不在外者乎？暑則卧簟[2]，寒則圍爐，不在外者乎？而熱者以涼，冷者以暖，隨四時而更變，因是得免於病。不獨此也。諸陽聚於頭[3]，十二經脈三百六十五絡，其血氣皆上於面而走空竅。面屬陽明胃，晨起擦面，非徒爲光澤也，和血氣而升陽益胃也；洗眼，滋臟腑之精華以除障也[4]；嗽齒[5]，堅骨以防蠹也；梳髮，疎風散火也。飯後摩腹，助脾運免積滯也。臨卧濯足，三陰皆起於足指，寒又從足心入，濯之所以温陰而却寒也。痛則手揉，癢則爪搔。唾可抹毒，溺可療傷。近取諸身，甚便也，何嘗必須服藥乎？七情之病也，看花解悶，聽曲消愁，有勝於服藥者矣。人無日不在外治調攝之中，特習焉不察耳。

諺曰："看不見遮一層，走不動拖一根。" 無理之言中有妙理，老人有疾亦不恃藥餌也。又諺曰："瓜熟蒂落。" 婦人胎產，始終不服藥者多。至小兒斷乳、種痘，只傳外治，不聞古有內服之方，時賢亦未有言內服者。如以外治爲不然，胡不出一內服之方乎？又《洗冤錄》所載五絕救法[6]，大都外治，起死回生，有功匪淺，蓋服藥者至此技亦窮矣。夫絕症可以外治法救，未絕者更易救也。倘醫家能以其法推之，而體察於人情物理，於無法之中別生妙法，則治諸症莫不可起死回生，豈非人心之所大快也哉！又何嫌於詭道以欺世乎？

[1] 箑（shà）：扇子。

[2] 簟（diàn）：竹席。

[3] 諸陽：指人身六條陽經。

[4] 障：翳障。

[5] 嗽：同 "漱"。

[6] 洗冤錄：指宋代宋慈的法醫專著《洗冤集錄》。寃，同 "冤"。　　五絕：舊指縊死、壓死、溺死、魘死和產乳（臨產時突然暈絕）五種猝死候。

句讀訓練

醫之難在不能見臟腑而人之敢於爲醫者正恃此皆不見臟腑然孟浪酬塞欺人欺己於心終有不自安者余非不慕高醫之一劑知二劑已也而自問聰明才力萬不及前人閱歷愈深膽愈小不得不遁而出此所謂畫虎不成不若刻鵠者也又所謂與爲牛後不若爲雞口者也自任如此故教人亦遂如此也惟是治分內外而讀書明理則一能通其理則辨症明白兼知古人處方用藥之意庶幾用膏薄貼用藥糝敷用湯頭煎抹炒熨無不頭頭是道應手得心具有內外一貫之妙否則依樣畫葫蘆病藥不相對或且相反誤人匪淺（清‧吳尚先《理瀹駢文》）

醫藥雜論

　　古代學者討論醫理、方藥、養生之文，有鴻篇巨制的專著，也有隨感而發的短章。舉凡雜文、筆記、信函、墓誌、贈序、小品，乃至詩詞歌賦，無不可談醫論藥。這些長短隨宜、筆觸靈活、直抒情感的文章，讀來既有興味，又獲啟示。從醫學文獻上説，這裏還保存了許多關於古代醫事制度、醫學思想、醫家逸聞、方藥雜議、醫籍考證、醫藥風俗等珍貴史料。這些醫籍和非醫學古籍中的文章和材料可資互相比對和補充。本單元從豐富的醫藥雜論中選録了幾篇文章。其中作者對醫藥養生的種種看法，頗值得參考。

一、氣　壽

　　【題解】　本文選自《四部叢刊》上海涵芬樓藏明通津草堂本《論衡》。王充（27—約97），字仲任，會稽上虞（今屬浙江）人，東漢哲學家。少游洛陽太學，曾師事班彪。歷任郡功曹、治中等官，後罷職家居，從事著述。一生致力於反對宗教神秘主義和目的論，推動了古代唯物主義的發展。本篇論述了人的壽命長短與稟氣厚薄的關係。作者認爲，人的壽命長短取決於在母體内時所承受的氣的厚薄。承受的氣厚，身體就強，壽命就長，反之則體弱壽短。并強調“非天有長短之命，而人各有所稟受也”，否定了人的壽命長短由上天安排的説法，但尚未認識到後天鍛煉的作用。

　　凡人稟命有二品[1]：一曰所當觸值之命[2]，二曰彊弱壽夭之命。所當觸值，謂兵、燒、壓、溺也。彊壽弱夭，謂稟氣渥薄也[3]。兵、燒、壓、溺，遭以所稟爲命，未必有審期也[4]。若夫彊弱夭壽，以百爲數，不至百者，氣自不足也。夫稟氣渥則其體彊，體彊則其命長；氣薄則其體弱，體弱則命短。命短則多病壽短。始生而死，未產而傷，稟之薄弱也。渥彊之人，不卒其壽[5]。若夫無所遭遇[6]，虛居困劣[7]，短氣而死，此稟之薄，用之竭也。此與始生而死、未產而傷一命也，皆由稟氣不足，不自致於百也。

　　[1]稟命：稟受天命。　　品：種類。

　　[2]觸值：遭逢。觸，接觸，引申爲遭受。值，遇到。

　　[3]稟氣：指承受於母體的先天精氣。　　渥：厚。

　　[4]審期：確定的日期。審，確實。

　　[5]不卒其壽：據上下文義，"不"或應作"必"字。意爲必定能活到百歲的壽限。卒，盡。

　　[6]遭遇：泛指遭逢。與上文"觸值"義近。

　　[7]虛居困劣：閑居在家却虛弱無力。

　　人之稟氣，或充實而堅強，或虛劣而軟弱。充實堅強，其年壽；虛劣軟弱，失棄其身。天地生物，物有不遂[1]；父母生子，子有不就[2]。物有爲實，枯死而墮；人有爲兒，夭命而傷。使實不枯，亦至滿歲；使兒不傷，亦至百年。然爲實、兒而死枯者，稟氣薄，則雖形體完，其虛劣氣少，不能充也。兒生，號啼之聲鴻朗高暢者壽[3]，嘶喝濕下者夭[4]。何則？稟壽夭之命，以氣多少爲主性也。婦人疏字者子活[5]，數乳者子死[6]。何則？疏而氣渥，子堅彊；數而氣薄，子軟弱也。懷子，而前已產子死，則謂所懷不活，名之曰懷[7]。其意以爲已產之子死，故感傷之，子失其性矣[8]。所產子死，所懷子凶者，字乳亟數[9]，氣薄不能成也。雖成人形體，則易感傷，獨先疾病，病獨不治[10]。

　　[1]遂：成就。指順利地成長。

　　[2]不就：指長不大。

　　[3]鴻朗：聲音洪亮。

　　[4]嘶喝（yè）：聲音沙啞。

　　[5]疏：同"疏"。稀疏。　　字：生子。

　　[6]數（shuò）：屢次。　　乳：生子。

　　[7]懷：謂傷懷。猶傷心。

　　[8]子失其性：謂所懷的胎兒就失去他正常的壽命。

　　[9]字乳亟（qì）數：生育過於頻繁。亟，多次。

　　[10]"成人"四句：大意是説，（稟氣不足者）成人之後，惟獨他們比別人容易感染疾病，且不易治愈。感傷，此指感染疾病。

百歲之命，是其正也[1]。不能滿百者，雖非正，猶爲命也。譬猶人形一丈，正形也。名男子爲丈夫，尊公嫗爲丈人[2]。不滿丈者，失其正也。雖失其正，猶乃爲形也。夫形不可以不滿丈之故，謂之非形，猶命不可以不滿百之故，謂之非命也。非天有長短之命[3]，而人各有稟受也。由此言之，人受氣命於天，卒與不卒，同也。語曰："圖王不成，其弊可以霸[4]。"霸者，王之弊也。霸本當至於王，猶壽當至於百也。不能成王，退而爲霸；不能至百，消而爲夭[5]。王霸同一業，優劣異名；壽夭或一氣，長短殊數[6]。

[1] 正：此指正常的壽限。

[2] 公：對老年男子的尊稱。　　嫗：婦女的通稱。　　丈人：對年長者的尊稱。

[3] 非天有長短之命：漢儒宣揚壽命的長短由天定。《白虎通·壽命》："命者何謂也？人之壽也，天命已使生者也。"王充在這裏加以批駁。

[4] "圖王"二句：此謂謀取王業不成，退一步大約能稱霸。王，王業，指夏商周三朝建立的功業。霸，霸業，指"春秋五霸"建立的功業。弊，敗。這裏有退一步、次一等的意思。

[5] 消：減少。

[6] 殊：不同。

何以知不滿百爲夭者？百歲之命也，以其形體小大長短同一等也。百歲之身，五十之體，無以異也。身體不異，血氣不殊。鳥獸與人異形，故其年壽與人殊數。何以明人年以百爲壽也？世間有矣。儒者説曰：太平之時，人民侗長[1]，百歲左右，氣和之所生也。《堯典》曰[2]："朕在位七十載。"求禪得舜，舜徵三十歲在位[3]。堯退而老，八歲而終，至徂落九十八歲[4]。未在位之時，必已成人，今計數百有餘矣。又曰："舜生三十，徵用三十，在位五十載，陟方乃死[5]。"適百歲矣[6]。文王謂武王曰："我百，爾九十。吾與爾三焉[7]。"文王九十七而薨[8]，武王九十三而崩[9]。周公，武王之弟也，兄弟相差不過十年。武王崩，周公居攝七年，復政退老[10]，出入百歲矣。邵公，周公之兄也，至康王之時，尚爲太保，出入百有餘歲矣。聖人稟和氣[11]，故年命得正數。氣和爲治平，故太平之世多長壽人。百歲之壽，蓋人年之正數也，猶物至秋而死，物命之正期也。物先秋後秋，則亦如人死或增百歲，或減百也。先秋後秋爲期，增百減百爲數。物或出地而死，猶人始生而夭也。物或踰秋不死，亦如人年多度百至於三百也。傳稱老子二百餘歲[12]，邵公百八十。高宗享國百年[13]，周穆王享國百年[14]，并未享國之時，皆出百三十、四十歲矣。

[1] 侗（tōng）長：高大。侗，大。

[2] 堯典：《尚書》中的一篇。

〔3〕三:《史記・五帝本紀》作"二",可從。舜被堯徵用二十年後即位。下文"徵用三十"之"三"亦當作"二"。

〔4〕殂(cú)落:死亡。

〔5〕陟(zhì)方:指帝王巡守。

〔6〕適:恰好。前後計算,正好百年,可證"徵用三十"當爲"徵用二十"。

〔7〕吾與爾三焉:我給你三歲。與,給。參見《禮記・文王世子》。

〔8〕薨(hōng):周代稱諸侯死爲"薨"。

〔9〕崩:舊稱帝王死爲"崩"。

〔10〕復政退老:周公是周武王的弟弟,武王死後,成王年幼,由周公攝政。周公平定王族管叔、蔡叔叛亂,營建東都,維護了周王朝的統治。成王長大之後,周公告老,將政事交還。

〔11〕和氣:王充指的是一種陰陽和諧的氣,這種氣具有道德屬性,認爲人承受了和氣就能長壽。

〔12〕傳(zhuàn):指文字記載。

〔13〕高宗:指商王武丁。　　享國:指帝王在位年數。

〔14〕周穆王:西周君主姬滿。

句讀訓練

余聞上古有真人者提挈天地把握陰陽呼吸精氣獨立守神肌肉若一故能壽敝天地無有終時此其道生中古之時有至人者淳德全道和於陰陽調於四時去世離俗積精全神游行天地之間視聽八達之外此蓋益其壽命而强者也亦歸於真人其次有聖人者處天地之和從八風之理適嗜欲於世俗之間無恚嗔之心行不欲離於世被服章舉不欲觀於俗外不勞形於事内無思想之患以恬愉爲務以自得爲功形體不敝精神不散亦可以百數其次有賢人者法則天地象似日月辯列星辰逆從陰陽分別四時將從上古合同於道亦可使益壽而有極時(《素問・上古天真論》)

二、養生論

【題解】　本文選自明嘉靖四年黄省曾刻本《嵇中散集》卷三。作者嵇康（223？—263），字叔夜，譙郡銍（今安徽宿縣西南）人。三國魏文學家、思想家，"竹林七賢"之一，曾任中散大夫，世稱"嵇中散"。嵇康崇尚老莊，信奉服食養生，主張回歸自然，厭惡繁瑣禮教，因對執政司馬氏不滿，被司馬昭殺害。今傳有《嵇中散集》十卷。本文提出"導養得理"可以長壽的觀點，論述形神互相依存的關係，認爲堅持修性保神與服食養生，就能延年益壽。

世或有謂神仙可以學得，不死可以力致者；或云上壽百二十，古今所同，過此以往，莫非妖妄者。此皆兩失其情。請試粗論之。

夫神仙雖不目見，然記籍所載[1]，前史所傳，較而論之[2]，其有必矣。似特受異氣，禀之自然，非積學所能致也。至於導養得理[3]，以盡性命，上獲千餘歲，下可數百年，可有之耳。而世皆不精，故莫能得之。

[1] 記籍：書籍。《漢書·尹翁歸傳》："縣縣各有記籍。"《廣雅》："記，書也。"

[2] 較：明顯。

[3] 導養：攝生養性。

何以言之？夫服藥求汗，或有弗獲；而愧情一集，渙然流離[1]。終朝未餐[2]，則囂然思食[3]；而曾子銜哀，七日不飢[4]。夜分而坐[5]，則低迷思寢[6]；內懷殷憂[7]，則達旦不瞑[8]。勁刷理鬢，醇醴發顏[9]，僅乃得之；壯士之怒，赫然殊觀[10]，植髮衝冠。由此言之，精神之於形骸，猶國之有君也。神躁於中，而形喪於外，猶君昏於上，國亂於下也。

[1] 渙然流離：大汗淋漓。渙然，水盛貌。流離，猶"淋漓"。

[2] 終朝：早晨。

[3] 囂然：飢餓貌。囂，通"枵"。空虛。

[4] "曾子"二句：語本《禮記·檀弓上》。曾子，名參，字子輿，孔子弟子，以孝著稱。銜：含。

[5] 夜分：夜半。

[6] 低迷：昏昏沉沉。

[7] 殷憂：深憂。

[8] 瞑（mián）：睡眠。此義後作"眠"。李善注《養生論》："瞑，古眠字。"

[9] 醇醴：厚味酒。

〔10〕赫然：顯明貌。　　　殊觀：變色。

夫爲稼於湯之世，偏有一溉之功者[1]，雖終歸於燋爛，必一溉者後枯。然則，一溉之益固不可誣也[2]。而世常謂一怒不足以侵性，一哀不足以傷身，輕而肆之，是猶不識一溉之益，而望嘉穀於旱苗者也。是以君子知形恃神以立，神須形以存，悟生理之易失[3]，知一過之害生。故修性以保神，安心以全身，愛憎不棲於情[4]，憂喜不留於意，泊然無感[5]，而體氣和平[6]；又呼吸吐納，服食養身，使形神相親，表裏俱濟也。

夫田種者[7]，一畝十斛，謂之良田，此天下之通稱也。不知區種可百餘斛[8]。田、種一也[9]，至於樹養不同[10]，則功收相懸。謂商無十倍之價，農無百斛之望，此守常而不變者也。

〔1〕偏：獨。

〔2〕誣：輕視。

〔3〕生理：等於説“生機”。

〔4〕棲：停留。

〔5〕泊然：恬恢無欲貌。

〔6〕體氣和平：即體平氣和。身體健康，氣血和匀。體，同“體”。

〔7〕田種（zhòng）：散播漫種的耕種方法。

〔8〕區種：相傳商湯時，伊尹始創“區種”法。把農作物種在帶狀低畦或方形淺穴的區域內，精耕細作，集中施肥，灌水，合理密植。此法較“田種”先進。

〔9〕種（zhǒng）：種子。

〔10〕樹養：指種植管理的方法。

且豆令人重[1]，榆令人瞑[2]，合歡蠲忿[3]，萱草忘憂[4]，愚智所共知也。薰辛害目[5]，豚魚不養[6]，常世所識也。虱處頭而黑[7]，麝食柏而香[8]，頸處險而瘦[9]，齒居晉而黃[10]。推此而言，凡所食之氣，蒸性染身[11]，莫不相應。豈惟蒸之使重而無使輕，害之使暗而無使明，薰之使黃而無使堅，芬之使香而無使延哉[12]？

故神農曰“上藥養命，中藥養性”者，誠知性命之理，因輔養以通也。而世人不察，惟五穀是見，聲色是躭，目惑玄黃[13]，耳務淫哇[14]。滋味煎其府藏，醴醪鬻其腸胃[15]，香芳腐其骨髓，喜怒悖其正氣，思慮銷其精神，哀樂殃其平粹[16]。夫以蕞爾之軀[17]，攻之者非一塗[18]。易竭之身，而外內受敵。身非木石，其能久乎？

〔1〕且：語首助詞。　　豆令人重：《神農本草經》：“黑大豆，久服，令人身重。”

［2］榆：即榆樹。陶弘景言其"初生莢仁以作糜羹，令人多睡"。

［3］合歡：一名馬纓花。《神農本草經》："合歡味甘平，主安五臟，利心志，令人歡樂無憂。久服輕身明目得所欲。"　蠲（juān）：消除。

［4］萱草：又作"諼草""蕿草"。《詩經·衛風·伯兮》："焉得諼草？言樹之背。"毛傳："諼草令人忘憂。"《説文解字》："蕿，令人忘憂草也。"

［5］薰辛：指大蒜。薰，通"葷"。有刺激氣味的菜。李善注引《養生要》曰："大蒜多食，葷辛害目。"

［6］豚魚：即河豚。肝、血液、卵巢有劇毒。寇宗奭云："味雖珍美，修治失法，食之殺人。"

［7］蝨處頭而黑：《抱朴子》認爲頭蝨著人漸白，身蝨處頭漸黑。

［8］麝食柏而香：陶弘景曰："麝形似獐而小，黑色，常食柏葉……五月得香。"

［9］頸處險而癭：意爲生活在山區的人，頸部易生癭瘤。《呂氏春秋·盡數》："輕水所，多禿與癭人。"險，地勢高峻。

［10］齒居晉而黃：意爲生活在晉地之人，牙齒容易變黃。晉地產棗，《本草綱目》："啖棗多，令人齒黃生䘌（nì）。"

［11］蒸性染身：陶冶情志，染化形體。

［12］延：據黃省曾注，當爲"脡（shān）"，生肉醬，引申爲膻气。戴明揚《嵇康集校注》認爲"麝食柏葉而香，亦有禽獸因蒸染而得羶者也。"

［13］玄黃：比喻外表，非本質的東西。

［14］淫哇：淫邪之聲。

［15］䰞：同"煮"。

［16］平粹：寧靜純粹的情緒。呂延濟注："謂純和之性也。"

［17］蕞（zuì）爾：小貌。

［18］塗：通"途"。道路。

　　其自用甚者[1]，飲食不節，以生百病，好色不倦，以致乏絕，風寒所災，百毒所傷，中道夭於衆難。世皆知笑悼[2]，謂之不善持生也。至於措身失理[3]，亡之於微，積微成損，積損成衰，從衰得白，從白得老，從老得終，悶若無端[4]。中智以下，謂之自然。縱少覺悟，咸歎恨於所遇之初，而不知慎衆險於未兆。是由桓侯抱將死之疾[5]，而怒扁鵲之先見，以覺痛之日爲受病之始也。害成於微，而救之於著，故有無功之治；馳騁常人之域，故有一切之壽[6]。仰觀俯察，莫不皆然。以多自證，以同自慰，謂天地之理，盡此而已矣。縱聞養生之事，則斷以所見，謂之不然；其次狐疑，雖少庶幾[7]，莫知所由；其次自力服藥，半年一年，勞而未驗，志以厭衰，中路復廢。或益之以畎澮[8]，而泄之以尾閭[9]，欲坐望顯報者；或抑情忍欲，割棄榮願，而嗜好常在耳目之前，所希在數十年之後，又恐兩失，內懷猶豫，心戰於內，物誘於外，交賒相傾[10]，如此復敗者。

　　夫至物微妙，可以理知，難以目識。譬猶豫章生七年[11]，然後可覺耳。今以躁競之心，涉希靜之塗[12]，意速而事遲，望近而應遠，故莫能相終。

　　夫悠悠者既以未效不求[13]，而求者以不專喪業，偏恃者以不兼無功，追術者以小道自溺。凡若此類，故欲之者萬無一能成也。

　　[1]自用：自行其是。

　　[2]笑悼：譏笑哀嘆。李善注：“謂笑其不善養生，而又哀其促齡也。”

　　[3]措身：安身。

　　[4]悶若：渾然不覺貌。若，詞尾。《莊子·德充符》：“悶然而後應。”陸德明《釋文》云：“不覺貌。”　　無端：沒有頭緒。

　　[5]由：通“猶”。

　　[6]一切：一般。漢應劭《風俗通義·過譽》：“（霍）去病外戚末屬，一切武夫，尚能抗節洪毅，而（皇甫）規世家純儒，何獨負哉？”

　　[7]庶幾：差不多。

　　[8]畎澮（quǎnkuài）：田間水溝。此喻稀少。

　　[9]尾閭：傳説中海水歸向之處。比喻多。

　　[10]交：近。　　賒：遠。　　傾：排斥。

　　[11]豫章：枕木與樟木。《史記·司馬相如列傳》張守節《正義》：“二木生至七年，枕樟乃可分別。”

　　[12]希靜：無聲。此指清心寡欲的修煉。

　　[13]悠悠者：衆多。《史記·孔子世家》：“悠悠者天下皆是也。”

　　善養生者則不然矣，清虛靜泰，少私寡欲。知名位之傷德，故忽而不營，非欲而強禁也；識厚味之害性，故棄而弗顧，非貪而後抑也。外物以累心不存[1]，神氣以醇白獨著[2]。曠然無憂患[3]，寂然無思慮[4]。又守之以一[5]，養之以和，和理日濟，同乎大順[6]。然後蒸以靈芝，潤以醴泉[7]，晞以朝陽[8]，綏以五絃[9]，無爲自得，體妙心玄。忘歡而後樂足，遺生而後身存[10]。若此以往，庶可與羨門比壽[11]，王喬爭年[12]，何爲其無有哉！

　　[1]累心：使心受累。

　　[2]醇白：純潔。

　　[3]曠然：開朗貌。

　　[4]寂然：安靜貌。

［5］一：純一。指"道"和"理"。《老子》第二十二章："是以聖人抱一爲天下式。"

［6］大順：自然。語見《老子》第六十五章。

［7］醴泉：甘美的泉水。

［8］睎（xī）：曬。

［9］綏：安撫。　五絃：指音樂。

［10］遺生：忘却自我的存在。

［11］羨門：即羨門子高。事見《史記·秦始皇本紀》等。

［12］王喬：即王子喬。一説名晉，字子晉，相傳爲周靈王太子。喜吹笙作鳳凰鳴聲，爲浮丘公引往嵩山修煉，三十餘年後升天而去。事見《列仙傳》。

句讀訓練

夫養性者欲所習以成性性自爲善不習無不利也性既自善内外百病自然不生禍亂災害亦無由作此養性之大經也善養性者則治未病之病是其義也故養性者不但餌藥飡霞其在兼於百行百行周備雖絶藥餌足以遐年德行不充縱服玉液金丹未能延壽故老子曰善攝生者陸行不遇虎兕此則道德之指也豈假服餌而祈遐年哉聖人所以製藥餌者以救過行之人也故愚者抱病歷年而不修一行纏痾没齒終無悔心此其所以岐和長逝彭跗永歸良有以也嵇康曰養生有五難名利不去爲一難喜怒不除爲二難聲色不去爲三難滋味不絶爲四難神慮精散爲五難五者必存雖心希難老口誦至言咀嚼英華呼吸太陽不能不迴其操不夭其年也五者無於胸中則信順日躋道德日全不祈善而有福不求壽而自延此養生之大旨也然或有服膺仁義無甚泰之累者抑亦其亞歟（唐·孫思邈《備急千金要方·養性序》）

三、大醫精誠

【題解】 本文節選自 1955 年人民衛生出版社影印宋刻本《備急千金要方》卷一。作者孫思邈（581—682），京兆華原（今陝西銅川市耀州區）人，唐代著名醫學家和藥物學家，被譽爲一代良醫，人稱“藥王”。著有《備急千金要方》《千金翼方》各三十卷，系統總結唐代以前的醫藥學成就，是我國現存最早的臨床醫學百科全書。本文論述了有關醫德修養的兩個問題，一是“精”，即醫技要精湛；二是“誠”，即品德要高尚。

張湛曰[1]：“夫經方之難精[2]，由來尚矣[3]。”今病有內同而外異[4]，亦有內異而外同，故五藏六腑之盈虛，血脉榮衛之通塞[5]，固非耳目之所察，必先診候以審之。而寸口關尺，有浮沈絃緊之亂；俞穴流注，有高下淺深之差；肌膚筋骨，有厚薄剛柔之異。唯用心精微者，始可與言於兹矣。今以至精至微之事[6]，求之於至麤至淺之思[7]，其不殆哉？若盈而益之，虛而損之，通而徹之，塞而壅之，寒而冷之，熱而温之，是重加其疾。而望其生，吾見其死矣。故醫方卜筮[8]，藝能之難精者也，既非神授，何以得其幽微？世有愚者，讀方三年，便謂天下無病可治；及治病三年，乃知天下無方可用。故學者必須博極醫源，精勤不倦，不得道聽途説，而言醫道已了，深自誤哉！

[1] 張湛：東晉學者，懂醫術，善養生。著有《列子注》和《養生要集》。

[2] 經方：通常指張仲景《傷寒論》《金匱要略》中所記載的方劑。此泛指醫道。

[3] 尚：久遠。

[4] 今：句首語氣助詞，猶言“夫”。

[5] 榮：通“營”。指營氣。

[6] 今：假設連詞，猶言“若”。

[7] 麤：同“粗”。

[8] 卜筮（shì）：古時預測吉凶，用龜甲稱卜，用蓍草稱筮，合稱卜筮。

凡大醫治病，必當安神定志，無欲無求，先發大慈惻隱之心，誓願普救含靈之苦[1]。若有疾厄來求救者，不得問其貴賤貧富，長幼妍蚩[2]，怨親善友，華夷愚智，普同一等，皆如至親之想。亦不得瞻前顧後，自慮吉凶，護惜身命，見彼苦惱，若己有之，深心悽愴。勿避嶮巇[3]、晝夜、寒暑、飢渴、疲勞，一心赴救，無作功夫形迹之心[4]。如此可爲蒼生大醫，反此則是含靈巨賊。自古名賢治病，多用生命以濟危急[5]，雖曰賤畜貴人，至於愛命，人畜一也。損彼益己，物情同患，況於人乎[6]！夫殺生求生，去生更遠，吾今此方所以不用生命爲藥者，良由此也。其蝱蟲、水蛭之屬[7]，市有先死者，則市而用之，不在此例。只如雞卵一物，以其混沌未分[8]，必有大段要急之處[9]，不得已隱忍而用之[10]。能不用者，斯爲大哲，亦所不及也。其有患瘡痍、下痢，臭穢不可瞻視，人所惡見者，但發慙愧悽憐憂恤之意，不得起一念蔕芥之心[11]，是吾之志也。

[1]含靈：指具有靈性的人類。

[2]妍蚩（yánchī）：美醜。妍，美麗。蚩，醜陋，此義後作“媸”。

[3]嶮巇（xiǎnxī）：險峻崎嶇。嶮，同“險”。

[4]功夫形迹：指顯示本領。

[5]生命：指有生命之物，特指動物。

[6]況於：何況。

[7]蝱（méng）：同“虻”。

[8]混沌：渾然一體，不可分剖貌。

[9]大段：非常。

[10]隱忍：克制忍耐。

[11]蔕芥：同“芥蔕”。蔕，同“蒂”。細小的梗塞物。比喻積在心中的怨恨、不滿或不快。

夫大醫之體[1]，欲得澄神內視[2]，望之儼然[3]，寬裕汪汪[4]，不皎不昧[5]。省病診疾，至意深心；詳察形候，纖毫勿失；處判針藥，無得參差[6]。雖曰病宜速救，要須臨事不惑[7]。唯當審諦覃思[8]，不得於性命之上，率爾自逞俊快[9]，邀射名譽[10]，甚不仁矣！又到病家，縱綺羅滿目[11]，勿左右顧眄[12]，絲竹湊耳[13]，無得似有所娛，珍羞迭薦[14]，食如無味，醽醁兼陳[15]，看有若無。所以爾者，夫壹人向隅，滿堂不樂[16]，而況病人苦楚，不離斯須。而醫者安然懽娛[17]，傲然自得，兹乃人神之所共恥，至人之所不爲[18]。斯蓋醫之本意也。

[1]體：风度。

[2]澄神：安定精神。澄，安定。　　内視：内心反省。

[3]望之儼然：語出《論語·子張》：“子夏曰，君子有三變，望之儼然，即之也溫，聽其言也厲。”儼然：嚴肅莊重的樣子。

[4]寬裕：寬大，寬容。　　汪汪：深廣貌。

[5]不皎不昧：語本《老子》第十四章：“其上不皎，其下不昧。”這裏形容對人態度得體，既不高傲，也不自卑。

[6]參差（cēncī）：差錯。

［7］要須：必須。

［8］審諦：仔細觀察。　　覃（tán）思：深思。

［9］率爾：輕率貌。　　俊快：灑脱迅捷。

［10］邀射：追求，謀取。

［11］綺羅：指穿著綺羅的人。多爲貴婦、美女之代稱。

［12］顧眄（miǎn）：回視，斜視。眄，斜視。

［13］絲竹：弦樂器與竹管樂器的總稱。亦泛指音樂。　　湊：聚集。

［14］珍羞：珍美的肴饌。羞：此義後作“饈”。　　薦：進獻。

［15］醽醁（línglù）：亦作“醽渌”。美酒名。

［16］“夫壹人”二句：謂滿堂之上，一人不樂，衆皆爲之不歡。語本漢代劉向《説
苑·貴德》。

［17］懽：同“歡”。

［18］至人：指思想或道德修養最高超的人。

　　夫爲醫之法，不得多語調笑，談謔諠譁[1]，道説是非，議論人物，衒燿
聲名[2]，訾毀諸醫，自矜己德。偶然治差一病，則昂頭戴面，而有自許之
兒[3]，謂天下無雙，此醫人之膏肓也[4]。

　　老君曰[5]：“人行陽德，人自報之；人行陰德，鬼神報之。人行陽惡，人
自報之；人行陰惡，鬼神害之。”尋此貳途，陰陽報施，豈誣也哉[6]？所以醫
人不得恃己所長，專心經略財物[7]，但作救苦之心，於冥運道中，自感多福
者耳。又不得以彼富貴，處以珍貴之藥，令彼難求，自衒功能[8]，諒非忠恕
之道[9]。志存救濟，故亦曲碎論之[10]，學者不可恥言之鄙俚也。

［1］談謔（xuè）：談笑戲謔。　　諠譁：聲大而嘈雜。諠，同“喧”。譁，同“嘩”。

［2］衒燿：賣弄誇耀。燿：同“耀”。

［3］兒：同“貌”。

［4］膏肓：比喻難以救藥的失誤或缺點。參見本書《秦醫緩和》。

［5］老君：指老子。李老君或太上老君的省稱。

［6］誣：虛假。

［7］經略：謀取。

［8］功能：才能。

［9］忠恕：儒家的一種道德規範。忠，謂盡心爲人。恕，謂推己及人。

［10］曲碎：細碎。

句讀訓練

　　孫思邈京兆華原人也七歲就學日誦千餘言弱冠善談莊老及百家之説兼好釋典洛州總管獨孤信見而歡曰此聖童也但恨其器大適小難爲用也周宣帝時思邈以王室多故乃隱居太白山隋文帝輔政徵爲國子博士稱疾不起嘗謂所親曰過五十年當有聖人出吾方助之以濟人及太宗即位召詣京師嗟其容色甚少謂曰故知有道者誠可尊重羨門廣成豈虛言哉將授以爵位固辭不受顯慶四年高宗召見拜諫議大夫又固辭不受當時知名之士宋令文孟詵盧照鄰等執師資之禮以事焉照鄰有惡疾醫所不能愈乃問思邈名醫愈疾其道何如思邈曰吾聞善言天者必質之於人善言人者亦本之於天天有四時五行寒暑迭代其轉運也和而爲雨怒而爲風凝而爲霜雪張而爲虹蜺此天地之常數也人有四支五藏一覺一寐呼吸吐納精氣往來流而爲榮衛彰而爲氣色發而爲音聲此人之常數也陽用其形陰用其精天人之所同也及其失也蒸則生熱否則生寒結而爲瘤贅陷而爲癰疽奔而爲喘乏竭而爲燋枯診發乎面變動乎形推此以及天地亦如之故五緯盈縮星辰錯行日月薄蝕孛彗飛流此天地之危診也寒暑不時天地之蒸否也石立土踊天地之瘤贅也山崩土陷天地之癰疽也奔風暴雨天地之喘乏也川瀆竭涸天地之燋枯也良醫導之以藥石救之以針劑聖人和之以至德輔之以人事故形體有可愈之疾天地有可消之災又曰膽欲大而心欲小智欲圓而行欲方詩曰如臨深淵如履薄冰謂小心也赳赳武夫公侯干城謂大膽也不爲利回不爲義疚行之方也見機而作不俟終日智之圓也（《舊唐書·孫思邈傳》）

四、與崔連州論石鐘乳書

【題解】　本文選自《四庫全書》本《柳河東集》卷三十二。作者柳宗元（773—819），字子厚，河東（今山西永濟）人，世稱"柳河東"。任監察御史。參加王叔文集團的革新運動失敗後，被貶爲永州司馬，後改爲柳州刺史，卒於柳州。他與韓愈倡導古文運動，同列爲唐宋八大家。有《河東先生集》，今人輯有《柳宗元集》。崔連州，名簡，字子敬，是柳宗元的表姐夫，曾任連州（在今廣東）刺史，故稱崔連州。本文針對崔簡所謂石鐘乳"土之所出乃良，無不可者"的觀點加以駁斥，廣徵博引，多方論證了"不必惟土之信"的觀點。

宗元白[1]：前以所致石鐘乳非良[2]，聞子敬所餌與此類[3]，又聞子敬時憒悶動作[4]，宜以爲未得其粹美[5]，而爲麤礦燥悍所中[6]。懼傷子敬醇懿[7]，仍習謬誤[8]，故勤勤以云也[9]。

　　[1]白：稟告。

　　[2]致：贈送。　　石鐘乳：亦稱鐘乳石，別名滴乳石、鵝管石等。由含碳酸鈣的水溶液逐漸蒸發凝結而成。《神農本草經·石部·石鐘乳》："石鐘乳，味甘，溫。主咳逆上氣，明目益精，安五藏。"古代傳說久服可以延年成仙，一度服食成風。

　　[3]餌：服食。

　　[4]憒（kuì）悶：心亂煩悶。

　　[5]宜：當然。

　　[6]麤：同"粗"。

　　[7]醇懿（yì）：品性樸厚純美。

　　[8]仍習：沿襲。

　　[9]勤勤：懇切貌。

再獲書辭[1]，辱徵引地理證驗多過數百言[2]，以爲土之所出乃良[3]，無不可者。是將不然[4]。夫言土之出者，故多良而少不可，不謂其咸無不可也。草木之生也依於土，然即其類也，而有居山之陰陽[5]，或近水，或附石，其性移焉。又況鐘乳直產於石，石之精麤踈密[6]，尋尺特異[7]，而穴土之上下、其土之厚薄、石之高下不可知，則其依而產者，固不一性。然由其精密而出者，則油然而清[8]，炯然而輝[9]，其竅滑以夷[10]，其肌廉以微[11]，食之使人榮華溫柔[12]，其氣宣流[13]，生胃通腸，壽善康寧，心平意舒，其樂愉愉[14]。由其麤踈而下者，則奔突結澀[15]，乍大乍小[16]，色如枯骨，或類死灰，淹領不發[17]，叢齒積纇[18]，重濁頑璞[19]，食之使人偃蹇壅鬱[20]，泄火生風，戟喉癢肺[21]，幽關不聰[22]，心煩喜怒，肝舉氣剛，不能和平，故君子慎焉。取其色之美，而不必惟土之信，以求其至精，凡爲此也。幸子敬餌之近，不至於是，故可止禦也[23]。

　　[1]再：第二次。

　　[2]辱：謙詞，猶言"承蒙"。　　證驗：證據。

　　[3]土：限於某一區域的。

　　[4]將：殆，大概。

　　[5]山之陰陽：山之北南。山南爲陽，山北爲陰。

　　[6]踈：同"疏"。

　　[7]尋尺：謂距離很短。尋，八尺。

　　[8]油然：色澤光潤貌。

　　[9]焖然：明亮貌。焖，同"炯"。

　　[10]夷：平。

　　[11]肌：指表面。　　廉以微：潔淨而細密。廉，潔淨。

　　[12]榮華：指氣色。　　溫柔：指潤澤柔和。

　　[13]宣流：通暢。

　　[14]愉愉：舒暢貌。

　　[15]奔突結澀：形容劣質石鐘乳形狀不規則。奔突，橫衝直撞。結澀，表面疙疙瘩瘩。澀，同"澀"。

　　[16]乍：忽。

　　[17]淹頓不發：謂劣質鐘乳石質地敗壞而不生長。淹頓，敗壞。頓，同"悴"。發，生長。

　　[18]叢：聚結。　　纇（lèi）：疙瘩。

　　[19]頑璞：未加工的玉石。指劣質石鐘乳形態粗陋。

　　[20]偃蹇（yǎnjiǎn）：指血氣滯阻。　　壅鬱：指血氣鬱結。

　　[21]戟：刺激。

　　[22]幽關：指聽力。

　　[23]止禦：制止。

　　必若土之出無不可者[1]，則東南之竹箭[2]，雖旁岐揉曲[3]，皆可以貫犀革[4]；北山之木，雖離奇液䐑[5]、空中立枯者[6]，皆可以梁百尺之觀[7]，航千仞之淵[8]；冀之北土，馬之所生[9]，凡其大耳短脰[10]、拘攣踠跌[11]、薄蹄而曳者[12]，皆可以勝百鈞[13]，馳千里；雍之塊璞[14]，皆可以備砥礪[15]；徐之糞壤[16]，皆可以封太社[17]；荆之茅[18]，皆可以縮酒[19]；九江之元龜[20]，皆可以卜；泗濱之石[21]，皆可以擊考[22]。若是而不大謬者少矣。其在人也，則魯之晨飲其羊、關轂而輠輪者[23]，皆可以爲師儒；盧之沽名者，皆可以爲太醫[24]；西子之里惡而矉者[25]，皆可以當侯王[26]；山西之冒没輕僄、沓貪而忍者[27]，皆可以鑿凶門、制閫外[28]，山東之稚駴樸鄙、力農桑、啗棗栗者[29]，皆可以謀謨於廟堂之上[30]。若是則反倫悖道甚矣[31]。何以異於是物哉[32]！

［1］必：如果。

［2］竹箭：即篠（xiǎo），細竹，節寬質堅，適於做箭矢。《爾雅・釋地》：“東南之美者，有會稽之竹箭焉。”

［3］旁岐：當爲“旁歧”，旁枝。《釋名・釋道》：“二達曰旁歧，物兩爲歧，在邊爲旁。”

［4］貫：穿透。　犀革：犀牛皮。用來做鎧甲，稱犀甲。

［5］離奇：樹幹盤曲貌。　液樠：當爲“液樠”，脂液流出。樠（mán），滲溢貌。

［6］空中：猶中空。

［7］梁：名詞用如動詞，作大梁。　觀：樓臺。

［8］航：船。名詞用如動詞。　仞：古代長度單位，八尺爲一仞。一説七尺爲一仞。

［9］冀之北土馬之所生：語出《左傳・昭公四年》。冀，冀州，今河北、山西北部一帶。古人認爲冀州之北是良馬的產地。

［10］脰（dòu）：頸項。

［11］拘攣：指腿部肌肉抽搐，難以伸展自如。　踠（wò）跌：四肢拳曲而跌倒。

［12］曳（yè）：“曳”的訛字。指拖在地上。

［13］勝：能够承受。　鈞：重量單位，三十斤爲一鈞。

［14］雍：古雍州。在今陝甘一帶。　塊璞：指土塊。璞，通“樸”。

［15］備：充當。　砥礪：磨刀石。

［16］徐：古徐州。包括今江蘇、山東、安徽的部分地區。傳説該地出産五色土，作爲貢品。

［17］封：建築。　太社：帝王祭祀土神、穀神的場所。天子太社以五色土爲壇，分封諸侯時，王者按封地所在方位取壇上一色土授之，供在封國内立社之用。

［18］荆：古荆州。在今湖北、湖南地區。

［19］縮酒：古代束茅立之祭前，澆酒其上，酒滲下，若神飲之，故謂之縮酒。見《周禮・天官・甸師》“祭祀共蕭茅”鄭玄注引鄭大夫曰。

［20］元龜：大龜。古代用於占卜。

［21］泗濱之石：出於泗水之濱的石頭，也稱“泗石”，可以做磬。見《書・禹貢》“泗濱浮磬”孔傳。

［22］擊考：敲打。

[23]"魯之"二句：指欺詐牟利的羊販子和製作車輪的工匠。據《孔子家語·相魯》載，魯國有個叫沈猶氏的羊販，"常朝飲其羊，以詐市人"。又，據《禮記·雜記下》載，輪人用手杖穿入車轂中轉動輪子。關，貫穿。轂（gǔ），車輪的中心部件，内有圓孔以插軸，外接車輻。輠（huì），回轉。

[24]"盧之"二句：盧，春秋時齊地，今山東省長清縣西南。因扁鵲是盧人，世稱"盧醫"，故下文言"皆可以爲太醫"。沽名，指獲取名聲。

[25]"西子"句：指西施鄉里相貌醜陋而模仿西施皺眉的女子。語出《莊子·天運》"效顰"的典故。惡，醜陋。矉，通"顰"。皺眉。

[26]當：匹配。

[27]"山西"句：指莽撞輕率、貪婪殘忍的人。冒没（mò），輕率。輕儳（chán），没有長幼尊卑之分。沓（tà），貪婪。山西，指崤山函谷關以西地區，即關西。下文"山東"則指關東。《漢書·趙充國傳》："秦漢以來，山西出將，山東出相。"

[28]鑿凶門、制閫（kǔn）外：均指當將軍。古代將領出征時，依照喪禮，要鑿一扇朝北的門（即凶門），由此出發，以表示必死的決心。又，《史記·張釋之馮唐列傳》："臣聞上古王者之遣將也，跪而推轂，曰：閫以内者寡人制之，閫以外者將軍制之。"閫，郭門的門檻。

[29]騃：同"呆"。遲鈍，不聰敏。

[30]謀謨（mó）：謀劃。　廟堂：指朝廷。

[31]倫：道理。　悖：違背。

[32]何以異於是物哉：意爲您的觀點與這些荒謬的看法有什麼不同呢？

是故經中言丹砂者，以類芙蓉而有光；言當歸者，以類馬尾蠶首；言人參者，以人形；黄芩以腐腸；附子八角；甘遂赤膚。類不可悉數。若果土宜乃善[1]，則云生某所，不當又云某者良也。又，經注曰："始興爲上[2]，次乃廣、連[3]，則不必服。"正爲始興也。今再三爲言者，唯欲得其英精，以固子敬之壽，非以知藥石角技能也[4]。若以服餌不必利己，姑務勝人而誇辯博[5]，素不望此於子敬。其不然明矣，故畢其説。宗元再拜。

[1]土宜乃善：謂土産都是佳品。

[2]始興：地名。在今廣東。

[3]廣、連：廣州、連州。

[4]角（jué）：較量。

[5]辯博：指博學。

句讀訓練

河東柳子厚斯人望而敬者歟子厚始以童子有奇名於貞元初至九年爲名進士

十有九年爲材御史二十有一年以文章稱首入尚書爲禮部員外郎是歲以疎雋少檢
獲詘出牧邵州又謫佐永州居十年詔書徵不用遂爲柳州刺史五歲不得召歸病且革
留書抵其友中山劉禹錫曰我不幸卒以謫死以遺草累故人禹錫執書以泣遂編次爲
四十五通行於世子厚之喪昌黎韓退之誌其墓且以書來弔曰哀哉若人之不淑吾嘗
評其文雄深雅健似司馬子長崔蔡不足多也安定皇甫湜於文章少所推讓亦以退之
言爲然（唐・劉禹錫《河東先生集・序》）

五、贈賈思誠序

【題解】 本文選自中華書局《四部備要》影印本《宋文憲公全集》卷四十四。作者宋濂（1310—1381），字景濂，號潛溪，浦江（今屬浙江）人，元末明初著名文學家、史學家。曾被明太祖朱元璋譽爲"開國文臣之首"，與高啓、劉基并稱爲"明初詩文三大家"。主修《元史》，著有《宋學士文集》七十五卷。本文通過記述張君勤政愛民，"以勞而致疾"，賈思誠醫德高尚，對患者"如手足之親"之事，借此批評敲骨吸髓的官吏和自私冷漠的醫生，期盼優秀的地方官吏能杜絕官政苛虐的弊端。

同里張君以書來謂濂曰："壬辰之秋[1]，兵發中原。大江之南，所在皆繹騷[2]。時惟伯嘉納公持部使者節來莅浙東[3]，慎簡羣材[4]，官而任之，以保障乎一方。余雖不敏，公不以爲無似[5]，俾攝録事判官[6]。判官職在撫治一城生聚[7]，凡其捍禦綏輯之策[8]，不憚晝夜而勤行之，以酬公知遇之萬一。然節宣之功不加[9]，日積月深，以勞而致疾。疾之初作，大熱發四體中[10]，繼之以昏仆。迨其甦也，雙目運眩[11]，耳中作秋蟬鳴，神思恍惚，若孑孑然離羣而獨立[12]，若御驚飆而游行太空[13]，若乘不繫之舟以簸蕩於三峽四溟之間[14]，殊不能自禁[15]。聞丹溪朱先生彥脩醫名徧四方，亟延治之。先生至，既脈曰：'内揺其真，外勞其形，以虧其陰，以耗其生，宜收視返聽於太虚之庭[16]，不可專藉藥而已之也。'因屬其高第弟子賈君思誠留以護治之。賈君即視余如手足之親，無所不致其意。慮余怒之過也，則治之以悲；悲之過也，則治之以喜；喜之過也，則治之以恐；恐之過也，則治之以思；思之過也，則治之以怒。左之右之[17]，扶之掖之[18]，又從而調柔之[19]。不特此也，其逆厥也[20]，則藥其湧泉以痛之；其怔忡也[21]，則按其心俞而定之。如是者數年，不可一朝夕離去。寧食不鮮羞，衣不褊裘[22]，何可一日以無賈君？寧士不魯鄒，客不公侯[23]，何可一日以無賈君？余疾於是乎告瘳，而賈君有功於余者甚大矣！子幸賜之一言，多賈君之善，而昭余之不敢忘德於賈君，不識可不可乎？"

[1] 壬辰：元至正十二年（1352）。

[2] 繹騷：騷動，擾動。同義詞連用。見《詩·大雅·常武》馬瑞辰通釋。

[3] 伯嘉納：人名。 部使者：官名。 節：符節。古代使臣所持以作憑證。 莅（lì）同"蒞"。治理。

[4] 簡：選擇，選用。

[5] 無似：謙詞，猶言不肖。

〔6〕攝：代理。　　録事：即"録事司"，官署名。金、元管理城市民政的機構，下設判官。　　判官：官名，爲地方長官的僚屬，輔理政事。

〔7〕撫治：安撫治理。　　生聚：指人民。

〔8〕捍禦：防衛，抵禦。　　綏輯：安撫集聚。

〔9〕節宣：指或裁制或布散以調適之，使氣不散漫，不壅閉。　　加，增益。

〔10〕四體：指整個身體。

〔11〕運眩：眼花。謂看東西模糊不清。運，通"暈"。視覺模糊。

〔12〕孑孑（jiéjié）：孤單。

〔13〕驚飆（biāo）：狂風。

〔14〕三峽四溟：泛指河海。三峽：四川、湖北兩省境内長江上游的瞿塘峽、巫峽和西陵峽的合稱。四溟：四海，四方之海。

〔15〕自禁：猶自制。克制自己。

〔16〕收視返聽：謂不視不聽。形容專心致志，心無旁騖。　　太虛之庭：謂空寂玄奥之境。

〔17〕左：佐助。後作"佐"。　　右：幫助。後作"佑"。

〔18〕扶：幫助。　　掖：扶持。

〔19〕調柔：調和順適。

〔20〕逆厥：謂突然昏倒，不省人事。

〔21〕怔忡（zhēngchōng）：自覺心跳劇烈的證候。

〔22〕褐（xī）裘：古行禮時，袒外衣而露褐衣，且不盡覆其裘，謂之褐裘。用作動詞，穿著褐裘。

〔23〕公侯：泛指有爵位的貴族和官高位顯的人。用作動詞，做公侯。

余發張君之書，重有感焉。世之爲民宰者[1]，恆飽食以嬉，其視吾民之顛連[2]，漠然若秦越肥瘠之不相維繫[3]，非惟不相維繫，又鹽其髓、刳其膏而不知止[4]，孰有如張君勤民成疾者乎？世之醫者，酬接之繁，不暇雍容[5]，未信宿輒謝去[6]，至有視不暇脈，脈不暇方，而不可挽留者，孰有如賈君調護數年之久而不生厭者乎？是皆可書。余方執筆以從文章家之後，此而不書，烏乎書？

雖然，今之官政苛虐，敲扑椎繫[7]，惟日不足，我民病此久矣[8]。我瞻四方，何林林乎[9]！州邑之閒，其有賢牧宰能施刀圭之劑以振起之者乎[10]？設有是，余雖不敏，猶能研墨濡毫，大書而不一書[11]。是爲序。

〔1〕民宰：地方官吏。

〔2〕顛連：困苦。

[3] 秦越：春秋時秦在西北，越居東南，相距極遠。詩文中常并舉以喻疏遠隔膜，互不相關。

[4] 鹽（gǔ）：吸飲。　　刳：挖，挖空。

[5] 不暇：没有時間，來不及。　　雍容：從容不迫。

[6] 信宿：謂兩三日。

[7] 敲扑：敲打鞭笞。　　椎繫：捶打。繫，當是“擊”訛字。

[8] 病：怨恨，不滿。

[9] 林林：衆多貌。

[10] 牧宰：泛指州縣長官。州官稱牧，縣官稱宰。

[11] 大書：鄭重記載。

<h2 style="text-align:center">句讀訓練</h2>

處暗室者具目之形而不能覩一室之中則必戚焉不樂思火而燭穴而牖然後以爲快矧瞽而不覩日月之光八荒之大泰山之高如夜索途而莫知所從則衣之以文繡享之以五鼎勢與王公等亦必不樂也苟有能治之者使昭昭然見日月之明八荒之大泰山之高將不遠千里造之以求其大快於己夫有大快於己雖無文繡之衣五鼎之享王公孰加焉此皆樂之至矣雲間沈光明者其先世嘗受術於龍樹師内障凡三十有六外障凡三十有六悉能治而去之不啻金篦刮膜而始之無所覩者毫芒可辨也光明克世其學邑之大夫士咸稱之余始而疑終而信既而竊歎之曰天下之瞽於目者有良醫以治之瞽於心者獨無良醫乎瞽於目者什一而瞽於心者恒什九明於日月者弗之察大於八荒者弗之顧高於泰山者弗之見由是是非邪正之無別禍其身而蠹其國豈非瞽之深者歟心之瞽甚於目之瞽治其心者愈於治其目矣潤之以六藝廣之以道德塞可通也蒙可啓也徹乎遠近視之而無不周也極乎小大測之而無不合也則其爲快奚止於目之能覩邪余因彼而感於此矣今年秋賀璋者目病而視眊遂造光明治之既愈來求余言以贈之故爲書其說且俾吾學者有所警焉（明·貝瓊《清江貝先生文集·贈醫師沈光明序》）

六、病家兩要説

【題解】 本文節選自 1959 年上海科技出版社影印岳峙樓藏版《景岳全書》卷三。作者簡介見本教材《類經·序》。《景岳全書》成書於 1624 年，是張介賓博采諸家之説、結合個人學術見解及臨證經驗撰寫而成的一部綜合性醫書，全書共六十四卷，分十六種。本文從病家的角度出發，提出擇醫之"兩要"：一是"忌浮言"，二是"知真醫"。

醫不貴於能愈病，而貴於能愈難病；病不貴於能延醫，而貴於能延真醫。夫天下事，我能之，人亦能之，非難事也；天下病，我能愈之，人亦能愈之，非難病也。惟其事之難也，斯非常人之可知；病之難也，斯非常醫所能療。故必有非常之人，而後可爲非常之事；必有非常之醫，而後可療非常之病。第以醫之高下，殊有相懸。譬之升高者，上一層有一層之見，而下一層者不得而知之；行遠者，進一步有一步之聞，而近一步者不得而知之。是以錯節盤根[1]，必求利器，《陽春》《白雪》，和者爲誰？夫如是，是醫之於醫尚不能知，而矧夫非醫者[2]！昧真中之有假，執似是而實非。鼓事外之口吻[3]，發言非難；撓反掌之安危[4]，惑亂最易。使其言而是，則智者所見畧同，精切者已算無遺策[5]，固無待其言矣；言而非，則大隳任事之心[6]，見幾者寧袖手自珍[7]，其爲害豈小哉？斯時也，使主者不有定見，能無不被其惑而致悞事者，鮮矣！此浮言之當忌也[8]。

　[1] 錯節盤根：也作"盤根錯節"。樹木根幹枝節盤曲交錯，不易砍伐。喻事物繁難複雜。

　[2] 矧（shěn）：何況。

　[3] 口吻：嘴唇。此指言辭。

　[4] 撓：擾亂。

　[5] 遺策：失算，失策。

　[6] 隳（huī）：毀壞。此指挫傷，傷害。

　[7] 見幾：事前洞悉事物細微的徵象。此指預知疾病的徵兆。

　[8] 浮言：沒有根據的話。

又若病家之要，雖在擇醫，然而擇醫非難也，而難於任醫；任醫非難也，而難於臨事不惑，確有主持，而不致朱紫混淆者之爲更難也[1]。倘不知此，而偏聽浮議，廣集羣醫，則騏驥不多得，何非冀北駑羣[2]？惟幄有神籌[3]，幾見坵橋傑竪[4]？危急之際，奚堪庸妄之悞投？疑似之秋，豈可紛紜之錯亂？一着之謬[5]，此生付之矣。以故議多者無成，醫多者必敗。多，何以敗也？君子不多也。欲辨此多，誠非易也。然而尤有不易者，則正在知醫一節耳。

［1］朱紫混淆：比喻以邪亂正，真僞混淆。朱，正色。紫，雜色。語出《論語·陽貨》。

［2］駑駘：指劣馬。

［3］帷幄：軍帳。　　籌：謀劃。

［4］圯（yí）橋傑豎：指張良。事見《史記·留侯世家》。圯橋，故址在今江蘇邳縣南小沂水上。相傳秦末張良在此橋遇黃石公，受得《太公兵法》。豎，同"豎"。小子。

［5］著（zhāo）：計策。

　　夫任醫如任將，皆安危之所關。察之之方，豈無其道？第欲以慎重與否觀其仁，而怯懦者實似之；穎悟與否觀其智，而狡詐者實似之；果敢與否觀其勇，而猛浪者實似之[1]；淺深與否觀其博[2]，而強辯者實似之。執拗者若有定見[3]，誇大者若有奇謀。熟讀幾篇，便見滔滔不竭；道聞數語，謂非鑿鑿有憑[4]？不反者，臨涯已晚；自是者，到老無能。執兩端者[5]，冀自然之天功；廢四診者，猶瞑行之瞎馬。得穩當之名者，有躭閣之悮[6]；昧經權之玅者[7]，無格致之明[8]。有曰專門，決非通達，不明理性，何物聖神[9]？又若以己之心度人之心者，誠接物之要道，其於醫也則不可，謂人己氣血之難符[10]；三人有疑從其二同者，爲決斷之玅方，其於醫也亦不可，謂愚智寡多之非類。凡此之法，何非徵醫之道[11]？而徵醫之難，於斯益見。然必也小大方圓全其才[12]，仁聖工巧全其用[13]，能會精神於相與之際[14]，燭幽隱於玄冥之間者，斯足謂之真醫，而可以當性命之任矣。惟是皮質之難窺，心口之難辨，守中者無言[15]，懷玉者不衒[16]，此知醫之所以爲難也。故非熟察於平時，不足以識其蘊蓄[17]；不傾信於臨事[18]，不足以盡其所長。使必待渴而穿井，鬭而鑄兵，則倉卒之間，何所趨賴[19]？一旦有急，不得已而付之庸劣之手，最非計之得者。子之所慎，齋戰疾[20]。凡吾儕同有性命之慮者，其毋忽於是焉！噫！惟是伯牙常有也[21]，而鍾期不常有[22]；夷吾常有也[23]，而鮑叔不常有[24]。此所以相知之難，自古苦之，誠不足爲今日怪。倘亦有因予言而留意於未然者，又孰非不治已病治未病，不治已亂治未亂之明哲乎！惟好生者畧察之！

［1］猛浪：即孟浪。魯莽。

［2］淺深：義偏於"深"。

［3］執拗：堅持己見，固執任性。拗，同"拗"。

［4］鑿鑿：確實。

［5］執兩端：左右不定。此謂處方施治模棱兩可。

［6］躭閣：同"耽擱"。躭，同"耽"。閣，此義後作"擱"。

［7］經權：義偏於"權"。權宜，權變。　　玅，同"妙"。

〔8〕格致："格物致知"的省略。探究事物的原理而獲得知識。

〔9〕何物：何人。

〔10〕謂：通"爲"。因爲。下一"謂"字同。

〔11〕徵：察，驗。

〔12〕小大方圓：即心小、膽大、行方、智圓。語本《新唐書·孫思邈傳》。

〔13〕仁聖工巧：即神聖工巧。指望聞問切四診。語本《難經·六十一難》。

〔14〕會：集中。　　與：交往。

〔15〕守中：保持内心的虛無清静。

〔16〕懷玉：懷才。

〔17〕蘊蓄：積聚。此指蓄積的才學。

〔18〕傾信：完全相信。傾，竭盡。

〔19〕趨賴：依賴。

〔20〕子之所慎齋戰疾：語見《論語·述而》。

〔21〕伯牙：春秋時人，以精於琴藝而著名。

〔22〕鍾期：即鍾子期。春秋時楚人，精於音律。伯牙鼓琴，志在高山流水，子期聽而知之。伯牙、鍾子期事見《吕氏春秋·本味》。

〔23〕夷吾：即管仲。名夷吾，字仲，春秋時齊人。初事公子糾，後相齊桓公，曾九合諸侯，一匡天下，使桓公成爲春秋五霸之一。

〔24〕鮑叔：即鮑叔牙。春秋時齊人。與管仲交，知其賢，向桓公進薦管仲，使其成就霸業。管仲、鮑叔牙事見《史記·管晏列傳》。

句讀訓練

　　萬物生成之道惟陰與陽非陽無以生生者神其化也非陰無以成成者立其形也人有陰陽即爲血氣陽主氣故氣全則神王陰主血故血盛則形强人生所賴惟斯而已然人之初生必從精始精之與血若乎非類而丹家曰涕唾精津汗血液七般靈物總屬陰由此觀之則凡屬水類無非一六所化而血即精之屬也但精藏於腎所蘊不多而血富於衝所至皆是蓋其源源而來生化於脾總統於心藏受於肝宣布於肺施泄於腎灌溉一身無所不及故凡爲七竅之靈爲四肢之用爲筋骨之和柔爲肌肉之豐盛以至滋臟腑安神魂潤顔色充營衛津液得以通行二陰得以調暢凡形質所在無非血之用也是以人有此形惟賴此血故血衰則形萎血敗則形壞而百骸表裏之屬凡血虧之處則必隨所在而各見其偏廢之病倘至血脱則形何以立氣何所歸亡陰亡陽其危一也然血化於氣而成於陰陽虛固不能生血所以血宜温而不宜寒陽亢則最能傷陰所以血宜静而不宜動此盈虛性用之機苟能察其精義而得養營之道又何血病之足慮哉（明·張介賓《景岳全書》卷三十《血證·論證》）

七、不失人情論

【題解】 本文選自清光緒二十四年宛委山莊刻本《醫宗必讀》卷一。作者李中梓（1588—1655），字士材，號念莪（é），華亭（今上海松江）人，明末著名醫學家。在醫療上重視脾腎，強調養陽。所著《醫宗必讀》《內經知要》《傷寒括要》《士材三書》《删補頤生微論》等書，簡明通俗，在醫學界頗有影響。本文係作者對張介賓《類經·脉色類》"不失人情"句所加按語，分析病人、旁人、醫人之情。

嘗讀《內經》至《方盛衰論》，而殿之曰"不失人情"[1]，未嘗不瞿然起，喟然嘆軒岐之入人深也！夫不失人情，醫家所甚亟，然戛戛乎難之矣[2]。大約人情之類有三：一曰病人之情，二曰傍人之情，三曰醫人之情。

[1] 殿：放在……最後。

[2] 戛戛（jiájiá）：困難貌。

所謂病人之情者，五藏各有所偏，七情各有所勝，陽藏者宜涼[1]，陰藏者宜熱[2]；耐毒者緩劑無功，不耐毒者峻劑有害。此藏氣之不同也。動静各有欣厭，飲食各有愛憎；性好吉者危言見非[3]，意多憂者慰安云僞；未信者忠告難行，善疑者深言則忌。此好惡之不同也。富者多任性而禁戒勿遵，貴者多自尊而驕恣悖理。此交際之不同也[4]。貧者衣食不周，況乎藥餌？賤者焦勞不適，懷抱可知[5]。此調治之不同也。有良言甫信，謬説更新，多歧亡羊[6]，終成畫餅[7]。此無主之爲害也[8]。有最畏出奇[9]，惟求穩當，車薪杯水[10]，難免敗亡。此過慎之爲害也。有境緣不偶[11]，營求未遂，深情牽掛，良藥難醫。此得失之爲害也。有急性者遭遲病，更醫而致雜投；有性緩者遭急病，濡滯而成難挽。此緩急之爲害也。有參术沾唇懼補，心先痞塞；硝黄入口畏攻，神即飄揚。此成心之爲害也[12]。有諱疾不言，有隱情難告，甚而故隱病狀，試醫以脈。不知自古神聖，未有舍望、聞、問，而獨憑一脈者。且如氣口脈盛[13]，則知傷食，至於何日受傷，所傷何物，豈能以脈知哉？此皆病人之情，不可不察者也。

[1] 陽藏：即陽臟。指陽盛的體質。

[2] 陰藏：即陰臟。指陰盛的體質。

[3] 危言：直言。

[4] 交際：指處境、社會地位。

[5] 懷抱：胸襟。

〔6〕多歧亡羊：語本《列子·說符》。亦作"歧路亡羊"。比喻因情況複雜多變，找不到正確方向。

〔7〕畫餅：比喻虛名沒有實用。語見《三國志·魏志·盧毓傳》。此喻沒有效果。

〔8〕主：主見。

〔9〕出奇：指運用不尋常的治法。

〔10〕車薪杯水：用一杯水去滅一車柴之火焰。喻無濟於事。語見《孟子·告子上》。

〔11〕不偶：不合。引申為命運不好。

〔12〕成心：偏見。

〔13〕且如：如果。

　　所謂傍人之情者，或執有據之論，而病情未必相符，或興無本之言，而醫理何曾夢見？或操是非之柄，同我者是之，異己者非之，而真是真非莫辨；或執膚淺之見，頭痛者救頭，腳痛者救腳，而孰標孰本誰知？或尊貴執言難抗，或密戚偏見難回。又若薦醫，動關生死。有意氣之私厚而薦者[1]，有庸淺之偶效而薦者，有信其利口而薦者，有貪其酬報而薦者。甚至薰蕕不辨[2]，妄肆品評，譽之則跖可為舜[3]，毀之則鳳可作鴞[4]，致懷奇之士，拂衣而去，使深危之病，坐而待亡。此皆傍人之情，不可不察者也。

〔1〕意氣：情誼。

〔2〕薰蕕：香臭。薰為香草，蕕為臭草。語見《左傳·僖公四年》。

〔3〕跖（zhí）：春秋戰國時期人民起義領袖，舊時被誣為大盜。

〔4〕鴞（xiāo）：鴟鴞，猛禽名，亦稱貓頭鷹。舊時被視為不祥之惡鳥。

　　所謂醫人之情者，或巧語誑人，或甘言悅聽[1]，或強辨相欺，或危言相恐[2]。此便佞之流也[3]。或結納親知，或修好童僕[4]，或營求上薦，或不邀自赴。此阿諂之流也[5]。有腹無藏墨，詭言神授，目不識丁，假托秘傳。此欺詐之流也。有望、聞、問、切，漫不關心；枳、朴、歸、芩，到手便撮。妄謂人愚我明，人生我熟。此孟浪之流也。有嫉妒性成，排擠為事，陽若同心，陰為浸潤[6]，是非顛倒，朱紫混淆。此讒妒之流也。有貪得無知，輕忽人命。如病在危疑，良醫難必[7]，極其詳慎，猶冀回春；若輩貪功，妄輕投劑，至於敗壞，嫁謗自文[8]。此貪倖之流也[9]。有意見各持，異同不決，曲高者和寡，道高者謗多。一齊之傅幾何？眾楚之咻易亂[10]。此膚淺之流也。有素所相知，苟且圖功；有素不相識，遇延辨症。病家既不識醫，則惟趙惟錢；醫家莫肯任怨，則惟芩惟梗[11]。或延醫眾多，互為觀望；或利害攸係，彼此避嫌。惟求免怨，誠然得矣；坐失機宜，誰之咎乎？此由知醫不真，而任醫不專也。

［1］悦聽：猶悦耳。此指迷惑人。

［2］危言：令人驚懼的話。

［3］便佞（piánnìng）：巧言善辯，阿諛逢迎。

［4］修好：人與人之間表示友好。此指籠絡。

［5］阿諂（ēchǎn）：阿諛奉承。

［6］浸潤：讒言。語見《論語·顏淵》。

［7］必：斷定。

［8］嫁謗自文：轉嫁謗言，掩飾自己。謗，責備的話。文，掩飾。

［9］貪倖：貪圖僥倖。

［10］"一齊"十二字：一個齊人教楚人學齊語有多少作用？衆多楚人喧嘩容易擾亂。比喻良醫的高論易被衆多庸醫的錯誤言論淹没。語本《孟子·滕文公下》。成語"一傅衆咻"本此。

［11］苓、梗：茯苓、桔梗。此處泛指普通的藥物。

凡若此者，孰非人情？而人情之詳，尚多難盡。聖人以不失人情爲戒，欲令學者思之慎之，勿爲陋習所中耳[1]。雖然，必期不失，未免遷就。但遷就既礙於病情，不遷就又礙於人情，有必不可遷就之病情，而復有不得不遷就之人情，且奈之何哉！故曰：戞戞乎難之矣！

［1］中（zhòng）：侵襲。

句讀訓練

孫思邈之祝醫者曰行欲方而智欲圓心欲小而膽欲大嗟乎醫之神良盡於此矣宅心醇謹舉動安和言無輕吐目無亂觀忌心勿起貪念罔生毋忽貧賤毋憚疲勞檢醫典而精求對疾苦而悲憫如是者謂之行方禀賦有厚薄年歲有老少身形有肥瘦性情有緩急境地有貴賤風氣有柔強天時有寒熱晝夜有重輕氣色有吉凶聲音有高下受病有久新運氣有太過不及知常知變能神能明如是者謂之智圓望聞問切宜詳補瀉寒溫須辨當思人命至重冥報難逃一旦差訛永劫莫懺烏容不慎如是者謂之心小補即補而瀉即瀉熱斯熱而寒斯寒抵當承氣時用回春薑附理中恒投起死析理詳明勿持兩可如是者謂之膽大四者似分而實合也世未有詳謹之士執成法以傷人靈變之人敗名節以損己行方者智必圓也心小則惟懼或失膽大則藥如其證或大攻或大補似乎膽大不知不如是則病不解是膽大適所以行其小心也故心小膽大者合而成智圓心小膽大智圓者合而成行方也世皆疑方則有碍乎圓小則有妨乎大故表而出之（明·李中梓《醫宗必讀·行方智圓心小膽大論》）

八、與薛壽魚書

【**題解**】　本文選自《四部備要》本《小倉山房文集》卷十九。作者袁枚（1716—1798），字子才，號簡齋，世稱隨園先生，錢塘（今浙江杭州）人，清代文學家。著有《小倉山房文集》《隨園詩話》等。薛雪，字生白，晚號一瓢，清代著名溫病學家，與袁枚交往甚深。薛雪去世後，其孫薛壽魚寫就墓志寄給袁枚。此文爲袁枚回信，批評其妄置薛雪於理學一流而"無一字及醫"，闡明了道藝的關係。

談何容易[1]！天生一不朽之人，而其子若孫必欲推而納之於必朽之處[2]，此吾所爲悁悁而悲也[3]。夫所謂不朽者，非必周孔而後不朽也[4]。羿之射[5]，秋之弈[6]，俞跗之醫，皆可以不朽也。使必待周孔而後可以不朽，則宇宙間安得有此紛紛之周孔哉[7]？子之大父一瓢先生[8]，醫之不朽者也，高年不禄[9]。僕方思輯其梗概，以永其人[10]，而不意寄來墓志無一字及醫，反託於與陳文恭公講學云云[11]。嗚呼！自是而一瓢先生不傳矣！朽矣！

［1］談何容易：謂談説議論豈可輕率。語見《漢書·東方朔傳》。何容，豈可。

［2］若：其。《論衡·實知》："孔子生，不知其父，若母匿之。"

［3］悁悁（yuānyuān）：憂悶貌。

［4］周孔：周公、孔子。此指像周公、孔子那樣的聖賢。

［5］羿（yì）：即后羿。善射。

［6］秋：即弈秋。古代高明的棋手。

［7］宇宙：古代指空間與時間。

［8］大父：祖父。

［9］不禄：古代士"死"的委婉語。《禮記·曲禮》："天子死曰崩，諸侯死曰薨（hōng），大夫死曰卒，士曰不禄，庶人曰死。"

［10］永：使……不朽。

［11］陳文恭：陳宏謀，字汝咨，清代廣西臨桂（今桂林）人。曾從吳與弼講學。官至東閣大學士兼工部尚書，卒諡文恭。早年治周敦頤、程顥、程頤、張載、朱熹五子之學，著有《培遠堂文集》。

夫學在躬行[1]，不在講也。聖學莫如仁，先生能以術仁其民，使無夭札，是即孔子老安少懷之學也[2]。素位而行學[3]，孰大於是，而何必捨之以他求？陽明勳業爛然[4]，胡世寧笑其多一講學[5]。文恭公亦復爲之，於余心猶以爲非。然而，文恭，相公也[6]；子之大父，布衣也。相公借布衣以自重，則名高；而布衣挾相公以自尊，則甚陋。今執途之人而問之曰[7]：一瓢先生非名醫乎？雖子之仇，無異詞也。又問之曰：一瓢先生其理學乎？雖子之戚，有異詞也。子不以人所共信者傳先人[8]，而以人所共疑者傳先人，得毋以“藝成而下”之説爲斤斤乎[9]？不知藝即道之有形者也。精求之，何藝非道？貌襲之[10]，道藝兩失。燕噲、子之何嘗不託堯舜以鳴高[11]，而卒爲梓匠輪輿所笑。醫之爲藝，尤非易言。神農始之，黄帝昌之，周公使冢宰領之，其道通於神聖。今天下醫絶矣，惟講學一流轉未絶者[12]，何也？醫之效立見，故名醫百無一人；學之講無稽，故村儒舉目皆是[13]。子不尊先人於百無一人之上，而反賤之於舉目皆是之中，過矣！即或衰年無俚[14]，有此附會，則亦當牽連書之，而不可盡没其所由來。僕昔疾病，性命危篤，爾時雖十周、程、張、朱何益[15]？而先生獨能以一刀圭活之[16]，僕所以心折而信以爲不朽之人也[17]。慮此外必有異案良方，可以拯人，可以壽世者，輯而傳焉，當高出語録陳言萬萬[18]。而乃諱而不宣，甘捨神奇以就臭腐，在理學中未必增一偏席，而方伎中轉失一真人矣。豈不悖哉！豈不惜哉！

　　[1]躬行：親身實踐。

　　[2]老安少懷：使老者安寧，使年輕人歸向。語本《論語·公冶長》。

　　[3]素位：安於現在所處之地位。語出《禮記·中庸》：“君子素其位而行，不願乎其外。”

　　[4]陽明：王守仁，字伯安，世稱陽明先生。明代哲學家、教育家，官至南京兵部尚書，卒諡文成。遺著有《王文成公全書》三十八卷。他創立的陽明學派影響很大。　　爛然：光明顯赫貌。

　　[5]胡世寧：字永清，明弘治年間進士，官至南京兵部尚書，卒諡端敏。　　多：只是。

　　[6]相公：丞相。明初廢除丞相之職，清代因之，陳宏謀所任東閣大學士爲文臣最高官職，位同前代丞相。故稱。

　　[7]今：假如。

　　[8]傳（zhuàn）：爲……立傳。

　　[9]藝成而下：意爲技藝取得成就而居於下位。語出《禮記·樂記》。　　斤斤：拘謹。此謂拘泥。

　　[10]襲：效仿。

　　[11]燕噲（yānkuài）：燕王噲。戰國時燕國國君，前320—前318年在位。在位第三年把君位讓給相國子之，導致内訌外侵。　　鳴高：自鳴清高。

　　[12]轉：反而。

　　[13]村儒：指才疏學淺的文人。

　　[14]無俚：無所寄託。

［15］周程張朱：皆宋代理學家。即北宋周敦頤、程顥與程頤兄弟、張載和南宋朱熹。

［16］刀圭：量藥的器具。此指代藥物。

［17］心折：佩服。

［18］語錄：此指二程與朱熹等人的語錄。

句讀訓練

黃帝作內經史册載之而其書不傳不知何代明夫醫理者託爲君臣問答之辭譔素問靈樞二經傳於世想亦聞陳言於古老敷衍成之雖文多敗闕寔萬古不磨之作窺其立言之旨無非竊擬壁經故多繁辭近有會稽張景岳出有以接乎其人而才大學博贍志頗堅將二書串而爲一名曰類經誠所謂別裁僞體者歟惜乎疑信相半未能去華存實余則一眼覷破既非聖經賢傳何妨割裂於是雞窗燈火數更寒暑徹底掀翻重爲删述望聞問切之功備矣然不敢創新立異名之曰醫經原旨爲醫家必本之經推原其大旨如此至於鍼灸一法另有專書故略收一二餘多節去其據文註釋皆廣集諸家之說約取張氏者爲多苟或義理未暢間嘗綴以愚見冒昧之責何所逃避際此醫風流弊之日苟有一人熟讀而精思之則未必無小補云乾隆十九年歲在甲戌埽葉老人薛雪譔（清・薛雪《醫經原旨・緒言》）

簡繁字對照表

本表根據國家語言文字工作委員會 1986 年公布的新版《簡化字總表》重新編排而成。

　凡簡化字與繁體字字形都見於古代，而在讀音、意義或用法上有所不同的，本表後面另附說明，以供查閱。

　本表按漢語拼音排列。

　字前標有＊號的是《簡化字總表》規定可作偏旁用的簡化字。

A

a

锕〔錒〕

ai

锿〔鎄〕
皑〔皚〕
霭〔靄〕
蔼〔藹〕
＊爱〔愛〕
嗳〔嚘〕
瑷〔璦〕
嗳〔噯〕
暖〔曖〕
嫒〔嬡〕
碍〔礙〕

an

谙〔諳〕
鹌〔鵪〕
铵〔銨〕

ang

肮〔骯〕

ao

鳌〔鰲〕
骜〔驁〕
袄〔襖〕

B

ba

鲅〔鮁〕
钯〔鈀〕
坝〔壩〕
＊罢〔罷〕
㮪〔糱〕

bai

摆〔擺〕
〔襬〕
败〔敗〕

ban

颁〔頒〕
板〔闆〕
绊〔絆〕
办〔辦〕

bang

帮〔幫〕
绑〔綁〕
谤〔謗〕
镑〔鎊〕

bao

鲍〔鮑〕
宝〔寶〕
饱〔飽〕
鸨〔鴇〕
报〔報〕
鲍〔鮑〕

bei

惫〔憊〕

辈〔輩〕
＊贝〔貝〕
钡〔鋇〕
狈〔狽〕
＊备〔備〕
呗〔唄〕

ben

锛〔錛〕
贲〔賁〕

beng

绷〔繃〕
镚〔鏰〕

bi

＊笔〔筆〕
铋〔鉍〕
贲〔賁〕
＊毕〔畢〕
哔〔嗶〕
筚〔篳〕
荜〔蓽〕

踊〔躍〕
滗〔潷〕
币〔幣〕
闭〔閉〕
毙〔斃〕

bian

鳊〔鯿〕
编〔編〕
＊边〔邊〕
笾〔籩〕
贬〔貶〕
辩〔辯〕
辫〔辮〕
变〔變〕

biao

镳〔鑣〕
标〔標〕
骠〔驃〕
镖〔鏢〕
飙〔飆〕
表〔錶〕

鳔〔鰾〕
潷〔潷〕

bie

鳖〔鱉〕
瘪〔癟〕
别〔彆〕

bin

＊宾〔賓〕
滨〔濱〕
槟〔檳〕
傧〔儐〕
缤〔繽〕
镔〔鑌〕
濒〔瀕〕
鬓〔鬢〕
摈〔擯〕
殡〔殯〕
膑〔臏〕
髌〔髕〕

bing

槟〔檳〕

饼〔餅〕

bo

饽〔餑〕
钵〔鉢〕
拨〔撥〕
鹁〔鵓〕
馎〔餺〕
钹〔鈸〕
驳〔駁〕
铂〔鉑〕
卜〔蔔〕

bu

补〔補〕
钚〔鈈〕

C

cai

才〔纔〕
财〔財〕

can

*参〔參〕
骖〔驂〕
蚕〔蠶〕
惭〔慚〕
残〔殘〕
惨〔慘〕
灿〔燦〕

cang

*仓〔倉〕
沧〔滄〕
苍〔蒼〕
伧〔傖〕
鸧〔鶬〕
舱〔艙〕

ce

测〔測〕
恻〔惻〕
厕〔廁〕
侧〔側〕

cen

*参〔參〕

ceng

层〔層〕

cha

馇〔餷〕
锸〔鍤〕
镲〔鑔〕
诧〔詫〕

chai

钗〔釵〕
侪〔儕〕
虿〔蠆〕

chan

搀〔攙〕
掺〔摻〕
觇〔覘〕
缠〔纏〕
禅〔禪〕
蝉〔蟬〕
婵〔嬋〕
谗〔讒〕
馋〔饞〕
*产〔產〕
浐〔滻〕
铲〔鏟〕
蒇〔蕆〕
阐〔闡〕
冁〔囅〕

谄〔諂〕
颤〔顫〕
忏〔懺〕
划〔劃〕

chang

伥〔倀〕
阊〔閶〕
鲳〔鯧〕
*尝〔嘗〕
偿〔償〕
鲿〔鱨〕
*长〔長〕
肠〔腸〕
场〔場〕
厂〔廠〕
怅〔悵〕
畅〔暢〕

chao

钞〔鈔〕

che

*车〔車〕
砗〔硨〕
彻〔徹〕

chen

谌〔諶〕
尘〔塵〕
陈〔陳〕
碜〔磣〕
榇〔櫬〕
衬〔襯〕
谶〔讖〕
称〔稱〕
龀〔齔〕

cheng

柽〔檉〕

蛏〔蟶〕
铛〔鐺〕
赪〔赬〕
称〔稱〕
枨〔棖〕
诚〔誠〕
惩〔懲〕
骋〔騁〕

chi

鸱〔鴟〕
迟〔遲〕
驰〔馳〕
*齿〔齒〕
炽〔熾〕
饬〔飭〕

chong

冲〔衝〕
*虫〔蟲〕
宠〔寵〕
铳〔銃〕

chou

绸〔紬〕
畴〔疇〕
筹〔籌〕
踌〔躊〕
俦〔儔〕
雠〔讎〕
绸〔綢〕
丑〔醜〕

chu

出〔齣〕
锄〔鋤〕
*刍〔芻〕
雏〔雛〕
储〔儲〕
础〔礎〕

处〔處〕
绌〔絀〕
触〔觸〕

chuai

膗〔膗〕

chuan

传〔傳〕
钏〔釧〕

chuang

疮〔瘡〕
闯〔闖〕
怆〔愴〕
创〔創〕

chui

锤〔錘〕

chun

鲹〔鰆〕
鹑〔鶉〕
纯〔純〕
莼〔蒓〕

chuo

绰〔綽〕
龊〔齪〕
辍〔輟〕

ci

鹚〔鶿〕
辞〔辭〕
词〔詞〕
赐〔賜〕

cong

聪〔聰〕
骢〔驄〕

枞〔樅〕
苁〔蓯〕
*从〔從〕
丛〔叢〕

cou

辏〔輳〕

cuan

撺〔攛〕
蹿〔躥〕
镩〔鑹〕
攒〔攢〕
*窜〔竄〕

cui

缞〔縗〕

cuo

鹾〔鹺〕
错〔錯〕
锉〔銼〕

D

da

*达〔達〕
哒〔噠〕
鞑〔韃〕

dai

贷〔貸〕
绐〔紿〕
*带〔帶〕
叇〔靆〕

dan

*单〔單〕
担〔擔〕
殚〔殫〕

箪〔簞〕
郸〔鄲〕
掸〔撣〕
胆〔膽〕
赕〔賧〕
惮〔憚〕
瘅〔癉〕
弹〔彈〕
诞〔誕〕

dang

裆〔襠〕
铛〔鐺〕
*当〔當〕
〔噹〕
*党〔黨〕
谠〔讜〕
挡〔擋〕
档〔檔〕
砀〔碭〕
荡〔蕩〕

dao

鱽〔魛〕
祷〔禱〕
岛〔島〕
捣〔搗〕
导〔導〕

de

锝〔鍀〕

deng

灯〔燈〕
镫〔鐙〕
邓〔鄧〕

di

镝〔鏑〕
觌〔覿〕

籴〔糴〕
敌〔敵〕
涤〔滌〕
诋〔詆〕
谛〔諦〕
缔〔締〕
递〔遞〕

dian

颠〔顛〕
癫〔癲〕
巅〔巔〕
点〔點〕
淀〔澱〕
垫〔墊〕
电〔電〕
钿〔鈿〕

diao

鲷〔鯛〕
铫〔銚〕
铞〔銱〕
窎〔窵〕
钓〔釣〕
调〔調〕

die

谍〔諜〕
鲽〔鰈〕
绖〔絰〕

ding

钉〔釘〕
顶〔頂〕
订〔訂〕
锭〔錠〕

diu

铥〔銩〕

dong

*东〔東〕
鸫〔鶇〕
崬〔崠〕
冬〔鼕〕
*动〔動〕
冻〔凍〕
栋〔棟〕
胨〔腖〕

dou

鈄〔鈄〕
斗〔鬥〕
窦〔竇〕

du

读〔讀〕
渎〔瀆〕
椟〔櫝〕
黩〔黷〕
犊〔犢〕
牍〔牘〕
独〔獨〕
赌〔賭〕
笃〔篤〕
镀〔鍍〕

duan

*断〔斷〕
锻〔鍛〕
缎〔緞〕
簖〔籪〕

dui

怼〔懟〕
*对〔對〕
*队〔隊〕

dun

吨〔噸〕
镦〔鐓〕
趸〔躉〕
钝〔鈍〕
顿〔頓〕

duo

夺〔奪〕
铎〔鐸〕
驮〔馱〕
堕〔墮〕
饳〔飿〕

E

e

额〔額〕
锇〔鋨〕
鹅〔鵝〕
讹〔訛〕
恶〔惡〕
〔噁〕
垩〔堊〕
轭〔軛〕
谔〔諤〕
鹗〔鶚〕
鳄〔鱷〕
锷〔鍔〕
饿〔餓〕

ê

诶〔誒〕

er

儿〔兒〕
鸸〔鴯〕
饵〔餌〕
铒〔鉺〕
*尔〔爾〕

迩〔邇〕
贰〔貳〕

F

fa

*发〔發〕
〔髮〕
罚〔罰〕
阀〔閥〕

fan

烦〔煩〕
矾〔礬〕
钒〔釩〕
贩〔販〕
饭〔飯〕
范〔範〕

fang

钫〔鈁〕
鲂〔魴〕
访〔訪〕
纺〔紡〕

fei

绯〔緋〕
鲱〔鯡〕
飞〔飛〕
诽〔誹〕
废〔廢〕
费〔費〕
镄〔鐨〕

fen

纷〔紛〕
坟〔墳〕
偾〔僨〕
粪〔糞〕
豮〔豶〕

愤〔憤〕
奋〔奮〕

feng

*丰〔豐〕
沣〔灃〕
锋〔鋒〕
*风〔風〕
沨〔渢〕
疯〔瘋〕
枫〔楓〕
砜〔碸〕
冯〔馮〕
缝〔縫〕
讽〔諷〕
凤〔鳳〕
赗〔賵〕

fu

麸〔麩〕
肤〔膚〕
辐〔輻〕
韨〔韍〕
绂〔紱〕
凫〔鳧〕
绋〔紼〕
辅〔輔〕
抚〔撫〕
赋〔賦〕
赙〔賻〕
缚〔縛〕
讣〔訃〕
复〔復〕
〔複〕
鳆〔鰒〕
驸〔駙〕
鲋〔鮒〕
负〔負〕
妇〔婦〕

G

ga

钆〔釓〕

gai

该〔該〕
赅〔賅〕
盖〔蓋〕
钙〔鈣〕

gan

干〔乾〕
〔幹〕
尴〔尷〕
赶〔趕〕
赣〔贛〕
绀〔紺〕

gang

*冈〔岡〕
刚〔剛〕
枫〔棡〕
纲〔綱〕
钢〔鋼〕
扨〔掆〕
岗〔崗〕

gao

镐〔鎬〕
缟〔縞〕
诰〔誥〕
锆〔鋯〕

ge

鸽〔鴿〕
搁〔擱〕
镉〔鎘〕
颌〔頜〕
阁〔閣〕

个〔個〕
铬〔鉻〕

gei

给〔給〕

geng

赓〔賡〕
鹒〔鶊〕
鲠〔鯁〕
绠〔綆〕

gong

龚〔龔〕
巩〔鞏〕
贡〔貢〕
唝〔嗊〕

gou

缑〔緱〕
沟〔溝〕
钩〔鈎〕
觏〔覯〕
诟〔詬〕
构〔構〕
购〔購〕

gu

轱〔軲〕
鸪〔鴣〕
诂〔詁〕
钴〔鈷〕
贾〔賈〕
蛊〔蠱〕
毂〔轂〕
馉〔餶〕
鹘〔鶻〕
谷〔穀〕
鹄〔鵠〕
顾〔顧〕

铟〔錮〕

gua

刮〔颳〕
鸹〔鴰〕
剐〔剮〕
诖〔詿〕

guan

关〔關〕
纶〔綸〕
鳏〔鰥〕
观〔觀〕
馆〔館〕
鹳〔鸛〕
贯〔貫〕
惯〔慣〕
掼〔摜〕

guang

*广〔廣〕
犷〔獷〕

gui

妫〔嬀〕
规〔規〕
鲑〔鮭〕
闺〔閨〕
*归〔歸〕
*龟〔龜〕
轨〔軌〕
匦〔匭〕
诡〔詭〕
鳜〔鱖〕
柜〔櫃〕
贵〔貴〕
刿〔劌〕
桧〔檜〕
刽〔劊〕

gun

辊〔輥〕
绲〔緄〕
鲧〔鯀〕

guo

涡〔渦〕
埚〔堝〕
锅〔鍋〕
蝈〔蟈〕
*国〔國〕
掴〔摑〕
帼〔幗〕
馃〔餜〕
腘〔膕〕
*过〔過〕

H

ha

铪〔鉿〕

hai

还〔還〕
骇〔駭〕

han

顸〔頇〕
韩〔韓〕
阚〔闞〕
〔嘷〕
汉〔漢〕
颔〔頷〕

hang

绗〔絎〕
颃〔頏〕

hao

颢〔顥〕

灏〔灝〕
号〔號〕

he

诃〔訶〕
阂〔閡〕
阖〔闔〕
鹖〔鶡〕
颌〔頜〕
饸〔餄〕
合〔閤〕
纥〔紇〕
鹤〔鶴〕
贺〔賀〕
吓〔嚇〕

heng

鸻〔鴴〕

hong

轰〔轟〕
黉〔黌〕
鸿〔鴻〕
红〔紅〕
荭〔葒〕
讧〔訌〕

hou

后〔後〕
鲎〔鱟〕

hu

轷〔軤〕
壶〔壺〕
胡〔鬍〕
鹕〔鶘〕
鹱〔鸌〕
鹘〔鶻〕
浒〔滸〕
沪〔滬〕

护〔護〕

hua

*华〔華〕
骅〔驊〕
哗〔嘩〕
铧〔鏵〕
*画〔畫〕
婳〔嫿〕
划〔劃〕
桦〔樺〕
话〔話〕

huai

怀〔懷〕
坏〔壞〕

huan

欢〔歡〕
还〔還〕
环〔環〕
缳〔繯〕
镮〔鐶〕
锾〔鍰〕
缓〔緩〕
鲩〔鯇〕

huang

鳇〔鰉〕
谎〔謊〕

hui

挥〔揮〕
辉〔輝〕
翚〔翬〕
诙〔詼〕
回〔迴〕
*汇〔匯〕
〔彙〕
贿〔賄〕

秽〔穢〕
*会〔會〕
烩〔燴〕
荟〔薈〕
绘〔繪〕
诲〔誨〕
殨〔殨〕
讳〔諱〕

hun

荤〔葷〕
阍〔閽〕
浑〔渾〕
珲〔琿〕
馄〔餛〕
诨〔諢〕

huo

钬〔鈥〕
伙〔夥〕
镬〔鑊〕
获〔獲〕
〔穫〕
祸〔禍〕
货〔貨〕

J

ji

齑〔齏〕
跻〔躋〕
击〔擊〕
赍〔賫〕
缉〔緝〕
积〔積〕
羁〔羈〕
机〔機〕
饥〔饑〕
讥〔譏〕
玑〔璣〕

矶〔磯〕
叽〔嘰〕
鸡〔鷄〕
鹡〔鶺〕
辑〔輯〕
极〔極〕
级〔級〕
挤〔擠〕
给〔給〕
*几〔幾〕
虮〔蟣〕
济〔濟〕
霁〔霽〕
荠〔薺〕
剂〔劑〕
鲚〔鱭〕
际〔際〕
绩〔績〕
计〔計〕
系〔繫〕
骥〔驥〕
觊〔覬〕
蓟〔薊〕
郐〔鄶〕
记〔記〕
纪〔紀〕
继〔繼〕

jia

家〔傢〕
镓〔鎵〕
*夹〔夾〕
浃〔浹〕
颊〔頰〕
荚〔莢〕
峡〔峽〕
铗〔鋏〕
郏〔郟〕
贾〔賈〕
槚〔檟〕

钾〔鉀〕
价〔價〕
驾〔駕〕

jian

鹣〔鶼〕
鳒〔鰜〕
缣〔縑〕
*戋〔戔〕
笺〔箋〕
坚〔堅〕
鲣〔鰹〕
缄〔緘〕
鞯〔韉〕
*监〔監〕
歼〔殲〕
艰〔艱〕
间〔間〕
谫〔譾〕
硷〔鹼〕
拣〔揀〕
笕〔筧〕
茧〔繭〕
检〔檢〕
捡〔撿〕
睑〔瞼〕
俭〔儉〕
裥〔襇〕
简〔簡〕
谏〔諫〕
渐〔漸〕
槛〔檻〕
贱〔賤〕
溅〔濺〕
践〔踐〕
饯〔餞〕
*荐〔薦〕
鉴〔鑒〕
*见〔見〕
枧〔梘〕

舰〔艦〕
剑〔劍〕
键〔鍵〕
涧〔澗〕
锏〔鐧〕

jiang

姜〔薑〕
*将〔將〕
浆〔漿〕
缰〔繮〕
讲〔講〕
桨〔槳〕
奖〔獎〕
蒋〔蔣〕
酱〔醬〕
绛〔絳〕

jiao

胶〔膠〕
鲛〔鮫〕
鹪〔鷦〕
浇〔澆〕
骄〔驕〕
娇〔嬌〕
鹪〔鷦〕
饺〔餃〕
铰〔鉸〕
绞〔絞〕
侥〔僥〕
矫〔矯〕
搅〔攪〕
缴〔繳〕
觉〔覺〕
较〔較〕
轿〔轎〕
挢〔撟〕
峤〔嶠〕

jie

阶〔階〕
疖〔癤〕
讦〔訐〕
洁〔潔〕
诘〔詰〕
撷〔擷〕
颉〔頡〕
结〔結〕
鲒〔鮚〕
*节〔節〕
借〔藉〕
诫〔誡〕

jin

谨〔謹〕
馑〔饉〕
觐〔覲〕
紧〔緊〕
锦〔錦〕
仅〔僅〕
劲〔勁〕
*进〔進〕
琎〔璡〕
缙〔縉〕
*尽〔盡〕
〔儘〕
浕〔濜〕
荩〔藎〕
赆〔贐〕
烬〔燼〕

jing

惊〔驚〕
鲸〔鯨〕
䴖〔鶄〕
泾〔涇〕
茎〔莖〕
经〔經〕

颈〔頸〕
刭〔剄〕
镜〔鏡〕
竞〔競〕
痉〔痙〕
劲〔勁〕
胫〔脛〕
径〔徑〕
靓〔靚〕

jiu

纠〔糾〕
鸠〔鳩〕
阄〔鬮〕
鹫〔鷲〕
旧〔舊〕

ju

驹〔駒〕
䴗〔鶪〕
锔〔鋦〕
*举〔舉〕
龃〔齟〕
榉〔櫸〕
讵〔詎〕
惧〔懼〕
飓〔颶〕
窭〔窶〕
屦〔屨〕
据〔據〕
剧〔劇〕
锯〔鋸〕

juan

鹃〔鵑〕
镌〔鎸〕
卷〔捲〕
绢〔絹〕

jue

觉〔覺〕
锨〔鐝〕
镢〔钁〕
谲〔譎〕
诀〔訣〕
绝〔絕〕

jun

军〔軍〕
鲅〔鮁〕
钧〔鈞〕
骏〔駿〕

K

kai

开〔開〕
铜〔鐦〕
恺〔愷〕
垲〔塏〕
剀〔剴〕
铠〔鎧〕
凯〔凱〕
闿〔闓〕
锴〔鍇〕
忾〔愾〕

kan

龛〔龕〕
槛〔檻〕

kang

炕〔鈧〕

kao

铐〔銬〕

ke

颏〔頦〕

轲〔軻〕
钶〔鈳〕
颗〔顆〕
*壳〔殼〕
缂〔緙〕
克〔剋〕
课〔課〕
骒〔騍〕
锞〔錁〕

ken

恳〔懇〕
垦〔墾〕

keng

铿〔鏗〕

kou

抠〔摳〕
眍〔瞘〕

ku

库〔庫〕
裤〔褲〕
绔〔絝〕
喾〔嚳〕

kua

夸〔誇〕

kuai

㧟〔擓〕
浍〔澮〕
哙〔噲〕
郐〔鄶〕
侩〔儈〕
脍〔膾〕
鲙〔鱠〕
狯〔獪〕
块〔塊〕

kuan

宽〔寬〕
髋〔髖〕

kuang

诓〔誆〕
诳〔誑〕
矿〔礦〕
圹〔壙〕
旷〔曠〕
纩〔纊〕
邝〔鄺〕
贶〔貺〕

kui

窥〔窺〕
亏〔虧〕
岿〔巋〕
溃〔潰〕
襁〔襀〕
愦〔憒〕
聩〔聵〕
匮〔匱〕
蒉〔蕢〕
馈〔饋〕
篑〔簣〕

kun

鲲〔鯤〕
馄〔餛〕
壸〔壼〕
阃〔閫〕
困〔睏〕

kuo

阔〔闊〕
扩〔擴〕

L

la

蜡〔蠟〕
腊〔臘〕
镴〔鑞〕

lai

*来〔來〕
涞〔淶〕
莱〔萊〕
崃〔崍〕
铼〔錸〕
徕〔徠〕
赖〔賴〕
濑〔瀨〕
癞〔癩〕
籁〔籟〕
睐〔睞〕
赉〔賚〕

lan

兰〔蘭〕
栏〔欄〕
拦〔攔〕
阑〔闌〕
澜〔瀾〕
谰〔讕〕
斓〔斕〕
镧〔鑭〕
褴〔襤〕
蓝〔藍〕
篮〔籃〕
岚〔嵐〕
懒〔懶〕
览〔覽〕
揽〔攬〕
揽〔攬〕
缆〔纜〕
烂〔爛〕

lang

锒〔鋃〕
阆〔閬〕

lao

捞〔撈〕
劳〔勞〕
崂〔嶗〕
痨〔癆〕
铹〔鐒〕
铑〔銠〕
涝〔澇〕
唠〔嘮〕
耢〔耮〕

le

鳓〔鰳〕
*乐〔樂〕
饹〔餎〕

lei

镭〔鐳〕
累〔纍〕
缧〔縲〕
诔〔誄〕
垒〔壘〕
类〔類〕

li

*离〔離〕
漓〔灕〕
篱〔籬〕
缡〔縭〕
骊〔驪〕
鹂〔鸝〕
鲡〔鱺〕
礼〔禮〕
逦〔邐〕

滥〔濫〕

li

里〔裏〕
锂〔鋰〕
鲤〔鯉〕
鳢〔鱧〕
*丽〔麗〕
俪〔儷〕
郦〔酈〕
厉〔厲〕
励〔勵〕
砺〔礪〕
*历〔歷〕
　〔曆〕
沥〔瀝〕
坜〔壢〕
疬〔癧〕
雳〔靂〕
枥〔櫪〕
苈〔藶〕
呖〔嚦〕
疠〔癘〕
粝〔糲〕
砾〔礫〕
栎〔櫟〕
轹〔轢〕
隶〔隸〕

lia

俩〔倆〕

lian

帘〔簾〕
镰〔鐮〕
联〔聯〕
连〔連〕
涟〔漣〕
莲〔蓮〕
鲢〔鰱〕
琏〔璉〕
奁〔奩〕
怜〔憐〕

敛〔斂〕　　　蹒〔蹣〕　　　lou　　　　　辂〔輅〕　　　囵〔圇〕　　　*卖〔賣〕
蔹〔蘞〕　　　赁〔賃〕　　　　　　　　　赂〔賂〕　　　纶〔綸〕　　　迈〔邁〕
脸〔臉〕　　　　　　　　　睃〔瞜〕　　　鹭〔鷺〕　　　伦〔倫〕　　　荬〔蕒〕
恋〔戀〕　　　ling　　　　*娄〔婁〕　　　陆〔陸〕　　　论〔論〕
链〔鏈〕　　　　　　　　　偻〔僂〕　　　*录〔錄〕　　　　　　　　man
炼〔煉〕　　　鲮〔鯪〕　　　喽〔嘍〕　　　箓〔籙〕　　　luo
练〔練〕　　　绫〔綾〕　　　楼〔樓〕　　　绿〔綠〕　　　　　　　　颟〔顢〕
潋〔瀲〕　　　龄〔齡〕　　　溇〔漊〕　　　轳〔轤〕　　　骡〔騾〕　　　馒〔饅〕
殓〔殮〕　　　铃〔鈴〕　　　蒌〔蔞〕　　　氇〔氌〕　　　脶〔腡〕　　　鳗〔鰻〕
裣〔襝〕　　　鸰〔鴒〕　　　髅〔髏〕　　　　　　　　　猡〔玀〕　　　蛮〔蠻〕
褴〔襤〕　　　*灵〔靈〕　　　蝼〔螻〕　　　lü　　　　*罗〔羅〕　　　瞒〔瞞〕
　　　　　　　棂〔欞〕　　　耧〔耬〕　　　　　　　　啰〔囉〕　　　满〔滿〕
liang　　　　领〔領〕　　　搂〔摟〕　　　驴〔驢〕　　　逻〔邏〕　　　螨〔蟎〕
　　　　　　　岭〔嶺〕　　　嵝〔嶁〕　　　闾〔閭〕　　　萝〔蘿〕　　　谩〔謾〕
粮〔糧〕　　　　　　　　　篓〔簍〕　　　榈〔櫚〕　　　锣〔鑼〕　　　缦〔縵〕
*两〔兩〕　　　liu　　　　瘘〔瘻〕　　　屡〔屢〕　　　箩〔籮〕　　　缦〔縵〕
俩〔倆〕　　　　　　　　　镂〔鏤〕　　　偻〔僂〕　　　椤〔欏〕　　　镘〔鏝〕
啢〔啢〕　　　飗〔飀〕　　　　　　　　　褛〔褸〕　　　猡〔玀〕
魉〔魎〕　　　*刘〔劉〕　　　lu　　　　缕〔縷〕　　　荦〔犖〕　　　mang
谅〔諒〕　　　浏〔瀏〕　　　　　　　　　铝〔鋁〕　　　泺〔濼〕
辆〔輛〕　　　骝〔騮〕　　　噜〔嚕〕　　　*虑〔慮〕　　　骆〔駱〕　　　铓〔鋩〕
　　　　　　　镏〔鎦〕　　　庐〔廬〕　　　滤〔濾〕　　　络〔絡〕
liao　　　　绺〔綹〕　　　炉〔爐〕　　　绿〔綠〕　　　　　　　　mao
　　　　　　　馏〔餾〕　　　芦〔蘆〕　　　　　　　　　M
鹩〔鷯〕　　　鹠〔鶹〕　　　*卢〔盧〕　　　luan　　　　　　　　　锚〔錨〕
缭〔繚〕　　　陆〔陸〕　　　泸〔瀘〕　　　　　　　　　m　　　　铆〔鉚〕
疗〔療〕　　　　　　　　　垆〔壚〕　　　娈〔孿〕　　　　　　　　贸〔貿〕
辽〔遼〕　　　long　　　栌〔櫨〕　　　栾〔欒〕　　　呒〔嘸〕
了〔瞭〕　　　　　　　　　颅〔顱〕　　　滦〔灤〕　　　　　　　　me
钌〔釕〕　　　*龙〔龍〕　　　鸬〔鸕〕　　　峦〔巒〕　　　ma
镣〔鐐〕　　　泷〔瀧〕　　　胪〔臚〕　　　鸾〔鸞〕　　　　　　　么〔麼〕
　　　　　　　珑〔瓏〕　　　鲈〔鱸〕　　　銮〔鑾〕　　　妈〔媽〕
lie　　　　聋〔聾〕　　　舻〔艫〕　　　挛〔攣〕　　　*马〔馬〕　　　mei
　　　　　　　栊〔櫳〕　　　*卤〔鹵〕　　　鸾〔鸞〕　　　蚂〔螞〕
猎〔獵〕　　　砻〔礱〕　　　　〔滷〕　　　孪〔孿〕　　　玛〔瑪〕　　　霉〔黴〕
鬣〔鬣〕　　　笼〔籠〕　　　*虏〔虜〕　　　乱〔亂〕　　　码〔碼〕　　　锖〔鎇〕
　　　　　　　茏〔蘢〕　　　掳〔擄〕　　　　　　　　　犸〔獁〕　　　鹛〔鶥〕
lin　　　　咙〔嚨〕　　　鲁〔魯〕　　　lun　　　骂〔罵〕　　　镁〔鎂〕
　　　　　　　昽〔曨〕　　　橹〔櫓〕　　　　　　　　吗〔嗎〕
辚〔轔〕　　　胧〔朧〕　　　鳕〔鱛〕　　　抡〔掄〕　　　唛〔嘜〕　　　men
鳞〔鱗〕　　　垄〔壟〕　　　辘〔轆〕　　　*仑〔侖〕
临〔臨〕　　　拢〔攏〕　　　　　　　　　沦〔淪〕　　　mai　　　*门〔門〕
邻〔鄰〕　　　陇〔隴〕　　　　　　　　　轮〔輪〕　　　　　　　　扪〔捫〕
蔺〔藺〕　　　　　　　　　　　　　　　　　　　　　　*买〔買〕　　　钔〔鍆〕
　　　　　　　　　　　　　　　　　　　　　　　　　　*麦〔麥〕　　　潣〔憫〕
　　　　　　　　　　　　　　　　　　　　　　　　　　　　　　　闷〔悶〕
　　　　　　　　　　　　　　　　　　　　　　　　　　　　　　　焖〔燜〕

们〔們〕

meng

蒙〔矇〕
〔濛〕
〔懞〕
锰〔錳〕
*黾〔黽〕
梦〔夢〕

mi

谜〔謎〕
祢〔禰〕
弥〔彌〕
〔瀰〕
猕〔獼〕
谧〔謐〕
觅〔覓〕

mian

绵〔綿〕
渑〔澠〕
缅〔緬〕
面〔麵〕

miao

鹋〔鶓〕
缈〔緲〕
缪〔繆〕
庙〔廟〕

mie

灭〔滅〕
蔑〔衊〕

min

缗〔緡〕
闵〔閔〕
悯〔憫〕
闽〔閩〕

鳖〔鱉〕

ming

鸣〔鳴〕
铭〔銘〕

miu

谬〔謬〕
缪〔繆〕

mo

谟〔謨〕
馍〔饃〕
蓦〔驀〕

mou

谋〔謀〕
缪〔繆〕

mu

亩〔畝〕
钼〔鉬〕

N

na

镎〔錒〕
钠〔鈉〕
纳〔納〕

nan

*难〔難〕

nang

馕〔饢〕

nao

挠〔撓〕
蛲〔蟯〕
饶〔鐃〕

恼〔惱〕
脑〔腦〕
闹〔鬧〕

ne

讷〔訥〕

nei

馁〔餒〕

neng

泞〔濘〕

ni

鲵〔鯢〕
铌〔鈮〕
拟〔擬〕
腻〔膩〕

nian

鲇〔鮎〕
鲶〔鯰〕
辇〔輦〕
撵〔攆〕

niang

酿〔釀〕

niao

*鸟〔鳥〕
茑〔蔦〕
袅〔裊〕

nie

*聂〔聶〕
颞〔顳〕
嗫〔囁〕
蹑〔躡〕
镊〔鑷〕
啮〔嚙〕

镍〔鎳〕

ning

*宁〔寧〕
柠〔檸〕
咛〔嚀〕
狞〔獰〕
聍〔聹〕
拧〔擰〕
泞〔濘〕

niu

钮〔鈕〕
纽〔紐〕

nong

*农〔農〕
浓〔濃〕
侬〔儂〕
脓〔膿〕
哝〔噥〕

nu

驽〔駑〕

nü

钕〔釹〕

nüe

疟〔瘧〕

nuo

傩〔儺〕
诺〔諾〕
锘〔鍩〕

O

ou

讴〔謳〕

瓯〔甌〕
鸥〔鷗〕
殴〔毆〕
欧〔歐〕
呕〔嘔〕
沤〔漚〕
怄〔慪〕

P

pan

蹒〔蹣〕
盘〔盤〕

pang

鳑〔鰟〕
庞〔龐〕

pei

赔〔賠〕
锫〔錇〕
辔〔轡〕

pen

喷〔噴〕

peng

鹏〔鵬〕

pi

纰〔紕〕
罴〔羆〕
鲏〔鮍〕
铍〔鈹〕
辟〔闢〕
鹏〔鸊〕

pian

骈〔駢〕
谝〔諞〕

骗〔騙〕

piao

飘〔飄〕
缥〔縹〕
骠〔驃〕

pin

嫔〔嬪〕
频〔頻〕
颦〔顰〕
贫〔貧〕

ping

评〔評〕
苹〔蘋〕
鲆〔鮃〕
凭〔憑〕

po

钋〔釙〕
颇〔頗〕
泼〔潑〕
钹〔鏺〕
钜〔鉕〕

pu

铺〔鋪〕
扑〔撲〕
仆〔僕〕
镤〔鏷〕
谱〔譜〕
镨〔鐠〕
朴〔樸〕

Q

qi

缉〔緝〕
桤〔榿〕

*齐〔齊〕
蛴〔蠐〕
脐〔臍〕
骑〔騎〕
骐〔騏〕
鳍〔鰭〕
颀〔頎〕
蕲〔蘄〕
启〔啓〕
绮〔綺〕
*岂〔豈〕
碛〔磧〕
*气〔氣〕
讫〔訖〕
荠〔薺〕

qian

骞〔騫〕
谦〔謙〕
悭〔慳〕
牵〔牽〕
*金〔僉〕
签〔簽〕
〔籤〕
千〔韆〕
*迁〔遷〕
钎〔釬〕
铅〔鉛〕
鸽〔鵮〕
荨〔蕁〕
钳〔鉗〕
钱〔錢〕
铃〔鈐〕
浅〔淺〕
谴〔譴〕
缱〔繾〕
堑〔塹〕
椠〔槧〕
纤〔縴〕

qiang

玱〔瑲〕
枪〔槍〕
锵〔鏘〕
墙〔墻〕
蔷〔薔〕
樯〔檣〕
嫱〔嬙〕
锖〔錆〕
羟〔羥〕
抢〔搶〕
炝〔熗〕
戗〔戧〕
跄〔蹌〕
呛〔嗆〕

qiao

硗〔磽〕
跷〔蹺〕
锹〔鍬〕
缲〔繰〕
翘〔翹〕
*乔〔喬〕
桥〔橋〕
硚〔礄〕
侨〔僑〕
鞒〔鞽〕
荞〔蕎〕
谯〔譙〕
窍〔竅〕
诮〔誚〕

qie

锲〔鍥〕
惬〔愜〕
箧〔篋〕
窃〔竊〕

qin

*亲〔親〕
钦〔欽〕
嵚〔嶔〕
骎〔駸〕
寝〔寢〕
锓〔鋟〕
揿〔撳〕

qing

鲭〔鯖〕
轻〔輕〕
氢〔氫〕
倾〔傾〕
赌〔賭〕
请〔請〕
顷〔頃〕
庼〔廎〕
庆〔慶〕

qiong

*穷〔窮〕
劳〔藭〕
琼〔瓊〕
茕〔煢〕

qiu

秋〔鞦〕
鹙〔鶖〕
鳅〔鰍〕
鰌〔鰌〕
巯〔巰〕

qu

曲〔麯〕
*区〔區〕
驱〔驅〕
岖〔嶇〕
躯〔軀〕

诎〔詘〕
趋〔趨〕
鸲〔鴝〕
龋〔齲〕
觑〔覷〕
阒〔闃〕

quan

权〔權〕
颧〔顴〕
铨〔銓〕
诠〔詮〕
绻〔綣〕
劝〔勸〕

que

悫〔愨〕
鹊〔鵲〕
阙〔闕〕
确〔確〕
阕〔闋〕

R

rang

让〔讓〕

rao

桡〔橈〕
荛〔蕘〕
饶〔饒〕
娆〔嬈〕
扰〔擾〕
绕〔繞〕

re

热〔熱〕

ren

认〔認〕

饪〔飪〕
纴〔紝〕
轫〔軔〕
纫〔紉〕
韧〔韌〕

rong

荣〔榮〕
蝾〔蠑〕
嵘〔嶸〕
绒〔絨〕

ru

铷〔銣〕
颥〔顬〕
缛〔縟〕

ruan

软〔軟〕

rui

锐〔銳〕

run

闰〔閏〕
润〔潤〕

S

sa

洒〔灑〕
飒〔颯〕
萨〔薩〕

sai

鳃〔鰓〕
赛〔賽〕

san

毵〔毿〕

徽〔徽〕
伞〔傘〕
糁〔糝〕

sang

丧〔喪〕
颡〔顙〕

sao

骚〔騷〕
缲〔繰〕
扫〔掃〕

se

涩〔澀〕
*啬〔嗇〕
穑〔穡〕
铯〔銫〕

sha

鲨〔鯊〕
纱〔紗〕
*杀〔殺〕
铩〔鎩〕

shai

筛〔篩〕
晒〔曬〕
酾〔釃〕

shan

钐〔釤〕
陕〔陝〕
闪〔閃〕
镨〔鐥〕
鳝〔鱔〕
缮〔繕〕
掸〔撣〕
骟〔騸〕
镐〔鎬〕

禅〔禪〕　　　绳〔繩〕　　　书〔書〕　　　song　　　　　琐〔瑣〕　　　傥〔儻〕

讪〔訕〕　　　胜〔勝〕　　　赎〔贖〕　　　松〔鬆〕　　　唢〔嗩〕　　　镋〔鎲〕

赡〔贍〕　　　*圣〔聖〕　　　*属〔屬〕　　　怂〔慫〕　　　锁〔鎖〕　　　烫〔燙〕

　　　　　　　　　　　　　数〔數〕　　　耸〔聳〕

shang　　　　shi　　　　　树〔樹〕　　　扳〔攫〕　　　　T　　　　　tao

　　　　　　　　　　　　　术〔術〕　　　讼〔訟〕

殇〔殤〕　　　湿〔濕〕　　　竖〔竪〕　　　颂〔頌〕　　　ta　　　　　涛〔濤〕

觞〔觴〕　　　诗〔詩〕　　　　　　　　　诵〔誦〕　　　　　　　　　　韬〔韜〕

伤〔傷〕　　　*师〔師〕　　　shuai　　　　　　　　　　铊〔鉈〕　　　绦〔縧〕

赏〔賞〕　　　狮〔溮〕　　　　　　　　　sou　　　　　鳎〔鰨〕　　　焘〔燾〕

　　　　　　　狮〔獅〕　　　帅〔帥〕　　　　　　　　　獭〔獺〕　　　讨〔討〕

shao　　　　　鸤〔鳾〕　　　　　　　　　馊〔餿〕　　　澾〔澾〕

　　　　　　　实〔實〕　　　shuan　　　　锼〔鎪〕　　　挞〔撻〕　　　te

烧〔燒〕　　　埘〔塒〕　　　　　　　　　飕〔颼〕　　　挞〔撻〕

绍〔紹〕　　　鲥〔鰣〕　　　闩〔閂〕　　　薮〔藪〕　　　闼〔闥〕　　　铽〔鋱〕

　　　　　　　识〔識〕　　　shuang　　　擞〔擻〕　　　tai　　　　　teng

she　　　　　*时〔時〕　　　*双〔雙〕　　　　　　　　　台〔臺〕　　　誊〔謄〕

赊〔賒〕　　　蚀〔蝕〕　　　泷〔瀧〕　　　su　　　　　　〔檯〕　　　腾〔騰〕

舍〔捨〕　　　驶〔駛〕　　　　　　　　　苏〔蘇〕　　　　〔颱〕　　　螣〔謄〕

设〔設〕　　　铈〔鈰〕　　　shui　　　　　〔囌〕　　　骀〔駘〕

滠〔灄〕　　　视〔視〕　　　谁〔誰〕　　　稣〔穌〕　　　鲐〔鮐〕　　　ti

慑〔懾〕　　　谥〔謚〕　　　　　　　　　谡〔謖〕　　　态〔態〕　　　锑〔銻〕

摄〔攝〕　　　试〔試〕　　　shun　　　　诉〔訴〕　　　钛〔鈦〕　　　鹈〔鵜〕

厍〔厙〕　　　轼〔軾〕　　　顺〔順〕　　　*肃〔肅〕　　　　　　　　　鹕〔鶘〕

　　　　　　　势〔勢〕　　　　　　　　　　　　　　　tan　　　　　鳀〔鯷〕

shei　　　　　莳〔蒔〕　　　shuo　　　　sui　　　　　滩〔灘〕　　　绨〔綈〕

谁〔誰〕　　　贳〔貰〕　　　说〔説〕　　　虽〔雖〕　　　瘫〔癱〕　　　缇〔緹〕

　　　　　　　释〔釋〕　　　硕〔碩〕　　　随〔隨〕　　　摊〔攤〕　　　题〔題〕

shen　　　　　饰〔飾〕　　　烁〔爍〕　　　绥〔綏〕　　　贪〔貪〕　　　体〔體〕

绅〔紳〕　　　适〔適〕　　　铄〔鑠〕　　　*岁〔歲〕　　　谈〔談〕　　　tian

*审〔審〕　　　　　　　　　　　　　　　谇〔誶〕　　　坛〔壇〕　　　阗〔闐〕

谉〔讅〕　　　shou　　　　si　　　　　　　　　　　　　　〔罎〕

婶〔嬸〕　　　兽〔獸〕　　　锶〔鍶〕　　　sun　　　　　谭〔譚〕　　　tiao

沈〔瀋〕　　　*寿〔壽〕　　　飔〔颸〕　　　*孙〔孫〕　　　昙〔曇〕　　　*条〔條〕

谂〔諗〕　　　绶〔綬〕　　　缌〔緦〕　　　荪〔蓀〕　　　弹〔彈〕　　　鲦〔鰷〕

肾〔腎〕　　　　　　　　　　丝〔絲〕　　　狲〔猻〕　　　钽〔鉭〕　　　龆〔龆〕

渗〔滲〕　　　shu　　　　　咝〔噝〕　　　损〔損〕　　　叹〔嘆〕　　　调〔調〕

瘆〔瘮〕　　　枢〔樞〕　　　鸶〔鷥〕　　　　　　　　　　　　　　　　祟〔糶〕

　　　　　　　摅〔攄〕　　　蛳〔螄〕　　　suo　　　　　tang

sheng　　　　输〔輸〕　　　驷〔駟〕　　　　　　　　　镗〔鏜〕　　　tie

声〔聲〕　　　纾〔紓〕　　　饲〔飼〕　　　缩〔縮〕　　　汤〔湯〕　　　贴〔貼〕

铁〔鐵〕

ting

厅〔廳〕
烃〔烴〕
听〔聽〕
颋〔頲〕
铤〔鋌〕

tong

铜〔銅〕
鲖〔鮦〕
统〔統〕
恸〔慟〕

tou

头〔頭〕

tu

图〔圖〕
涂〔塗〕
钍〔釷〕

tuan

抟〔摶〕
团〔團〕
〔糰〕

tui

颓〔頽〕

tun

饨〔飩〕

tuo

饦〔飥〕
驼〔駝〕
鸵〔鴕〕
驮〔馱〕
鼍〔鼉〕

椭〔橢〕
萚〔蘀〕
箨〔籜〕

W

wa

娲〔媧〕
洼〔窪〕
袜〔襪〕

wai

喎〔喎〕

wan

弯〔彎〕
湾〔灣〕
纨〔紈〕
顽〔頑〕
绾〔綰〕
*万〔萬〕

wang

网〔網〕
辋〔輞〕

wei

*为〔爲〕
沩〔潙〕
维〔維〕
潍〔濰〕
*韦〔韋〕
违〔違〕
围〔圍〕
涠〔潿〕
帏〔幃〕
闱〔闈〕
伪〔僞〕
鲔〔鮪〕
诿〔諉〕

炜〔煒〕
玮〔瑋〕
苇〔葦〕
韪〔韙〕
伟〔偉〕
纬〔緯〕
硙〔磑〕
谓〔謂〕
卫〔衛〕

wen

鳁〔鰮〕
纹〔紋〕
闻〔聞〕
阌〔閿〕
稳〔穩〕
问〔問〕

wo

涡〔渦〕
窝〔窩〕
莴〔萵〕
蜗〔蝸〕
挝〔撾〕
龌〔齷〕

wu

诬〔誣〕
*乌〔烏〕
呜〔嗚〕
钨〔鎢〕
邬〔鄔〕
*无〔無〕
芜〔蕪〕
妩〔嫵〕
怃〔憮〕
庑〔廡〕
鹉〔鵡〕
坞〔塢〕
务〔務〕

雾〔霧〕
鹜〔鶩〕
骛〔騖〕
误〔誤〕

X

xi

牺〔犧〕
饩〔餼〕
锡〔錫〕
袭〔襲〕
觋〔覡〕
习〔習〕
鳛〔鰼〕
玺〔璽〕
铣〔銑〕
系〔係〕
〔繫〕
细〔細〕
阋〔鬩〕
戏〔戲〕
饩〔餼〕

xia

虾〔蝦〕
辖〔轄〕
硖〔硤〕
峡〔峽〕
侠〔俠〕
狭〔狹〕
吓〔嚇〕

xian

鲜〔鮮〕
纤〔纖〕
跹〔躚〕
锨〔鍁〕
莶〔薟〕
贤〔賢〕

咸〔鹹〕
衔〔銜〕
挦〔撏〕
闲〔閑〕
鹇〔鷳〕
娴〔嫻〕
痫〔癇〕
藓〔蘚〕
蚬〔蜆〕
显〔顯〕
险〔險〕
猃〔獫〕
铣〔銑〕
*献〔獻〕
线〔綫〕
现〔現〕
苋〔莧〕
岘〔峴〕
县〔縣〕
宪〔憲〕
馅〔餡〕

xiang

骧〔驤〕
镶〔鑲〕
*乡〔鄉〕
芗〔薌〕
缃〔緗〕
详〔詳〕
鲞〔鯗〕
响〔響〕
饷〔餉〕
飨〔饗〕
向〔嚮〕
项〔項〕

xiao

骁〔驍〕
哓〔嘵〕
销〔銷〕

绡〔綃〕
嚣〔囂〕
袅〔裊〕
鸮〔鴞〕
萧〔蕭〕
潇〔瀟〕
蟏〔蠨〕
箫〔簫〕
晓〔曉〕
啸〔嘯〕

xie

颉〔頡〕
撷〔擷〕
缬〔纈〕
协〔協〕
挟〔挾〕
胁〔脅〕
谐〔諧〕
*写〔寫〕
亵〔褻〕
泻〔瀉〕
绁〔紲〕
谢〔謝〕

xin

锌〔鋅〕
䜣〔訢〕
衅〔釁〕

xing

兴〔興〕
荥〔滎〕
铏〔鉶〕
铏〔銒〕
陉〔陘〕
饧〔餳〕

xiong

讻〔訩〕

诇〔詗〕

xiu

馐〔饈〕
鸺〔鵂〕
绣〔綉〕
锈〔銹〕

xu

须〔須〕
　〔鬚〕
谞〔諝〕
许〔許〕
诩〔詡〕
项〔項〕
续〔續〕
绪〔緒〕

xuan

轩〔軒〕
谖〔諼〕
悬〔懸〕
选〔選〕
癣〔癬〕
旋〔鏇〕
铉〔鉉〕
绚〔絢〕

xue

学〔學〕
峃〔嶨〕
鳕〔鱈〕
谑〔謔〕

xun

勋〔勛〕
埙〔塤〕
驯〔馴〕
询〔詢〕
*寻〔尋〕

浔〔潯〕
鲟〔鱘〕
训〔訓〕
讯〔訊〕
逊〔遜〕

Y

ya

压〔壓〕
鸦〔鴉〕
鸭〔鴨〕
钘〔鈊〕
哑〔啞〕
氩〔氬〕
*亚〔亞〕
垭〔埡〕
挜〔掗〕
娅〔婭〕
讶〔訝〕
轧〔軋〕

yan

阏〔閼〕
阉〔閹〕
恹〔懨〕
颜〔顏〕
盐〔鹽〕
*严〔嚴〕
阎〔閻〕
厣〔厴〕
黡〔黶〕
魇〔魘〕
俨〔儼〕
奘〔襃〕
谚〔諺〕
谳〔讞〕
*厌〔厭〕
餍〔饜〕
赝〔贋〕

艳〔艷〕
滟〔灧〕
谳〔讞〕
砚〔硯〕
觃〔覎〕
酽〔釅〕
验〔驗〕

yang

鸯〔鴦〕
疡〔瘍〕
炀〔煬〕
杨〔楊〕
扬〔揚〕
旸〔暘〕
钖〔鍚〕
阳〔陽〕
痒〔癢〕
养〔養〕
样〔樣〕

yao

*尧〔堯〕
峣〔嶢〕
谣〔謠〕
铫〔銚〕
轺〔軺〕
疟〔瘧〕
鹞〔鷂〕
钥〔鑰〕
药〔藥〕

ye

爷〔爺〕
靥〔靨〕
*页〔頁〕
烨〔燁〕
晔〔曄〕
*业〔業〕
邺〔鄴〕

叶〔葉〕
谒〔謁〕

yi

铱〔銥〕
医〔醫〕
鹥〔鷖〕
祎〔禕〕
颐〔頤〕
遗〔遺〕
仪〔儀〕
诒〔詒〕
饴〔飴〕
蚁〔蟻〕
钇〔釔〕
谊〔誼〕
瘗〔瘞〕
镒〔鎰〕
缢〔縊〕
勚〔勩〕
怿〔懌〕
译〔譯〕
驿〔驛〕
峄〔嶧〕
绎〔繹〕
*义〔義〕
议〔議〕
轶〔軼〕
*艺〔藝〕
呓〔囈〕
亿〔億〕
忆〔憶〕
诣〔詣〕
镱〔鐿〕

yin

铟〔銦〕
*阴〔陰〕
荫〔蔭〕

龈〔齦〕
银〔銀〕
饮〔飲〕
*隐〔隱〕
瘾〔癮〕
鄞〔鄞〕

ying

应〔應〕
鹰〔鷹〕
莺〔鶯〕
罂〔罌〕
婴〔嬰〕
璎〔瓔〕
撄〔攖〕
嘤〔嚶〕
鹦〔鸚〕
缨〔纓〕
荧〔熒〕
莹〔瑩〕
萤〔螢〕
萦〔縈〕
营〔營〕
赢〔贏〕
蝇〔蠅〕
瘿〔癭〕
颖〔穎〕
颍〔潁〕

yo

哟〔喲〕

yong

痈〔癰〕
拥〔擁〕
佣〔傭〕
镛〔鏞〕
鳙〔鱅〕

颙〔顒〕
踊〔踴〕

you

忧〔憂〕
优〔優〕
鱿〔魷〕
*犹〔猶〕
莸〔蕕〕
铀〔鈾〕
邮〔郵〕
铕〔銪〕
诱〔誘〕

yu

纡〔紆〕
舆〔輿〕
欤〔歟〕
余〔餘〕
觎〔覦〕
谀〔諛〕
*鱼〔魚〕
渔〔漁〕
歔〔歔〕
*与〔與〕
语〔語〕
龉〔齬〕
伛〔傴〕
屿〔嶼〕
誉〔譽〕
钰〔鈺〕
吁〔籲〕
御〔禦〕
驭〔馭〕
阈〔閾〕
妪〔嫗〕
郁〔鬱〕
谕〔諭〕
鹆〔鵒〕
饫〔飫〕

狱〔獄〕
预〔預〕
滪〔澦〕
蒇〔蕆〕
鹬〔鷸〕

yuan

渊〔淵〕
鸢〔鳶〕
鸳〔鴛〕
鼋〔黿〕
园〔園〕
辕〔轅〕
员〔員〕
圆〔圓〕
缘〔緣〕
橼〔櫞〕
远〔遠〕
愿〔願〕

yue

约〔約〕
哕〔噦〕
阅〔閱〕
钺〔鉞〕
跃〔躍〕
钥〔鑰〕

yun

*云〔雲〕
芸〔蕓〕
纭〔紜〕
涢〔溳〕
郧〔鄖〕
殒〔殞〕
陨〔隕〕
恽〔惲〕
晕〔暈〕
郓〔鄆〕
运〔運〕

酝〔醖〕
韫〔韞〕
缊〔縕〕
蕴〔蘊〕

Z

za

臜〔臢〕
杂〔雜〕

zai

载〔載〕

zan

趱〔趲〕
攒〔攢〕
鏨〔鏨〕
暂〔暫〕
赞〔贊〕
瓒〔瓚〕

zang

赃〔臟〕
脏〔臟〕
〔髒〕
驵〔駔〕

zao

凿〔鑿〕
枣〔棗〕
灶〔竈〕

ze

责〔責〕
赜〔賾〕
啧〔嘖〕
帻〔幘〕
箦〔簀〕
则〔則〕

泽〔澤〕
择〔擇〕

zei

贼〔賊〕
鲗〔鰂〕

zen

谮〔譖〕

zeng

缯〔繒〕
赠〔贈〕
锃〔鋥〕

zha

铡〔鍘〕
闸〔閘〕
轧〔軋〕
鲝〔鮺〕
鲊〔鮓〕
诈〔詐〕

zhai

斋〔齋〕
债〔債〕

zhan

鹯〔鸇〕
毡〔氈〕
谵〔譫〕
斩〔斬〕
崭〔嶄〕
盏〔盞〕
辗〔輾〕
绽〔綻〕
颤〔顫〕
栈〔棧〕
战〔戰〕

zhang

张〔張〕
涨〔漲〕
帐〔帳〕
账〔賬〕
胀〔脹〕

zhao

钊〔釗〕
赵〔趙〕
诏〔詔〕

zhe

谪〔謫〕
辙〔轍〕
蛰〔蟄〕
辄〔輒〕
耆〔讋〕
折〔摺〕
锗〔鍺〕
这〔這〕
鹧〔鷓〕

zhen

针〔針〕
贞〔貞〕
浈〔湞〕
祯〔禎〕
桢〔楨〕
侦〔偵〕
缜〔縝〕
诊〔診〕
轸〔軫〕
鸩〔鴆〕
赈〔賑〕
镇〔鎮〕
纼〔紖〕
陈〔陳〕

zheng

钲〔鉦〕
征〔徵〕
铮〔錚〕
症〔癥〕
*郑〔鄭〕
证〔證〕
帧〔幀〕
净〔淨〕
阐〔閘〕

zhi

只〔隻〕
〔祇〕
织〔織〕
职〔職〕
踯〔躑〕
絷〔縶〕
纸〔紙〕
挚〔摯〕
贽〔贄〕
鸷〔鷙〕
掷〔擲〕
滞〔滯〕
栉〔櫛〕
轾〔輊〕
致〔緻〕
帜〔幟〕
制〔製〕
*质〔質〕
踬〔躓〕
锧〔鑕〕
骘〔騭〕

zhong

终〔終〕
钟〔鐘〕
〔鍾〕

种〔種〕
肿〔腫〕
众〔眾〕

zhou

诌〔謅〕
赒〔賙〕
鸼〔鵃〕
轴〔軸〕
纣〔紂〕
荮〔葤〕
骤〔驟〕
皱〔皺〕
绉〔縐〕
㤘〔懰〕
㑇〔㑇〕
昼〔晝〕

zhu

诸〔諸〕
槠〔櫧〕
朱〔硃〕
诛〔誅〕
铢〔銖〕
烛〔燭〕
嘱〔囑〕
瞩〔矚〕
贮〔貯〕
驻〔駐〕
铸〔鑄〕
筑〔築〕

zhua

挝〔撾〕

zhuan

*专〔專〕
砖〔磚〕
䏝〔膞〕
颛〔顓〕

		zhuo	锱〔錙〕	鲥〔鰣〕	赚〔賺〕
转〔轉〕	状〔狀〕		缁〔緇〕	骓〔騅〕	
啭〔囀〕		锗〔鍺〕	鲻〔鯔〕	邹〔鄒〕	zun
赚〔賺〕	zhui	浊〔濁〕	渍〔漬〕		
传〔傳〕	骓〔騅〕	诼〔諑〕		zu	鳟〔鱒〕
馔〔饌〕	锥〔錐〕	镯〔鐲〕	zong	镞〔鏃〕	zuo
	赘〔贅〕		综〔綜〕	诅〔詛〕	凿〔鑿〕
zhuang	缒〔縋〕	zi	枞〔樅〕	组〔組〕	
妆〔妝〕	缀〔綴〕	谘〔諮〕	总〔總〕		
装〔裝〕	坠〔墜〕	资〔資〕	纵〔縱〕	zuan	
庄〔莊〕		镃〔鎡〕		钻〔鑽〕	
桩〔樁〕	zhun	龇〔齜〕	zou	躜〔躦〕	
戆〔戇〕	谆〔諄〕	辎〔輜〕	诹〔諏〕	缵〔纘〕	
壮〔壯〕	准〔準〕				

説　明

[cai] 才纔——才，始，僅；又才能。纔，僅。二字本通用；但才能的才，絶不與纔通用。

[chong] 冲衝——冲的意義是幼小，空虚；用作動詞時表示一直向上（冲天）。衝的意義是突擊、衝撞；用作名詞時表示交叉路口。這兩個字在古書裏一般是區別得很清楚的。

[chuo] 丑醜——二字古不通用。丑是地支名。醜是醜惡的醜。

[chu] 出齣——齣是近代産生的字，來歷不明。

[dian] 淀澱——淀，淺水泊。澱，沉澱，滓泥。

[dou] 斗鬥——斗，升斗。鬥，鬥争。

[fa] 发發髮——發，發射，出發。髮，頭髮。

[fan] 范範——范，姓。範，模範。

[feng] 丰豐——丰，丰滿，丰采（風采，風度）。豐，豐富。二字在古書裏一般不通用。丰字比較罕用。

[fu] 复復複——反復的復本作复，但是復和複并不是同義詞。複只用於重複和複雜的意義；復字等於現代的“再”，它不表示複雜，一般也不用作形容詞來表示重複。

[gan] 干幹乾——干是干戈的干，讀 gān，和讀 gàn 的幹没有什麽關係。乾枯的乾和干戈的干也絶不相通。乾枯的乾，近時有人寫作乾，但古書中没有乾字。
特別應該注意的是乾坤的乾（qián），讀音完全不同，規定不能簡化爲干。

[gu] 谷穀——谷，山谷。穀，百穀（稻麥等）。二字不通用。

[hou] 后後——后，君王，皇后。後，先後。有些古書曾經以后代後，但用得很不普

遍，後代一般不再通用。至於君王、皇后的后，則絶不寫作後。

[hua] 画畫，划劃——古代計畫的畫不寫作劃。劃是後起字，并且只表示錐刀劃開。划是划船的划（也是後起字），與計畫的畫更是没有關係。

[hui] 汇匯彙——匯，匯合。彙，種類。

[huo] 伙夥——伙，伙伴，傢伙。夥，很多。

获獲穫——獲，獲得。穫，收穫。二字不通用。

[ji] 几幾——几是几案的几。幾是幾何的幾。二字絶不相通。

饥飢饑——飢，飢飽。饑，饑饉。上古一般不相通，後代漸混。

[jia] 价價——价，善。價，價格。二字不通用。

[jian] 荐薦——《説文》："荐，席也。"又："薦，獸之所食草。"二字古通用，都有重複、陳獻、推薦等義。

[jie] 借藉——借，借貸。藉，憑藉。二字一般不通用。注意：狼藉的藉（jí）不能簡化爲借。

[jin] 尽盡儘——盡，完全，竭盡。儘，達到極限。儘是後起字，本寫作盡。

[juan] 卷捲——卷，卷曲；又書卷。捲，收捲。上古捲多寫作卷。

[ke] 克剋——克，能，勝。剋，剋制。

[kua] 夸誇——夸，奢侈，夸大，自大。誇，大言，自大。在自大、夸大的意義上，二字古通用。

[kun] 困睏——困，勞倦，窮困。睏是困的後起字，專用於疲乏想睡的意義。

[la] 腊臘——腊（xī），乾肉。臘，陰曆十二月。

蜡蠟——蜡，即蛆；又音 zhà，古祭名。蠟，油脂中的一種，蠟燭。

[lei] 累纍——累，積累，牽累，纏縛。纍，連綴，纏縛。在"纏縛"這個意義上，二字古通用。

[li] 里裏——里，鄉里。裏，衣内，《詩經·邶風·緑衣》："緑衣黄裏。"内，《左傳·僖公二十八年》："表裏山河。"二字古不通用。

历歷曆——歷，經歷。曆，曆數。歷曆一般是有分別的。在古書中，曆數的曆可以用歷，但經歷的歷絶不用曆。

[lian] 帘簾——帘，酒家幟（後起字）。簾，門簾。

[liao] 了瞭——了，了解。瞭，眼睛明亮。後來又有雙音詞"瞭望"。

[me] 么麽——么（yāo），幺的俗體，細小，與麽没有關係。

[meng] 蒙濛懞矇——蒙，披蓋，遭受。濛，微雨的樣子。懞，懞懂，不明白。矇，矇矓，眼力不好。

[mi] 弥彌瀰——彌，滿，更。瀰，瀰漫，水大的樣子。

[mian] 面麵——面，臉部。麵（麪的後起字），糧食磨成的粉。二字不通用。

［mie］蔑衊——蔑是蔑視的蔑。衊是誣衊的衊。

［ning］宁寧——宁是貯的本字，與寧没有關係。

［pi］辟闢——辟，法，刑，君。闢，開闢。上古辟曾經通用作闢，後代不通用。

［ping］苹蘋——苹，草名，蒿的一種，《詩經·小雅·鹿鳴》：“食野之苹。”又同萍。
蘋，草名，一名田字草，讀 pín；蘋果是後起的，舊寫作蘋，讀 píng，簡化字作苹。
凭憑——憑依的凭本作凭，又作馮、憑。

［qi］气氣——依文字學説，氣本作气，但是現在簡化爲气的字，一般古書都寫作氣。
启啟——開啟的啟本作启。

［qian］千韆——千，數目。韆，鞦韆。
签簽籤——簽與籤意義相近，但簽押不能作籤押；竹籤、牙籤不能作竹簽、牙簽。

［qiu］秋鞦——秋，四季中的第三季。鞦，鞦韆。

［she］舍捨——舍，客館，居室；又放棄。捨，放棄。捨本作舍。

［shen］沈瀋——沈，沉（chén）的本字；又沈（shěn），姓。瀋，汁；又地名（瀋陽）。

［shi］适適——适，讀（kuò），《論語》有南宮适，人名。適，到［某地］去，正巧。

［shu］术術——术（zhú），原寫作术，植物名，有白术、蒼术，與術不相通。

［song］松鬆——松鬆古代不同音。松，松樹。鬆，鬆緊。

［tai］台臺檯颱——這四個字的意義各不相同。台（yí），我；又三台（tái），星名。臺，樓臺。檯（後起字），桌子。颱，颱風。

［wang］网網——网是網的本字。

［wu］无無——二字古代通用。但一般只寫作無。

［xi］系係繫——這三個字意義相近，上古往往通用。後代逐漸分工，世系、系統、體系作系，關係和“是”的意義作係，縛的意義作繫。

［xian］咸鹹——咸，皆。鹹，鹹淡。不通用。

［xiang］向嚮——嚮與向意義相近，但嚮導不作向導。在上古，嚮可通響，向不通響。

［xin］衅釁——二字古代通用。

［yang］痒癢——痒，病，《詩經·小雅·正月》：“癙憂以痒。”在這個意義上，痒癢不相通。

［ye］叶葉——叶（xié），同協；“叶音”，“叶韵”。叶與葉音義皆不同。

［yong］踊踴——二字古代通用。

［yu］余餘——余，我。餘，剩餘。二字不通用。
御禦——御，駕馭車馬。禦，阻擋，防禦。
吁籲——吁（xū），嘆聲：“長吁短嘆”。籲（yù），呼：“籲天”，“呼籲”。

郁鬱——二字古不同音。郁郁，有文采的樣子；馥郁，香氣濃。鬱，草木叢生；又憂鬱。按：郁鬱有相通之處，但憂鬱的鬱絕不作郁。

与與——賜與的與本作与。

［yun］云雲——依《説文》，云是雲的本字。但是在古書中，云謂的云和雲雨的雲已經有了明確的分工，絕不相混。

［zhe］折摺——二字古不同音，亦不通用。折，折斷，屈折。摺，摺叠。

［zheng］征徵——二字古不同音。征，行，征伐，征税。徵，徵召，徵求，徵信。

　　按：只征税的意義古書偶然用徵，其餘意義都不相通。特別要注意的是宮商角徵羽（五音）的徵，讀音是 zhǐ，不能簡化爲征。

　　症癥——症（zhèng），病症。癥（zhēng），癥結。

［zhi］只衹隻——只，語氣詞，這個意義不能作衹或隻。只在中古以後與衹通，表示"單只"的意思。副詞只與量詞隻在古書中絕不通用。

　　致緻——緻是密的意思："細緻"；古與致通。當然，這只是説用緻的地方可以用致，不是説用致的地方可以用緻。

　　制製——制，制裁，法度，君命。製，製造。製造的意義在古代也可以用制。

［zhong］钟鐘鍾——鐘，樂器。鍾，酒器；又聚，《國語·周語》："澤，水之所鍾也。"上古鐘多作鍾，但酒器的鍾、鍾聚的鍾及姓鍾的鍾不作鐘。

［zhu］筑築——筑，樂器名。築，建築。二字不通用。

［zhun］准準——准是準的俗體，但近代有了分工：准字只用於允許、決定等近代意義，而水準、準繩等古代意義則寫作準。一般古書只有準字，没有准字。

（王力《古代漢語》第二册，中華書局 1998 年版）

教材目录（第一批）

注：凡标☆号者为"核心示范教材"。

（一）中医学类专业

序号	书名	主编		主编所在单位	
1	中国医学史	郭宏伟	徐江雁	黑龙江中医药大学	河南中医药大学
2	医古文	王育林	李亚军	北京中医药大学	陕西中医药大学
3	大学语文	黄作阵		北京中医药大学	
4	中医基础理论☆	郑洪新	杨柱	辽宁中医药大学	贵州中医药大学
5	中医诊断学☆	李灿东	方朝义	福建中医药大学	河北中医学院
6	中药学☆	钟赣生	杨柏灿	北京中医药大学	上海中医药大学
7	方剂学☆	李冀	左铮云	黑龙江中医药大学	江西中医药大学
8	内经选读☆	翟双庆	黎敬波	北京中医药大学	广州中医药大学
9	伤寒论选读☆	王庆国	周春祥	北京中医药大学	南京中医药大学
10	金匮要略☆	范永升	姜德友	浙江中医药大学	黑龙江中医药大学
11	温病学☆	谷晓红	马健	北京中医药大学	南京中医药大学
12	中医内科学☆	吴勉华	石岩	南京中医药大学	辽宁中医药大学
13	中医外科学☆	陈红风		上海中医药大学	
14	中医妇科学☆	冯晓玲	张婷婷	黑龙江中医药大学	上海中医药大学
15	中医儿科学☆	赵霞	李新民	南京中医药大学	天津中医药大学
16	中医骨伤科学☆	黄桂成	王拥军	南京中医药大学	上海中医药大学
17	中医眼科学	彭清华		湖南中医药大学	
18	中医耳鼻咽喉科学	刘蓬		广州中医药大学	
19	中医急诊学☆	刘清泉	方邦江	首都医科大学	上海中医药大学
20	中医各家学说☆	尚力	戴铭	上海中医药大学	广西中医药大学
21	针灸学☆	梁繁荣	王华	成都中医药大学	湖北中医药大学
22	推拿学☆	房敏	王金贵	上海中医药大学	天津中医药大学
23	中医养生学	马烈光	章德林	成都中医药大学	江西中医药大学
24	中医药膳学	谢梦洲	朱天民	湖南中医药大学	成都中医药大学
25	中医食疗学	施洪飞	方泓	南京中医药大学	上海中医药大学
26	中医气功学	章文春	魏玉龙	江西中医药大学	北京中医药大学
27	细胞生物学	赵宗江	高碧珍	北京中医药大学	福建中医药大学

序号	书名	主编		主编所在单位	
28	人体解剖学	邵水金		上海中医药大学	
29	组织学与胚胎学	周忠光	汪涛	黑龙江中医药大学	天津中医药大学
30	生物化学	唐炳华		北京中医药大学	
31	生理学	赵铁建	朱大诚	广西中医药大学	江西中医药大学
32	病理学	刘春英	高维娟	辽宁中医药大学	河北中医学院
33	免疫学基础与病原生物学	袁嘉丽	刘永琦	云南中医药大学	甘肃中医药大学
34	预防医学	史周华		山东中医药大学	
35	药理学	张硕峰	方晓艳	北京中医药大学	河南中医药大学
36	诊断学	詹华奎		成都中医药大学	
37	医学影像学	侯键	许茂盛	成都中医药大学	浙江中医药大学
38	内科学	潘涛	戴爱国	南京中医药大学	湖南中医药大学
39	外科学	谢建兴		广州中医药大学	
40	中西医文献检索	林丹红	孙玲	福建中医药大学	湖北中医药大学
41	中医疫病学	张伯礼	吕文亮	天津中医药大学	湖北中医药大学
42	中医文化学	张其成	臧守虎	北京中医药大学	山东中医药大学

（二）针灸推拿学专业

序号	书名	主编		主编所在单位	
43	局部解剖学	姜国华	李义凯	黑龙江中医药大学	南方医科大学
44	经络腧穴学☆	沈雪勇	刘存志	上海中医药大学	北京中医药大学
45	刺法灸法学☆	王富春	岳增辉	长春中医药大学	湖南中医药大学
46	针灸治疗学☆	高树中	冀来喜	山东中医药大学	山西中医药大学
47	各家针灸学说	高希言	王威	河南中医药大学	辽宁中医药大学
48	针灸医籍选读	常小荣	张建斌	湖南中医药大学	南京中医药大学
49	实验针灸学	郭义		天津中医药大学	
50	推拿手法学☆	周运峰		河南中医药大学	
51	推拿功法学☆	吕立江		浙江中医药大学	
52	推拿治疗学☆	井夫杰	杨永刚	山东中医药大学	长春中医药大学
53	小儿推拿学	刘明军	邰先桃	长春中医药大学	云南中医药大学

（三）中西医临床医学专业

序号	书名	主编		主编所在单位	
54	中外医学史	王振国	徐建云	山东中医药大学	南京中医药大学
55	中西医结合内科学	陈志强	杨文明	河北中医学院	安徽中医药大学
56	中西医结合外科学	何清湖		湖南中医药大学	
57	中西医结合妇产科学	杜惠兰		河北中医学院	
58	中西医结合儿科学	王雪峰	郑健	辽宁中医药大学	福建中医药大学
59	中西医结合骨伤科学	詹红生	刘军	上海中医药大学	广州中医药大学
60	中西医结合眼科学	段俊国	毕宏生	成都中医药大学	山东中医药大学
61	中西医结合耳鼻咽喉科学	张勤修	陈文勇	成都中医药大学	广州中医药大学
62	中西医结合口腔科学	谭劲		湖南中医药大学	

（四）中药学类专业

序号	书　名	主　编		主编所在单位	
63	中医学基础	陈　晶　程海波		黑龙江中医药大学	南京中医药大学
64	高等数学	李秀昌　邵建华		长春中医药大学	上海中医药大学
65	中医药统计学	何　雁		江西中医药大学	
66	物理学	章新友　侯俊玲		江西中医药大学	北京中医药大学
67	无机化学	杨怀霞　吴培云		河南中医药大学	安徽中医药大学
68	有机化学	林　辉		广州中医药大学	
69	分析化学（上）（化学分析）	张　凌		江西中医药大学	
70	分析化学（下）（仪器分析）	王淑美		广东药科大学	
71	物理化学	刘　雄　王颖莉		甘肃中医药大学	山西中医药大学
72	临床中药学☆	周祯祥　唐德才		湖北中医药大学	南京中医药大学
73	方剂学	贾　波　许二平		成都中医药大学	河南中医药大学
74	中药药剂学☆	杨　明		江西中医药大学	
75	中药鉴定学☆	康廷国　闫永红		辽宁中医药大学	北京中医药大学
76	中药药理学☆	彭　成		成都中医药大学	
77	中药拉丁语	李　峰　马　琳		山东中医药大学	天津中医药大学
78	药用植物学☆	刘春生　谷　巍		北京中医药大学	南京中医药大学
79	中药炮制学☆	钟凌云		江西中医药大学	
80	中药分析学☆	梁生旺　张　彤		广东药科大学	上海中医药大学
81	中药化学☆	匡海学　冯卫生		黑龙江中医药大学	河南中医药大学
82	中药制药工程原理与设备	周长征		山东中医药大学	
83	药事管理学☆	刘红宁		江西中医药大学	
84	本草典籍选读	彭代银　陈仁寿		安徽中医药大学	南京中医药大学
85	中药制药分离工程	朱卫丰		江西中医药大学	
86	中药制药设备与车间设计	李　正		天津中医药大学	
87	药用植物栽培学	张永清		山东中医药大学	
88	中药资源学	马云桐		成都中医药大学	
89	中药产品与开发	孟宪生		辽宁中医药大学	
90	中药加工与炮制学	王秋红		广东药科大学	
91	人体形态学	武煜明　游言文		云南中医药大学	河南中医药大学
92	生理学基础	于远望		陕西中医药大学	
93	病理学基础	王　谦		北京中医药大学	

（五）护理学专业

序号	书　名	主　编		主编所在单位	
94	中医护理学基础	徐桂华　胡　慧		南京中医药大学	湖北中医药大学
95	护理学导论	穆　欣　马小琴		黑龙江中医药大学	浙江中医药大学
96	护理学基础	杨巧菊		河南中医药大学	
97	护理专业英语	刘红霞　刘　娅		北京中医药大学	湖北中医药大学
98	护理美学	余雨枫		成都中医药大学	
99	健康评估	阚丽君　张玉芳		黑龙江中医药大学	山东中医药大学

序号	书 名	主编		主编所在单位	
100	护理心理学	郝玉芳		北京中医药大学	
101	护理伦理学	崔瑞兰		山东中医药大学	
102	内科护理学	陈 燕	孙志岭	湖南中医药大学	南京中医药大学
103	外科护理学	陆静波	蔡恩丽	上海中医药大学	云南中医药大学
104	妇产科护理学	冯 进	王丽芹	湖南中医药大学	黑龙江中医药大学
105	儿科护理学	肖洪玲	陈偶英	安徽中医药大学	湖南中医药大学
106	五官科护理学	喻京生		湖南中医药大学	
107	老年护理学	王 燕	高 静	天津中医药大学	成都中医药大学
108	急救护理学	吕 静	卢根娣	长春中医药大学	上海中医药大学
109	康复护理学	陈锦秀	汤继芹	福建中医药大学	山东中医药大学
110	社区护理学	沈翠珍	王诗源	浙江中医药大学	山东中医药大学
111	中医临床护理学	裘秀月	刘建军	浙江中医药大学	江西中医药大学
112	护理管理学	全小明	柏亚妹	广州中医药大学	南京中医药大学
113	医学营养学	聂 宏	李艳玲	黑龙江中医药大学	天津中医药大学

（六）公共课

序号	书 名	主编		主编所在单位	
114	中医学概论	储全根	胡志希	安徽中医药大学	湖南中医药大学
115	传统体育	吴志坤	邵玉萍	上海中医药大学	湖北中医药大学
116	科研思路与方法	刘 涛	商洪才	南京中医药大学	北京中医药大学

（七）中医骨伤科学专业

序号	书 名	主编		主编所在单位	
117	中医骨伤科学基础	李 楠	李 刚	福建中医药大学	山东中医药大学
118	骨伤解剖学	侯德才	姜国华	辽宁中医药大学	黑龙江中医药大学
119	骨伤影像学	栾金红	郭会利	黑龙江中医药大学	河南中医药大学洛阳平乐正骨学院
120	中医正骨学	冷向阳	马 勇	长春中医药大学	南京中医药大学
121	中医筋伤学	周红海	于 栋	广西中医药大学	北京中医药大学
122	中医骨病学	徐展望	郑福增	山东中医药大学	河南中医药大学
123	创伤急救学	毕荣修	李无阴	山东中医药大学	河南中医药大学洛阳平乐正骨学院
124	骨伤手术学	童培建	曾意荣	浙江中医药大学	广州中医药大学

（八）中医养生学专业

序号	书 名	主编		主编所在单位	
125	中医养生文献学	蒋力生	王 平	江西中医药大学	湖北中医药大学
126	中医治未病学概论	陈涤平		南京中医药大学	